The Pediatric Medicine Volume

Interpretation
of Clinical Pathway
and Therapeutic Drugs

2018年版

U0821570

临床路径治疗药物释义

INTERPRETATION OF CLINICAL PATHWAY AND THERAPEUTIC DRUGS

小儿内科分册

《临床路径治疗药物释义》专家组 编

中国协和医科大学出版社

图书在版编目（CIP）数据

临床路径治疗药物释义·小儿内科分册/《临床路径治疗药物释义》专家组编.
—北京：中国协和医科大学出版社，2018.9
ISBN 978-7-5679-1141-3

Ⅰ.①临…　Ⅱ.①临…　Ⅲ.①小儿疾病-内科-用药法　Ⅳ.①R452

中国版本图书馆 CIP 数据核字（2018）第 141788 号

临床路径治疗药物释义·小儿内科分册

编　　者：《临床路径治疗药物释义》专家组
责任编辑：许进力　王朝霞
丛书总策划：林丽开
本书策划：宋少华　许进力

出版发行：中国协和医科大学出版社
（北京东单三条九号　邮编 100730　电话 65260431）
网　　址：www.pumcp.com
经　　销：新华书店总店北京发行所
印　　刷：北京天恒嘉业印刷有限公司

开　　本：787×1092　1/16
印　　张：44.75
字　　数：880 千字
版　　次：2018 年 9 月第 1 版
印　　次：2019 年 5 月第 2 次印刷
定　　价：179.00 元

ISBN 978-7-5679-1141-3

小儿内科临床路径及相关释义编审专家名单

（按姓氏笔画排序）

丁昌红　首都医科大学附属北京儿童医院
马晓路　浙江大学医学院附属儿童医院
王天有　首都医科大学附属北京儿童医院
王肖然　首都医科大学宣武医院
王晓慧　首都医科大学附属北京儿童医院
毛建华　浙江大学医学院附属儿童医院
方　方　首都医科大学附属北京儿童医院
石　琳　首都儿科研究所
申昆玲　首都医科大学附属北京儿童医院
冯　琪　北京大学第一医院
巩纯秀　首都医科大学附属北京儿童医院
吕晓菊　四川大学华西医院
刘　军　首都医科大学附属北京儿童医院
刘　钢　首都医科大学附属北京儿童医院
刘　敏　首都医科大学附属北京儿童医院
刘小梅　首都医科大学附属北京儿童医院
刘正印　中国医学科学院北京协和医院
刘爱民　中国医学科学院北京协和医院
孙立荣　青岛大学附属医院
杜立中　浙江大学医学院附属儿童医院
李在玲　北京大学第三医院
李丽静　天津市儿童医院
杨传忠　深圳市妇幼保健院
沈　颖　首都医科大学附属北京儿童医院
宋红梅　中国医学科学院北京协和医院
张　欣　北京大学第一医院
陈　宁　中国医科大学附属盛京医院
陈　强　江西省儿童医院
陈春红　首都医科大学附属北京儿童医院
陈理华　浙江大学医学院附属儿童医院
尚云晓　中国医科大学附属盛京医院
竺晓凡　中国医学科学院血液病医院
周小凤　首都医科大学宣武医院
金润铭　华中科技大学同济医学院附属协和医院
赵　捷　深圳市妇幼保健院

赵东赤　武汉大学中南医院
闻德亮　中国医科大学附属第四医院
秦　炯　北京大学第一医院
秦安京　首都医学大学附属复兴医院
袁　越　首都医科大学附属北京儿童医院
徐金福　上海市肺科医院
徐保平　首都医科大学附属北京儿童医院
殷　菊　首都医科大学附属北京儿童医院
郭　萍　华北油田总医院
黄松明　南京医科大学附属儿童医院
曹　丽　首都儿科研究所
曹　玲　首都儿科研究所附属儿童医院
龚四堂　广州妇女儿童医疗中心
盛光耀　郑州大学附属第一医院
梁学军　首都医科大学附属北京儿童医院
童笑梅　北京大学第三医院
富建华　中国医科大学附属盛京医院
鲍一笑　上海交通大学医学院附属新华医院
谭守勇　广州市胸科医院
魏　珉　中国医学科学院北京协和医院

《临床路径治疗药物释义》编审专家名单

编写指导专家

金有豫　首都医科大学
孙忠实　中国人民解放军海军总医院
李大魁　中国医学科学院北京协和医院
王汝龙　首都医科大学附属北京友谊医院
孙春华　北京医院
贡联兵　中国人民解放军第305医院
李玉珍　北京大学人民医院
王育琴　首都医科大学宣武医院
汤致强　中国医学科学院肿瘤医院
郭代红　中国人民解放军总医院
胡　欣　北京医院
史录文　北京大学医学部
翟所迪　北京大学第三医院
赵志刚　首都医科大学附属北京天坛医院
梅　丹　中国医学科学院北京协和医院
崔一民　北京大学第一医院

编　委（按姓氏笔画排序）

丁玉峰　华中科技大学同济医学院附属同济医院
卜书红　南方医科大学南方医院
马满玲　哈尔滨医科大学附属第一医院
王伟兰　中国人民解放军总医院
王咏梅　首都医科大学附属北京佑安医院
王晓玲　首都医科大学附属北京儿童医院
方建国　华中科技大学同济医学院附属同济医院
史亦丽　中国医学科学院北京协和医院
吕迁洲　复旦大学附属中山医院
朱　珠　中国医学科学院北京协和医院
朱　曼　中国人民解放军总医院
刘丽宏　首都医科大学附属北京朝阳医院
刘丽萍　中国人民解放军第302医院
刘皋林　上海交通大学附属第一人民医院
孙路路　首都医科大学附属北京世纪坛医院

杜　光　南方医科大学南方医院
杜广清　首都医科大学附属北京康复医院
李　静　煤炭总医院
李国辉　中国医学科学院肿瘤医院
李雪宁　复旦大学附属中山医院
杨会霞　清华大学第二附属医院
杨莉萍　北京医院
吴建龙　深圳市第二人民医院
沈　素　首都医科大学附属北京友谊医院
张　渊　上海交通大学附属第六人民医院
张相林　中日友好医院
张艳华　北京大学肿瘤医院
陆奇志　广西壮族自治区江滨医院
陆瑶华　上海交通大学附属第六人民医院
陈瑞玲　首都医科大学附属北京天坛医院
林　阳　首都医科大学附属北京安贞医院
周　颖　北京大学第一医院
屈　建　安徽省立医院
侯　宁　山东省立医院
侯连兵　南方医科大学南方医院
徐小薇　中国医学科学院北京协和医院
郭海飞　北京大学第六医院
陶　玲　中山大学附属第三医院
蔡　芸　中国人民解放军总医院

《临床路径治疗药物释义·小儿内科分册》参编专家名单

（按姓氏笔画排序）

丁玉峰　丁昌红　卜书红　马晓路　马满玲　王天有　王伟兰　王汝龙
王肖然　王咏梅　王育琴　王晓玲　王晓慧　毛建华　方　方　方建国
石　琳　申昆玲　史亦丽　史录文　冯　琪　巩纯秀　吕迁洲　吕晓菊
朱　珠　朱　曼　刘　军　刘　钢　刘　敏　刘小梅　刘正印　刘丽宏
刘丽萍　刘皋林　刘爱民　汤致强　孙立荣　孙忠实　孙春华　孙路路
贡联兵　杜　光　杜广清　杜立中　李　静　李大魁　李玉珍　李在玲
李丽静　李国辉　李雪宁　杨传忠　杨会霞　杨莉萍　吴建龙　沈　素
沈　颖　宋红梅　张　欣　张　渊　张相林　张艳华　陆奇志　陆瑶华
陈　宁　陈　强　陈春红　陈理华　陈瑞玲　林　阳　尚云晓　竺晓凡
金有豫　金润铭　周　颖　周小凤　屈　建　赵　捷　赵东赤　赵志刚
胡　欣　侯　宁　侯连兵　闻德亮　秦　炯　秦安京　袁　越　徐小薇
徐金福　徐保平　殷　菊　郭　萍　郭代红　郭海飞　陶　玲　黄松明
梅　丹　曹　丽　曹　玲　龚四堂　盛光耀　崔一民　梁学军　童笑梅
富建华　鲍一笑　蔡　芸　谭守勇　翟所迪　魏　珉

序 一

作为公立医院改革试点工作的重要任务之一，实施临床路径管理对于促进医疗服务管理向科学化、规范化、专业化、精细化发展，落实国家基本药物制度，降低不合理医药费用，和谐医患关系，保障医疗质量和医疗安全等都具有十分重要的意义，是继医院评审、"以患者为中心"医院改革之后第三次医院管理的新发展。

临床路径是应用循证医学证据，综合多学科、多专业主要临床干预措施所形成的"疾病医疗服务计划标准"，是医院管理深入到病种管理的体现，主要功能是规范医疗行为、增强治疗行为和时间计划、提高医疗质量和控制不合理治疗费用，具有很强的技术指导性。它既包含了循证医学和"以患者为中心"等现代医疗质量管理概念，也具有重要的卫生经济学意义。临床路径管理起源于西方发达国家，至今已有30余年的发展历史。美国、德国等发达国家以及我国台湾、香港地区都已经应用了大量常见病、多发病的临床路径，并取得了一些成功的经验。20世纪90年代中期以来，我国北京、江苏、浙江和山东等部分医院也进行了很多有益的尝试和探索。截至目前，全国8400余家公立医院开展了临床路径管理工作，临床路径管理范围进一步扩大；临床路径累计印发数量达到1212个，涵盖30余个临床专业，基本实现临床常见、多发疾病全覆盖，基本满足临床诊疗需要。国内外的实践证明，实施临床路径管理，对于规范医疗服务行为，促进医疗质量管理从粗放式的质量管理，进一步向专业化、精细化的全程质量管理转变具有十分重要的作用。

经过一段时间临床路径试点与推广工作，对适合我国国情的临床路径管理制度、工作模式、运行机制以及质量评估和持续改进体系进行了探索。希望通过《临床路径释义》一书，对临床路径相关内容进行答疑解惑及补充说明，帮助医护人员和管理人员准确地理解、把握和正确运用临床路径，起到一定的作用。

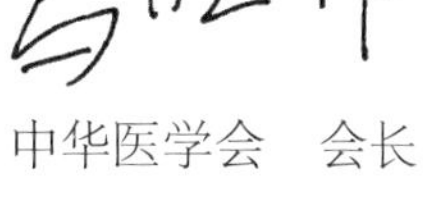

中华医学会　会长

序 二

2009 年 3 月，《中共中央 国务院关于深化医药卫生体制改革的意见》和国务院《医药卫生体制改革近期重点实施方案（2009–2011 年）》发布以来，医药卫生体制改革五项重点改革取得明显进展。

为了把医药卫生体制改革持续推向深入，"十二五"期间，要以建设符合我国国情的基本医疗卫生制度为核心，加快健全全民医保体系，巩固完善基本药物制度和基层医疗卫生机构运行新机制，积极推进公立医院改革，建立现代化医院管理制度，规范诊疗行为，调动医务人员积极性。

开展临床路径工作是用于医务保健优化、系统化、标准化和质量管理的重要工具之一。临床路径在医疗机构中的实施可为医院管理提供标准和依据，是医院内涵建设的基础。

为更好地贯彻国务院办公厅关于开展医疗卫生体制改革的有关精神，帮助各级医疗机构开展临床路径管理，保证临床路径试点工作顺利进行，受卫生部委托，中国医学科学院承担了组织编写《临床路径释义》的工作。其中《临床路径治疗药物释义》一书笔者深感尤其值得推荐。本书就临床路径及释义的"治疗方案选择""选择用药方案"中所涉及药物相关信息做了详尽阐述，既是临床路径标准化的参考依据，也是帮助临床医生了解药物知识的最佳平台。

本书由金有豫教授主持并组织国内专家编写。在通读全书后，我认为本书有几个非常鲜明的特点：一是开创性。作为一本临床指导类图书，《临床路径治疗药物释义》在紧密结合临床用药实践指导合理用药和个体化给药，整合"医"和"药"方面作了开创性的工作。二是包容性极强。这本书既可为临床医师提供切实可行的指导，对药学工作者也颇具参考价值。书中对药品信息资料进行了系统整理，涵盖了药品的政策和学术来源。三是延伸性。《临床路径治疗药物释义》这本书对路径病种所对应的选择用药提供了拓展阅读，指出资料来源与出处，便于临床医师进一步查阅详细内容。

笔者相信，随着更多有关《临床路径释义》及《临床路径治疗药物释义》的图书不断问世，医护人员和卫生管理人员将能更准确地理解、把握和运用临床路径，从而结合本院实际情况合理配置医疗资源，规范医疗行为，提高医疗质量，保证医疗安全。

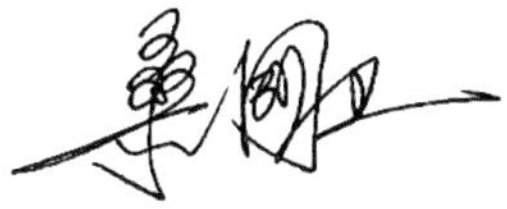

中国工程院　院　士
中国药学会　理事长

序 三

开展临床路径工作是实现医疗保健最优化、系统化、标准化和质量管理的重要工具之一。临床路径在医疗机构中的实施为医院管理提供标准和依据，是医院管理的抓手，是实实在在的医院内涵建设的基础，是一场重要的医院管理革命。

在医院管理实践中，规范医疗行为、提高医疗质量、降低医疗费用、防止过度医疗是世界各国都在努力解决的问题。研究与实践证明，临床路径管理是解决上述问题的有效途径，尤其在整合优化资源、节省成本、避免不必要检查与药物应用、建立较好医疗组合、减少文书作业、减少人为疏失、提高医疗服务质量等诸多方面具有明显优势。因此，实施临床路径管理在医改中扮演着重要角色。原卫生部于2011年1月公布的《2011年卫生工作要点》中特别把“继续制定常见病、多发病临床路径，增加实施病种数量，扩大临床路径实施覆盖面”作为一项公立医院的改革任务来布置。到目前为止，临床路径试点工作已进行7年多。对绝大多数医院而言，这是一项全新的、有挑战性的工作，不可避免地会遇到若干问题，既有临床方面的问题，也有管理方面的问题，尤其对临床路径的理解需要统一思想，在实践中探索解决问题的最佳方案。

为更好地贯彻国务院办公厅医药卫生体制改革的有关精神，帮助各级医疗机构开展临床路径管理，保证临床路径试点工作顺利进行，受原卫生部委托，中国医学科学院承担了组织编写《临床路径释义》的工作。中国协和医科大学出版社在组织专家编写《临床路径释义》过程中，根据《临床路径》及《临床路径释义》内容，又组织国内临床药学、药理专家共同编写了《临床路径治疗药物释义》，就临床路径及释义的“治疗方案选择”“选择用药方案”中所涉及药物相关信息做了补充说明。

这本《临床路径治疗药物释义·小儿内科分册》就是该丛书中的重要一本。本书重点介绍了小儿内科41个多发的、多见的疾病。这本“临床路径治疗药物释义”的问世可以帮助小儿内科的从业人员更加准确地理解、解读临床路径的每一个具体操作流程，把握和正确运用临床路径，使临床路径的实施真正起到规范医疗行为、提高医疗质量的作用。

愿本书的出版能为深化医改起到添砖加瓦的作用。

国家呼吸系统疾病临床研究中心　主任
中华医学会儿科专业委员会　前任主任委员
首都医科大学附属北京儿童医院　教授

前言

临床路径是由医院管理人员、医师、护师、药师、医技师等多学科专家共同参与，针对特定病种或病例组合的诊疗流程，整合检查、检验、诊断、治疗和护理等多种诊疗措施而制定的标准化、表格化的诊疗规范。开展临床路径工作是实现医疗保健优化、系统化、标准化和全程质量管理的重要途径。

为更好地贯彻国务院办公厅医药卫生体制改革的有关精神，帮助各级医疗机构开展临床路径管理，保证临床路径工作顺利开展，受国家卫生和计划生育委员会委托，中国医学科学院承担了组织编写《临床路径释义》的工作。在此基础上，中国协和医科大学出版社组织国内临床药学、药理学等领域的专家共同编写了《临床路径治疗药物释义》，就临床路径及相关释义中涉及药物的部分进行了补充释义和拓展阅读。

参加本书编写的专家大多数亲身经历了医院临床路径试点工作。他们根据临床路径各病种的具体特点，设计了便于临床医师在诊疗过程中查阅的药品表单，对药物信息进行了系统、简明阐述。本书为2017年1月份出版的《临床路径治疗药物释义·小儿内科分册》的再版图书。全书涵盖了药品的政策和学术来源，并在临床路径及相关释义中，对“治疗方案选择”“选择用药方案”“术前、术中、术后”用药、“医师表单医嘱用药”等项下涉及相关药物的信息进行了归纳整理。根据最新公布的《医疗机构抗菌药物管理办法》，编者在每个学科分册中附加编写了“手术预防用抗菌药物”和“治疗用抗菌药物”表单，在适应证的基础上增加了抗菌药物的抗菌谱，这将极大地便利临床医师合理选择抗菌药物。

随着医药科技的不断进步，临床路径将根据循证医学的原则动态修正；与此同时，不同地域的不同医疗机构也应根据自身情况，合理制定适合本地区、本院实际情况的临床路径。因时间和条件限制，书中的不足之处难免，欢迎同行诸君批评指正。

编　者

2018年4月

目 录

第一篇 小儿内科临床路径及相关释义

第二篇　小儿内科临床路径释义药物信息表

第一篇

小儿内科
临床路径及相关释义

Interpretation
of Clinical Pathway

第一章

新生儿窒息临床路径释义

一、新生儿窒息编码

1. 国家卫计委原编码：

疾病名称及编码：新生儿窒息（ICD-10：P21.900）

2. 修改编码：

疾病名称及编码：出生窒息（ICD-10：P21）

二、临床路径检索方法

P21

三、新生儿窒息临床路径标准住院流程

（一）适用对象

第一诊断为新生儿窒息（ICD-10：P21.900）。

释义

■ 适用对象编码参见第一部分。

■ 本症是指由于分娩过程中的各种原因使新生儿出生后不能建立正常呼吸，引起缺氧、酸中毒，严重时可导致全身多器官损害的一种病理生理状况。

■ 本路径适用对象为临床诊断为新生儿窒息的患者，可能合并多器官损害（参照2016年中华围产医学杂志《新生儿窒息多器官损害的临床诊断标准》），若多器官损害（如弥漫性脑损害、继发性癫痫、肾衰竭、肝衰竭、需外科处理的坏死性小肠结肠炎等）需要特殊检查和较长时间住院治疗，则不进入此路径或进入其他路径。

（二）诊断依据

根据《实用新生儿学》（第4版）（人民卫生出版社），《临床诊疗指南·小儿内科分册》（中华医学会编著，人民卫生出版社），《诸福棠实用儿科学》（第7版）（人民卫生出版社）。

1. 有导致窒息的高危因素。

2. 出生时有严重呼吸抑制、至出生后1分钟仍不能建立有效自主呼吸且Apgar评分≤7分，包括持续至出生后5分钟仍未建立有效自主呼吸且Apgar评分≤7分，或出生时Apgar评分不低、但至出生后5分钟降至≤7分者。

3. 脐动脉血气分析：pH<7.15。

4. 除外其他引起低Apgar评分的病因。

释义

■ 本路径的制订主要参考国内权威参考书籍和诊疗指南。

■ 诊断依据中2~4为必要条件，1为参考标准。

■ 随着新生儿复苏技术水平的提高，对正确认识Apgar评分在新生儿窒息诊断中的价值也不断有了新的认识，2016年中华医学会围产医学分会新生儿复苏学组提出关于结合Apgar评分及脐动脉血气pH诊断新生儿窒息的方案（参照《新生儿窒息诊断的专家共识》，中华围产医学杂志，2016）：①轻度窒息：Apgar评分1 min ≤7分，或5min≤7分，伴脐动脉血pH<7.2；②重度窒息：Apgar评分1 min ≤3分或5min≤5分，伴脐动脉血pH<7.0。未取得动脉血气分析结果的，Apgar评分≤3分列入严重新生儿窒息，Apgar评分≤7分列入轻或中度新生儿窒息。

■ 低Apgar评分并不等同于窒息，低评分的原因可能不是宫内缺氧，如早产儿由于肌张力弱和对刺激反应差，其Apgar评分可低于正常。

■ Apgar评分虽可识别新生儿有无抑制，但不能区别抑制的原因，敏感度高而特异度低，受个体主观影响较大，脐动脉血气（pH和碱剩余）特异度较高而敏感度较低，两者结合可增加对窒息诊断的准确性。因此，有条件的医院需同时结合Apgar评分和脐动脉血气结果进行判断。

（三）治疗方案的选择

根据《实用新生儿学》（第4版）（人民卫生出版社），《临床诊疗指南·小儿内科分册》（中华医学会编著，人民卫生出版社），《诸福棠实用儿科学》（第7版）（人民卫生出版社）。

1. 窒息复苏治疗：根据出生窒息情况进行合理复苏，包括气管插管。依照具体流程图进行。
2. 基础治疗：维持适中环境温度、合理给氧、呼吸支持。
3. 多器官功能损害的治疗：改善脑、心、肾、肺、胃肠、肝等组织脏器损伤，并对症支持治疗。
4. 控制并减轻脑水肿。
5. 维持血糖正常水平。
6. 预防或治疗DIC。
7. 评估及随访组织脏器损伤程度及预后，尤其神经系统。

释义

■ 正确、规范化的复苏是降低新生儿窒息死亡率、减少窒息后并发症、改善预后的重要手段。根据病史和新生儿娩出后快速评估给予合理复苏，如何进行正确、规范的新生儿复苏可参考“2016年中国新生儿复苏指南”。

■ 新生儿窒息复苏后需立即转入NICU监测各项生命体征，进行基础治疗和保护器官功能的针对性治疗。基础治疗包括维持适中环境温度（早期有指征者予亚低温治疗、避免体温过高）、合理给氧（根据经皮氧饱和度或动脉血气分析合理用氧）、适当的呼吸支持（无创和有创正压通气）、适量的液体治疗、维持血压、血气、血糖及电解质稳定。

■ 发生严重窒息的新生儿容易发生多器官损害（诊断参照2016年中华围产医学杂

志《新生儿窒息多器官损害的临床诊断标准》），需针对脑、肺、心、肾、胃肠及肝脏等重要器官进行连续评估及对症处理。

■ 控制并减轻脑水肿，控制惊厥发作，有条件可使用新生儿振幅整合脑电图在生后早期进行连续监测。

■ 心电图、超声心动图可用于评估心脏功能，维持循环稳定，营养心肌，改善心脏功能。

■ 肾功能及多普勒超声肾血流检测用于评估肾损害，改善肾血流，避免使用影响肾功能药物，促进肾功能恢复。监测肝功能，避免使用肝损害药物，护肝支持治疗。

■ 根据患儿腹部情况（有无喂养不耐受和胃滞留、腹胀、呕吐、肠鸣音减弱或消失，结合腹部X线片），不宜长期禁食，如果情况允许应尽早开奶，提倡母乳喂养，促进胃肠功能恢复，喂养不足者给予肠外营养支持。

■ 发生窒息后是一个综合性治疗过程，目的在于维持内环境稳定，保护器官功能，减少多器官损害的发生，降低死亡和伤残率。

（四）标准住院日为10～15天

释义

■ 符合新生儿窒息诊断，没有影响住院时间的严重并发症或者合并症发生。

■ 诊断本病者入院即开始综合治疗，监测各项生命体征，生后6小时内有亚低温指征者给予亚低温治疗，早期（生后2～3天）维持呼吸、循环、出入量、血压、血糖、酸碱平衡及电解质稳定，控制惊厥、降低低颅内压，保护并促进重要器官功能恢复（如脑、心、肺、肾、胃肠等），第4～15天机体内环境基本稳定，各器官功能逐渐恢复，监测头颅超声、脑功能，完成头颅MRI，评估神经系统损伤程度。轻度窒息不伴多器官损害患儿住院时间7～10天，重度窒息伴多器官损害患儿，病情恢复慢，根据器官损害后恢复情况，住院时间可能延迟至15天或更长。

（五）进入路径标准

1. 第一诊断必须符合新生儿窒息ICD-10：P21.900疾病编码。
2. 当患儿同时具有其他疾病诊断，但是住院期间不需要特殊处理也不影响第一诊断的临床路径流程实施时，可以进入路径。

释义

■ 进入本路径的患者第一诊断为新生儿窒息。

■ 合并其他诊断（如早产儿、低出生体重儿），但病情不重，不需要特殊治疗，只是加强护理和观察，可以进入此路径，但可能增加住院费用，延长住院时间。若发生多器官损害（如弥漫性脑损害、继发性癫痫、肾衰竭、肝衰竭、需外科处理的坏死性小肠结肠炎等）需要特殊检查和较长时间住院治疗，则不进入此路径或进入其他路径。

（六）住院期间的检查项目

1. 必需检查的项目：

（1）血常规、尿常规、大便常规。

（2）监测动脉血气、电解质和血糖。

（3）血生化全套、凝血功能、心电图、X 线胸片、头颅超声。

2. 根据患儿病情可选择的检查项目：脑电图、头颅 MRI、脑功能监测、腹部超声。

释义

■ 血常规、尿常规、便常规是最基本的三大常规检查，进入路径的患者均需完成。

■ 监测动脉血气、电解质和血糖可以动态了解患者有无缺氧、酸中毒、电解质紊乱、低/高血糖。生化、凝血功能检测、腹部超声（多普勒超声肾血流监测）、心电图、X 线胸片、头颅超声、脑功能监测、头颅 MRI 可以进一步了解患者是否发生多器官损害（如脑、心、肺、肝、肾、胃肠等）。同时评估有无其他合并疾病，是否影响住院时间、费用及其治疗预后。

（七）治疗方案与药物选择

1. 维持良好的通气换气功能，根据患儿情况选择合适的呼吸支持方式及用氧浓度。

2. 维持良好的循环，必要时应用血管活性药物。

3. 维持血糖正常高值，维持电解质平衡。

4. 控制惊厥：首选苯巴比妥，负荷量为 20mg/kg，静脉缓慢注射或肌注，负荷量最大可达 30mg/kg，12 小时后予维持量 5mg/(kg·d)，一般用到临床症状明显好转停药。

5. 降低颅内压：适当限制静脉输液量，必要时应用药物降低颅内压。

6. 胎龄≥35 周、出生 6 小时内的中重度窒息建议亚低温治疗。

7. 评估及随访组织脏器损伤程度及预后，尤其神经系统。

释义

■ 确诊本病的患者入院后应立即进行综合治疗，包括基本治疗、药物治疗和亚低温治疗，目的在于缓解临床症状、改善组织脏器功能（尤其神经系统）、减少并发症的发生。

■ 基本治疗包括适当的呼吸支持和用氧，使血气维持正常范围。维持周身和各脏器足够的血液灌注，给予血管活性药。合理的静脉液体量，维持血糖和电解质平衡，控制惊厥。

■ 药物治疗主要包括控制惊厥（首选苯巴比妥）、降低颅内压（呋塞米、甘露醇），给予血管活性药物（多巴胺）。

■ 目前文献认为多数中心将胎龄≥35 周、出生 6 小时内的中重度窒息纳入亚低温治疗范围内。但对于胎龄<35 周早产儿是否使用尚缺乏循证医学的证据。

■ 我国亚低温治疗具体实施可参照《亚低温治疗新生儿缺氧缺血性脑病方案(2011)》(中国循证儿科杂志，2011)

（八）出院标准

1. 生命体征平稳，各组织脏器损害好转。
2. 能自行完成奶量，体重增长良好。

释义

■ 患儿出院前应完成所有必需检查项目，生命体征平稳，各组织器官损害已恢复或好转（如不需要呼吸支持，心率、血压正常，尿量正常，脑功能监测、心电图、生化等正常或好转）。

■ 经口喂养良好，不需要肠外营养支持，体重稳定增长。若发生严重脑损害和需外科处理的坏死性小肠结肠炎导致经口喂养困难，或者需要肠外营养支持，则不进入此路径或进入其他路径。

（九）变异及原因分析

1. 体重<2500g。
2. 出现其他严重并发症，如肾衰竭、肝衰竭、坏死性小肠结肠炎等。

释义

■ 低体重儿，但病情不重，不需要特殊治疗，只是加强护理和观察，可以进入此路径，但可能增加住院费用，延长住院时间，需医师在表单中予以说明。极低、超低体重儿，因本身容易发生多种合并症，需要特殊检查和治疗，住院时间长，医疗费用高，不进入此路径。

■ 发生严重的器官损害（如弥漫性脑损害、继发性癫痫、肾衰竭、肝衰竭、需外科处理的坏死性小肠结肠炎等），需要特殊检查和较长时间住院治疗，则不进入此路径或进入其他路径。

■ 因患儿方面的主观原因导致执行路径出现变异，需医师在表单中予以说明。

四、新生儿窒息给药方案

1. 发生窒息后应立即进行综合性治疗。

2. 基础治疗包括：心电监护，保暖，适量的静脉输液，维持血糖、血压稳定，纠正酸碱平衡和电解质紊乱，维持出入量平衡等。

3. 针对重要器官损害的治疗包括：脑部治疗—亚低温治疗、控制惊厥（首选苯巴比妥）、降低颅内压（呋塞米、甘露醇）、营养脑细胞等。心脏治疗--血管活性药物（多巴胺）、营养心肌等。肺部治疗--给氧、呼吸支持（无创和有创正压通气）。肾脏治疗--改善肾脏血流灌注（维持血压）。胃肠治疗—尽早开奶，提倡母乳喂养，肠外营养支持等。

【用药选择】

1. 控制惊厥药物：首选苯巴比妥，负荷量 20mg/kg，静脉缓慢注射或肌注，负荷量最大可达 30mg/kg，12 小时后予维持量 5mg/(kg·d)，一般用到临床症状明显好转停药。

2. 降低颅内压药物：呋塞米 1mg/kg，6 小时候后如前囟仍紧张或膨隆，可用甘露醇 0.25～0.5g/kg 静脉注射，4～6 小时可重复应用，第 2～3 天逐渐延长时间，力争在 2～3 天内使颅内压明显下降便可停用。

3. 血管活性药物：多巴胺 2.5 ~ 5μg/(kg · min)。

【药学提示】

1. 苯巴比妥：用于镇静、抗惊厥治疗，不良反应包括久用可产生耐受性及依赖性，多次连用应警惕蓄积中毒，少数患者可出现皮疹、剥脱性皮炎等过敏反应。

2. 甘露醇：用于降低颅内压、减轻脑水肿、利尿。不良反应以水和电解质紊乱最为常见。不适当利尿会导致血容量减少。已确诊为急性肾小管坏死的无尿患者、颅内活动性出血者、急性肺水肿是禁忌证。

3. 多巴胺：用于补充血容量后休克仍不能纠正者，尤其有少尿及周围血管阻力正常或较低的休克。不良反应包括外周血管长时期收缩，可能导致局部坏死或坏疽，过量时可出现血压升高。

【注意事项】

1. 苯巴比妥：该药物静脉注射速度过快或联合其他镇静药物使用时可引起呼吸抑制，故使用本药物前需评估患儿呼吸状况，出现呼吸抑制需及时给予呼吸支持。

2. 甘露醇：甘露醇遇冷易结晶，使用前应仔细检查，不可使用有结晶的药物。注意监测尿量，适当补充电解质。本药使用后会短时间内增加血容量，有明显心肺功能损害者可引起心力衰竭。

3. 多巴胺：在滴注该品时须进行血压、心排血量、心电图及尿量的监测。对肢端循环不良的患儿须严密监测，注意坏死及坏疽的可能性。频繁室性心律失常时应用本药也须谨慎。

五、推荐表单

（一）医师表单

新生儿窒息临床路径医师表单

适用对象：第一诊断为新生儿窒息（ICD-10：P21.900）

患者姓名：	性别：　　年龄：　　门诊号：	住院号：	
出生时间：　　年　月　日　时　分			
住院日期：　　年　月　日	**出院日期：**　　年　月　日	**标准住院日：10～15天**	

时间	住院第1天	住院第2天
主要诊疗工作	□ 依照新生儿复苏流程进行复苏抢救 □ 病情稳定后由产房或手术室转移至新生儿重症病房 □ 询问病史及体格检查 □ 病情告知 □ 及时通知上级医师	□ 上级医师查房，明确诊断 □ 监测生命体征、血糖、酸碱电解质平衡、出入量等 □ 监测各系统症状、注意防治并发症 □ 监测胆红素水平 □ 与家属沟通病情
重点医嘱	**长期医嘱：** □ 新生儿/早产儿护理常规 □ 心肺监护 □ 根据患儿消化系统损害情况决定喂养情况 □ 合理的呼吸支持 □ 合理选用对症支持药物 **临时医嘱：** □ 血常规、尿常规、大便常规 □ 监测动脉血气、电解质和血糖 □ 血生化全套、凝血功能 □ 心电图、X线胸片 □ 头颅、心脏及腹部超声 □ 改善循环、凝血功能、纠酸等 □ 防治颅内压增高、控制惊厥 □ 监测胆红素，必要时光疗 □ 必要时输血 □ 有条件可监测脑功能 □ 根据情况开始亚低温治疗	**长期医嘱：** □ 新生儿/早产儿护理常规 □ 心肺监护 □ 根据消化系统损伤程度决定喂养情况 □ 合理的呼吸支持 □ 合理选用对症支持药物 **临时医嘱：** □ 控制出入量 □ 改善各组织脏器损害情况 □ 改善循环、凝血功能、纠酸等 □ 监测胆红素 □ 监测电解质、血糖 □ 防治颅内压增高、控制惊厥 □ 有条件可监测脑功能 □ 根据情况继续亚低温治疗
病情变异记录	□ 无　□ 有，原因： 1. 2.	□ 无　□ 有，原因： 1. 2.
医师签名		

时间	住院第 3 ~9 天	住院第 10 ~15 天（出院日）
主要诊疗工作	□ 上级医师查房 □ 检测胆红素、血气、电解质、血糖 □ 评估各系统功能、出入量等 □ 维持内环境稳定 □ 完善脑损伤相关检查	□ 上级医师查房，同意其出院 □ 完成出院小结 □ 出院宣教
重点医嘱	**长期医嘱：** □ 新生儿/早产儿护理常规 □ 根据消化系统损伤程度决定喂养方式，酌情增加奶量 **临时医嘱：** □ 控制出入量 □ 改善各组织脏器损害情况 □ 改善循环、凝血功能等 □ 监测胆红素 □ 继续监测血气、血糖、电解质等内环境变化 □ 若条件允许可考虑头颅 MRI 检查 □ 脑功能检测	**临时医嘱：** □ 通知出院 □ 出院带药
病情变异记录	□ 无　□ 有，原因： 1. 2.	□ 无　□ 有，原因： 1. 2.
医师签名		

（二）护士表单

新生儿窒息临床路径护士表单

适用对象：第一诊断为新生儿窒息（ICD-10：P21.900）

患者姓名：	性别：　　年龄：　　门诊号：	住院号：
出生时间：　　年　月　日　时　分		
住院日期：　　年　月　日	出院日期：　　年　月　日	标准住院日：10～15 天

时间	住院第 1 天	住院第 2 天
病情评估	□ 生命体征 □ 神经系统症状体征 □ 呼吸和血氧饱和度变化 □ 黄疸变化	□ 生命体征 □ 神经系统症状体征 □ 呼吸和血氧饱和度变化 □ 黄疸变化
护理处置	□ 重症监护 □ 严密观察病情变化 □ 保暖、清理气道、给氧 □ 建立静脉通路 □ 记录 24 小时出入量 □ 使用甘露醇时注意加强巡视 □ 采集血、尿、便标本 □ 床边医技检查 □ 各项基础护理 □ 做好各项护理记录 □ 有条件可监测脑功能 □ 做好亚低温治疗时体温监测	□ 重症监护 □ 严密观察病情变化 □ 保暖、气道管理、给氧 □ 建立静脉通路 □ 记录 24 小时出入量 □ 使用甘露醇时注意加强巡视 □ 采集血标本 □ 床边医技检查 □ 各项基础护理 □ 做好各项护理记录 □ 母乳或人工喂养护理 □ 做好亚低温治疗时体温监测
健康宣教	□ 入院宣教 □ 介绍主管医师、护士 □ 介绍探视和陪伴制度 □ 母乳采集运送制度 □ 同家属核对患者，佩戴腕带	□ 母乳采集运送制度
病情变异记录	□ 无　□ 有，原因： 1. 2.	□ 无　□ 有，原因： 1. 2.
护士签名		

时间	住院第 3～9 天	住院第 10～15 天（出院日）
病情评估	□ 生命体征 □ 呼吸和血氧饱和度变化 □ 神经系统症状体征	□ 生命体征 □ 神经系统症状体征
护理处置	□ 重症监护 □ 严密观察病情变化 □ 保暖、气道管理、给氧 □ 记录 24 小时出入量 □ 各项基础护理 □ 做好各项护理记录 □ 母乳或人工喂养护理 □ 亚低温治疗结束复温护理 □ 光疗护理：保护眼睛和会阴部	□ 特级护理 □ 严密观察病情变化 □ 做好各项护理记录
健康宣教	□ 母乳采集运送制度	□ 出院宣教 □ 向家属交代出院后注意事项 □ 指导办理出院手续
病情变异记录	□ 无 □ 有，原因： 1. 2.	□ 无 □ 有，原因： 1. 2.
护士签名		

（三）患者表单

新生儿窒息临床路径患者表单

适用对象：第一诊断为新生儿窒息（ICD-10：P21.900）

患者姓名：	性别：　　年龄：　　门诊号：	住院号：
出生时间：　　年　月　日　时　分		
住院日期：　　年　月　日	**出院日期：**　　年　月　日	**标准住院日：10～15天**

时间	住院第1天	住院第2天
医患配合	□ 接受入院宣教 □ 接受入院护理评估 □ 接受病史询问及体格检查 □ 病情告知 □ 如患儿病情重，家属与上级医师沟通 □ 签署必要的文书（如抢救知情同意书、有创知情同意书、亚低温治疗同意书等） □ 接受相关检查及治疗 □ 患儿病情变化时及时通知家属，家属及时到病区。	□ 家属与医师交流了解病情 □ 接受相关的检查及治疗
重点诊疗及检查	**重点诊疗** □ 保暖、清理气道、给氧 □ 建立静脉通路 □ 呼吸支持 □ 降颅压、控制惊厥 □ 根据情况开始亚低温治疗 □ 根据患儿消化道损害情况决定喂养情况 **重要检查** □ 血常规、尿常规、大便常规 □ 监测动脉血气、电解质和血糖 □ 血生化全套、凝血功能 □ 心电图、X线胸片 □ 头颅、心脏及腹部超声 □ 有条件可监测脑功能	**重点诊疗** □ 呼吸支持 □ 降颅压、控制惊厥 □ 根据情况继续亚低温治疗 □ 根据患儿消化道损害情况决定喂养情况 □ 根据胆红素结果决定是否光疗 **重要检查** □ 监测胆红素 □ 监测电解质、血糖 □ 有条件可监测脑功能
病情变异记录	□ 无　□ 有，原因： 1. 2.	□ 无　□ 有，原因： 1. 2.
患者监护人签字		

时间	住院第3~9天	住院第10~15天（出院日）
医患配合	□ 家属与医师交流了解病情 □ 接受相关的检查及治疗	□ 接受出院前宣教 □ 了解出院注意事项 □ 了解随诊复查程序 □ 办理出院手续 □ 获取出院诊断证明书 □ 获取出院带药（必要时）
重点诊疗及检查	**重点诊疗** □ 根据消化系统损伤程度决定喂养方式，酌情增加奶量 □ 根据情况继续亚低温治疗 □ 亚低温治疗结束予复温治疗 □ 根据胆红素结果决定是否光疗 **重要检查** □ 监测胆红素 □ 继续监测血气、血糖、电解质 □ 若条件允许可考虑头颅MRI检查 □ 脑功能检测	**重点诊疗** □ 出院宣教 □ 出院带药（必要时） □ 门诊随访方案
病情变异记录	□ 无 □ 有，原因： 1. 2.	□ 无 □ 有，原因： 1. 2.
患者监护人签字		

附：原表单（2016年版）

新生儿窒息临床路径表单

适用对象：第一诊断为新生儿窒息（ICD-10：P21.900）

患者姓名：	性别：　　年龄：　　门诊号：		住院号：
出生时间：　　年　月　日　时　分			
住院日期：　　年　月　日	**出院日期：**　　年　月　日		**标准住院日：10～15天**

时间	住院第1天	住院第2天
主要诊疗工作	□ 依照新生儿复苏流程进行复苏抢救 □ 病情稳定后由产房或手术室转移至新生儿重症病房 □ 询问病史及体格检查 □ 病情告知 □ 及时通知上级医师	□ 上级医师查房，明确诊断 □ 监测生命体征、血糖、酸碱电解质平衡、出入量等 □ 检测各系统症状、注意防治并发症 □ 监测胆红素水平 □ 和家属沟通病情
重点医嘱	**长期医嘱：** □ 新生儿/早产儿护理常规 □ 心肺监护 □ 根据患儿消化系统损害情况决定喂养情况 □ 合理的呼吸支持 □ 合理选用对症支持药物 **临时医嘱：** □ 血常规、尿常规、大便常规 □ 监测动脉血气、电解质和血糖 □ 血生化全套、凝血功能 □ 心电图、X线胸片 □ 头颅、心脏及腹部超声 □ 改善循环、凝血功能、纠酸等 □ 防治颅内压增高、控制惊厥 □ 监测胆红素、必要时光疗 □ 必要时输血 □ 有条件可监测脑功能 □ 根据情况亚低温治疗	**长期医嘱：** □ 新生儿/早产儿护理常规 □ 心肺监护 □ 根据消化系统损伤程度决定喂养情况 □ 合理的呼吸支持 □ 合理选用对症支持药物 **临时医嘱：** □ 控制出入量 □ 改善各组织脏器损害情况 □ 改善循环、凝血功能、纠酸等 □ 监测胆红素 □ 监测电解质、血糖 □ 防治颅内压增高、控制惊厥 □ 有条件可监测脑功能 □ 根据情况亚低温治疗
主要护理工作	□ 参与抢救 □ 建立静脉通路及用药 □ 入院宣教 □ 注意出入量和生命体征、循环、凝血功能、血糖等变化情况	□ 注意出入量和生命体征、循环、凝血功能、血糖等变化情况 □ 注意胆红素水平的变化 □ 注意各脏器功能的变化
病情变异记录	□ 无　□ 有，原因： 1. 2.	□ 无　□ 有，原因： 1. 2.
护士签名		
医师签名		

时间	住院第 3 ~ 9 天	住院第 10 ~ 15 天（出院日）
主要诊疗工作	□ 上级医师查房 □ 检测胆红素、血气、电解质、血糖 □ 评估各系统功能、出入量等 □ 维持内环境稳定 □ 完善脑损伤相关检查	□ 上级医师查房，同意其出院 □ 完成出院小结 □ 出院宣教
重点医嘱	**长期医嘱：** □ 新生儿/早产儿护理常规 □ 根据消化系统损伤程度决定喂养方式，酌情增加奶量 **临时医嘱：** □ 控制出入量 □ 改善各组织脏器损害情况 □ 改善循环、凝血功能等 □ 监测胆红素 □ 继续监测血气、血糖、电解质等内环境变化 □ 若条件允许可考虑头颅 MRI 检查 □ 脑功能检测	**临时医嘱：** □ 通知出院 □ 出院带药
主要护理工作	□ 光疗护理：保护眼睛和会阴部 □ 注意黄疸变化情况 □ 注意患儿各系统变化情况	□ 出院宣教
病情变异记录	□ 无 □ 有，原因： 1. 2.	□ 无 □ 有，原因： 1. 2.
护士签名		
医师签名		

第二章

新生儿呼吸窘迫综合征临床路径释义

一、新生儿呼吸窘迫综合征编码

1. 国家卫计委原编码：

疾病名称及编码：新生儿呼吸窘迫综合征（ICD-10：J80. x00）

2. 修改编码：

疾病名称及编码：新生儿呼吸窘迫综合征（ICD-10：P22.0）

二、临床路径检索方法

P22.0

三、新生儿呼吸窘迫综合征临床路径标准住院流程

（一）适用对象

第一诊断为新生儿呼吸窘迫综合征（ICD-10：J80. x00）。

释义

■ 适用对象编码参见第一部分。

■ 本临床路径的使用对象是第一诊断为新生儿呼吸窘迫综合征的患者，如合并动脉导管未闭、慢性肺部疾病等并发症，需进入其他相应疾病路径。

（二）诊断依据

根据《实用新生儿学》（第4版，邵肖梅、叶鸿瑁、丘小汕主编，人民卫生出版社，2011）、《诸福棠实用儿科学》（第8版，胡亚美、江载芳、申昆玲，人民卫生出版社，2015）。

1. 出生后不久出现呼吸急促、呼气性呻吟、吸气性三凹征、发绀，且病情进行性加重。

2. 患儿多为早产儿，但足月儿尤其是择期剖宫产儿也可以发病。

3. 胸部X线片显示两肺透亮度普遍降低、充气不良，可见均匀散在的细颗粒和网状阴影、支气管充气征，如病情加重，两肺透亮度更低，心影和膈缘模糊，甚至呈白肺。

释义

■ 新生儿呼吸窘迫综合征为肺表面活性物质缺乏所致，多见于早产儿，特别是产前未应用糖皮质激素的母亲所生的早产儿。也可见于足月儿，特别是择期剖宫产、糖尿病母亲所生的婴儿，其他罕见原因还包括肺表面活性物质基因缺陷。

■ 新生儿呼吸窘迫综合征患儿生后不久即出现呼吸窘迫，且症状进行性加重，生后24～48小时病情最重。体格检查可见气促、呼气性呻吟、吸气时三凹征，两肺呼吸音减弱。

■ 本病X线胸片有特征性改变，按病情程度可将X线胸片改变分为4级。Ⅰ级：两肺野普遍透亮度降低（充气减少），可见均匀散在的细小颗粒（肺泡萎陷）和网状阴影（细支气管过度充气）。Ⅱ级：除Ⅰ级变化加重外，可见支气管充气征（支气管过度充气），延伸至肺野中外带。Ⅲ级：病变加重，肺野透亮度更加降低，心缘、膈缘模糊。Ⅳ级：整个肺野呈白肺，支气管充气征明显，似秃叶树枝，胸廓扩张良好，横膈位置正常。

■ 结合以上病史、体征和X线胸片改变，可明确诊断。

（三）治疗方案的选择

根据《实用新生儿学》（第4版，邵肖梅、叶鸿瑁、丘小汕主编，人民卫生出版社，2011）、《诸福棠实用儿科学》（第8版，胡亚美、江载芳、申昆玲，人民卫生出版社，2015）。

1. 外源性肺表面活性物质替代治疗。
2. 呼吸支持：鼻塞无创持续气道正压通气（CPAP）或气管插管机械通气。
3. 对症支持治疗。

释义

■ 本病确诊后即应开始综合性治疗，包括补充外源性肺表面活性物质、适当的呼吸支持和对症支持治疗，使萎陷的肺泡扩张，建立功能残气量，改善肺部通气和组织氧合状态。

（四）标准住院日

根据不同胎龄差异较大，平均21～28天。

释义

■ 新生儿呼吸窘迫综合征经过呼吸支持和肺表面活性物质治疗，一般症状3～5天缓解。但由于本病患儿大多为早产儿，且胎龄越小发病率越高。这些早产儿除本病外常出现其他并发症，如动脉导管持续开放、肺部感染，使病情加重，增加治疗难度，延长住院时间。因此总住院时间21～28天符合本路径要求。

（五）进入路径标准

1. 第一诊断必须符合新生儿呼吸窘迫综合征（ICD-10：J80. x00）。
2. 当患者同时具有其他疾病诊断，但在住院期间不需要特殊处理也不影响第一诊断的临床路径流程实施时，可以进入路径。

释义

■ 进入本路径的患儿第一诊断为呼吸窘迫综合征。

■ 需与肺炎、湿肺、吸入综合征等疾病鉴别。

（六）住院期间的检查项目

1. 必需的检查项目：

（1）血常规、尿常规、便常规。

（2）监测血气分析、电解质、血糖，根据病情变化需要复查。

（3）X 线胸片：根据病情变化需要复查。

（4）心脏超声。

2. 需要与肺部感染相鉴别，检查痰培养、血培养。

释义

■ 血常规、尿常规、便常规是最基本的三大常规检查，每个进入路径的患儿均需完成。注意新生儿早期血常规正常值范围的变化。有条件的医院可同时查 C 反应蛋白，综合判断是否合并感染。

■ 血气分析和电解质、血糖可评估呼吸功能及内环境状态，在治疗过程中应根据病情变化复查，根据血气结果调整呼吸支持治疗方案。因本病患儿大部分为早产儿，自身糖原储备少，疾病应激状态下代谢率增加，因此低血糖的风险很高；定期监测血糖，防止低血糖引起的神经损伤很重要。

■ X 线胸片有助于判断病情严重程度及治疗效果。

■ 本病需与其他引起呼吸困难的疾病相鉴别。不能排除感染时，应送检气管吸出物培养、血培养以帮助诊断。

（七）治疗方案与药物选择

1. 肺表面活性物质治疗：诊断明确者尽早给药，一般每次 100～200mg/kg。超低出生体重儿可以考虑预防性使用。若 12 小时后，所需吸入氧浓度仍超过 50%，可考虑给第二剂。

2. 呼吸支持：

（1）鼻塞无创持续气道正压通气（NCPAP）：尽早使用，可从产房就开始。

（2）机械通气：如 NCPAP 后仍呼吸困难，或 PaO_2 低于正常，或 $PaCO_2$ 高于 60mmHg，或反复呼吸暂停，应改为气管插管机械通气。气管插管要熟练，速度快，动作轻巧。机械通气参数要尽可能低，根据血气分析调节参数，防止发生过度通气甚至气漏。

3. 监测经皮血氧饱和度，监测血气分析，及时调整吸入氧浓度，减少高氧性器官损伤，监测其他生命体征。

4. 静脉营养和支持治疗：尽早开始喂养，达到足量肠内喂养前需要胃肠外营养支持；依据孕产史、临床症状体征及辅助检查，经验性选择抗生素治疗，依据血培养结果调整治疗方案与疗程。

5. 应当注意的早产儿并发症：包括动脉导管未闭（PDA）、肺部感染、气胸、早产儿视网膜病、脑室内出血等。

释义

■ 肺表面活性物质对新生儿呼吸窘迫综合征具有肯定的疗效。提倡早期给药，一旦出现呼吸困难症状，立即给药，不必等到 X 线胸片出现典型改变。胎龄较小的早产儿也可考虑在出现症状前就给予预防性用药。给药剂量应根据不同剂型的推荐剂量，重症患儿可按需重复给药。

■ CPAP能使肺泡在呼气末保持正压，防止肺泡萎陷，并有助于萎陷的肺泡重新张开，提倡尽早使用CPAP，以减少机械通气的应用。

■ 病情严重的患儿，或CPAP治疗失败的患儿，应及时使用机械通气，通气模式上除了传统的常频同步间歇指令通气（SIMV）外，也可选择高频振荡通气（HFOV）。定期复查X线胸片和血气分析，观察肺部充气扩张情况；根据血气分析结果及时调整呼吸机参数，避免低碳酸血症和高氧血症，避免呼吸机相关性肺损伤。

■ 呼吸窘迫和肺部感染常难以鉴别，可先经验性应用抗生素，待辅助检查完善后再调整抗生素治疗方案。

■ 重视早产儿的营养支持，早期补液量不宜过多，以免造成肺水肿，出现并发症应及时治疗。

（八）出院标准

1. 病情恢复，自主呼吸平稳，血气分析和X线胸片正常或好转，不需要呼吸支持，无呼吸暂停。
2. 早产儿体重超过1800g，室温中维持体温正常，能够经口喂养。

释义

■ 出院标准以患者临床症状、体征和辅助检查为评判标准。患儿出院时应自主呼吸功能平稳，生命体征稳定。早产儿还应符合相应出院标准。

（九）变异及原因分析

1. 呼吸窘迫综合征并发症较多，如发生并发症，病情变异很大。
2. 本病患儿大多为早产儿，不同胎龄、不同出生体重的早产儿呼吸窘迫综合征病情变化差异很大，其他早产相关并发症的变异也很大。

释义

■ 患儿出现并发症，如动脉导管开放、肺部感染、慢性肺部疾病等需要干预处理。由于并发症导致住院时间延长、住院费用增加，应在表单中加以说明。

■ 为便于总结和在工作中不断完善和修订临床路径，应将变异原因归纳、总结，以便重新修订临床路径时作为参考。

■ 因患儿方面的主要原因导致执行路径出现变异，应在表单中加以说明。

四、呼吸窘迫综合征给药方案

【用药选择】

目前肺表面活性物质对于新生儿呼吸窘迫综合征的疗效已得到充分肯定。早期给药是治疗成败的关键。天然型肺表面活性物质制剂效果优于人工合成制剂。推荐的给药时机：胎龄<26周所需 $FiO_2>30\%$，或胎龄>26周者所需 $FiO_2>40\%$。

【药学提示】

给药剂量应根据不同剂型推荐，如猪肺表面活性物质一般每次 100～200mg/kg，但首剂 200mg/kg 效果更优；牛肺表面活性物质一般每次 70～100mg/kg。重症患儿可按需重复给药。

【注意事项】

表面活性物质有混悬液和干粉两种剂型，都需要冷冻保存。干粉剂用前加生理盐水充分摇匀，混悬剂用前解冻摇匀，两者均需预热至 37℃。给药后，患儿萎陷的肺泡张开，肺顺应性迅速改善，应及时调整呼吸机参数，复查血气分析，避免气胸等并发症。

五、推荐表单

（一）医师表单

新生儿呼吸窘迫综合征临床路径医师表单

适用对象：第一诊断为新生儿呼吸窘迫综合征（ICD-10：J80. x00）

患者姓名：	性别： 年龄： 门诊号：	住院号：
住院日期： 年 月 日	**出院日期：** 年 月 日	**标准住院日：21 ~28 天**

时间	住院第 1 天	住院第 2 天	住院第 3 天
主要诊疗工作	□ 完成询问病史和体格检查，按要求完成病历书写 □ 评估呼吸困难严重程度，给予恰当的氧疗和呼吸支持 □ 完善常规检查 □ 家属谈话，签署用氧疗和机械通气知情同意书	□ 上级医师查房 □ 明确下一步诊疗计划 □ 完成上级医师查房记录 □ 根据血气分析、X 线胸片情况，调整呼吸支持的模式及参数 □ 注意防治并发症，如病情重、缺氧明显，要考虑发生持续肺动脉高压、气漏 □ 评估患儿营养支持的需求，决定是否开始肠内喂养	□ 上级医师查房 □ 完成三级查房记录 □ 注意动脉导管开放、脑室内出血等并发症 □ 注意继发肺部感染 □ 评估患儿营养支持的需求
重点医嘱	**长期医嘱：** □ 新生儿/早产儿护理常规 □ 根据需要选择暖箱或辐射抢救台 □ 根据患儿呼吸情况，选择呼吸支持方法。 □ 心肺监护 □ 预防性抗生素应用 **临时医嘱：** □ 血常规、尿常规、便常规 □ 血气分析 □ X 线胸片 □ 血清胆红素、肝功能、肾功能、电解质 □ 监测血糖 □ 使用肺表面活性物质	**长期医嘱：** □ 新生儿/早产儿护理常规 □ 调整呼吸支持的模式及参数 □ 肠内或肠外营养支持 **临时医嘱：** □ 复查血气分析 □ 复查 X 线胸片 □ 监测胆红素 □ 复查异常血生化指标	**长期医嘱：** □ 新生儿/早产儿护理常规 □ 调整呼吸支持的模式及参数 □ 肠内或肠外营养支持 **临时医嘱：** □ 复查血气分析、胸部 X 线片 □ 气管分泌物培养 □ 监测胆红素 □ 复查异常血生化指标 □ 床旁头颅和心脏超声检查
病情变异记录	□ 无 □ 有，原因： 1. 2.	□ 无 □ 有，原因： 1. 2.	□ 无 □ 有，原因： 1. 2.
医师签名			

时间	住院第4~20天	住院第21~28天 （出院日）
主要诊疗工作	□ 明确各种呼吸支持的指征，评估呼吸情况 □ 根据病情演变调整、选择合适的呼吸支持模式及参数 □ 观察早产儿各种并发症 □ 评估营养支持的需求，逐渐增加肠内营养所占比重 □ 上级医师查房及诊疗评估 □ 完成查房记录	□ 上级医师查房，确定能否出院 □ 通知出院处 □ 通知患者及家属准备出院 □ 向患者及家属交代出院后注意事项，预约随访复诊时间 □ 如果患者不能出院，在病程记录中说明原因和继续治疗的方案
重点医嘱	**长期医嘱：** □ 根据患儿情况逐步调整奶量 □ 根据临床和实验室检查结果调整抗生素 □ 呼吸道管理医嘱 □ 其他对症治疗 **临时医嘱：** □ 复查血气分析、X线胸片 □ 监测胆红素水平 □ 复查异常血生化指标	**临时医嘱：** □ 出院带药 □ 门诊随诊
病情变异记录	□ 无　□ 有，原因： 1. 2.	□ 无　□ 有，原因： 1. 2.
医师签名		

（三）患者表单

新生儿呼吸窘迫综合征临床路径患者表单

适用对象：第一诊断为新生儿呼吸窘迫综合征（ICD-10：J80. x00）

患者姓名：	性别：　年龄：　门诊号：	住院号：
住院日期：　年　月　日	**出院日期：**　年　月　日	**标准住院日：21～28 天**

时间	入院日	住院期间	出院日
医患配合	□ 配合询问病史、收集资料 □ 保持通讯畅通 □ 获知病情 □ 签署知情同意书	□ 配合完善相关检查 □ 及时来院探视，获知病情	□ 接受出院前指导 □ 了解复查随访程序 □ 获取出院诊断书
护患配合	□ 配合完成入院护理评估 □ 接受入院宣教 □ 配合执行探视制度	□ 接受母乳喂养宣教 □ 接受喂养指导 □ 接受新生儿护理宣教	□ 接受出院宣教 □ 办理出院手续 □ 获取出院带药 □ 明确服药方法、作用、注意事项 □ 知道复印病历程序

附：原表单（2016年版）

新生儿呼吸窘迫综合征临床路径表单

适用对象：第一诊断为新生儿呼吸窘迫综合征（ICD-10：J80. x00）

患者姓名：	性别： 年龄： 门诊号：	住院号：
住院日期： 年 月 日	**出院日期：** 年 月 日	**标准住院日：21～28天**

时间	住院第1天	住院第2天	住院第3天
主要诊疗工作	□ 询问病史及体格检查 □ 病情告知 □ 如患儿病情重，尽快给予呼吸支持，及时通知上级医师 □ 家属谈话，签署用氧和机械通气知情同意书 □ 根据呼吸情况、血气分析、X线胸片程度，选择呼吸支持方法	□ 上级医师查房，明确诊断 □ 根据血气分析、X线胸片情况，调整呼吸机参数 □ 注意防治RDS并发症，如病情重、缺氧明显，要考虑发生持续肺动脉高压、气漏	□ 上级医师查房 □ 早产儿RDS要注意动脉导管开放、脑室内出血等 □ 注意呼吸道感染
重要医嘱	**长期医嘱：** □ 新生儿/早产儿护理常规 □ 根据需要选择暖箱或辐射抢救台 □ 根据患儿呼吸情况，选择呼吸支持方法。 □ 心肺监护 □ 预防性抗生素应用 **临时医嘱：** □ 血常规、尿常规、便常规 □ 血气分析 □ X线胸片 □ 血清胆红素、肝功能、肾功能、电解质 □ 监测血糖 □ 使用肺表面活性物质	**长期医嘱：** □ 新生儿/早产儿护理常规 □ 调整呼吸机参数 □ 营养支持 **临时医嘱：** □ 复查血气分析 □ 复查胸部X线片 □ 监测胆红素	**长期医嘱：** □ 新生儿/早产儿护理常规 □ 调整呼吸机参数 **临时医嘱：** □ 复查血气分析、X线胸片 □ 痰培养 □ 监测胆红素 □ 头颅和心脏超声
主要护理工作	□ 入院宣教 □ 气道护理：注意无菌操作 □ 注意出入量情况 □ 注意血氧饱和度变化	□ 气道护理：气道分泌物 □ 注意黄疸变化情况 □ 注意患儿喂养情况 □ 注意血氧饱和度变化	□ 气道护理：注意气道分泌物，无菌操作 □ 注意患儿喂养情况 □ 注意血氧饱和度变化
病情变异记录	□ 无 □ 有，原因： 1. 2.	□ 无 □ 有，原因： 1. 2.	□ 无 □ 有，原因： 1. 2.
护士签名			
医师签名			

时间	住院第4~14天	住院第21~28天 （出院日）
主要诊疗工作	□ 明确机械通气指征，检查呼吸情况 □ 完善机械通气相关检查 □ 根据呼吸情况、血气分析、X线胸片，改变呼吸支持方法 □ 观察早产儿的各种并发症 □ 根据消化系统情况逐步开始胃肠道喂养	□ 上级医师查房，同意其出院 □ 完成出院小结 □ 出院宣教
重点医嘱	**长期医嘱：** □ 入新生儿重症监护室（NICU） □ 心电监护 □ 根据患儿情况适时开奶并逐步增加奶量 □ 根据临床和实验室检查结果调整抗生素 **临时医嘱：** □ 呼吸支持 □ 呼吸监测 □ 禁食后增加补液 □ 置管医嘱 □ 呼吸道管理医嘱 □ 监测胆红素水平 □ 完善感染的相关检查 □ 血气分析、胆红素、血常规、电解质、血糖 □ 肝功能、肾功能 □ 痰培养	**临时医嘱：** □ 通知出院 □ 出院带药
主要护理工作	□ 注意呼吸变化情况 □ 注意气道分泌物 □ 注意患儿生命体征变化 □ 气道护理	□ 出院宣教
病情变异记录	□ 无 □ 有，原因： 1. 2.	□ 无 □ 有，原因： 1. 2.
护士签名		
医师签名		

第三章

新生儿胎粪吸入综合征临床路径释义

一、新生儿胎粪吸入综合征编码

1. 卫计委原编码：

疾病名称及编码：新生儿胎粪吸入综合征（ICD-10：P24.0）

2. 修改编码：

疾病名称及编码：新生儿胎粪吸入综合征（ICD-10：P24.0）

二、临床路径检索方法

P24.0

三、新生儿胎粪吸入综合征临床路径标准住院流程

（一）适用对象

第一诊断为新生儿胎粪吸入综合征（ICD-10：P24.0）。

释义

■ 适用对象编码参见第一部分。

■ 本临床路径的使用对象是第一诊断为新生儿胎粪吸入综合征的患者，如合并持续肺动脉高压、呼吸机相关性肺炎等并发症，需进入其他相应路径。

（二）诊断依据

根据《临床诊疗指南·小儿内科分册》（中华医学会编著，人民卫生出版社）、《诸福棠实用儿科学》（第7版）（人民卫生出版社）。

1. 患儿多为足月儿，有窒息史，羊水被胎粪污染。

2. 患儿皮肤、指（趾）甲、脐部被胎粪染黄，出生后出现呼吸困难、三凹征、青紫（发绀）。

3. X线胸片显示两肺纹理增多增粗，有斑点状、团块状高密度渗出影，同时伴有不同程度的肺气肿。严重病例伴有气漏。

释义

■ 新生儿胎粪吸入综合征是由于胎儿发生宫内窘迫或产时窒息排出胎粪，被污染的羊水吸入肺内所产生的肺部疾病。

■ 本病多见于足月儿和过期产儿，常有胎儿宫内窘迫病史。

■ 临床表现为生后逐渐出现呼吸困难和低氧血症。生后12～24小时随着胎粪颗粒逐步吸入远端小气道，病情进一步加重。

■ X 线胸片上，小气道被胎粪颗粒完全堵塞的区域出现肺不张，未完全堵塞的区域则出现肺气肿，严重病例可出现肺间质气肿、气胸、纵隔气肿等气漏表现。生后 12～24 小时，由于胎粪吸入所致的化学性炎症和继发性表面活性物质失活，X 线胸片改变常更为显著。

（三）治疗方案的选择

根据《临床诊疗指南·小儿内科分册》（中华医学会编著，人民卫生出版社）、《诸福棠实用儿科学》（第 7 版）（人民卫生出版社）。

1. 头罩吸氧：患儿出现低氧和呼吸困难，可先头罩吸氧。
2. 机械通气：如头罩吸氧后仍有低氧和呼吸困难，或 PaO_2 低于正常，或 $PaCO_2$ 高于 60mmHg，应改为机械通气。
3. 抗生素：合并感染者使用抗生素。
4. 对气漏、肺动脉高压等并发症进行治疗。

释义

■ 新生儿胎粪吸入综合征在不同的患儿严重程度不一。轻症者仅表现轻度呼吸困难，一般氧疗即可，重症者需要机械通气，常频呼吸机无效或并发气漏时可改用高频振荡通气。

■ 本病极易并发气胸，在机械通气过程中可适当镇静，减少人机对抗。出现张力性气胸时应进行胸腔闭式引流。

■ 重症患儿可并发持续肺动脉高压，使病情变得极为复杂，治疗棘手，应及早干预，注意维持体循环血压、纠正酸中毒、维持正常氧合，必要时应用一氧化氮吸入和肺血管扩张剂。

■ 仅凭临床表现和 X 线胸片改变很难将本病和感染性肺炎进行鉴别，可先选择经验性抗生素治疗，同时积极寻找细菌感染证据。

（四）标准住院日为 10～15 天

释义

■ 新生儿胎粪吸入综合征常合并气漏、持续肺动脉高压、肺部感染等，使病情趋于复杂，延长住院时间。治疗上除了氧疗和呼吸支持外，还需针对并发症进行处理，因此总住院时间 10～15 天符合本路径要求。

（五）进入路径标准

1. 第一诊断必须符合新生儿胎粪吸入综合征（ICD-10：P24.0）。
2. 当患者同时具有其他疾病诊断，但是住院期间不需要特殊处理也不影响第一诊断的临床路径流程实施时，可以进入路径。

释义

■ 进入本路径的患儿第一诊断为胎粪吸入综合征。

■ 需与感染性肺炎、新生儿呼吸窘迫综合征、湿肺等疾病鉴别。

（六）住院期间的检查项目

1. 必需的检查项目：

（1）血常规、尿常规、大便常规。

（2）血气分析、电解质。

（3）X 线胸片。

2. 如需要吸入一氧化氮，则要查凝血功能。

3. 必需复查的检查项目：

（1）血常规。

（2）血气分析：在机械通气期间每天要复查血气分析，如发生肺部感染，要复查痰培养。

（3）X 线胸片：根据病情变化，复查 X 线胸片。

释义

■ 血常规、尿常规、便常规是最基本的三大常规检查，每个进入路径的患儿均需完成。注意新生儿早期血常规正常值的变化。有条件的医院可同时查 C 反应蛋白，综合判断是否合并感染。

■ 血气分析和电解质、血糖可以评估呼吸功能及内环境状态，在治疗过程中应根据病情变化复查，根据血气结果调整呼吸支持治疗方案。

■ X 线胸片有助于判断病情严重程度及治疗效果。

■ 本病需与其他引起呼吸困难的疾病相鉴别。不能排除感染时，应送检痰培养、血培养以帮助诊断。

■ 本病易并发肺动脉高压，在适当通气情况下仍出现严重发绀、低氧血症时应考虑，超声心动图检查有助于评估肺动脉压力。

■ 合并肺动脉高压的重症患儿需要一氧化氮吸入治疗时，应监测凝血功能和高铁血红蛋白水平。

（七）治疗方案和药物选择

1. 氧疗和呼吸支持：

（1）患儿出现低氧和呼吸困难，可先给予头罩吸氧。

（2）如头罩吸氧后仍呼吸困难，血氧饱和度和通气得不到改善，应改为机械通气。气管插管要熟练，速度快，动作轻巧。机械通气参数要尽可能低，根据血气分析调节参数，防止发生气漏或过度通气。

（3）监测经皮血氧饱和度，监测血气，及时调整吸入氧浓度，减少高氧性损伤，监测其他生命体征。

2. 抗生素：合并感染者使用抗生素。

3. 对症支持治疗：适当镇静，减少不必要的刺激。给予恰当的补液和营养支持。

4. 并发症治疗：并发严重气漏时应进行胸腔闭式引流，并发肺动脉高压时应给予综合性治疗（包括机械通气、纠正酸中毒、提高体循环压、吸入一氧化氮及其他扩张肺血管药物）。

释义

■ 新生儿胎粪吸入综合征氧疗中应注意高氧对新生儿脏器的损害，尤其是高氧带来的肺损伤，应注意监测氧饱和度和氧分压，控制吸入氧浓度。

■ 机械通气时应避免压力、容量等带来的呼吸机相关性肺损伤及低碳酸血症对于脑血管灌注的影响。

（八）出院标准

病情恢复，自主呼吸平稳，血气分析和X线胸片正常或好转，不需要呼吸支持。

释义

■ 出院标准以患儿临床症状、体征和辅助检查为评判标准。患儿出院时应自主呼吸功能平稳，生命体征稳定。

（九）变异及原因分析

1. 胎粪吸入综合征并发症较多，如发生并发症，病情变异很大。
2. 机械通气易发生肺部感染，病情差异非常大。

释义

■ 患儿出现并发症，如气漏、肺动脉高压等，需要干预处理。由于并发症导致住院时间延长、住院费用增加，应在表单中加以说明。

■ 为便于总结和在工作中不断完善和修订临床路径，应将变异原因归纳、总结，以便重新修订临床路径时作为参考。

■ 因患儿方面的主要原因导致执行路径出现变异，应在表单中加以说明。

四、胎粪吸入综合征给药方案

【用药选择】

疾病早期因难以与肺部感染相鉴别，可给予抗生素经验性治疗，同时积极查找病原学依据。

如并发肺动脉高压，应积极纠正酸中毒，必要时应用多巴胺、多巴酚丁胺等血管活性药物提高体循环血压，并给予一氧化氮吸入和其他肺血管扩张剂降低肺动脉压力。

【药学提示】

多巴胺和多巴酚丁胺的作用与剂量有关。并发肺动脉高压时，为提高体循环压力，一般选用多巴胺10～20μg/(kg·min)、多巴酚丁胺10～15μg/(kg·min)。

一氧化氮是选择性肺血管扩张剂，应用后对体循环血压没有显著影响。一氧化氮吸入能改善氧合，减少体外膜氧合的应用，已成为并发肺动脉高压时的常规治疗手段。吸入剂量初始为20ppm，4～6小时后降为5ppm。

【注意事项】

一氧化氮吸入过程中应监测高铁血红蛋白浓度和凝血功能。

五、推荐表单

（一）医师表单

新生儿胎粪吸入综合征临床路径医师表单

适用对象：第一诊断为新生儿胎粪吸入综合征（ICD-10：P24.0）

患者姓名：	性别：　　年龄：　　门诊号：	住院号：
住院日期：　　年　月　日	出院日期：　　年　月　日	标准住院日：10～15天

时间	住院第1天	住院第2天	住院第3天
主要诊疗工作	□ 完成询问病史和体格检查，按要求完成病历书写 □ 评估呼吸困难严重程度，给予恰当的氧疗和呼吸支持 □ 安排完善常规检查 □ 家属谈话，签署用氧和机械通气知情同意书	□ 上级医师查房 □ 明确下一步诊疗计划 □ 完成上级医师查房记录 □ 根据血气分析、X线胸片情况，调整呼吸支持的模式及参数 □ 注意防治并发症，如病情重，缺氧明显，要考虑发生持续肺动脉高压、气漏 □ 评估患儿营养支持的需求，决定是否开始肠内喂养	□ 上级医师查房 □ 完成三级查房记录 □ 注意肺动脉高压、气漏等并发症 □ 注意继发肺部感染 □ 评估患儿营养支持的需求
重点医嘱	**长期医嘱：** □ 新生儿/早产儿护理常规 □ 根据患儿呼吸情况，选择呼吸支持方法 □ 心肺监护 □ 预防性抗生素应用 **临时医嘱：** □ 血常规、尿常规、便常规 □ 血气分析 □ X线胸片 □ 血清胆红素、肝功能、肾功能、电解质 □ 监测心脏超声	**长期医嘱：** □ 新生儿/早产儿护理常规 □ 调整呼吸支持的模式及参数 □ 肠内或肠外营养支持 **临时医嘱：** □ 复查血气分析 □ 复查X线胸片	**长期医嘱：** □ 新生儿/早产儿护理常规 □ 调整呼吸支持的模式及参数 □ 肠内或肠外营养支持 **临时医嘱：** □ 复查血气分析、X线胸片 □ 痰培养
病情变异记录	□ 无　□ 有，原因： 1. 2.	□ 无　□ 有，原因： 1. 2.	□ 无　□ 有，原因： 1. 2.
医师签名			

时间	住院第 4 ~ 9 天	住院第 10 ~ 15 天 （出院日）
主要诊疗工作	□ 明确各种呼吸支持的指征，评估呼吸情况 □ 根据病情演变调整、选择合适的呼吸支持模式及参数 □ 密切观察患儿病情，根据呼吸情况、血气分析、X 线胸片，改变呼吸支持方法 □ 评估营养支持的需求，逐渐增加肠内营养所占比重 □ 上级医师查房及诊疗评估 □ 完成查房记录	□ 上级医师查房，确定能否出院 □ 通知出院处 □ 通知患者及家属准备出院 □ 向患者及家属交代出院后注意事项，预约随访复诊时间 □ 如果患者不能出院，在病程记录中说明原因和继续治疗的方案
重点医嘱	**长期医嘱：** □ 根据患儿情况逐步调整奶量 □ 根据临床和实验室检查结果调整抗生素 □ 呼吸道管理医嘱 □ 其他对症治疗 **临时医嘱：** □ 复查血气分析、X 线胸片 □ 痰培养	**临时医嘱：** □ 出院带药 □ 门诊随诊
病情变异记录	□ 无　□ 有，原因： 1. 2.	□ 无　□ 有，原因： 1. 2.
医师签名		

（二）护士表单

新生儿胎粪吸入综合征临床路径护士表单

适用对象：第一诊断为新生儿胎粪吸入综合征（ICD-10：P24.0）

患者姓名：	性别： 年龄： 门诊号：	住院号：
住院日期： 年 月 日	**出院日期：** 年 月 日	**标准住院日：10～15 天**

时间	住院第 1 天	住院第 2 天	住院第 3 天
健康宣教	□ 入院宣教，向家属 □ 介绍主管医师 □ 介绍环境、设施 □ 介绍住院注意事项 □ 介绍探视制度	□ 母乳喂养宣教，向家属 □ 介绍母乳喂养的好处 □ 采集母乳的方法	□ 新生儿护理宣教
护理处置	□ 核对患者，佩戴腕带 □ 建立入院护理病历 □ 留取各种标本 □ 测量体重	□ 测量体重	□ 测量体重
基础护理	□ 口腔护理 □ 皮肤护理 □ 脐部护理	□ 口腔护理 □ 皮肤护理 □ 脐部护理	□ 口腔护理 □ 皮肤护理 □ 脐部护理
专科护理	□ 护理查体 □ 病情观察 □ 遵医嘱补液用药 □ 气道护理，注意无菌操作 □ 注意出入量情况 □ 注意生命体征、血氧饱和度变化 □ 注意呼吸支持设施的管理和维护	□ 病情观察 □ 遵医嘱补液用药 □ 各种置管护理 □ 气道护理 □ 注意出入量情况 □ 注意生命体征、血氧饱和度变化 □ 注意呼吸支持设施的管理和维护	□ 病情观察 □ 遵医嘱补液用药 □ 各种置管护理 □ 气道护理 □ 注意出入量情况 □ 注意生命体征、血氧饱和度变化 □ 注意呼吸支持设施的管理和维护 □ 肠内喂养护理，注意消化道症状体征
重点医嘱	□ 详见医嘱执行单	□ 详见医嘱执行单	□ 详见医嘱执行单
病情变异记录	□ 无 □ 有，原因： 1. 2.	□ 无 □ 有，原因： 1. 2.	□ 无 □ 有，原因： 1. 2.
护士签名			

时间	住院第 4～9 天	住院第 10～15 天 （出院日）
健康宣教	□ 喂养宣教	□ 出院宣教 □ 复查时间 □ 出院带药用法用量 □ 喂养指导 □ 指导办理出院手续
护理处置	□ 测量体重 □ 遵医嘱完成相关检查	□ 测量体重 □ 办理出院手续 □ 书写出院小结
基础护理	□ 口腔护理 □ 皮肤护理 □ 脐部护理	□ 口腔护理 □ 皮肤护理 □ 脐部护理
专科护理	□ 病情观察 □ 遵医嘱补液用药 □ 气道护理，注意无菌操作 □ 注意出入量情况 □ 注意生命体征、血氧饱和度变化 □ 注意呼吸支持设施的管理和维护	□ 病情观察 □ 出院指导
重点医嘱	□ 详见医嘱执行单	□ 详见医嘱执行单
病情变异记录	□ 无　□ 有，原因： 1. 2.	□ 无　□ 有，原因： 1. 2.
护士签名		

（三）患者表单

新生儿胎粪吸入综合征临床路径患者表单

适用对象：第一诊断为新生儿胎粪吸入综合征（ICD-10：P24.0）

患者姓名：	性别：　年龄：　门诊号：	住院号：
住院日期：　年　月　日	出院日期：　年　月　日	标准住院日：10～15天

时间	入院日	住院期间	出院日
医患配合	□ 配合询问病史、收集资料 □ 保持通讯畅通 □ 获知病情 □ 签署知情同意书	□ 配合完善相关检查 □ 及时来院探视，获知病情	□ 接受出院前指导 □ 了解复查随访程序 □ 获取出院诊断书
护患配合	□ 配合完成入院护理评估 □ 接受入院宣教 □ 配合执行探视制度	□ 接受母乳喂养宣教 □ 接受喂养指导 □ 接受新生儿护理宣教	□ 接受出院宣教 □ 办理出院手续 □ 获取出院带药 □ 知道服药方法、作用、注意事项 □ 知道复印病历程序

附：原表单（2010年版）

新生儿胎粪吸入综合征临床路径表单

适用对象：第一诊断为新生儿胎粪吸入综合征（ICD-10：P24.0）

患者姓名：	性别： 年龄： 门诊号：	住院号：
住院日期： 年 月 日	**出院日期：** 年 月 日	**标准住院日：15天**

时间	住院第1天	住院第2天	住院第3天
主要诊疗工作	□ 询问病史及体格检查 □ 病情告知 □ 如患儿病情重，尽快给予呼吸支持，及时通知上级医师 □ 家属谈话，签署机械通气知情同意书 □ 根据呼吸情况、血气分析、X线胸片程度，选择呼吸支持方法	□ 上级医师查房，明确诊断 □ 根据血气分析、X线胸片情况，调整呼吸机参数 □ 注意防治胎粪吸入综合征的并发症，如病情重，缺氧明显，要考虑发生持续肺动脉高压、气漏	□ 上级医师查房 □ 注意呼吸道感染 □ 注意胎粪吸入综合征的并发症
重要医嘱	**长期医嘱：** □ 新生儿护理常规 □ 心肺监护 □ 根据患儿呼吸情况，选择呼吸支持方法 **临时医嘱：** □ 血常规、尿常规、大便常规 □ 血气分析 □ X线胸片 □ 血清胆红素、肝肾功能、电解质 □ 监测心脏超声	**长期医嘱：** □ 新生儿护理常规 □ 调整呼吸机参数 □ 营养支持 **临时医嘱：** □ 复查血气分析 □ 复查X线胸片	**长期医嘱：** □ 新生儿护理常规 □ 调整呼吸机参数 **临时医嘱：** □ 复查血气分析、X线胸片 □ 痰培养
主要护理工作	□ 入院宣教 □ 气道护理：注意无菌操作 □ 注意出入量情况 □ 注意血氧饱和度的变化	□ 气道护理：气道分泌物，无菌操作 □ 注意黄疸变化情况 □ 注意患儿喂养情况 □ 注意血氧饱和度的变化	□ 气道护理：注意气道分泌物，无菌操作 □ 注意患儿喂养情况
病情变异记录	□ 无 □ 有，原因： 1. 2.	□ 无 □ 有，原因： 1. 2.	□ 无 □ 有，原因： 1. 2.
护士签名			
医师签名			

时间	住院第 4～14 天	住院第 15 天 （出院日）
主要诊疗工作	□ 明确机械通气指征，检查呼吸情况 □ 完善机械通气相关检查 □ 密切观察患儿病情，根据呼吸情况、血气分析、X 线胸片，改变呼吸支持方法	□ 上级医师查房，同意其出院 □ 完成出院小结 □ 出院宣教
重点医嘱	**长期医嘱：** □ 入 NICU □ 心电监护 □ 根据患儿情况适时开奶 □ 预防性应用抗生素 **临时医嘱：** □ 呼吸支持 □ 呼吸监护 □ 禁食后增加补液 □ 置管医嘱 □ 呼吸道管理医嘱 □ 完善感染检查 □ 血气分析、胆红素、血常规、电解质、血糖 □ 肝肾功能 □ X 线胸片	**临时医嘱：** □ 通知出院 □ 出院带药
主要护理工作	□ 注意呼吸变化情况 □ 注意气道分泌物 □ 注意患儿生命体征变化 □ 气道相关护理	□ 出院宣教
病情变异记录	□ 无 □ 有，原因： 1. 2.	□ 无 □ 有，原因： 1. 2.
护士签名		
医师签名		

第四章

新生儿高胆红素血症临床路径释义

一、新生儿高胆红素血症编码

1. 国家卫计委原编码：

疾病名称及编码：新生儿高胆红素血症（ICD-10：P59.901）

2. 修改编码：

疾病名称及编码：新生儿高胆红素血症（ICD-10：P59）

二、临床路径检索方法

P59

三、新生儿高胆红素血症临床路径标准住院流程

（一）适用对象

第一诊断为新生儿高胆红素血症（ICD-10：P59.901）。

释义

■ 本路径适用对象是第一诊断为新生儿高胆红素血症的患儿。

■ 如第一诊断为新生儿高胆红素血症的患者，合并其他诊断（如早产儿、低出生体重儿），但病情不重，不需要特别治疗，只是加强护理和观察，可以进入此路径。但合并其他疾病（如早产儿、低出生体重儿），以及合并新生儿窒息、肺炎、败血症、出血或胆道梗阻等症，需要特别检查和治疗，则不进入此路径或进入其他路径。

（二）诊断依据

根据《临床诊疗指南·小儿内科分册》（中华医学会编著，人民卫生出版社），《诸福棠实用儿科学》（第7版）（人民卫生出版社），《实用新生儿学》（第4版）（邵肖梅、叶鸿瑁、丘小汕主编，人民卫生出版社）。

对于出生胎龄35周以上的晚期早产儿和足月儿，血清总胆红素水平超过Bhutani新生儿小时龄胆红素列线图的95百分位。

释义

■ 本路径的制订主要参考国内权威参考书籍和诊疗指南。

■ 新生儿出生后的胆红素水平是一个动态变化的过程。目前倾向于采用小时龄胆红素值来评估高胆红素血症的风险，同时根据不同胎龄和出生后小时龄以及是否存在高危因素来判断胆红素水平是否处于正常或安全，是否需要干预，而不是以一固

定值来表述。对于胎龄≥35 周的早产儿或新生儿，目前多采用美国 Bhutani 教授制作的新生儿小时龄胆红素列线图作为标准，当小时胆红素值超过 95 百分位或达到 AAP 的光疗曲线阈值时将其定义为高胆红素血症。

（三）治疗方案的选择

根据《临床诊疗指南·小儿内科分册》（中华医学会编著，人民卫生出版社），《诸福棠实用儿科学》（第 7 版）（人民卫生出版社），《实用新生儿学》（第 4 版）（邵肖梅、叶鸿瑁、丘小汕主编，人民卫生出版社）。

1. 降低胆红素：根据高胆红素血症的程度决定光疗、换血等措施。
2. 预防高胆红素脑病：必要时使用白蛋白。
3. 减轻溶血：必要时给予静注丙种球蛋白。
4. 纠正贫血：必要时输血。

释义

■ 新生儿高胆红素血症病因多样，需要一系列的化验检查来确定病因。

■ 本治疗方案主要针对的是高间接胆红素血症。

■ 根据高胆红素血症的程度决定光疗或换血来降低胆红素水平。光疗或换血指征：多采用美国儿科学会 2004 年版新生儿高胆红素血症管理指南中胎龄≥35 周早产儿或足月儿光疗或换血标准参考曲线（图 1、图 2）。对于出生体重<2500g 的早产儿，光疗和换血的标准可参照《中华儿科杂志》2014 年发表的“新生儿高胆红素血症诊断和治疗专家共识”（表 1）。

表 1 出生体重<2500g 的早产儿光疗和换血参考标准［总胆红素（mg/dl）］

	TSB（mg/dl）											
	<24h		24~48h		48~72h		72~96h		96~120h		≥120h	
BW	光疗	换血	光疗	换血	光疗	换血	光疗	换血	光疗	换血	光疗	换血
<1000g	4	8	5	10	6	12	7	12	8	15	8	15
1000~1249g	5	10	6	12	7	15	9	15	10	18	10	18
1250~1999g	6	10	7	12	9	15	10	15	12	18	12	18
2000~2299g	7	12	8	15	10	18	12	20	13	20	14	20
2300~2499g	9	12	12	18	14	20	16	22	17	23	18	23

总胆红素：1mg/dl＝17.1μmol/L

■ 对于接近换血线且血浆白蛋白较低的新生儿输注人血白蛋白可以增加与胆红素的联结，减少血中游离的非结合胆红素，降低胆红素脑病的风险。

■ 溶血（主要指同族免疫性溶血）较为严重的早期新生儿尚可用丙种球蛋白静注减少红细胞破坏。

■ 当临床上出现血红蛋白进行性下降，早期新生儿血红蛋白≤120g/L，晚期新生儿血红蛋白≤80g/L，或出现贫血相关的症状时，如心率增快、呼吸急促、体重不增等可考虑输血。

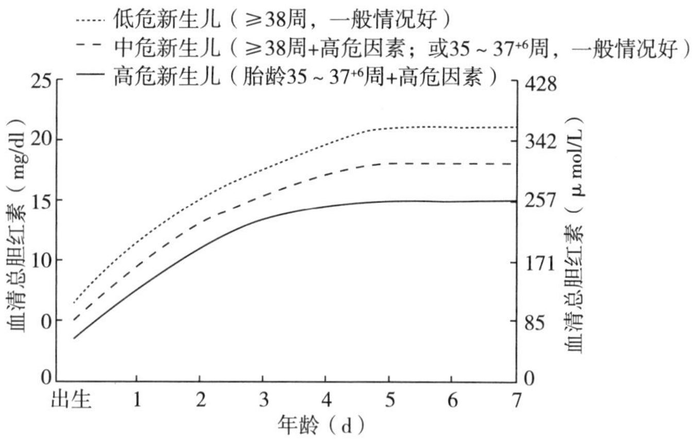

图 1　胎龄>35 周的光疗参考曲线

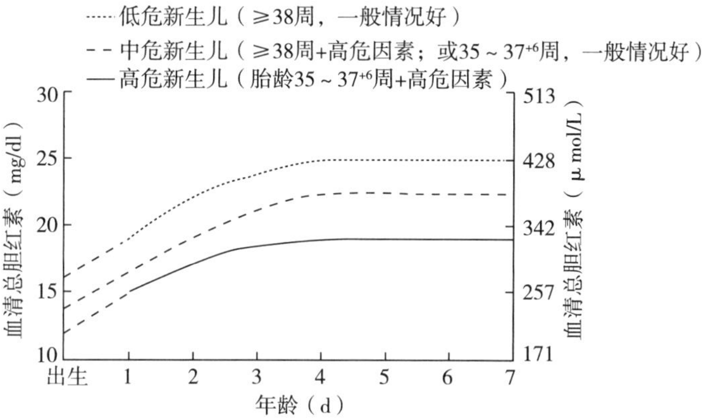

图 2 胎龄>35 周的换血参考曲线

（四）标准住院日为 5～10 天

释义

■ 新生儿高胆红素血症患儿入院后，应按照急诊患者处理，尽早明确诊断。若达到光疗指标及时开始光疗，有胆红素脑病高危因素的也可以提前开始光疗。第 1～2 天完善相关检查，行血常规、血细胞比容、尿常规、肝肾功能及电解质、白蛋白水平，监测胆红素水平变化，完善肝胆超声等检查。如需要换血应同时完善输血前感染筛查。结合患儿临床表现评估有无感染、出血、胆道闭锁、肝炎等并发症。因新生儿同时有生理性黄疸的因素叠加，后者高峰期为生后 4～6 天，患者多需要观察到生理性黄疸高峰期结束，故住院时间约为 7 天。有时由于静脉采血及换血等操作较多，可预防性使用抗菌药物以及为观察是否合并感染等可能住院时间稍有延长。总住院时间 5～7 天，部分患儿血胆红素下降缓慢，住院时间可能延长到 10 天。

（五）进入路径标准

1. 第一诊断必须符合新生高胆红素血症（ICD-10：P59.901）疾病编码。
2. 当患者同时具有其他疾病诊断，只要住院期间不需要特殊处理也不影响第一诊断的临床路径流程实施时，可以进入路径。

释义

■ 进入本路径的患者第一诊断为新生儿高胆红素血症。

■ 合并其他诊断（如早产儿、低出生体重儿），但病情不重，不需要特别治疗，只是加强护理和观察，可以进入此路径，但可能增加医疗费用，延长住院时间。如合并其他疾病（如早产儿、低出生体重儿），以及合并新生儿窒息、肺炎、败血症、出血或胆道梗阻等症，需要特别检查和治疗，则不进入此路径或进入其他路径。

（六）住院期间的检查项目

1. 必需的检查项目：
（1）血常规、血型、外周血网织红细胞计数、尿常规、大便常规。
（2）CRP。
（3）监测血清胆红素。
（4）血生化全套。
（5）血气分析。
（6）抗人球蛋白试验（Coombs 试验）。
2. 根据患者病情进行的检查项目：
（1）甲状腺功能减低症和葡萄糖6-磷酸脱氢酶缺乏症的筛查。
（2）血 TORCH。
（3）腹部 B 超。
（4）红细胞形态。
（5）听力检查。
（6）头颅 MRI。
（7）遗传代谢性疾病筛查。
（8）血培养+药敏。

释义

■ 血常规、尿常规、便常规是最基本的三大常规检查，进入路径的患者均需完成。血红蛋白、网织红细胞检测可以进一步了解患者有无溶血导致的贫血。血型检查是为了解是否存在母婴血型不合，是否需要行溶血病筛查。血白细胞计数分类以及 CRP 有助于判断是否合并感染。监测血清胆红素水平来决定需要什么样的干预措施以及干预后的效果，并决定是否可以出院。肝肾功能、血气分析、电解质有助于高胆红素血症的病因鉴别以及评估有无基础疾病，是否影响住院时间、费用及其治疗预后。抗人球蛋白试验是诊断同族免疫性溶血（ABO 或 Rh 溶血）的主要方法。

■ 新生儿高胆红素血症病因比较复杂，如有溶血的依据而又排除了同族免疫性溶血，可以行 G6PD 筛查以确定是否存在 G6PD 缺乏导致的溶血。红细胞形态异常，如遗传性球形红细胞增多症，遗传性椭圆形红细胞增多症，遗传性口形红细胞增多症由于细胞膜结构异常使红细胞易于破坏导致溶血，可以通过红细胞形态检查明确。如怀疑宫内感染或生后细菌感染，需行 TORCH 检查或血培养检查。甲状腺素缺乏，可能影响肝细胞 UGT 的发育，从而使 UGT 的活性下降，使黄疸加重或迁延不退，对于此类病例查甲状腺功能可以确诊。其他导致新生儿高胆红素血症的少见原因有遗传代谢性疾病，常规检查未能明确病因，同时存在一些代谢异常征象时可行遗传代谢性疾病筛查。

■ 严重的高胆红素血症可以导致脑损伤，听力筛查和头颅 MRI 是目前反映胆红素脑损伤较为敏感的检查手段。在急性胆红素脑病阶段，脑干听觉诱发电位可出现变化，表现为Ⅲ和 V 波异常，随疾病严重性增加，所有 ABR 波均可消失。急性期 MRI T1 加权像在苍白球、丘脑底核显示信号增高，相应部位在慢性期出现 T2 高信号提示预后不良。

（七）治疗方案与药物选择

1. 根据光疗曲线进行光疗：

（1）光疗过程中注意适当增加补液量，以防光疗中体液丢失过多。

（2）注意监测体温。

（3）光疗中注意保护患儿的双眼和会阴部。

释义

■ 因为光疗后胆红素结构发生改变，胆红素转变为水溶性的光异构体或光红素需要从尿中排出。充足的液体量保证有足够的尿量排出也是提高光疗效果的重要因素。同时光疗时全身皮肤暴露较多，经皮肤丢失的水分较多，需要额外补充液体量以保证足够的尿量。一般每天需额外增加 10ml/kg。

■ 光疗时患儿的全身暴露较多，必须有合适的保暖措施。光疗箱箱温过高时容易发热，所以光疗时需要监测体温。

■ 光疗采用的光波波长易对眼底黄斑造成伤害，也有可能对生殖器有损害，光疗时应用黑色眼罩遮住双眼，生殖器也用遮光的尿布遮盖。

2. 根据胆红素水平，酌情应用白蛋白，每次 1g/kg。

释义

■ 游离的未结合胆红素显著升高可能发生胆红素脑病，应用人血白蛋白增加与未结合胆红素的联接，预防胆红素脑病的发生。主要适用于早期新生儿，尤其是早产儿及有低蛋白血症者，或血浆胆红素接近换血水平时。每次 1g/kg，静脉输注。根据胆红素的水平可重复使用一次。

3. 换血疗法：

（1）掌握换血指征，必须签署换血同意书。

（2）换血量：双倍血容量进行换血。

（3）选择合适的血源。

释义

■ 换血指征：

1. 各种原因所致的高胆红素血症达到换血标准时应进行换血。推荐使用美国儿科学会2004版新生儿高胆红素血症管理指南中胎龄35周以上早产儿及足月儿依据不同胎龄、日龄以及是否存在胆红素脑病的高危因素的换血参考标准。对于出生体重<2500g的早产儿，光换血的标准可参照《中华儿科杂志》2014年发表的“新生儿高胆红素血症诊断和治疗专家共识”。

2. 产前诊断明确为新生儿溶血病者，多为Rh血型不符溶血，出生时脐血胆红素>4mg/dl（68μmol/L），血红蛋白<120g/L，伴有水肿、肝脾大和心力衰竭。

3. 在生后12小时内每小时胆红素上升>0.7mg/dl（12μmol/L）。

4. 接近换血标准，光疗失败者。即光疗4～6小时，血清胆红素水平未下降甚至上升者。

5. 严重高胆红素血症已表现出急性胆红素脑病的临床表现者。

■ 血源的选择：Rh溶血病换血选择Rh血型同母亲，ABO血型同患儿的血源。紧急情况下也可选择O型血。ABO溶血病如母亲O型血，患儿为A型或B型，首选O型红细胞和AB型血浆的混合血。紧急情况下也可选择O型或同型血。建议红细胞与血浆比例为（2～3）：1。

■ 换血量：为新生儿血容量的2倍。新生儿血容量一般为80ml/kg，因此换血量一般为150～180ml/kg。

■ 换血有一定的风险及并发症，应签署换血同意书。换血过程中应注意监测生命体征，并做好记录。注意严格无菌操作，并注意监测血气、血糖、电解质、血钙等。

4. 光疗和换血前后均需密切监测胆红素水平、血常规+网织红细胞。

释义

■ 光疗过程中密切监测血清胆红素水平的变化，一般6～12小时监测1次。对于溶血症或血清胆红素水平接近换血水平的患儿需在光疗开始后每4～6小时内监测。光疗结束后12～18小时应监测血清胆红素，以防反跳。换血后也会发生胆红素反跳，应继续光疗，并每4小时监测TSB。如果监测胆红素超过换血前水平应再次换血。

■ 血常规及网织红细胞可帮助观察病情，了解治疗效果及贫血情况，同时可以了解是否合并感染，可作为动态监测指标。

5. 必要时应用抗菌药物。

释义

■ 应谨慎使用抗菌药物。换血后可以短时间预防性应用抗菌药物防止感染。如合并有细菌感染则应用抗菌药物来治疗。

（八）出院标准

1. 血清胆红素稳定下降，结束光疗 24～48 小时后，胆红素仍低于需要临床干预的标准。
2. 血红蛋白稳定，>80g/L。
3. 患儿一般情况良好。

释义

■ 患儿入院后经过相应的化验检查，排除了感染、胆汁淤积等因素，患儿一般情况良好，晚期新生儿血红蛋白稳定在 80g/L 以上，经过光疗等治疗后胆红素稳定下降，且停止光疗 24～48 小时后胆红素无显著反跳，低于需要干预的标准时可以出院。出院后仍存在胆红素反跳可能，必要时 48～72 小时复测血清胆红素。

（九）变异及原因分析

1. 存在使高胆红素血症进一步加重的其他情况，需要处理干预。
2. 患儿如发生胆红素脑病，需要其他相关检查及处理，延长住院治疗时间。
3. 入院治疗过程中发生严重并发症者（包括重度贫血、水肿、胆汁淤积等），则退出路径/转入其他相应疾病路径。

释义

■ 患儿出现使高胆红素血症进一步加重的其他情况，需要处理干预，如感染（包括不明部位感染、败血症、肺炎等）、轻度窒息、呼吸暂停、喂养不耐受、电解质紊乱、血糖异常（高血糖或低血糖）等，导致住院时间延长，住院费用增加。医师需要在表单中说明。

■ 患儿如发生胆红素脑病，需要其他相关检查及处理，延长住院治疗时间。医师需要在表单中说明。

■ 治疗过程中发现严重并发症，如重度贫血、水肿、胆道闭锁肝炎等造成的胆汁淤积等，需调整药物治疗或继续其他基础疾病的治疗，则中止本路径。

■ 由于存在医疗、护理、患者、环境等多方面事前未预知的对本路径治疗可能产生影响的情况，需要终止执行路径或者是延长治疗时间、增加治疗费用，医师需要在表单中说明。为便于总结和在工作中不断完善和修订临床路径，应将变异原因归纳、总结，以便重新修订临床路径时参考。

（十）参考费用标准

释义

■ 总费用一般为4000元［包括化验检查费2000元，治疗费1000元（包括光疗），住院7天左右的护理、床位费、诊疗费1000元左右］。

■ 如需用静脉用丙种球蛋白以及人血白蛋白需额外增加约700元。脑干听觉诱发电位以及MR检查需额外增加约1000元。

四、新生儿高胆红素血症给药方案

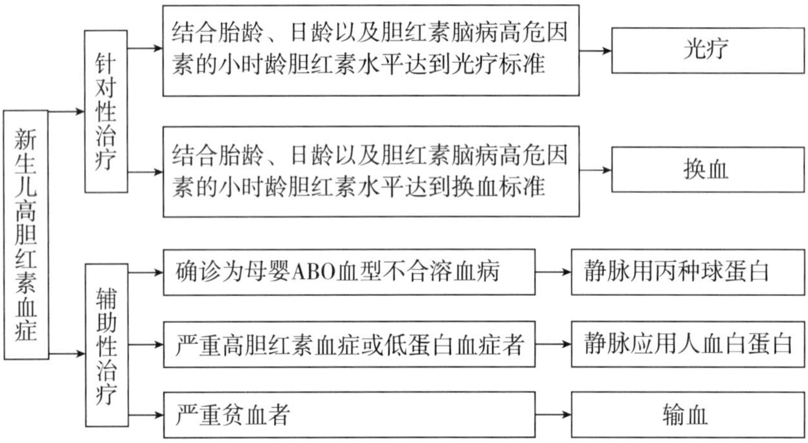

【用药选择】

1. 静脉用丙种球蛋白：丙种球蛋白可以封闭单核-吞噬细胞系统吞噬细胞表面的相应受体，减少致敏红细胞的破坏，减轻溶血。
2. 人血白蛋白：游离的非结合胆红素可以通过血脑屏障，造成胆红素脑病。静脉应用人血白蛋白，可以增加与非结合胆红素的联接，减少血中游离的非结合胆红素，降低胆红素脑病的风险。

【药学提示】

1. 静脉用丙种球蛋白：确诊为母婴ABO血型不合溶血病的早期新生儿，溶血严重时可以使用。每次1g/kg，可用5%葡萄糖稀释1～2倍后静脉滴注。必要时可以重复使用1次。对人免疫球蛋白过敏或有其他严重过敏史者禁用，有抗IgA抗体的选择性IgA缺乏症患者禁用。
2. 人血白蛋白：适用于严重高胆红素血症，尤其是达到或接近换血标准的患儿。对白蛋白严重过敏者、急性心脏病患者、正常血容量或高血容量的心力衰竭患者，严重贫血患者、肾功能不全者禁用。

【注意事项】

1. 人血白蛋白不得用注射用水稀释，否则会导致患者溶血。
2. 为预防胆红素脑病应尽可能避免应用可与胆红素竞争人血白蛋白结合的药物。

五、推荐表单

（一）医师表单

新生儿高胆红素血症临床路径医师表单

适用对象：第一诊断为新生儿高胆红素血症（ICD-10：P59.901）

患者姓名：	性别： 年龄： 门诊号：	住院号：
住院日期：_____年___月___日	出院日期： 年 月 日	标准住院日：5～10天

时间	住院第1天	住院第2～4天
主要诊疗工作	□ 询问病史及体格检查 □ 病情告知 □ 如患儿病情重，应及时通知上级医师 □ 光疗，并酌情换血或输血	□ 上级医师查房，明确诊断并分析高胆红素血症病因 □ 监测胆红素变化情况，判断是否继续光疗 □ 酌情换血或输血 □ 注意防治并发症
重要医嘱	**长期医嘱：** □ 新生儿护理常规 □ 根据患儿情况决定能否开奶 □ 抗生素（必要时） **临时医嘱：** □ 血常规、尿常规、大便常规 □ 血型、网织红细胞计数（必要时） □ CRP、血培养+药敏 □ 监测胆红素 □ 血生化全套 □ 血气分析 □ 外周血细胞涂片（必要时） □ Coombs 试验（必要时） □ 心电监测 □ 光疗 □ 静注白蛋白、丙种球蛋白（必要时） □ 换血或输血（必要时）	**长期医嘱：** □ 新生儿护理常规 □ 根据患儿喂养耐受情况调整奶量 □ 抗生素（必要时） **临时医嘱：** □ 心电监测 □ 光疗 □ 血清胆红素测定（必要时） □ 血 TORCH（必要时） □ 甲状腺功能减低症和葡萄糖6-磷酸脱氢酶缺乏症的筛查（必要时） □ 腹部B超 □ 红细胞形态（必要时） □ 遗传代谢性疾病筛查 □ 静注白蛋白、丙种球蛋白（必要时） □ 换血或输血（必要时）
病情变异记录	□ 无 □ 有，原因： 1. 2.	□ 无 □ 有，原因： 1. 2.
医师签名		

时间	住院第____天（换血日） 换血前	换血后	住院第5～10天（出院日）
主要诊疗工作	□ 明确换血指征，检查有无禁忌证 □ 完善换血前实验室检查 □ 家属谈话，签署换血同意书 □ 换血前仍积极光疗	□ 换血后继续光疗 □ 密切观察患儿病情，监测胆红素水平决定是否需要第二次换血 □ 观察有无胆红素脑病征象	□ 上级医师查房，同意其出院 □ 完成出院小结 □ 出院宣教
重点医嘱	**长期医嘱：** □ 新生儿/早产儿护理常规 □ 根据患儿一般情况决定能否开奶 □ 抗生素（必要时） **临时医嘱：** □ 心电监护 □ 光疗 □ 换血前4小时起禁食 □ 禁食后增加补液 □ 置管医嘱 □ 换血医嘱 □ 镇静 □ 血常规 □ 血气分析、电解质 □ 凝血功能 □ 血生化全套 □ 血培养	**长期医嘱：** □ 根据患儿情况调整奶量 □ 抗生素（必要时） **临时医嘱：** □ 心电监护 □ 光疗 □ 监测血清胆红素水平 □ 血常规 □ 血生化全套 □ 血气分析、电解质 □ 血培养	**临时医嘱：** □ 出院前可考虑检查脑干听觉诱发电位和头颅MRI □ 通知出院
病情变异情况	□ 无 □ 有，原因： 1. 2.	□ 无 □ 有，原因： 1. 2.	□ 无 □ 有，原因： 1. 2.
医师签名			

（二）护士表单

新生儿高胆红素血症临床路径护士表单

适用对象：第一诊断为新生儿高胆红素血症（ICD-10：P59.901）

患者姓名：	性别：　　年龄：　　门诊号：	住院号：
住院日期：　　年　月　日	**出院日期：**　　年　月　日	**标准住院日：5~10天**

时间	住院第1天	住院第2~4天
主要护理工作	□ 入院宣教（环境、设施、人员等） □ 入院护理评估（生命体征、营养状况等） □ 询问病史，相应体格检查 □ 协助完成相关检查 □ 注意液体出入量和黄疸情况 □ 光疗护理：注意保护眼睛和会阴部；注意体温变化，有无皮疹及腹胀、腹泻情况	□ 生活护理（称体重、洗澡、喂养、换尿布等） □ 光疗护理：注意保护眼睛和会阴部；注意体温变化，有无皮疹及腹胀、腹泻情况 □ 注意黄疸变化情况 □ 注意喂养情况
重要医嘱	**长期医嘱：** □ 新生儿护理常规 □ 根据患儿情况决定能否开奶 □ 抗生素（必要时） **临时医嘱：** □ 血常规、尿常规、大便常规 □ 血型、网织红细胞计数（必要时） □ CRP、血培养+药敏 □ 监测血清胆红素 □ 血生化全套 □ 血气分析 □ 外周血细胞涂片（必要时） □ Coombs 试验（必要时） □ 心电监测 □ 光疗 □ 静注白蛋白、丙种球蛋白（必要时） □ 换血或输血（必要时）	**长期医嘱：** □ 新生儿护理常规 □ 根据患儿喂养耐受情况调整奶量 □ 抗生素（必要时） **临时医嘱：** □ 心电监测 □ 光疗 □ 血清胆红素测定（必要时） □ 血 TORCH（必要时） □ 甲状腺功能减低症和葡萄糖6-磷酸脱氢酶缺乏症的筛查（必要时） □ 腹部B超 □ 红细胞形态（必要时） □ 遗传代谢性疾病筛查 □ 静注白蛋白、丙种球蛋白（必要时） □ 换血或输血（必要时）
病情变异记录	□ 无　□ 有，原因： 1. 2.	□ 无　□ 有，原因： 1. 2.
护士签名		

时间	住院第____天（换血日） 换血前换血后		住院第 5～10 天（出院日）
主要护理工作	□ 注意黄疸变化情况 □ 注意患儿生命体征变化 □ 光疗相关护理 □ 换血前仍协助医师配液、置管、记录等 □ 注意穿刺部位护理	□ 注意黄疸变化情况 □ 注意患儿生命体征 □ 光疗相关护理 □ 注意穿刺部位护理	□ 生活护理（称体重、洗澡、喂养、换尿布等） □ 出院宣教 □ 出院宣教
重点医嘱	**长期医嘱：** □ 新生儿/早产儿护理常规 □ 抗生素（必要时） **临时医嘱：** □ 心电监护 □ 换血前光疗 □ 换血前 4 小时起禁食 □ 禁食后增加补液 □ 置管医嘱 □ 换血医嘱 □ 镇静 □ 血常规 □ 血气分析、电解质 □ 凝血功能 □ 血生化全套 □ 血培养	**长期医嘱：** □ 根据患儿情况调整奶量 □ 抗生素（必要时） **临时医嘱：** □ 心电监护 □ 光疗 □ 监测血清胆红素水平 □ 血常规 □ 血气分析、电解质 □ 血生化全套 □ 血培养	**临时医嘱：** □ 出院前可考虑检查脑干听觉诱发电位和头颅 MRI □ 通知出院
病情变异情况	□ 无 □ 有，原因： 1. 2.	□ 无 □ 有，原因： 1. 2.	□ 无 □ 有，原因： 1. 2.
护士签名			

（三）患者表单

新生儿高胆红素血症临床路径患者表单

适用对象：第一诊断为新生儿高胆红素血症（ICD-10：P59.901）

患者姓名：	性别： 年龄： 门诊号：	住院号：
住院日期： 年 月 日	出院日期： 年 月 日	标准住院日：5～10天

时间	住院第1天	住院第2～4天
医患配合	□ 接受入院宣教 □ 接受入院护理评估 □ 接受病史询问及体格检查 □ 病情告知 □ 如患儿病情重，家属与上级医师沟通 □ 签署必要的文书（如输血、换血同意书、抢救知情同意书、有创知情同意书等） □ 接受相关检查及治疗 □ 患儿病情变化时及时通知家属，家属及时到病区	□ 家属与医师交流了解病情 □ 接受相关的检查及治疗
重点诊疗及检查	**重点诊疗：** □ 光疗 □ 必要时静脉注射白蛋白、丙种球蛋白 □ 必要时换血或输血 □ 抗生素（必要时） □ 吃奶 □ 维持水、电解质平衡，血糖稳定 **重要检查：** □ 血常规、尿常规、大便常规 □ 血型、网织红细胞计数（必要时） □ CRP、血培养+药敏 □ 监测血清胆红素 □ 血生化全套 □ 血气分析 □ 外周血细胞涂片（必要时） □ Coombs 试验（必要时）	**重点诊疗：** □ 光疗 □ 必要时静脉注射白蛋白、丙种球蛋白 □ 必要时换血或输血 □ 抗生素（必要时） □ 调整奶量 **重要检查：** □ 监测血清胆红素，血红蛋白 □ 血 TORCH（必要时） □ 红细胞形态（必要时） □ 遗传代谢性疾病筛查 □ 甲状腺功能减低症和葡萄糖6-磷酸脱氢酶缺乏症的筛查（必要时） □ 腹部B超
病情变异记录	□ 无 □ 有，原因： 1. 2.	□ 无 □ 有，原因： 1. 2.
患者监护人签字		

<table>
<tr><th rowspan="2">时间</th><th colspan="2">住院第____天（换血日）</th><th rowspan="2">住院第 5 ~10 天（出院日）</th></tr>
<tr><th>换血前及换血时</th><th>换血后</th></tr>
<tr><td>医患配合</td><td>□ 医师向家属病情告知
□ 继续接受治疗及检查
□ 签署换血同意书
□ 严格按照技术要求完成置管及换血治疗
□ 换血前积极光疗</td><td>□ 继续接受治疗及检查
□ 病情危重时及时与医师交流</td><td>□ 接受出院前宣教
□ 了解出院注意事项
□ 了解随诊复查程序
□ 办理出院手续
□ 获取出院诊断证明书
□ 获取出院带药（必要时）</td></tr>
<tr><td>重点诊疗及检查</td><td>重点诊疗：
□ 换血前常规筛查及准备
□ 心电、血压监测
□ 镇静
□ 换血前应用白蛋白
□ 换血前 4 小时前禁食
□ 禁食后增加补液
□ 抗生素（必要时）
重要检查：
□ 换血前血型及感染筛查
□ 血常规
□ 血气分析、电解质
□ 血生化
□ 凝血功能
□ 血培养</td><td>重点诊疗：
□ 根据患儿情况适时开奶
□ 心电、血压监测
□ 光疗
重要检查：
□ 复查血常规
□ 监测血清胆红素水平</td><td>重点诊疗：
□ 出院前检查脑干听觉诱发电位和头颅 MRI
□ 出院宣教
□ 出院带药
□ 门诊随访方案</td></tr>
<tr><td>病情变异记录</td><td>□ 无 □ 有，原因：
1.
2.</td><td>□ 无 □ 有，原因：
1.
2.</td><td>□ 无 □ 有，原因：
1.
2.</td></tr>
<tr><td>患者监护人签字</td><td></td><td></td><td></td></tr>
</table>

附：原表单（2016 年版）

新生儿高胆红素血症临床路径表单

适用对象：第一诊断为新生儿高胆红素血症（ICD-10：P59.901）

患者姓名：	性别： 年龄： 门诊号：	住院号：
住院日期： 年 月 日	出院日期： 年 月 日	标准住院日：5～10 天

时间	住院第 1 天	住院第 2～4 天	住院第 5～10 天（出院日）
主要诊疗工作	□ 询问病史及体格检查 □ 病情告知 □ 如患儿病情重，应及时通知上级医师 □ 光疗，并酌情换血或输血	□ 上级医师查房，明确诊断并分析高胆红素血症病因 □ 监测胆红素变化情况，判断是否继续光疗 □ 酌情换血或输血 □ 注意防治并发症	□ 上级医师查房，同意其出院 □ 完成出院小结 □ 出院宣教出院
重要医嘱	**长期医嘱：** □ 新生儿护理常规 □ 根据患儿情况决定能否开奶 □ 抗生素（必要时） **临时医嘱：** □ 血常规、尿常规、大便常规 □ 血型、网织红细胞计数（必要时） □ CRP、血培养+药敏 □ 监测血清胆红素 □ 血生化全套 □ 血气分析 □ 外周血细胞涂片（必要时） □ Coombs 试验（必要时） □ 心电监测 □ 光疗 □ 静注白蛋白、丙种球蛋白（必要时） □ 换血或输血（必要时）	**长期医嘱：** □ 新生儿护理常规 □ 根据患儿喂养耐受情况调整奶量 □ 抗生素（必要时） **临时医嘱：** □ 心电监测 □ 光疗 □ 血胆血清红素测定（必要时） □ 血 TORCH（必要时） □ 甲状腺功能减低症和葡萄糖 6-磷酸脱氢酶缺乏症的筛查（必要时） □ 腹部 B 超 □ 红细胞形态（必要时） □ 遗传代谢性疾病筛查 □ 静注白蛋白、丙种球蛋白（必要时） □ 换血或输血（必要时）	**临时医嘱：** □ 出院前可考虑检查脑干听觉诱发电位和头颅 MRI □ 通知出院
护理重点	□ 入院宣教 □ 光疗护理 □ 注意出入量和黄疸变化情况	□ 光疗护理 □ 注意黄疸变化情况 □ 注意患儿喂养情况	□ 出院宣教
病情变异记录	□ 无 □ 有，原因： 1. 2.	□ 无 □ 有，原因： 1. 2.	□ 无 □ 有，原因： 1. 2.
护士签名			
医师签名			

附表：换血医嘱

时间	住院第____天（换血日） 换血前换血后	
主要诊疗工作	□ 明确换血指征，检查有无禁忌证 □ 完善换血前实验室检查 □ 家属谈话，签署换血同意书 □ 换血前仍积极光疗	□ 换血后继续光疗 □ 密切观察患儿病情，监测胆红素水平决定是否需要第二次换血 □ 观察有无胆红素脑病征象
重点医嘱	**长期医嘱：** □ 新生儿/早产儿护理常规 □ 根据患儿一般情况决定能否开奶 □ 抗生素（必要时） **临时医嘱：** □ 心电监护 □ 光疗 □ 换血前 4 小时起禁食 □ 禁食后增加补液 □ 置管医嘱 □ 换血医嘱 □ 镇静 □ 血常规 □ 血生化全套 □ 血培养	**长期医嘱：** □ 根据患儿情况调整奶量 □ 抗生素（必要时） **临时医嘱：** □ 心电监护 □ 光疗 □ 监测血清胆红素水平 □ 血常规 □ 血生化全套 □ 血培养
主要护理工作	□ 注意黄疸变化情况 □ 注意患儿生命体征变化 □ 光疗相关护理	□ 注意黄疸变化情况 □ 注意患儿生命体征变化 □ 光疗相关护理
病情变异记录	□ 无 □ 有，原因： 1. 2.	□ 无 □ 有，原因： 1. 2.
护士签名		
医师签名		

第五章

新生儿化脓性脑膜炎临床路径释义

一、新生儿化脓性脑膜炎编码

1. 国家卫计委原编码：

疾病名称及编码：新生儿化脓性脑膜炎（ICD-10 G00.902）

2. 修改编码：

疾病名称及编码：新生儿化脓性脑膜炎（ICD-10：G00.902）

二、临床路径检索方法

G00.902

三、新生儿化脓性脑膜炎临床路径标准住院流程

（一）适用对象

第一诊断为新生儿化脓性脑膜炎（ICD-10：G00.902）。

释义

■ 适用对象编码参见第一部分。

■ 本路径适用对象为临床诊断为新生儿化脓性脑膜炎者。

（二）诊断依据

根据《实用新生儿学》（第4版）（中华医学会编著，人民卫生出版社）。

1. 有感染高危因素。

2. 临床表现非特异性：嗜睡、喂养困难、体温不稳定、呼吸暂停、呕吐、腹胀和腹泻等。

3. 神经系统表现：易激惹、惊厥、前囟饱满、颅缝增宽、肌张力改变、昏迷等。

4. 实验室检查：脑脊液压力增高，外观浑浊，足月儿白细胞数$>32\times10^6$/L（日龄<1周）或$>10\times10^6$/L（日龄>1周），早产儿白细胞数$>29\times10^6$/L，糖降低，蛋白增高。

5. 头颅影像学检查：头颅CT、MRI、B超可协助诊断，并发现脑脓肿、脑积水、硬膜下积液等并发症。

释义

■ 本路径的制订主要参考国内权威书籍。

■ 病史和临床症状是诊断新生儿化脓性脑膜炎的初步依据，但新生儿往往临床表现不典型，如体温升高或不升、吃奶差、易激惹或嗜睡、双目发呆、呼吸暂停，可同时伴黄疸出现、腹胀、休克等，而前囟紧张、颅缝增宽等颅高压出现较晚，颈强直少见。部分患者第一次脑脊液检查无异常，但临床表现支持，需多次复查脑脊液以

免漏诊；临床表现不典型时，脑脊液检查异常，亦可以进入路径。脑脊液检查需在使用抗生素前送检。

（三）治疗方案的选择

1. 抗生素治疗：选用易通过血脑屏障的抗生素。
2. 对症治疗：控制惊厥，降低颅内压。
3. 支持治疗：维持水电解质平稳和能量供给。

释义

■ 本病确诊后即应选用大剂量易进入脑脊液的杀菌药，病原菌不明时联合使用广谱抗菌药物，病原菌明确者可参考药敏结合临床用药。如用药正确但疗效不佳时需注意有无脑室管膜炎、脑脓肿、硬膜下积液等并发症的发生。

■ 支持对症疗法不可忽视，是改善预后的重要原因。早期应限制输液量，有频繁呼吸暂停者给予合理的呼吸支持，不能胃肠喂养者给予胃肠外营养、免疫支持治疗等。

（四）标准住院日为 14～28 天

释义

■ 怀疑新生儿化脓性脑膜炎患者入院后即可行脑脊液检查，检查后即开始治疗，G^-杆菌脑膜炎的疗程 3～4 周，G^+菌 2～3 周，主要观察临床症状和实验室检查缓解情况，总住院时间不超过 28 天符合本路径要求。

（五）进入标准路径

1. 第一诊断必须符合新生儿化脓性脑膜炎（ICD-10：G00.902）。
2. 当患儿同时具有其他疾病诊断，但在住院期间不需要特殊处理也不影响第一诊断的临床路径流程实施时，可以进入路径。

释义

■ 进入本路径的患者第一诊断为化脓性脑膜炎，需除外脑脓肿、脑室膜炎、硬膜下积液等并发症。

■ 入院后常规检查发现有其他疾病，如败血症、肺部感染、脐部感染、颅内出血等，经系统评价后对化脓性脑膜炎诊断治疗无特殊影响者，可以进入路径，但可能增加医疗费用，延长住院时间。

（六）住院期间检查项目

1. 必需的检查项目：

（1）血常规、尿常规、大便常规。

（2）PCT、CRP。

（3）血生化全套。

（4）血气分析。

（5）血培养及药敏。

（6））脑脊液常规、生化、培养。

（7）X线胸片。

（8）头颅超声。

2. 可选择的检查项目：

（1）头颅MRI。

（2）脑电图。

（3）病原的分子生物学检查。

释义

■ 血常规、尿常规、便常规是最基本的三大常规检查，进入路径的患者均需完成。PCT、CRP、血培养及药敏了解患者有无全身感染及程度。脑脊液常规、生化和培养、病原分子生物学检查用于明确诊断和病原菌同时指导治疗；生化、血气、X线胸片、头颅超声可进一步了解患者有无其他疾病。头颅MRI、脑电图用于了解颅内病变及脑功能变化，评估预后。

（七）治疗方案与药物选择

1. 抗生素治疗：选用易通过血脑屏障的抗生素，如头孢曲松、头孢噻肟、头孢哌酮、美罗培南、青霉素、氨苄青霉素等，根据药敏结果进行调整。

2. 对症支持治疗：

（1）控制惊厥：首选苯巴比妥，负荷量为20mg/kg，静脉缓慢注射或肌注，负荷量最大可达30mg/kg，12小时后予维持量5mg/(kg·d)，一般用到临床症状明显好转停药。

（2）降低颅内压：甘露醇、呋塞米。

（3）支持治疗：维持内环境稳定，保证能量供给。

释义

■ 确诊本病的患者一定要选用易通过血脑屏障的抗生素，未获得药敏前按经验用药，考虑B族链球菌（GBS）感染可首选青霉素，李斯特菌感染可选氨苄青霉素治疗。药敏有结果后再进行调整。

■ 除了抗感染治疗，对症支持治疗有助于疾病的恢复。

（八）出院标准

症状体征消失，至少连续2次脑脊液检查恢复正常。

释义

■ 患者出院前应完成所有必须检查项目，症状体征消失且至少连续2次脑脊液检查正常，抗生素疗程足，无严重并发症。

（九）变异及原因分析

治疗过程中出现脑积水、脑室管膜炎、脑脓肿、硬膜下积液等并发症时应当及时退出新生儿化脓性脑膜炎临床路径。

释义

■ 经正确用药治疗后发现脑脊液检查反复异常，治疗疗程长，费用高者，需退出本路径。出现脑积水、脑室管膜炎、脑脓肿、硬膜下积液等并发症时应当及时退出本路径。

■ 认可的变异因素主要指患者入路径后，在检查及治疗过程中发现患者合并存在事前未预知的、对本路径治疗可能产生影响的情况，需要中止执行路径或延长治疗时间，增加费用。医师需要在表单中明确说明。

■ 因患者方面的主观原因导致执行路径出现变异，医师需在表单中说明。

四、新生儿化脓性脑膜炎给药方案

【用药选择】

β-内酰胺类抗生素：三代头孢菌素对多种β-内酰胺酶稳定，对革兰阳性菌和阴性菌均有显著的抗菌活性。特别对革兰阴性杆菌的抗菌谱广、抗菌作用强。有些品种对铜绿假单胞菌或脆弱拟杆菌亦有很好的抗菌作用。美罗培南为人工合成的广谱碳青霉烯类抗生素，通过抑制细菌细胞壁的合成而产生抗菌作用。

【药学提示】

头孢菌素和美罗培南均属广谱β-内酰胺类抗生素，用于治疗多种不同的感染，主要不良反应包括皮疹、腹泻、肝功异常等，偶见过敏性休克。

【注意事项】

对碳青霉烯类抗生素、青霉素类或其他β-内酰胺类抗生素过敏感染患者慎用，使用过程中应监测患者的肝功能。

美罗培南不推荐用于耐甲氧西林葡萄球菌引起的感染。

五、推荐表单

（一）医师表单

新生儿化脓性脑膜炎临床路径医师表单

适用对象：第一诊断为新生儿化脓性脑膜炎（ICD-10：G00.902）

患者姓名：	性别：　年龄：　门诊号：	住院号：
住院日期：　年　月　日	出院日期：　年　月　日	标准住院日：14～28天

时间	住院第1～2天	住院第3～13天	住院第14～28天（出院日）
主要诊疗工作	□ 询问病史及体格检查 □ 初步确定诊断 □ 病情告知，必要时向家属发病重或病危通知，并签署病重或病危通知书 □ 抗感染、止惊、降颅压等对症治疗	□ 观察患儿病情（体温波动、生命体征） □ 根据实验室检查结果调整治疗方案 □ 抗感染、止惊、降颅压等对症治疗	□ 上级医师查房，同意其出院 □ 完成出院小结 □ 向家属交待出院后注意事项
重要医嘱	**长期医嘱：** □ 新生儿护理常规 □ 母乳或人工喂养 □ 抗生素治疗 □ 止惊、降颅压等对症治疗 **临时医嘱：** □ 血常规、尿常规、大便常规 □ PCT、CRP □ 血生化全套 □ 血气分析 □ 血培养及药敏 □ 脑脊液常规、生化、培养 □ 头颅超声 □ 静脉营养（必要时） □ 头颅MRI（必要时） □ 有条件可考虑脑功能监测	**长期医嘱：** □ 新生儿护理常规 □ 母乳或人工喂养 □ 抗生素治疗 □ 止惊、降颅压等对症治疗 **临时医嘱：** □ 血常规、PCT、CRP □ 肝肾功能、电解质 □ 脑脊液常规、生化、培养 □ 血培养及药敏（必要时） □ 静脉营养（必要时） □ 头颅MRI（必要时） □ 有条件可考虑脑功能监测	**出院医嘱：** □ 通知出院
病情变异记录	□ 无　□ 有，原因： 1. 2.	□ 无　□ 有，原因： 1. 2.	□ 无　□ 有，原因： 1. 2.
医师签名			

（二）护士表单

新生儿化脓性脑膜炎临床路径护士表单

适用对象：第一诊断为新生儿化脓性脑膜炎（ICD-10：G00.902）

患者姓名：	性别： 年龄： 门诊号：	住院号：
住院日期： 年 月 日	出院日期： 年 月 日	标准住院日：14～28天

时间	住院第1～2天	住院第3～13天	住院第14～28天（出院日）
病情评估	□ 生命体征 □ 神经系统症状体征 □ 注意呼吸和血氧饱和度变化 □ 评估黄疸变化	□ 生命体征 □ 注意呼吸和血氧饱和度变化 □ 评估黄疸变化 □ 密切观察并发症	□ 生命体征 □ 注意呼吸和血氧饱和度变化 □ 密切观察并发症 □ 出院评估
护理处置	□ 重症监护 □ 严密观察病情变化 □ 保暖、清理气道、给氧 □ 建立静脉通路 □ 记录24小时出入量 □ 使用甘露醇时注意加强巡视 □ 做好腰穿后护理 □ 采集血、尿、便标本 □ 陪同医技检查 □ 各项基础护理 □ 做好各项护理记录 □ 母乳或人工喂养护理	□ 重症监护 □ 严密观察病情变化 □ 保暖、气道管理 □ 建立静脉通路 □ 记录24小时出入量 □ 使用甘露醇时注意加强巡视 □ 采集血、尿、便标本 □ 陪同医技检查 □ 各项基础护理 □ 做好各项护理记录 □ 母乳或人工喂养护理	□ 特级护理 □ 严密观察病情变化 □ 做好各项护理记录
健康宣教	□ 入院宣教 □ 介绍主管医师、护士 □ 介绍住院注意事项 □ 介绍探视和陪伴制度 □ 母乳采集运送制度 □ 核对患者，佩戴腕带	□ 母乳采集运送制度	□ 出院宣教 □ 向家属交待出院后注意事项 □ 指导办理出院手续
病情变异记录	□ 无 □ 有，原因： 1. 2.	□ 无 □ 有，原因： 1. 2.	□ 无 □ 有，原因： 1. 2.
护士签名			

（三）患者表单

新生儿化脓性脑膜炎临床路径患者表单

适用对象：第一诊断为新生儿化脓性脑膜炎（ICD-10：G00.902）

患者姓名：	性别：　　年龄：　　门诊号：	住院号：
住院日期：　　年　月　日	出院日期：　　年　月　日	标准住院日：14～28 天

时间	住院第 1～2 天	住院第 3～13 天	住院第 14～28 天 （出院日）
医患配合	□ 接受入院宣教 □ 接受入院护理评估 □ 接受病史询问及体格检查 □ 病情告知 □ 如患儿病情重，家属与上级医师沟通 □ 签署必要的文书（如腰椎穿刺同意书、抢救知情同意书等） □ 接受相关检查及治疗 □ 患儿病情变化时及时通知家属，家属及时到病区	□ 家属与医师交流了解病情 □ 接受相关的检查及治疗	□ 接受出院前宣教 □ 了解出院注意事项 □ 了解随诊复查程序 □ 办理出院手续 □ 获取出院诊断证明书 □ 获取出院带药（必要时）
重点诊疗及检查	**重点诊疗** □ 抗生素治疗 □ 止惊、降颅压等对症治疗 □ 心电监护 □ 吃奶 **重要检查** □ 血常规、尿常规、便常规 □ PCT、CRP □ 血生化全套 □ 血气分析 □ 血培养及药敏 □ 脑脊液常规、生化、培养 □ 头颅超声 □ 头颅 MRI（必要时） □ 有条件可考虑脑功能监测	**重点诊疗** □ 抗生素治疗 □ 止惊、降颅压等对症治疗 □ 心电监护 □ 调整奶量 **重要检查** □ 血常规、PCT、CRP □ 肝肾功能、电解质 □ 脑脊液常规、生化、培养 □ 血培养及药敏（必要时） □ 头颅 MRI（必要时） □ 有条件可考虑脑功能监测	□ 出院宣教 □ 出院带药（必要时） □ 门诊随访方案
病情变异记录	□ 无　□ 有，原因： 1. 2.	□ 无　□ 有，原因： 1. 2.	□ 无　□ 有，原因： 1. 2.
患者监护人签字			

附：原表单（2016版）

新生儿化脓性脑膜炎临床路径表单

适用对象：第一诊断为新生儿化脓性脑膜炎（ICD-10：G00.902）

患者姓名：	性别：　年龄：　门诊号：	住院号：
住院日期：　年　月　日	出院日期：　年　月　日	标准住院日：14~28天

时间	住院第1~2天	住院第3~13天	住院第14~28天（出院日）
主要诊疗工作	□ 询问病史及体格检查 □ 初步确定诊断 □ 病情告知，必要时向家属发病重或病危通知，并签署病重或病危通知书 □ 抗感染、止惊、降颅压等对症治疗	□ 观察患儿病情（体温波动、生命体征） □ 根据实验室检查结果调整治疗方案 □ 抗感染、止惊、降颅压等对症治疗	□ 上级医师查房，同意其出院 □ 完成出院小结 □ 向家属交待出院后注意事项
重要医嘱	**长期医嘱：** □ 新生儿护理常规 □ 母乳或人工喂养 □ 抗生素治疗 □ 止惊、降颅压等对症治疗 **临时医嘱：** □ 血常规、尿常规、大便常规 □ PCT、CRP □ 血生化全套 □ 血气分析 □ 血培养及药敏 □ 脑脊液常规、生化、培养 □ 头颅超声 □ 静脉营养（必要时） □ 头颅MRI（必要时） □ 有条件可考虑脑功能监测	**长期医嘱：** □ 新生儿护理常规 □ 母乳或人工喂养 □ 抗生素治疗 □ 止惊、降颅压等对症治疗 **临时医嘱：** □ 血常规、PCT、CRP □ 肝肾功能、电解质 □ 脑脊液常规、生化、培养 □ 血培养及药敏（必要时） □ 静脉营养（必要时） □ 头颅MRI（必要时） □ 有条件可考虑脑功能监测	**出院医嘱：** □ 通知出院
主要护理工作	□ 入院宣教 □ 密切观察体温变化及生命体征 □ 监测出入液体量	□ 密切监测体温变化 □ 观察生命体征 □ 监测出入液体量	□ 出院宣教
病情变异记录	□ 无　□ 有，原因： 1. 2.	□ 无　□ 有，原因： 1. 2.	□ 无　□ 有，原因： 1. 2.
护士签名			
医师签名			

第六章

新生儿低血糖症临床路径释义

一、新生儿低血糖症编码

1. 国家卫计委原编码：

疾病名称及编码：新生儿低血糖症（ICD-10：P70.400）

2. 修改编码：

疾病名称及编码：新生儿低血糖症（ICD-10：P70.4）

二、临床路径检索方法

P70.4 住院科别为儿科

三、新生儿低血糖症临床路径标准住院流程

（一）适用对象

第一诊断为新生儿低血糖症（ICD-10：P70.400）。

释义

■ 适用对象编码参见第一部分。

■ 本路径适用对象为临床诊断为新生儿低血糖症的患者，如低血糖是由高胰岛素血症、遗传代谢病、内分泌和代谢性疾病等引起，需进入其他相应路径。

（二）诊断依据

根据《实用新生儿学》（第4版）（人民卫生出版社），《临床诊疗指南·小儿内科分册》（中华医学会编著，人民卫生出版社），《诸福棠实用儿科学》（第7版）（人民卫生出版社）。

1. 有低血糖高危因素。
2. 临床表现：反应差、阵发性发绀、惊厥、呼吸暂停、嗜睡等非特异性表现。
3. 血糖测定全血血糖低于2.2mmol/L。

释义

■ 本路径的制订主要参考国内权威参考书籍和诊疗指南。

■ 新生儿期临床表现不典型，凡有高危因素者，出生后1小时内应监测血糖，及早发现和治疗本病。

（三）治疗方案的选择

根据《实用新生儿学》（第4版）（人民卫生出版社），《临床诊疗指南·小儿内科分册》（中华医学会编著，人民卫生出版社），《诸福棠实用儿科学》（第7版）（人民卫生出版社）。

1. 低血糖高危儿尽早开始胃肠道喂养，若不能耐受喂养或喂养禁忌，及时开始静脉补糖。
2. 若血糖<2.6mmol/L，需开始静脉补糖。
3. 积极治疗原发病。
4. 合理监测血糖。

释义

■ 脑细胞代谢的能量来源于葡萄糖，当血糖<2.6mmol/L，即使未达到诊断标准仍需开始静脉补糖维持血糖在2.6mmol/L以上，防止脑损伤。

（四）标准住院日为4～10天

释义

由非先天性内分泌和遗传代谢性疾病引起的低血糖在原发疾病改善及胃肠喂养建立后即可纠正，持续时间不长，总住院时间不超过10天符合本路径要求。

（五）进入路径标准

1. 第一诊断必须符合ICD-10：P70.400新生儿低血糖症疾病编码。
2. 当患者同时具有其他疾病诊断，只要住院期间不需要特殊处理也不影响第一诊断的临床路径流程实施时，可以进入路径。

释义

■ 进入本路径的患者第一诊断为新生儿低血糖症，若有窒息、溶血病、败血症等疾病，经系统评估后对新生儿低血糖症诊断治疗无特殊影响者，可以进入路径，但可能增加医疗费用，延长住院时间。

■ 入院后检查发现原发病是先天性内分泌和遗传代谢性疾病，除补糖外还需药物治疗者，不进入该路径或进入其他相关路径。

（六）住院期间检查项目

1. 必需检查的项目：

（1）血常规、尿常规、大便常规。

（2）监测血糖。

（3）血气分析。

（4）血生化全套。

（5）遗传代谢性疾病筛查。

2. 可选择的检查：头颅MRI。

释义

■ 血常规、尿常规、便常规是最基本的三大常规检查，进入路径的患者均需完成。

■ 低血糖高危儿出生后 1 小时内应监测血糖，根据血糖结果定时监测。末梢血糖和全血血糖相结合。监测血糖来决定需要什么样的干预措施，以及干预后的效果，并决定是否可以出院。

■ 血白细胞计数分类，以及 CRP、降钙素原有助于判断是否合并感染。肝肾功能、血气分析、电解质、遗传代谢性疾病筛查有助于低血糖的病因鉴别，以及评估有无基础疾病，是否影响住院时间、费用及其治疗预后。

■ 其他导致新生儿低血糖症的少见原因有内分泌及遗传代谢性疾病，常规检查未能明确病因，同时存在一些代谢异常征象时可行激素水平及遗传代谢性疾病筛查，可选择的检查如：血清胰岛素、皮质醇等。

■ 严重的低血糖导致的脑损伤可遗留有认知障碍、视觉障碍、枕叶癫痫、脑瘫等后遗症，低血糖脑损伤受累部位主要是大脑皮层表层的神经细胞，其中顶枕叶皮层最易受累，必要时可选择进行视觉诱发电位检查，患者可表现 视觉诱发电位异常。头颅 MRI 是目前反映低血糖脑损伤较为敏感的检查手段，急性期 MRI 表现为病变区域 T1 加权像高信号，T2 加权像低信号。

（七）治疗方案与药物选择

1. 低血糖高危儿尽早开始胃肠道喂养，若不能耐受喂养或喂养禁忌，及时开始静脉补糖。
2. 若血糖<2. 6mmol/L，需开始静脉补糖。开始可以 10% 葡萄糖 2ml/kg 静脉推注，随后以 6 ~ 8mg/(kg · min) 的速度静脉维持，并于 20 ~ 30 分钟后复测血糖，随后根据情况决定复查血糖频率，直至稳定。若静脉输糖后，血糖值仍不能维持，可逐步提升输糖速度 [每次提升 2mg/(kg · min)，直至 12 ~ 13mg/(kg · min)]。若液体糖浓度>12. 5%，需放置中心静脉置管。当血糖稳定后逐步降低输糖速度。
3. 积极治疗原发病。
4. 合理监测血糖。
5. 顽固的持续性低血糖需积极查找原发疾病，并考虑加用氢化可的松、二氮嗪、胰高血糖素、生长抑素等药物。

释义

■ 当血糖<2. 6mmol/L 时，即使未发生低血糖症状也可能造成脑损伤，因此，即使无症状也需要开始静脉补糖；若有低血糖症状，可以开始用 10% 葡萄糖 2ml/kg 静脉推注，随后以 6 ~ 8mg/(kg · min) 的速度静脉维持。

■ 中心静脉置管静脉补糖时输注液体的糖浓度<25%，外周静脉补糖时输注液体的糖浓度<12. 5%。当血糖稳定后 24 ~ 48 小时逐步降低输糖速度，每次降低 1 ~ 2mg/(kg · min)。

■ 顽固的持续性低血糖除静脉补糖，需加用适当的药物（常用氢化可的松、胰高糖素）以防止或最大程度减少低血糖对新生儿神经系统的影响。

（八）出院标准

停静脉输液后，足量喂养下血糖正常并稳定24小时。

释义

■ 患者出院前应完成所有必需检查项目，生命体征平稳，

■ 足量喂养下血糖正常并稳定24小时。

（九）变异及原因分析

1. 顽固的持续低血糖，除补糖外需要应用其他药物。
2. 出现低血糖脑损伤。

释义

■ 按标准治疗方案如出现顽固的持续性低血糖且需要应用其他药物维持血糖，或出现低血糖脑损伤，导致住院时间延长，住院费用增加，医师需要在表单中说明。

■ 由于存在医疗、护理、患者、环境等多方面事前未预知的对本路径治疗可能产生影响的情况，需要终止执行路径或者是延长治疗时间、增加治疗费用，医师需要在表单中说明。为便于总结和在工作中不断完善和修订临床路径，应将变异原因归纳、总结，以便重新修订临床路径时参考。

四、新生儿低血糖症给药方案

【用药选择】

对于顽固的持续性低血糖用药，主要包括氢化可的松、二氮嗪、胰高血糖素、生长抑素。

氢化可的松：5～10mg/(kg·d)，分3次静脉滴注，至症状消失，血糖恢复后24～48小时停用。

胰高血糖素：迅速分解肝糖原，促进糖异生，加快脂肪代谢，每次0.1～0.3mg/kg肌注或静滴，最大剂量每次1mg/kg，必要时6～12小时可重复1剂。

二氮嗪：ATP敏感性钾离子通道激动剂，高胰岛素血症一线用药，5～20mg/(kg·d)，口服，3次/日。

【药学提示】

氢化可的松不良反应包括大量长期使用会引起如血压升高、水钠潴留、消化道溃疡等，突然停药可以起停药综合征。

胰高血糖素不良反应包括常见不良反应为游走性坏死性红斑，停药后可消退。

二氮嗪不良反应包括多毛症，水钠潴留。

【注意事项】

高浓度的胰高血糖素易导致反应性胰岛素分泌，需静脉输入葡萄糖以预防低血糖的发生，一般只作为紧急治疗严重低血糖的药物，不宜长期用。

当新生儿使用氢化可的松治疗时，如应用时间过长、使用剂量过大，可能导致消化道出血、NEC、穿孔、继发感染、抑制神经系统发育等严重并发症，用药持续时间一般小于1周；如仍存在顽固性低血糖，应进一步查找病因。

在小于胎龄儿或早产儿，由于糖原储备少，使用胰高糖素的资料有限。

五、推荐表单

（一）医师表单

新生儿低血糖症临床路径医师表单

适用对象：第一诊断为新生儿低血糖症（ICD-10：P70.400）

患者姓名：	性别：　　年龄：　　门诊号：	住院号：
住院日期：　　年　月　日	出院日期：　　年　月　日	标准住院日：4～10天

时间	住院第1天	住院第2～3天	住院第4～10天（出院日）
主要诊疗工作	□ 询问病史及体格检查 □ 病情告知 □ 如患儿病情重，应及时通知上级医师	□ 上级医师查房，明确诊断 □ 根据血糖变化情况判断是否继续增高或降低糖速 □ 注意防治并发症	□ 上级医师查房，同意其出院 □ 完成出院小结 □ 出院宣教
重要医嘱	**长期医嘱：** □ 新生儿/早产儿护理常规 □ 根据患儿情况决定能否开奶，如能进食，按患儿孕周、日龄、体重等开奶 □ 监测血糖 **临时医嘱：** □ 血常规、尿常规、大便常规 □ 血生化全套、血气分析 □ 补液（必要时） □ 纠正低血糖	**长期医嘱：** □ 新生儿/早产儿护理常规 □ 根据喂养耐受情况调整奶量 □ 检测血糖（据病情可调整频次） **临时医嘱：** □ 补液（必要时） □ 维持正常血糖 □ 遗传代谢性疾病 □ 头颅MRI（必要时） □ 血清胰岛素（必要时） □ 皮质醇水平（必要时） □ CRP、降钙素原（必要时） □ 视觉诱发电位（必要时）	**临时医嘱：** □ 通知出院 □ 出院带药（必要时）
病情变异记录	□ 无　□ 有，原因： 1. 2.	□ 无　□ 有，原因： 1. 2.	□ 无　□ 有，原因： 1. 2.
医师签名			

（二）护士表单

新生儿低血糖症临床路径护士表单

适用对象：第一诊断为新生儿低血糖症（ICD-10：P70.400）

患者姓名：	性别：　年龄：　门诊号：	住院号：
住院日期：　年　月　日	**出院日期：**　年　月　日	**标准住院日：4～10天**

时间	住院第1天	住院第2～3天	住院第4～10天（出院日）
病情评估	□ 生命体征 □ 神经系统症状体征 □ 呼吸和血氧饱和度变化	□ 生命体征 □ 神经系统症状体征 □ 呼吸和血氧饱和度变化	□ 生命体征 □ 神经系统症状体征 □ 呼吸和血氧饱和度变化
护理处置	□ 重症监护 □ 严密观察病情变化 □ 保暖 □ 建立静脉通路 □ 记录24小时出入量 □ 监测血糖 □ 采集血、尿、便标本 □ 协助床边医技检查 □ 各项基础护理 □ 做好各项护理记录 □ 有条件可监测脑功能 □ 观察喂养情况	□ 重症监护 □ 严密观察病情变化 □ 保暖 □ 建立静脉通路 □ 记录24小时出入量 □ 监测血糖 □ 采集血、尿、便标本 □ 协助床边医技检查 □ 各项基础护理 □ 做好各项护理记录 □ 有条件可监测脑功能 □ 观察喂养情况	□ 特级护理 □ 严密观察病情变化 □ 做好各项护理记录
健康宣教	□ 入院宣教 □ 介绍主管医师、护士 □ 介绍探视和陪伴制度 □ 母乳采集运送制度 □ 同家属核对患者，佩戴腕带	□ 母乳采集运送制度	□ 出院宣教 □ 向家属交代出院后注意事项 □ 指导办理出院手续
病情变异记录	□ 无　□ 有，原因： 1. 2.	□ 无　□ 有，原因： 1. 2.	□ 无　□ 有，原因： 1. 2.
护士签名			

（三）患者表单

新生儿低血糖症临床路径患者表单

适用对象：第一诊断为新生儿低血糖症（ICD-10：P70.400）

患者姓名：	性别：　　年龄：　　门诊号：	住院号：
住院日期：　　年　月　日	出院日期：　　年　月　日	标准住院日：4～10天

时间	住院第1天	住院第2～3天	住院第4～10天（出院日）
医患配合	□ 接受入院宣教 □ 接受入院护理评估 □ 接受病史询问及体格检查 □ 病情告知 □ 如患儿病情重，家属与上级医师沟通 □ 签署必要的文书（如中心静脉置管同意书、抢救知情同意书、有创知情同意书等） □ 接受相关检查及治疗 □ 患儿病情变化时及时通知家属，家属及时到病区	□ 家属与医师交流了解病情 □ 接受相关的检查及治疗	□ 接受出院前宣教 □ 了解出院注意事项 □ 了解随诊复查程序 □ 办理出院手续 □ 获取出院诊断证明书 □ 获取出院带药（必要时）
重点诊疗及检查	**重点诊疗：** □ 监测血糖 □ 根据患儿情况开奶 □ 静脉输液（必要时） □ 观察喂养情况 □ 记录24小时出入量 **重要检查：** □ 血常规、尿常规、便常规 □ 血生化全套 □ 血气分析	**重点诊疗** □ 根据血糖调整监测频次（必要时） □ 调整奶量 □ 根据血糖调整静脉输液（必要时） □ 记录24小时出入量 **重要检查** □ 遗传代谢性疾病 □ 头颅MRI（必要时） □ 血清胰岛素（必要时） □ 皮质醇水平（必要时） □ CRP、降钙素原（必要时） □ 视觉诱发电位（必要时）	**重点诊疗** □ 出院宣教 □ 出院带药（必要时） □ 门诊随访方案
病情变异记录	□ 无　□ 有，原因： 1. 2.	□ 无　□ 有，原因： 1. 2.	□ 无　□ 有，原因： 1. 2.
患者监护人签字			

附：原表单（2016版）

新生儿低血糖症临床路径表单

适用对象：第一诊断为新生儿低血糖症（ICD-10：P70.400）

患者姓名：	性别： 年龄： 门诊号：	住院号：
住院日期： 年 月 日	出院日期： 年 月 日	标准住院日：4～10天

时间	住院第1天	住院第2～3天	住院第4～10天（出院日）
主要诊疗工作	□ 询问病史及体格检查 □ 病情告知 □ 如患儿病情重，应及时通知上级医师	□ 上级医师查房，明确诊断 □ 根据血糖变化情况判断是否继续增高或降低糖速 □ 注意防治并发症	□ 上级医师查房，同意其出院 □ 完成出院小结 □ 出院宣教
重要医嘱	**长期医嘱：** □ 新生儿/早产儿护理常规 □ 根据患儿情况决定能否开奶。如能进食，按患儿孕周、日龄、体重等开奶 □ 监测血糖 **临时医嘱：** □ 血常规、尿常规、大便常规 □ 血生化全套、血气分析 □ 补液（必要时） □ 纠正低血糖	**长期医嘱：** □ 新生儿/早产儿护理常规 □ 根据喂养耐受情况调整奶量 □ 监测血糖（据病情可调整频次） **临时医嘱：** □ 补液（必要时） □ 维持正常血糖 □ 遗传代谢性疾病 □ 头颅MRI（必要时）	**临时医嘱：** □ 通知出院 □ 出院带药
主要护理工作	□ 入院宣教 □ 注意出入量 □ 注意血糖变化情况 □ 注意有无其他系统症状	□ 注意出入量 □ 注意患儿喂养情况 □ 注意血糖变化情况 □ 注意有无其他系统症状	□ 出院宣教
病情变异记录	□ 无 □ 有，原因： 1. 2.	□ 无 □ 有，原因： 1. 2.	□ 无 □ 有，原因： 1. 2.
护士签名			
医师签名			

第七章

母婴 ABO 血型不合溶血病临床路径释义

一、母婴 ABO 血型不合溶血病编码

疾病名称及编码：母婴 ABO 血型不合溶血病（ICD-10：P55.1）［原路径编码（ICD-10：P55.101）］

手术操作及编码：光疗（ICD-10：99.83）或换血治疗（ICD-10：99.01）

二、临床路径检索方法

P51.1 伴 99.83 或 99.01 母婴血型不合溶血病有不同的临床表现，可以用不同的尾码区分，故路径编码只保留 P55.1

三、母婴 ABO 血型不合溶血病临床路径标准住院流程

（一）适用对象

第一诊断为母婴 ABO 血型不合溶血病（ICD-10：P55.101）。

行光疗 99.83 或换血治疗 99.01。

释义

■ 本临床路径的适用对象是第一诊断为母婴 ABO 血型不合溶血病的患者。

■ 其他溶血病，如 Rh 血型不合或其他血型系统不合引起的新生儿溶血病，或经过初步检查，考虑为先天性红细胞膜异常、葡萄糖-6-磷酸脱氢酶缺乏症等疾病，进入其他临床路径。

■ 第一诊断为母婴 ABO 血型不合溶血病，合并其他诊断（如早产儿、低出生体重儿），但病情不重，不需要特别治疗，只是加强护理和观察，可以进入此路径。但合并其他疾病如新生儿窒息、肺炎、败血症等，需要特别检查和治疗，则不进入此路径或进入其他路径。

（二）诊断依据

根据《临床诊疗指南·小儿内科分册》（中华医学会编著，人民卫生出版社），《诸福棠实用儿科学》（第 7 版）（人民卫生出版社），《实用新生儿学》（第 4 版）（邵肖梅、叶鸿瑁、丘小汕主编，人民卫生出版社）。

1. 黄疸出现早，黄疸程度重，达到病理性黄疸诊断标准。
2. 母婴血型不合：母亲血型多为 O 型，婴儿血型为 A 型或 B 型。
3. 实验室检查可以有血红蛋白下降、网织和（或）有核红细胞升高、高间接胆红素血症等溶血依据。Coombs（抗人球蛋白）试验阳性和（或）抗体释放试验阳性可明确诊断。

释义

■ 新生儿黄疸是新生儿时期常见症状，尤其是早期新生儿。它可以是新生儿正常发育过程中出现的症状，也可以是某些疾病的表现。因此，新生儿出现黄疸，应辨别是正常情况下的生理性黄疸还是异常的病理性黄疸，这对新生儿黄疸的诊断和处理十分重要。

■ 新生儿生理性黄疸系单纯由于新生儿胆红素代谢的特殊性引起的黄疸。一般生后2~3天出现，4~6天达高峰，足月儿10~14天消退，早产儿2~3周消退，一般情况好，无其他临床症状，血清胆红素水平低于新生儿黄疸的干预水平（见新生儿黄疸推荐干预方案）。

■ 新生儿溶血病患儿黄疸出现早（可在生后24小时内出现），黄疸程度重，达到新生儿黄疸的干预标准（根据时龄胆红素水平、胎龄、日龄及是否存在胆红素脑病的高危因素来综合判断），还可表现为血清胆红素快速上升，每天上升>85.5μmol/L（5mg/dl）。

■ 母婴ABO血型不合溶血病主要发生在母亲O型，新生儿A或B型的情况下。母亲血型A型，新生儿B或AB型，母亲血型B型，新生儿A或AB型，因为抗体效价较低，临床上出现溶血不多见。

■ ABO溶血病患儿红细胞上的抗体往往结合得不多，故直接抗人球蛋白（Coombs）试验常阴性，改良直接抗人球蛋白试验时用“最适合稀释度”的抗人球蛋白血清与充分洗涤后的患儿红细胞盐水悬液混合再做检测，可提高阳性检出率。

■ 改良Coombs试验或释放试验阳性的患儿，有一部分并不发病，所以临床上诊断溶血病时要有红细胞破坏增加［血细胞比容（Hct）或血红蛋白（Hb）进行性下降］、红细胞破坏后代谢产物胆红素水平进行性上升、呼气末CO水平或血中碳氧血红蛋白比例增高，以及继发造血系统功能活跃（网织红细胞、有核红细胞等增加）的证据。

（三）治疗方案的选择

根据《临床诊疗指南·小儿内科分册》（中华医学会编著，人民卫生出版社），《诸福棠实用儿科学》（第7版）（人民卫生出版社），《实用新生儿学》（第4版）（邵肖梅、叶鸿瑁、丘小汕主编，人民卫生出版社）。

1. 降低胆红素治疗：根据高胆红素血症的程度决定光疗、换血等措施。
2. 预防高胆红素脑病：必要时使用白蛋白。
3. 减轻溶血：必要时给予静注丙种球蛋白。
4. 纠正贫血：必要时输血。

释义

■ 新生儿黄疸的治疗目的是防止胆红素的进一步上升，对于达到干预水平的高胆红素血症积极干预，使胆红素水平尽快下降，防止胆红素脑损伤的发生。治疗方法有光疗、换血等。

■ 目前国际上新生儿光疗或换血的标准主要依据美国儿科学会2004年发表的胎

龄≥35 周高胆红素血症管理指南和 2010 年英国国家卫生研究院的新生儿黄疸临床实践指南。2014 年中华医学会儿科分会新生儿学组的建议也是基于 AAP2004 年发表的胎龄≥35 周高胆红素血症管理指南（图 1、图 2）。

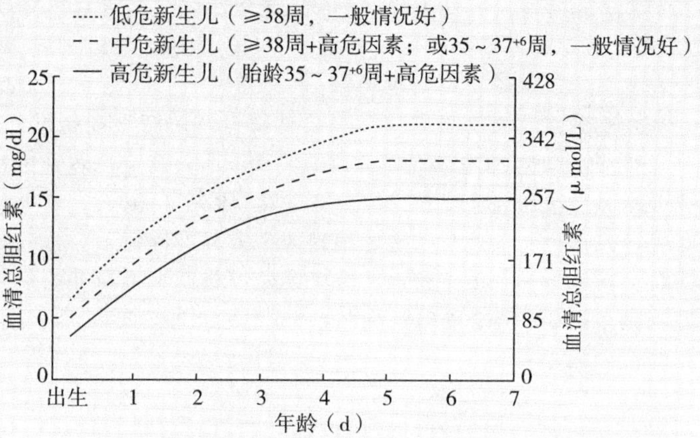

图 1　胎龄>35 周的光疗参考曲线

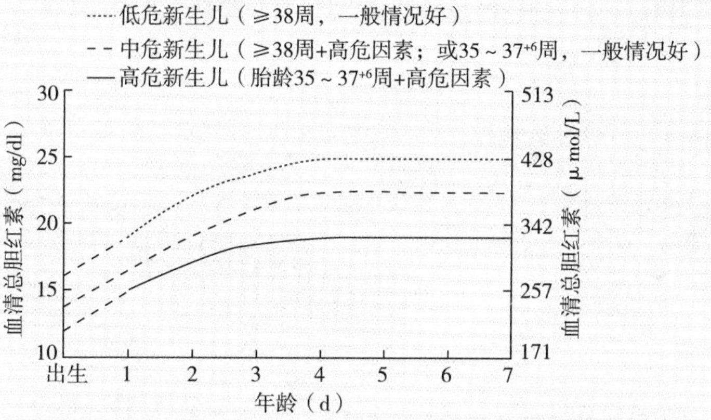

图 2　胎龄>35 周的换血参考曲线

■ 对严重高胆红素血症或低蛋白血症者，可予白蛋白静注，每次 1g/kg，增加与胆红素的连接，减少游离的非结合胆红素。

■ 对于确诊为母婴 ABO 血型不合溶血病的早期新生儿，为减轻溶血可以使用静脉用丙种球蛋白，以封闭单核-吞噬细胞系统吞噬细胞上的相应受体减少红细胞破坏。1g/kg1 次，必要时重复 1 次。

■ 母婴 ABO 血型不合溶血病一般病情较轻，多不需要输血纠正贫血。对早期溶血严重者，往往因为需要换血治疗而使贫血得到纠正，一般也不需要输血。如果因为严重贫血出现心率增快、呼吸急促、体重不增等，可以选择不具有引发溶血可能的血型，适当输血。

■ 对严重病例，可进行换血。

（四）标准住院日为7～10天

释义

■ 怀疑母婴ABO血型不合溶血病的患者入院后，应按照急诊患者处理，尽早明确诊断。若达到光疗指标及时开始光疗，有胆红素脑病高危因素的也可以提前开始光疗。第1～2天完善相关检查，行血型、改良Coombs试验、血涂片、网织红细胞计数等检查。动态监测血常规、血细胞比容、胆红素变化。完善各项常规检查如尿常规、肝肾功能及电解质、白蛋白水平。如需要换血应同时完善输血前感染筛查。结合患儿临床表现明确母婴ABO血型不合溶血病诊断，评估有无各系统并发症。因新生儿同时有生理性黄疸的因素叠加，后者高峰期为生后4～6天，患者多需要观察到生理性黄疸高峰期结束，故最短住院时间约为7天。有时由于静脉采血及换血等操作较多，可能预防性使用抗菌药物以及为观察是否合并感染等可能住院时间稍有延长。总住院时间7～10天符合本路径要求。

（五）进入路径标准

1. 第一诊断必须符合母婴ABO血型不合溶血病ICD-10：P55.101疾病编码。
2. 当患儿同时具有其他疾病诊断，只要住院期间不需要特殊处理也不影响第一诊断的临床路径流程实施时，可以进入路径。

释义

■ 进入本路径的患者需符合母婴ABO血型不合溶血病诊断标准。

■ 当患者同时合并其他疾病诊断，经系统评估后对母婴ABO血型不合溶血病诊断、治疗无特殊影响，仅需要加强护理和观察者，可以进入此路径，但可能会增加医疗费用，延长住院时间。

（六）住院期间检查项目

1. 必需检查的项目：
（1）血常规和网织红细胞计数、尿常规、大便常规。
（2）患儿及其母亲血型鉴定。
（3）监测血清胆红素及间隔监测经皮胆红素。
（4）血生化全套。
（5）Coombs（抗人球蛋白）试验和（或）抗体释放试验。

释义

■ 血常规、尿常规、大便常规是最基本的三大常规检查，每个进入路径的患者均需完成。但因为本路径患儿多为生后1～2天的新生儿，若无特殊情况（如高度怀疑感染、消化道出血等），可待胎便排尽后查大便常规。注意新生儿早期血常规的变化。可以同时查C反应蛋白（细菌感染的敏感指标，增高提示存在细菌性感染），综合判断是非存在感染。

■ 血红蛋白检测用以了解患者有无溶血导致的贫血。有核红细胞、网织红细胞增加均提示患儿可能存在溶血，但不能凭此诊断。

■ 患儿及其母亲血型鉴定包括 ABO 血型及 Rh 血型，是确诊所必需的，同时也为换血治疗做准备。

■ 在治疗过程中监测胆红素水平变化，帮助调整治疗方案、判断治疗效果等。测定血清胆红素及间隔经皮胆红素监测。当胆红素水平较高时或光疗后短时间内需要了解胆红素水平需测定血清胆红素。

■ 生化检查可评估有无基础疾病以及重要脏器功能及内环境情况。

■ ABO 溶血病患儿红细胞上的抗体往往结合得不多，故直接抗人球蛋白试验常阴性。改良直接抗人球蛋白试验可提高阳性检出率。释放试验阳性说明血中有致敏的红细胞。

2. 根据患儿病情可选择的检查项目：如需行换血，则要完善凝血功能、感染性疾病筛查。

释义

■ 需要换血治疗时，不但需要有血常规（关注血红蛋白、血小板等水平）、患儿及其母亲 ABO 血型及 Rh 血型检查，还必须完成输血前感染筛查（乙肝、HIV、HCV、梅毒）以及凝血功能检查（了解换血治疗风险）。

（七）治疗方案与药物选择

1. 根据光疗曲线进行光疗：

（1）光疗过程中注意适当增加补液量，以防光疗中体液丢失过多。

（2）注意监测体温。

（3）光疗中注意保护患儿的双眼和会阴部。

释义

■ 根据光疗曲线对达到光疗干预标准的新生儿及时进行光疗。

■ 因为光疗后胆红素结构发生改变，胆红素转变为光红素需要从尿中排出。充足的液体量保证有足够的尿量排出也是提高光疗效果的重要因素。同时光疗时全身皮肤暴露较多，经皮肤丢失的水分较多，需要额外补充液体量以保证足够的尿量。一般每天需额外增加 10ml/kg 的液体入量。

■ 光疗时患儿的全身暴露较多，必须有合适的保暖措施。光疗箱箱温过高时容易发热，所以光疗时需要监测体温。

■ 光疗采用的光波波长易对眼底黄斑造成伤害，也有可能对生殖器有损害，光疗时应用黑色眼罩遮住双眼，生殖器也用遮光的尿布遮盖。

2. 溶血病诊断明确，可考虑应用丙种球蛋白 1g/kg，必要时复用 1 次。

释义

■ 对于确诊为母婴ABO血型不合溶血病的早期新生儿，可以使用静脉用丙种球蛋白，以封闭单核-吞噬细胞系统吞噬细胞上的相应受体减少红细胞破坏。1g/kg1次，必要时重复1次。

3. 根据胆红素水平，酌情应用白蛋白，每次1g/kg。

释义

■ 对严重高胆红素血症或低蛋白血症者，可予白蛋白每次1g/kg，增加与胆红素的连接，减少游离的非结合胆红素。

4. 换血疗法：
（1）掌握换血指征，必须签署换血同意书。
（2）换血量：双倍血容量进行换血。
（3）选择合适的血源。

释义

■ 严格掌握换血指征。推荐使用美国儿科学会2004版新生儿高胆红素血症管理指南中胎龄35周以上早产儿及足月儿依据不同胎龄、日龄以及是否存在胆红素脑病的高危因素的换血参考标准。换血疗法有一定的风险和并发症，换血前应有家长签署的换血知情同意书。

■ 血源的选择：ABO溶血病如母亲O型血，患儿为A型或B型时，首选O型红细胞和AB型血浆的混合血。紧急情况下也可选择O型或同型血。建议红细胞与血浆比例为（2~3）：1。

■ 换血量：为新生儿血容量的2倍。新生儿血容量一般为80ml/kg，因此换血量一般为150~180ml/kg。

5. 光疗和换血前后均需密切监测胆红素水平、血常规+网织红细胞。

释义

■ 光疗过程中密切监测血清胆红素水平的变化，一般6~12小时监测1次。对于溶血症或血清胆红素水平接近换血水平的患儿需在光疗开始后每4~6小时内监测。光疗结束后12~18小时应监测血清胆红素，以防反跳。换血后也会发生TSB反跳，应继续光疗，并每4小时监测TSB。如果监测TSB超过换血前水平应再次换血。

■ 血常规及网织红细胞可帮助观察病情，了解治疗效果及贫血情况，同时可以了解是否合并感染，可作为动态监测指标。

（八）出院标准

1. 血清胆红素稳定下降，结束光疗 24～48 小时后，胆红素仍低于需要临床干预的标准。
2. 血红蛋白稳定，>80g/L。
3. 患儿一般情况良好。

释义

■ 患儿入院后经过光疗等治疗后胆红素稳定下降，且停止光疗 24～48 小时后胆红素无显著反跳，低于需要干预的标准，患儿一般情况良好，晚期新生儿血红蛋白稳定在 80g/L 以上，可以出院。出院后仍存在胆红素反跳以及贫血等可能，必要时 48～72 小时复测胆红素，定期检测血红蛋白。

（九）变异及原因分析

1. 存在使高胆红素血症进一步加重的其他情况，需要处理干预。
2. 患儿如发生胆红素脑病，需要其他相关检查及处理，延长住院治疗时间。

释义

■ 患儿出现使高胆红素血症进一步加重的其他情况，需要处理干预，如感染（包括不明部位感染、败血症、肺炎等）、轻度窒息、呼吸暂停、喂养不耐受、电解质紊乱、血糖异常（高血糖或低血糖）等，导致住院时间延长，住院肺炎增加。医师需要在表单中说明。

■ 患儿如发生胆红素脑病，需要其他相关检查及处理，延长住院治疗时间。医师需要在表单中说明。

■ 由于存在医疗、护理、患者、环境等多方面事前未预知的对本路径治疗可能产生影响的情况，需要中止执行路径或者是延长治疗时间、增加治疗费用，医师需要在表单中说明。为便于总结和在工作中不断完善和修订临床路径，应将变异原因归纳、总结，以便重新修订临床路径时参考。

（十）参考费用标准

释义

■ 总费用一般为 3500 元［包括化验检查费 1500 元，治疗费 1000 元（包括光疗），住院 7 天左右的护理、床位费、诊疗费 1000 元左右］。

■ 如需用静脉用丙种球蛋白以及白蛋白需额外增加约 700 元。脑干听觉诱发电位以及 MR 检查需额外增加约 1000 元。

四、母婴 ABO 血型不合溶血病给药方案

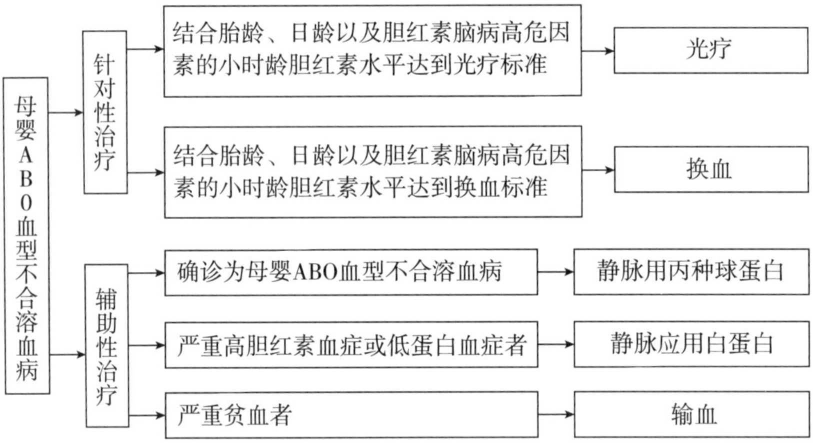

【用药选择】

1. 静脉用丙种球蛋白：丙种球蛋白可以封闭单核-吞噬细胞系统吞噬细胞表面的相应受体，减少致敏红细胞的破坏，减轻溶血。

2. 白蛋白：游离的非结合胆红素可以通过血脑屏障，造成胆红素脑病。静脉应用白蛋白，可以增加与非结合胆红素的连接，减少血中游离的非结合胆红素，预防胆红素脑病的发生。

【药学提示】

1. 静脉用丙种球蛋白：确诊为母婴 ABO 血型不合溶血病的早期新生儿，溶血严重时可以使用。每次 1g/kg，可用 5% 葡萄糖稀释 1～2 倍后静脉滴注。必要时可以重复使用 1 次。禁用于：对人免疫球蛋白过敏或有其他严重过敏史者禁用，有抗 IgA 抗体的选择性 IgA 缺乏症患者禁用。

2. 白蛋白：适用于严重高胆红素血症，尤其是达到或接近换血标准的患儿。

禁用于：对白蛋白严重过敏者；急性心脏病患者、正常血容量或高血容量的心力衰竭患者，严重贫血患者；肾功能不全者。

【注意事项】

1. 白蛋白不得用注射用水稀释，否则会导致患者溶血。

2. 为预防胆红素脑病应尽可能避免应用可与胆红素竞争白蛋白结合的药物。

五、推荐表单

（一）医师表单

母婴 ABO 血型不合溶血病临床路径医师表单

适用对象：第一诊断为母婴 ABO 血型不合溶血病（ICD-10：P55.101）
行光疗 99.83 或换血 99.01

患者姓名：	性别：　　年龄：　　门诊号：	住院号：
住院日期：　　年　月　日	**出院日期：**　　年　月　日	**标准住院日：7～10 天**

时间	住院第 1 天	住院第 2～6 天
主要诊疗工作	□ 询问病史及体格检查 □ 病情告知 □ 如患儿病情重，应及时通知上级医师	□ 上级医生查房，明确诊断 □ 根据血清胆红素变化情况判断是否继续光疗 □ 酌情换血或输血
重要医嘱	**长期医嘱：** □ 新生儿/早产儿护理常规 □ 根据患儿一般情况决定能否开奶 □ 抗生素（必要时） **临时医嘱：** □ 血常规、尿常规、大便常规 □ 网织红细胞计数 □ 患儿及其母亲血型鉴定 □ 监测血清胆红素及间隔测定经皮胆红素 □ 血生化全套 □ Coombs 试验和（或）抗体释放试验 □ 血气分析、电解质 □ 心电监测 □ 光疗（必要时） □ 补液（必要时） □ 静注白蛋白、丙种球蛋白（必要时） □ 换血或输血（必要时） □ 凝血功能、感染性疾病筛查（必要时）	**长期医嘱：** □ 新生儿/早产儿护理常规 □ 根据患儿喂养耐受情况调整奶量 □ 抗生素（必要时） **临时医嘱：** □ 心电监测 □ 补液 □ 光疗（必要时） □ 监测血清血胆红素 □ 血常规 □ 静注白蛋白、丙种球蛋白（必要时） □ 换血或输血（必要时）
病情变异记录	□ 无　□ 有，原因： 1. 2.	□ 无　□ 有，原因： 1. 2.
医师签名		

<table>
<tr><td rowspan="2">时间</td><td colspan="2">住院第____天（换血日）</td><td rowspan="2">住院第 7～10 天（出院日）</td></tr>
<tr><td>换血前</td><td>换血后</td></tr>
<tr><td>主要诊疗工作</td><td>□ 明确换血指征，检查有无禁忌证
□ 完善换血前实验室检查
□ 家属谈话，签署换血同意书
□ 换血前仍积极光疗</td><td>□ 换血后继续光疗
□ 密切观察患儿病情，监测血清胆红素水平决定是否需要第二次换血
□ 观察有无胆红素脑病征象</td><td>□ 上级医师查房，同意其出院
□ 完成出院小结
□ 出院宣教</td></tr>
<tr><td>重点医嘱</td><td>长期医嘱：
□ 新生儿/早产儿护理常规
□ 根据患儿一般情况决定能否开奶
□ 抗生素（必要时）
临时医嘱：
□ 心电监护
□ 光疗
□ 换血前 4 小时起禁食
□ 禁食后增加补液
□ 置管医嘱
□ 换血医嘱
□ 镇静
□ 血常规
□ 血气分析、电解质
□ 凝血功能
□ 血生化全套
□ 血培养</td><td>长期医嘱：
□ 根据患儿情况调整奶量
□ 抗生素（必要时）
临时医嘱：
□ 心电监护
□ 光疗
□ 监测血清胆红素水平
□ 血常规
□ 血生化全套
□ 血气分析、电解质
□ 血培养</td><td>临时医嘱：
□ 出院前可考虑检查脑干听觉诱发电位和头颅 MRI
□ 通知出院</td></tr>
<tr><td>病情变异情况</td><td>□ 无 □ 有，原因：
1.
2.</td><td>□ 无 □ 有，原因：
1.
2.</td><td>□ 无 □ 有，原因：
1.
2.</td></tr>
<tr><td>医师签名</td><td></td><td></td><td></td></tr>
</table>

（二）护士表单

母婴ABO血型不合溶血病临床路径护士表单

适用对象：第一诊断为母婴ABO血型不合溶血病（ICD-10：P55.101）

行光疗99.83或换血99.01

患者姓名：	性别： 年龄： 门诊号：	住院号：
住院日期： 年 月 日	**出院日期：** 年 月 日	**标准住院日：7～10天**

时间	住院第1天	住院第2～6天
主要护理工作	□ 入院宣教（环境、设施、人员等） □ 入院护理评估（生命体征、营养状况等） □ 询问病史，相应体格检查 □ 协助完成相关检查 □ 注意液体出入量和黄疸情况 □ 光疗护理：注意保护眼睛和会阴部；注意体温变化，有无皮疹及腹胀、腹泻情况	□ 生活护理（称体重、洗澡、喂养、换尿布等） □ 光疗护理：注意保护眼睛和会阴部；注意体温变化，有无皮疹及腹胀、腹泻情况 □ 注意黄疸变化情况 □ 注意喂养情况
重要医嘱	**长期医嘱：** □ 新生儿/早产儿护理常规 □ 根据患儿一般情况决定能否开奶 □ 抗生素（必要时） **临时医嘱：** □ 血常规、尿常规、大便常规 □ 网织红细胞计数 □ 患儿及其母亲血型鉴定 □ 监测血清胆红素及间隔测定经皮胆红素 □ 血生化全套 □ Coombs试验和（或）抗体释放试验 □ 血气分析、电解质 □ 心电监测 □ 光疗（必要时） □ 补液（必要时） □ 静注白蛋白、丙种球蛋白（必要时） □ 换血或输血（必要时） □ 凝血功能、感染性疾病筛查（必要时）	**长期医嘱：** □ 新生儿/早产儿护理常规 □ 根据患儿喂养耐受情况调整奶量 □ 抗生素（必要时） **临时医嘱：** □ 心电监测 □ 补液 □ 光疗（必要时） □ 监测血清血胆红素 □ 血常规 □ 静注白蛋白、丙种球蛋白（必要时） □ 换血或输血（必要时）
病情变异记录	□ 无 □ 有，原因： 1. 2.	□ 无 □ 有，原因： 1. 2.
护士签名		

<table>
<tr><td rowspan="2">时间</td><td colspan="2">住院第____天（换血日）</td><td rowspan="2">住院第 7 ~ 10 天（出院日）</td></tr>
<tr><td>换血前</td><td>换血后</td></tr>
<tr><td>主要护理工作</td><td>□ 注意黄疸变化情况
□ 注意患儿生命体征变化
□ 光疗相关护理
□ 换血前仍协助医师配液、置管、记录等
□ 注意穿刺部位护理</td><td>□ 注意黄疸变化情况
□ 注意患儿生命体征
□ 光疗相关护理
□ 注意穿刺部位护理</td><td>□ 生活护理（称体重、洗澡、喂养、换尿布等）
□ 出院宣教
□ 出院宣教</td></tr>
<tr><td>重点医嘱</td><td>长期医嘱：
□ 新生儿/早产儿护理常规
□ 根据患儿一般情况决定能否开奶
□ 抗生素（必要时）
临时医嘱：
□ 心电监护
□ 换血前光疗
□ 换血前 4 小时起禁食
□ 禁食后增加补液
□ 置管医嘱
□ 换血医嘱
□ 镇静
□ 血常规
□ 血气分析、电解质
□ 凝血功能
□ 血生化全套
□ 血培养</td><td>长期医嘱：
□ 根据患儿情况调整奶量
□ 抗生素（必要时）
临时医嘱：
□ 心电监护
□ 光疗
□ 监测血清胆红素水平
□ 血常规
□ 血气分析、电解质
□ 血生化全套
□ 血培养</td><td>临时医嘱：
□ 出院前可考虑检查脑干听觉诱发电位和头颅 MRI
□ 通知出院</td></tr>
<tr><td>病情变异情况</td><td>□ 无 □ 有，原因：
1.
2.</td><td>□ 无 □ 有，原因：
1.
2.</td><td>□ 无 □ 有，原因：
1.
2.</td></tr>
<tr><td>护士签名</td><td></td><td></td><td></td></tr>
</table>

（三）患者表单

母婴ABO血型不合溶血病临床路径患者表单

适用对象：第一诊断为母婴ABO血型不合溶血病（ICD-10：P55.101）
行光疗99.83或换血99.01

患者姓名：	性别：　　年龄：　　门诊号：		住院号：
住院日期：　　年　月　日	出院日期：　　年　月　日		标准住院日：7～10天

时间	住院第1天	住院第2～6天
医患配合	□ 接受入院宣教 □ 接受入院护理评估 □ 接受病史询问及体格检查 □ 病情告知 □ 如患儿病情重，家属与上级医师沟通 □ 签署必要的文书（如输血、换血同意书、抢救知情同意书、有创知情同意书等） □ 接受相关检查及治疗 □ 患儿病情变化时及时通知家属，家属及时到病区	□ 家属与医师交流了解病情 □ 接受相关的检查及治疗
重点诊疗及检查	**重点诊疗：** □ 光疗 □ 必要时静脉注射白蛋白、丙种球蛋白 □ 必要时换血或输血 □ 抗生素（必要时） □ 哺乳 □ 维持水、电解质平衡，血糖稳定 **重要检查：** □ 血常规、尿常规、大便常规 □ 网织红细胞计数 □ 患儿及其母亲血型鉴定 □ 监测血清胆红素及间隔测定经皮胆红素 □ 血生化全套 □ Coombs试验和（或）抗体释放试验 □ 血气分析、电解质 □ 凝血功能、感染性疾病筛查（必要时）	**重点诊疗：** □ 光疗 □ 必要时静脉注射白蛋白、丙种球蛋白 □ 必要时换血或输血 □ 抗生素（必要时） □ 调整奶量 **重要检查：** □ 监测血清胆红素 □ 血常规
病情变异记录	□ 无　□ 有，原因： 1. 2.	□ 无　□ 有，原因： 1. 2.
监护人签字		

时间	住院第____天（换血日）		住院第 7 ~ 10 天（出院日）
	换血前及换血时	换血后	
医患配合	□ 医师向家属病情告知 □ 继续接受治疗及检查 □ 签署换血同意书 □ 严格按照技术要求完成置管及换血治疗 □ 换血前积极光疗	□ 继续接受治疗及检查 □ 病情危重时及时与医师交流	□ 接受出院前宣教 □ 了解出院注意事项 □ 了解随诊复查程序 □ 办理出院手续 □ 获取出院诊断证明书 □ 获取出院带药（必要时）
重点诊疗及检查	**重点诊疗：** □ 换血前常规筛查及准备 □ 心电、血压监测 □ 镇静 □ 换血前应用白蛋白 □ 换血前 4 小时前禁食 □ 禁食后增加补液 □ 抗生素（必要时） **重要检查：** □ 换血前血型及感染筛查 □ 血常规 □ 血气分析、电解质 □ 血生化 □ 凝血功能 □ 血培养	**重点诊疗：** □ 根据患儿情况适时开奶 □ 心电、血压监测 □ 光疗 **重要检查：** □ 复查血常规 □ 监测血清胆红素水平	**重点诊疗：** □ 出院前检查脑干听觉诱发电位和头颅 MRI □ 出院宣教 □ 出院带药 □ 门诊随访方案
病情变异记录	□ 无 □ 有，原因： 1. 2.	□ 无 □ 有，原因： 1. 2.	□ 无 □ 有，原因： 1. 2.
监护人签字			

附：原表单（2016 年版）

母婴 ABO 血型不合溶血病临床路径表单

适用对象：第一诊断为母婴 ABO 血型不合溶血病（ICD-10：P55.101）
行光疗 99.83 或换血 99.01

患者姓名：	性别：　年龄：　门诊号：	住院号：
住院日期：　年　月　日	出院日期：　年　月　日	标准住院日：7～10 天

时间	住院第 1 天	住院第 2～6 天	住院第 7～10 天（出院日）
主要诊疗工作	□ 询问病史及体格检查 □ 病情告知 □ 如患儿病情重，应及时通知上级医师	□ 上级医师查房，明确诊断 □ 根据胆红素变化情况判断是否继续光疗 □ 酌情换血或输血	□ 上级医师查房，同意其出院 □ 完成出院小结 □ 出院宣教出院
重点医嘱	**长期医嘱：** □ 新生儿/早产儿护理常规 □ 根据患儿一般情况决定能否开奶 □ 抗生素（必要时） **临时医嘱：** □ 血常规、尿常规、大便常规 □ 网织红细胞计数 □ 患儿及其母亲血型鉴定 □ 监测血清胆红素及间隔测定经皮胆红素 □ 血生化全套 □ Coombs 试验和（或）抗体释放试验 □ 血气分析 □ 心电监测 □ 光疗（必要时） □ 补液（必要时） □ 静注白蛋白、丙种球蛋白（必要时） □ 换血或输血（必要时） □ 凝血功能、感染性疾病筛查（必要时）	**长期医嘱：** □ 新生儿/早产儿护理常规 □ 根据患儿喂养耐受情况调整奶量 □ 抗生素（必要时） **临时医嘱：** □ 心电监测 □ 补液 □ 光疗（必要时） □ 监测血清胆红素 □ 静注白蛋白、丙种球蛋白（必要时） □ 换血或输血（必要时）	**临时医嘱：** □ 出院前可考虑脑干听觉诱发电位和头颅 MRI 检查 □ 通知出院
主要护理工作	□ 入院宣教 □ 光疗护理：保护眼睛和会阴部 □ 注意出入量和黄疸变化情况	□ 光疗护理：保护眼睛和会阴部 □ 注意黄疸变化情况 □ 注意患儿喂养情况	□ 出院宣教
病情变异记录	□ 无　□ 有，原因： 1. 2.	□ 无　□ 有，原因： 1. 2.	□ 无　□ 有，原因： 1. 2.
护士签名			
医师签名			

附表：换血医嘱

<table>
<tr><td rowspan="2">时间</td><td colspan="2">住院第____天（换血日）</td></tr>
<tr><td>换血前</td><td>换血后</td></tr>
<tr><td>主要诊疗工作</td><td>□ 明确换血指征，检查有无禁忌证
□ 完善换血前实验室检查
□ 家属谈话，签署换血同意书
□ 换血前仍积极光疗</td><td>□ 换血后继续光疗
□ 密切观察患儿病情，监测胆红素水平决定是否需要第二次换血
□ 观察有无胆红素脑病征象</td></tr>
<tr><td>重点医嘱</td><td>长期医嘱：
□ 新生儿/早产儿护理常规
□ 根据患儿一般情况决定能否开奶
□ 抗生素（必要时）
临时医嘱：
□ 心电监护
□ 光疗
□ 换血前 4 小时起禁食
□ 禁食后增加补液
□ 置管医嘱
□ 换血医嘱
□ 镇静
□ 血常规
□ 血生化全套
□ 血培养</td><td>长期医嘱：
□ 根据患儿情况调整奶量
□ 抗生素（必要时）
临时医嘱：
□ 心电监护
□ 光疗
□ 监测血清胆红素水平
□ 血常规
□ 血生化全套
□ 血培养</td></tr>
<tr><td>主要护理工作</td><td>□ 注意黄疸变化情况
□ 注意患儿生命体征变化
□ 光疗相关护理</td><td>□ 注意黄疸变化情况
□ 注意患儿生命体征变化
□ 光疗相关护理</td></tr>
<tr><td>病情变异记录</td><td>□ 无 □ 有，原因：
1.
2.</td><td>□ 无 □ 有，原因：
1.
2.</td></tr>
<tr><td>护士签名</td><td></td><td></td></tr>
<tr><td>医师签名</td><td></td><td></td></tr>
</table>

第八章

新生儿败血症临床路径释义

一、新生儿败血症编码

1. 卫计委原编码：

疾病名称及编码：新生儿败血症（ICD-10：A41.900）

2. 修改编码：

疾病名称及编码：新生儿败血症（ICD-10：P36）

二、临床路径检索方法

P36

三、新生儿败血症临床路径标准住院流程

（一）适用对象

第一诊断为新生儿败血症（ICD-10：A41.900）。

释义

■ 适用对象编码参见第一部分。

■ 本路径适用对象为诊断为新生儿败血症的患者，指新生儿期细菌侵入血循环并在其中生长繁殖，产生毒素所造成的全身性感染。如合并化脓性脑膜炎、弥散性血管内凝血等并发症，需进入其他相应路径。

（二）诊断依据

根据《实用新生儿学》（第4版，邵肖梅，人民卫生出版社，2011）、《诸福棠实用儿科学》（第8版，胡亚美、江载芳、申昆玲，人民卫生出版社，2015）。

1. 临床表现：包括体温不升或发热、少吃、少哭、少动、黄疸、呕吐、腹泻、腹胀、皮肤发花或硬肿、呼吸暂停甚至惊厥等。

2. 实验室检查：

（1）白细胞总数增加或减少，未成熟中性粒细胞增加，C反应蛋白、血清降钙素原升高，血小板降低。

（2）血培养出现阳性结果。

临床表现加血培养阳性结果可确诊。具有临床表现，血培养阴性但其他非特异检查符合≥2条可诊断临床败血症。

释义

■ 本路径的制订主要参考国内权威参考书籍和诊疗指南。

■ 如出现肝脾大、出血倾向、面色苍白、血压低、尿少、无尿等特殊表现时常提示本病。

■ 具有临床表现，血培养阴性但其他非特异检查符合≥2 条可诊断临床败血症，其他非特异性检查包括：

1. 白细胞计数：$WBC<5\times10^9/L$ 或≤3 天 $WBC>25\times10^9/L$，>3 天 $WBC>20\times10^9/L$。

2. 白细胞分类：未成熟中性粒细胞/中性粒细胞比率≥0.16。

3. C 反应蛋白（CRP）增高。

4. 血清降钙素原（PCT）增高。

5. 血小板计数≤$100\times10^9/L$。

6. 血沉≥5mm/h。

（三）治疗方案的选择

根据《实用新生儿学》（第 4 版，邵肖梅，人民卫生出版社，2011）、《诸福棠实用儿科学》（第 8 版，胡亚美、江载芳、申昆玲，人民卫生出版社，2015）。

1. 抗感染治疗。
2. 对症支持治疗。

释义

■ 一旦考虑本病，应及早开始抗感染治疗，目的在于尽快控制感染，缓解临床症状，减少并发症的发生。

（四）进入路径标准

1. 第一诊断必须符合新生儿败血症（ICD-10：A41.900）。
2. 当患者同时具有其他疾病诊断，但在住院期间不需要特殊处理也不影响第一诊断的临床路径流程实施时，可以进入路径。

释义

■ 进入本路径的患者第一诊断为新生儿败血症，需除外如合并化脓性脑膜炎、弥散性血管内凝血等并发症。

■ 入院后常规检查发现有其他疾病，经系统评估对败血症诊断治疗无特殊影响者，可进入路径。但可能增加医疗费用，延长住院时间。

（五）住院期间的检查项目

必需的检查项目：

1. 血常规、尿常规、便常规，需要随病情变化而复查。
2. C 反应蛋白、血清降钙素原，监测血气分析、电解质、血糖，需要随病情变化而复查。
3. 血培养，必要时复查。
4. 腰椎穿刺，脑脊液检查，排除化脓性脑膜炎。

释义

■ 血常规、尿常规、便常规是最基本的三大常规检查，进入路径的患者均需完成。

■ 监测血常规、C 反应蛋白、血清降钙素原了解感染控制情况，监测血气分析、电解质、血糖了解患者有无酸中毒、低/高血糖、电解质紊乱，进一步了解患者有无内环境紊乱，评估临床治疗，同时评估有无其他合并疾病，是否影响住院时间、费用及其治疗预后。

（六）治疗方案与药物选择

1. 抗感染治疗：收集标本送检培养后，及时使用抗生素。根据患儿情况初步判断可能的病原，经验性选用抗生素。一旦有药敏结果，及时进行相应调整。败血症的抗生素疗程 7 ~ 14 天。
2. 支持对症治疗：扩容、输注血浆、应用血管活性药物。在肠内足量喂养之前给予胃肠外营养。
3. 监测血压、心率、经皮血氧饱和度、尿量、凝血功能，及时发现感染性休克、弥散性血管内凝血（DIC）等并发症的早期征象。

释义

■ 临床表现高度怀疑本病的患者入院后应立即进行综合治疗，包括抗感染治疗、对症治疗，一定争取在抗感染治疗前留取标本，提高病原菌检出率。

■ 通常经验性治疗应以当地 NICU、新生儿母婴病房和社区环境中监测到的常见细菌分离株抗生素耐药模式给药。实验室确诊后参考具体病原体及其药敏结果，选用最合适的抗菌剂治疗。抗感染治疗要早期、联合、足疗程，减少并发症的发生。

■ 对症治疗包括维持呼吸循环稳定（合适的呼吸支持和用氧、维持血压稳定，合理的静脉液体量），维持血糖和电解质平衡，早期胃肠外营养。发生高（间接）胆红素血症时可用光疗。

（七）出院标准

病情恢复，血培养转阴，其他非特异性指标恢复正常，抗生素疗程已完成。

释义

■ 患者出院前应完成所有必需检查及复查项目，生命体征平稳，血培养转阴，完成抗生素疗程。

（八）标准住院日

标准住院日为8～15天。

释义

■ 诊断本病者入院后即开始治疗，对于特殊病原菌感染或出现并发症，住院时间超过15天者不符合本路径要求。

四、新生儿败血症给药方案

【用药选择】

β-内酰胺类抗生素：三代头孢菌素对多种β-内酰胺酶稳定，对革兰阳性菌和阴性菌均有显著的抗菌活性。特别对革兰阴性杆菌的抗菌谱广、抗菌作用强。有些品种对铜绿假单胞菌或脆弱拟杆菌亦有很好的抗菌作用。碳青霉烯类抗生素（如亚胺培南西司他丁、美罗培南）为人工合成的广谱抗生素，通过抑制细菌细胞壁的合成而产生抗菌作用。广谱的产生β-内酰胺酶（ESBL）的肠杆菌属引起的侵袭性感染最好选择碳青霉烯类抗菌药物治疗。

针对GBS，青霉素或氨苄青霉素有效，庆大霉素具有协同作用。万古霉素是对β-内酰胺类药物（包括耐青霉素酶青霉素）具有耐药性的GBS菌株感染治疗的首先药物。

【药学提示】

头孢菌素和碳青霉烯类抗生素均属广谱β-内酰胺类抗生素，用于治疗多种不同的感染，主要不良反应包括皮疹、腹泻、肝功异常等，偶见过敏性休克。

万古霉素属糖肽类抗生素，对革兰阳性菌有较强的杀菌作用，尤其是对其他抗菌药耐药的耐甲氧西林菌株。不良反应包括过敏反应、耳毒性、肾毒性、静脉炎，偶有假膜结肠炎发生。

【注意事项】

对碳青霉烯类抗生素、青霉素类或其他β-内酰胺类抗生素过敏感染患者慎用，使用过程中应监测患者的肝功能。

美罗培南不推荐用于耐甲氧西林葡萄球菌引起的感染。

万古霉素因可致剧烈疼痛不可肌内注射，输入药液过浓可致血栓性静脉炎，应适当控制药液浓度和输液速度，已知对糖肽类抗生素过敏的患者禁用，肾功能不全者慎用或禁用。

五、推荐表单

（一）医师表单

新生儿败血症临床路径医师表单

适用对象：第一诊断为新生儿败血症（ICD-10：A41.900）

患者姓名：	性别：　　年龄：　　门诊号：	住院号：
住院日期：　　年　月　日	出院日期：　　年　月　日	标准住院日：8～15天

时间	住院第1天	住院第2天	住院第3天
主要诊疗工作	□ 询问病史及体格检查 □ 病情告知 □ 家属谈话，签署知情同意书 □ 送检相关检查 □ 开始经验性抗生素治疗	□ 上级医师查房，明确诊断 □ 注意是否出现感染性休克、DIC、化脓性脑膜炎等并发症	□ 上级医师查房 □ 注意败血症的各种并发症
重要医嘱	**长期医嘱：** □ 新生儿护理常规 □ 心肺监护 □ 开始经验性抗生素治疗 □ 根据患儿情况，酌情开奶 **临时医嘱：** □ 血常规、尿常规、便常规 □ 血气分析、C反应蛋白 □ 血培养 □ 血清胆红素、肝功能、肾功能、电解质	**长期医嘱：** □ 新生儿护理常规 □ 监测胆红素水平 □ 营养支持，根据喂养耐受情况酌情增加奶量 **临时医嘱：** □ 复查血常规 □ 复查C反应蛋白	**长期医嘱：** □ 新生儿护理常规 □ 营养支持，根据喂养耐受情况酌情增加奶量 **临时医嘱：** □ 复查血常规 □ 复查C反应蛋白
病情变异记录	□ 无　□ 有，原因： 1. 2.	□ 无　□ 有，原因： 1. 2.	□ 无　□ 有，原因： 1. 2.
医师签名			

时间	住院第 4 ~7 天	住院第 8 ~ 15 天 （出院日）
主要 诊疗 工作	□ 密切观察患儿病情 □ 明确血培养结果，根据药敏试验调整抗生素	□ 上级医师查房，同意其出院 □ 完成出院小结 □ 出院宣教
重 点 医 嘱	**长期医嘱：** □ 新生儿护理常规 □ 营养支持，根据喂养耐受情况酌情增加奶量 **临时医嘱：** □ 完善感染检查 □ 监测胆红素，必要时复查血培养、血常规	**临时医嘱：** □ 通知出院 □ 出院带药（必要时）
病情 变异 记录	□ 无　□ 有，原因： 1. 2.	□ 无　□ 有，原因： 1. 2.
医师 签名		

（二）护士表单

新生儿败血症临床路径护士表单

适用对象：第一诊断为新生儿败血症（ICD-10：A41.900）

患者姓名：	性别：　　年龄：　　门诊号：	住院号：
住院日期：　　年　月　日	出院日期：　　年　月　日	标准住院日：8～15 天

时间	住院第 1 天	住院第 2 天	住院第 3 天
病情评估	□ 生命体征 □ 神经系统症状体征 □ 注意呼吸和血氧饱和度变化 □ 评估黄疸变化	□ 生命体征 □ 神经系统症状体征 □ 注意呼吸和血氧饱和度变化 □ 评估黄疸变化	□ 生命体征 □ 神经系统症状体征 □ 注意呼吸和血氧饱和度变化 □ 评估黄疸变化
护理处置	□ 重症监护 □ 严密观察病情变化 □ 保暖、清理气道、给氧 □ 建立静脉通路 □ 记录 24 小时出入量 □ 采集血、尿、便标本 □ 协助医技检查 □ 各项基础护理 □ 做好各项护理记录 □ 观察喂养情况	□ 重症监护 □ 严密观察病情变化 □ 保暖、清理气道、给氧 □ 建立静脉通路 □ 记录 24 小时出入量 □ 采集血、尿、便标本 □ 协助医技检查 □ 各项基础护理 □ 做好各项护理记录 □ 观察喂养情况	□ 重症监护 □ 严密观察病情变化 □ 保暖、清理气道、给氧 □ 建立静脉通路 □ 记录 24 小时出入量 □ 采集血、尿、便标本 □ 协助医技检查 □ 各项基础护理 □ 做好各项护理记录 □ 观察喂养情况
健康宣教	□ 入院宣教 □ 介绍主管医师、护士 □ 介绍住院注意事项 □ 介绍探视和陪伴制度 □ 母乳采集运送制度 □ 核对患者，佩戴腕带	□ 母乳采集运送制度	□ 母乳采集运送制度
病情变异记录	□ 无　□ 有，原因： 1. 2.	□ 无　□ 有，原因： 1. 2.	□ 无　□ 有，原因： 1. 2.
护士签名			

时间	住院第4~7天	住院第8~15天 （出院日）
病情评估	□ 生命体征 □ 神经系统症状体征 □ 注意呼吸和血氧饱和度变化 □ 评估黄疸变化	□ 生命体征 □ 注意呼吸和血氧饱和度变化 □ 密切观察并发症 □ 出院评估
护理处置	□ 重症监护 □ 严密观察病情变化 □ 保暖、清理气道、给氧 □ 建立静脉通路 □ 记录24小时出入量 □ 采集血、尿、便标本 □ 协助医技检查 □ 各项基础护理 □ 做好各项护理记录 □ 观察喂养情况	□ 特级护理 □ 严密观察病情变化 □ 做好各项护理记录
健康宣教	□ 母乳采集运送制度	□ 出院宣教 □ 向家属交代出院后注意事项 □ 指导办理出院手续
病情变异记录	□ 无 □ 有，原因： 1. 2.	□ 无 □ 有，原因： 1. 2.
护士签名		

（三）患者表单

新生儿败血症临床路径患者表单

适用对象：第一诊断为新生儿败血症（ICD-10：A41.900）

患者姓名：	性别：　　年龄：　　门诊号：	住院号：
住院日期：　　年　月　日	出院日期：　　年　月　日	标准住院日：8～15 天

时间	住院第 1 天	住院第 2 天	住院第 3 天
医患配合	□ 接受入院宣教 □ 接受入院护理评估 □ 接受病史询问及体格检查 □ 病情告知 □ 如患儿病情重，家属与上级医师沟通 □ 签署必要的文书（如抢救知情同意书、有创治疗知情同意书等） □ 接受相关检查及治疗 □ 患儿病情变化时及时通知家属，家属及时到病区	□ 家属与医师交流了解病情 □ 接受相关的检查及治疗	□ 家属与医师交流了解病情 □ 接受相关的检查及治疗
重点诊疗及检查	**重点诊疗** □ 抗生素治疗 □ 根据患儿情况，酌情开奶 □ 心电监护 **重要检查** □ 血常规、尿常规、便常规 □ CRP □ 血气分析 □ 血培养 □ 血清胆红素、肝肾功能、电解质	**重点诊疗** □ 抗生素治疗 □ 根据患儿情况，酌情开奶 □ 心电监护 □ 监测并发症 **重要检查** □ 复查血常规 □ 复查 CRP	**重点诊疗** □ 抗生素治疗 □ 调整奶量 □ 心电监护 □ 监测并发症 **重要检查** □ 复查血常规 □ 复查 CRP
病情变异记录	□ 无　□ 有，原因： 1. 2.	□ 无　□ 有，原因： 1. 2.	□ 无　□ 有，原因： 1. 2.
患者监护人签字			

时间	住院第 4 ~7 天	住院第 8 ~15 天 （出院日）
医患配合	□ 家属与医师交流了解病情 □ 接受相关的检查及治疗	□ 接受出院前宣教 □ 了解出院注意事项 □ 了解随诊复查程序 □ 办理出院手续 □ 获取出院诊断证明书 □ 获取出院带药（必要时）
重点诊疗及检查	**重点诊疗** □ 抗生素治疗 □ 调整奶量 □ 心电监护 **重要检查** □ 监测胆红素 □ 复查血培养（必要时） □ 复查血常规、CRP（必要时）	□ 出院宣教 □ 出院带药（必要时） □ 门诊随访方案
病情变异记录	□ 无　□ 有，原因： 1. 2.	□ 无　□ 有，原因： 1. 2.
患者监护人签字		

附：原表单（2016 版）

新生儿败血症临床路径表单

适用对象：第一诊断为新生儿败血症（ICD-10：A41.900）

患者姓名：	性别：　　年龄：　　门诊号：	住院号：
住院日期：　　年　月　日	出院日期：　　年　月　日	标准住院日：8～15 天

时间	住院第 1 天	住院第 2 天	住院第 3 天
主要诊疗工作	□ 询问病史及体格检查 □ 病情告知 □ 家属谈话，签署知情同意书 □ 送检相关检查 □ 开始经验性抗生素治疗	□ 上级医师查房，明确诊断 □ 注意是否出现感染性休克、DIC、化脓性脑膜炎等并发症	□ 上级医师查房 □ 注意败血症的各种并发症
重要医嘱	**长期医嘱：** □ 新生儿护理常规 □ 心肺监护 □ 开始经验性抗生素治疗 □ 根据患儿情况，酌情开奶 **临时医嘱：** □ 血常规、尿常规、便常规 □ 血气分析、C 反应蛋白 □ 血培养 □ 血清胆红素、肝功能、肾功能、电解质	**长期医嘱：** □ 新生儿护理常规 □ 监测胆红素水平 □ 营养支持，根据喂养耐受情况酌情增加奶量 **临时医嘱：** □ 复查血常规 □ 复查 C 反应蛋白	**长期医嘱：** □ 新生儿护理常规 □ 营养支持，根据喂养耐受情况酌情增加奶量 **临时医嘱：** □ 复查血常规 □ 复查 C 反应蛋白
主要护理工作	□ 入院宣教 □ 注意出入量情况 □ 注意监测生命体征 □ 注意喂养耐受情况	□ 注意外周循环状况 □ 注意黄疸变化情况 □ 注意患儿喂养情况 □ 注意生命体征的变化	□ 注意外周循环状况 □ 注意黄疸变化情况 □ 注意患儿喂养情况 □ 注意生命体征的变化
病情变异记录	□ 无　□ 有，原因： 1. 2.	□ 无　□ 有，原因： 1. 2.	□ 无　□ 有，原因： 1. 2.
护士签名			
医师签名			

时间	住院第4~7天	住院第8~15天 （出院日）
主要诊疗工作	□ 密切观察患儿病情 □ 明确血培养结果，根据药敏试验调整抗生素	□ 上级医师查房，同意其出院 □ 完成出院小结 □ 出院宣教
重点医嘱	**长期医嘱：** □ 新生儿护理常规 □ 营养支持，根据喂养耐受情况酌情增加奶量 **临时医嘱：** □ 完善感染检查 □ 监测胆红素，必要时复查血培养、血常规	**临时医嘱：** □ 通知出院 □ 出院带药
主要护理工作	□ 注意外周循环状况 □ 注意患儿生命体征变化 □ 注意喂养情况	□ 出院宣教
病情变异记录	□ 无 □ 有，原因： 1. 2.	□ 无 □ 有，原因： 1. 2.
护士签名		
医师签名		

第九章

婴儿腹泻病临床路径释义

一、婴儿腹泻病编码

1. 国家卫计委原编码：

疾病名称及编码：婴儿腹泻病（ICD-10：A09.903）

2. 修改编码：

疾病名称及编码：沙门菌肠炎（ICD-10：A02.0）
细菌性痢疾（ICD-10：A03）
肠道病原性大肠杆菌感染（ICD-10：A04）
急性阿米巴痢疾（ICD-10：A06.0）
慢性阿米巴痢疾（ICD-10：A06.1）
阿米巴非痢疾性结肠炎（ICD-10：A06.2）
病毒性和其他特指的肠道感染（ICD-10：A08）
传染性病因的胃肠炎和结肠炎，其他和未特指的（ICD-10：A09）
变应性及饮食性胃肠炎和结肠炎（ICD-10：K52.2）
非感染性胃肠炎和结肠炎，其他特指的（ICD-10：K52.8）
非感染性胃肠炎和结肠炎（ICD-10：K52.9）
功能性腹泻（ICD-10：K59.1）

二、临床路径检索方法

A02.0/A03/A04/A06.0-A06.2 /A08/A09/
K52.2/K52.8/ K52.9/K59.1/P78.3　且年龄≤1 岁

三、婴儿腹泻临床路径标准住院流程

（一）适用对象

第一诊断为婴儿腹泻（ICD-10：A09.903）。

释义

■ 婴儿腹泻病（infantile diarrhea）是指腹泻主要发生在婴儿，有感染和非感染两大病因。

■ 本路径适用对象为临床诊断为婴儿腹泻病的患儿。

（二）诊断依据

根据《临床诊疗指南·小儿内科分册》（中华医学会编著，人民卫生出版社），《诸福棠实用儿科学（第 8 版）》（人民卫生出版社）。

1. 病史：1 岁以内婴儿，有大便性状和次数（3 次以上）改变。伴或不伴有恶心、呕吐、发热等症状。主要有感染性和非感染性两类病因。病程 2 周以内为急性腹泻，2 周 ~2 月为迁延性腹泻，2 月以上为慢性腹泻。

2. 体征：腹软或腹胀，有或无脱水征，肠鸣音活跃。

3. 实验室检查：大便常规镜检根据病因不同而不同，可表现为正常，或有少许红细胞、白细胞或者大量红细胞、白细胞。血白细胞计数和分类、便培养、便病毒检测有助于病原学诊断。氢呼气试验在双糖吸收不良时呈阳性结果。血生化有助于脱水电解质紊乱情况的评估。对迁延性和慢性腹泻患儿血浆白蛋白的测定、消化吸收功能试验、消化道造影、结肠镜检查、小肠镜检查、胃镜、免疫学检查、过敏原检测、内分泌检查有助于病因诊断。

释义

■ 本路径的制定主要参考国内权威参考书籍和诊疗指南。

■ 婴儿腹泻病的病因复杂，感染性腹泻的病原有细菌、病毒、真菌、寄生虫等。非感染性腹泻的常见病因有乳糖不耐受，食物过敏。少见的病因有炎症性肠病、免疫缺陷病、内分泌疾病、遗传代谢疾病等，需要仔细鉴别。

（三）治疗方案的选择

根据《临床诊疗指南·小儿内科分册》（中华医学会编著，人民卫生出版社），《诸福棠实用儿科学（第 8 版）》（人民卫生出版社）。

1. 如是感染性腹泻消化道，隔离至腹泻缓解。

2. 根据临床表现和实验室检查纠正脱水和电解质酸碱紊乱。

3. 如是细菌感染，根据病情选用抗生素。

4. 如是食物蛋白介导的过敏性腹泻，根据病情给予氨基酸奶粉或深度水解蛋白奶粉喂养，患儿回避过敏食物。纯母乳喂养儿继续哺乳，母亲也回避引起患儿过敏腹泻的食物。

5. 如是乳糖不耐受引起的腹泻，给予免乳糖奶粉治疗。

6. 应用黏膜保护剂和益生菌。

7. 炎症性肠病、遗传代谢病引起的腹泻，内分泌性腹泻，免疫缺陷引起的腹泻，根据病因给予相应治疗。

释义

■ 根据《临床诊疗指南·小儿内科分册》（中华医学会编著，人民卫生出版社，2005），《诸福棠实用儿科学》（江载芳、申昆玲、沈颖主编，第 8 版，人民卫生出版社，2015），中华医学会儿科学分会消化学组，中华医学会肠外肠内营养学分会儿科学组，婴儿急性腹泻的临床营养干预路径，中华儿科杂志，2012，50（9）：682-683，中华医学会儿科学分会消化学组，中华医学会儿科学分会感染学组，《中华儿科杂志》编辑委员会，儿童腹泻病诊断治疗原则的专家共识，中华儿科杂志，2009，47（8）：634-636，中华医学会儿科学分会消化学组，《中华儿科杂志》编辑委员会，中国儿童急性感染性腹泻病临床实践指南，中华儿科杂志，2016，54（7）：483-488 进行治疗方案的制订。

■ 本病病因较多，主要的治疗原则有纠正水电解质平衡，营养支持治疗，合理使用抗生素，对因治疗。

■ 一般认为，急性腹泻病往往由病毒或细菌等病原引起，在腹泻发生前及腹泻症状消失后都可检测到粪便排出病原，因此应注意消化道隔离的时间。

■ 婴儿急性腹泻病，70%左右水样便腹泻为病毒引起，不需要用抗生素。需要抗菌药物治疗的腹泻包括细菌性痢疾、沙门菌肠炎、其他侵袭性细菌所致腹泻及非侵袭性细菌所致重症腹泻。应做粪便细菌培养及药敏试验，根据药敏试验，选择敏感抗菌药物治疗。在没有获得细菌培养及药敏试验前，可选用氨苄西林、阿莫西林等口服。但目前对上述药物耐药菌株较多，也可选用头孢哌酮、头孢曲松、头孢克肟等第三代头孢类药物静脉滴注或口服。避免长期用药，以免发生肠道菌群失调或二重感染。

（四）标准住院日为 4～10 天

释义

■ 急性婴儿腹泻病大多是病毒或细菌感染，经过治疗后，病情在 1 周左右可以好转。

（五）进入路径标准

1. 第一诊断必须符合婴儿腹泻编码 ICD-10：A09.903。
2. 当患者同时具有其他疾病诊断，只要住院期间不需要特殊处理也不影响第一诊断的临床路径流程实施时，可以进入路径。

释义

■ 进入本路径的患儿第一诊断为婴儿腹泻病，如合并其他基础疾病，如全身系统性疾病、免疫功能缺陷或存在应用免疫抑制剂治疗等情况时，可进入路径，但可能会增加医疗费用，延长住院时间。

（六）入院后第 1～2 天

1. 必须检查的项目：
（1）血常规、尿常规、大便常规，大便潜血试验。
（2）C 反应蛋白（CRP）。
（3）肝肾功能、血电解质。
（4）大便病毒检测。
（5）大便培养加药敏。
2. 根据患儿病情可选择：血气分析、氢呼气试验、消化道造影、结肠镜、小肠镜、胃镜、免疫学检查、过敏原检测、内分泌检查等。

释义

■ 血常规、尿常规、便常规是最基本的三大常规检查，每个进入路径的患儿均需完成。便常规检查可初步疑诊腹泻病的病因。

■ C反应蛋白有助于帮助判断是否合并了细菌感染。

■ 肝肾功能、血电解质可以评价患儿电解质及酸碱平衡状态。

■ 如果是迁延性或慢性腹泻病，往往提示可能乳糖不耐受，食物过敏或炎症性肠病以及其他少见疾病，需要进一步检查。

（七）药物选择

1. 根据脱水情况选择口服补液盐（经口或经鼻饲管）或静脉补液。如无脱水，给予口服补液盐预防脱水。
2. 益生菌制剂。
3. 胃肠黏膜保护剂。
4. 侵袭性细菌感染必须加用抗生素，非侵袭性细菌感染的新生儿、进行免疫治疗的患儿、免疫力低下的患儿、病情重的患儿、其他严重原发病患儿给予抗生素治疗。

释义

■ 口服补液盐可用于预防脱水，纠正轻、中度脱水。重度脱水伴有循环衰竭则需要静脉输液，液体张力可根据电解质及酸碱平衡情况进行调节。低渗口服补液盐（WHO推荐）可用于口服补液的治疗。婴儿腹泻补锌治疗，有助于改善婴儿腹泻的临床预后，并降低该病的发病率。患儿发病始即补锌治疗，疗程10天，小于6个月的患儿，每天补充锌元素10mg（赖氨葡锌颗粒2袋）；大于6个月的患儿，每天补充锌元素20mg（赖氨葡锌颗粒4袋）。

■ 益生菌可以补充肠道正常益生菌群，恢复微生态平衡，重建肠道天然生物屏障保护作用。这些制剂一定要保持有足够数量的活菌，鼠李糖乳杆菌和布拉酵母菌因其循证证据充分，被推荐作为急性腹泻的治疗。

■ 作用为吸附病原体和毒素，维持肠细胞的吸收与分泌功能，与肠道黏液糖蛋白相互作用，增强其屏障作用，以阻止病原微生物的侵入。常用药物如蒙脱石，为双八面体蒙脱石粉，适用于急性水样便腹泻（病毒性或产毒细菌性）及迁延性腹泻。服用蒙脱石散剂时应将本品1袋倒入50ml温水中，摇匀后口服，剂量为每日1袋，分3次服用。

（八）必须复查的检查项目

1. 血常规、尿常规、大便常规。
2. 血电解质。

（九）出院标准

1. 体温正常，腹泻好转。
2. 无呕吐，脱水纠正。
3. 大便常规、电解质正常。

释义

■ 患儿出院前临床表现应明显好转：体温正常，无呕吐，腹泻好转。

■ 出院前脱水应完全纠正，电解质正常，无酸碱失衡。

（十）变异及原因分析

1. 存在使腹泻进一步加重的其他疾病，需要处理干预。

2. 患儿入院时已发生严重水、电解质紊乱，需进行积极对症处理，完善相关检查，向家属解释并告知病情，导致住院时间延长，增加住院费用等。

3. 患儿迁延性或慢性腹泻需要病因诊断，导致住院时间延长，增加住院费用。

释义

■ 变异是指入选临床路径的患者未能按路径流程完成医疗行为或未达到预期的医疗质量控制目标，这包含有以下情况：

1. 按路径流程完成治疗，但超出了路径规定的时限或限定的费用。如腹泻时间较长、腹泻量较大的患儿，可能出现继发性乳糖不耐受，导致持续腹泻，可改用不含乳糖的奶粉喂养。再如腹泻持续时间较长或发生严重脱水、电解质紊乱后方入院的患儿，有可能住院时间较长，使住院费用增加。

2. 不能按路径流程完成治疗，患者需要中途退出路径。如在检查过程中发现患儿为免疫缺陷病引起的腹泻则需要退出本路径，转入相应路径。对这些患者，主管医师均应进行变异原因的分析，并在临床路径的表单中予以说明。

■ 医师认可的变异原因主要指患者入选路径后，医师在检查及治疗过程中发现患者合并存在一些事前未预知的对本路径治疗可能产生影响的情况，需要中止执行路径或是延长治疗时间、增加治疗费用。医师需在表单中明确说明。

■ 因患者方面的主观原因导致执行路径出现变异，也需要医师在表单中予以说明。

四、婴儿腹泻病给药方案

【用药选择】

1. 根据病情，首先需要纠正脱水、酸中毒，轻度到中度脱水、无呕吐、腹胀的患儿给予口服补液盐Ⅲ，重度脱水、有循环衰竭患儿给予静脉补液。无脱水患儿应用口服补液盐Ⅲ预防脱水。患儿发病始即补锌治疗，可选锌剂如赖氨葡锌颗粒（无糖型）等，疗程10天。

2. 益生菌、黏膜保护剂等作为辅助用药。

3. 继续喂养，怀疑有继发性乳糖不耐受时，给予无乳糖或低乳糖奶粉喂养。怀疑有牛奶蛋白过敏时，给予回避牛奶蛋白，并用氨基酸配方粉或者深度水解蛋白配方粉进行营养替代治疗。

4. 针对病因进行治疗。

5. 合理使用抗生素。

【药学提示】

1. 使用低渗口服补液盐时，要注意监测患儿电解质情况。
2. 免疫缺陷患儿要谨慎使用益生菌。

【注意事项】

非侵袭性细菌感染时，除新生儿和免疫低下患儿，一般不使用抗生素。

五、推荐表单

（一）医师表单

婴儿腹泻病临床路径医师表单

适用对象：第一诊断为婴儿腹泻病（ICD-10：A09.903）

患者姓名：	性别：　　年龄：　　门诊号：	住院号：
住院日期：　　年　月　日	**出院日期：**　　年　月　日	**标准住院日：4～10 天**

时间	住院第 1 天	住院第 2-3 天	住院第 4-10 天 （出院日）
主要诊疗工作	□ 询问病史及体格检查 □ 病情告知 □ 如患儿病情重，需及时请示上级医师	□ 上级医师查房 □ 整理送检项目报告，有异常者应及时向上级医师汇报，并予相应处理 □ 注意防治并发症	□ 上级医师查房，同意其出院 □ 完成出院小结 □ 出院宣教 □ 向患儿家属交代出院注意事项，如随访项目，间隔时间，观察项目等
重点医嘱	□ **长期医嘱：** □ 腹泻护理常规 □ 饮食：流质、半流质，乳糖不耐受者为免乳糖奶粉喂养 □ 病重者予呼吸、心电监护，吸氧 □ 口服补液盐 □ 静脉补液（重度脱水伴循环衰竭者） □ 益生菌 □ 胃肠黏膜保护剂 □ 抗生素（侵袭性细菌感染或特殊情况下的非侵袭性细菌感染） **临时医嘱：** □ 血常规、尿常规、大便常规，CRP，肝肾功能，电解质 □ 大便病毒检测 □ 大便培养 □ 必要时做血气分析、大便乳糖检测 □ 根据血气分析结果予以纠正酸碱失衡及电解质紊乱 □ 按照脱水程度予以补液 □ 高热时降温处理	**长期医嘱：** □ 腹泻护理常规 □ 饮食：如果是过敏引起腹泻，给予氨基酸奶粉或者深度水解蛋白奶粉 □ 服补液盐 □ 静脉补液（重度脱水伴循环衰竭者） □ 益生菌 □ 胃肠黏膜保护剂 □ 抗生素（侵袭性细菌感染或特殊情况下的非侵袭性细菌感染） **临时医嘱：** □ 必要时复查血气分析、电解质 □ 根据脱水程度、电解质及血气分析结果予以液体疗法 □ 高热时降温处理 □ 必要时查心电图、心肌酶谱 □ 必要时进行病因方面的相关检查（免疫学检查，过敏原检测，内镜检查等）	**出院医嘱：** □ 出院带药 □ 门诊随诊
病情变异记录	□ 无　□ 有，原因： 1. 2.	□ 无　□ 有，原因： 1. 2.	□ 无　□ 有，原因： 1. 2.
医师签名			

（二）护士表单

婴儿腹泻病临床路径护士表单

适用对象：第一诊断为婴儿腹泻病（ICD-10：A09.903）

患者姓名：	性别： 年龄： 门诊号：	住院号：
住院日期： 年 月 日	**出院日期：** 年 月 日	**标准住院日：4~10天**

时间	住院第1天	住院第2~3天	住院第4~7天（出院日）
健康宣教	□ 介绍主管医师、护士 □ 介绍环境、设施 □ 介绍住院注意事项	□ 指导患儿家属正确留取粪便标本 □ 主管护士与家属沟通，了解并指导心理应对 □ 宣教疾病知识、用药知识及特殊检查操作过程，告知检查及操作前后饮食、活动及探视注意事项及应对方式	□ 康复和锻炼 □ 定时复查 □ 出院带药服用方法 □ 饮食休息等注意事项指导，讲解增强体质的方法，减少感染的机会
护理处置	□ 核对患者、佩戴腕带 □ 建立入院护理病历 □ 卫生处置：剪指甲、沐浴、更换病号服	□ 随时观察患者病情变化 □ 遵医嘱正确使用药物 □ 协助医师完成各项检查、化验	□ 办理出院手续 □ 书写出院小结
基础护理	□ 二级护理 □ 晨晚间护理 □ 患者安全管理	□ 二级护理 □ 晨晚间护理 □ 患者安全管理	□ 二级护理 □ 晨晚间护理 □ 患者安全管理
专科护理工作	□ 入院护理评估（腹痛、腹部体征、生命体征、脱水情况、大便情况等） □ 病史询问，相应查体 □ 定时测量体温 □ 严格记录出入液量	□ 呼吸频率、血氧饱和度监测，观察患儿腹痛和大便情况 □ 遵医嘱完成相关检查 □ 心理护理 □ 必要时予以吸氧 □ 遵医嘱正确给药，提供并发症征象的依据	□ 病情观察：评估患者生命体征，特别是呼吸频率及血氧饱和度 □ 心理护理
重点医嘱	**长期医嘱：** □ 腹泻护理常规 □ 饮食：流质、半流质，乳糖不耐受者为低乳糖奶粉喂养 □ 病重者予呼吸、心电监护，吸氧 □ 口服补液盐：按需供给 □ 肠道菌群调节剂 □ 胃肠道黏膜保护剂 **临时医嘱：** □ 血常规、尿常规、便常规，CRP，肝肾功能，电解质 □ 便轮状病毒检测 □ 必要时做血气分析、便乳糖检测 □ 根据血气分析结果予以纠正酸碱失衡及电解质紊乱 □ 按照脱水程度予以补液 □ 高热时降温处理	**长期医嘱：** □ 腹泻护理常规 □ 饮食 □ 口服补液盐：按需供给 □ 肠道菌群调节剂 □ 胃肠道黏膜保护剂 **临时医嘱：** □ 必要时复查血气分析、电解质 □ 根据脱水程度、电解质及血气分析结果予以液体疗法 □ 高热时降温处理 □ 必要时查心电图、心肌酶谱	□ **出院医嘱：** □ 出院带药 □ 门诊随诊

续　表

时间	住院第 1 天	住院第 2～3 天	住院第 4～7 天 （出院日）
病情变异记录	□无　□有，原因： 1. 2.	□无　□有，原因： 1. 2.	□无　□有，原因： 1. 2.
护士签名			

（三）患者表单

婴儿腹泻病临床路径患者表单

适用对象：第一诊断为婴儿腹泻病（ICD-10：A09.903）

患者姓名：	性别：　年龄：　门诊号：	住院号：
住院日期：　年　月　日	**出院日期：**　年　月　日	**标准住院日：4～7天**

时间	住院第1天	住院期间（第2～3天）	住院第4～7天（出院日）
医患配合	□ 请家属配合询问病史、收集资料，请务必详细告知既往史、用药史、过敏史 □ 配合进行体格检查 □ 有任何不适告知医师	□ 配合完成相关检查、化验，如采血、留尿便等 □ 医师向患者及家属介绍病情，如有异常检查结果需进一步检查 □ 配合用药及治疗 □ 配合医师调整用药 □ 有任何不适告知医师	□ 接受出院前指导 □ 知道复查程序 □ 获取出院诊断书
护患配合	□ 配合测量体温、脉搏、呼吸、血压、血氧饱和度、体重 □ 配合完成入院护理评估单（简单询问病史、过敏史、用药史） □ 接受入院宣教（环境介绍、病室规定、订餐制度、贵重物品保管等） □ 有任何不适告知护士	□ 配合测量体温、脉搏、呼吸，回答每日排便情况 □ 接受相关化验、检查宣教，正确留取粪便标本，配合检查 □ 有任何不适告知护士 □ 接受输液、服药治疗 □ 注意活动安全，避免坠床或跌倒 □ 配合执行探视及陪伴制度 □ 接受疾病及用药等相关知识指导	□ 接受出院宣教 □ 办理出院手续 □ 获取出院携带药品 □ 知道服药方法、药物作用、注意事项 □ 知道复印病历方法
饮食	□ 正常普食 □ 半流食 □ 流食 □ 未进食	□ 正常普食 □ 半流食 □ 流食 □ 未进食	□ 正常普食 □ 半流食 □ 流食 □ 未进食
排泄	□ 正常排尿便 □ 不正常排尿便	□ 正常排尿便 □ 不正常排尿便	□ 正常排尿便 □ 不正常排尿便
活动	□ 适量活动	□ 适量活动	□ 适量活动
患者监护人签名			

附：原表单（2016年版）

婴儿腹泻临床路径表单

适用对象：第一诊断为婴儿腹泻（ICD-10：K52.922）

患者姓名：	性别：　　年龄：　　门诊号：	住院号：
住院日期：　　年　月　日	**出院日期：**　　年　月　日	**标准住院日：**4～10天

时间	住院第1天	住院第2～3天	住院第4～10天（出院日）
主要诊疗工作	□ 询问病史及体格检查 □ 病情告知 □ 如患儿病情重，需及时请示上级医师	□ 上级医师查房 □ 整理送检项目报告，有异常者应及时向上级医师汇报，并予相应处理 □ 注意防治并发症	□ 上级医师查房，同意其出院 □ 完成出院小结 □ 出院宣教：向患儿家属交代出院注意事项，如随访项目，间隔时间，观察项目等
重点医嘱	□ **长期医嘱：** □ 腹泻护理常规 □ 饮食：流质、半流质，乳糖不耐受者为免乳糖奶粉喂养 □ 病重者予呼吸、心电监护，吸氧 □ 口服补液盐： □ 静脉补液（重度脱水伴循环衰竭者） □ 益生菌 □ 胃肠黏膜保护剂 □ 抗生素（侵袭性细菌感染或特殊情况下的非侵袭性细菌感染） **临时医嘱：** □ 血常规、尿常规、大便常规，CRP，肝肾功能，电解质 □ 大便病毒检测 □ 大便培养 □ 必要时做血气分析、大便乳糖检测 □ 根据血气分析结果予以纠正酸碱失衡及电解质紊乱 □ 按照脱水程度予以补液 □ 高热时降温处理	**长期医嘱：** □ 腹泻护理常规 □ 饮食：如果是过敏引起腹泻，给予氨基酸奶粉或者深度水解蛋白奶粉。 □ 服补液盐： □ 静脉补液（重度脱水伴循环衰竭者） □ 益生菌 □ 胃肠黏膜保护剂 □ 抗生素（侵袭性细菌感染或特殊情况下的非侵袭性细菌感染） **临时医嘱：** □ 必要时复查血气分析、电解质 □ 根据脱水程度、电解质及血气分析结果予以液体疗法 □ 高热时降温处理 □ 必要时查心电图、心肌酶谱 □ 必要时进行病因方面的相关检查（免疫学检查，过敏原检测，内镜检查等）	**出院医嘱：** □ 出院带药 □ 门诊随诊
主要护理工作	□ 入院护理评估 □ 入院宣教 □ 定时测量体温 □ 严格记录出入液量	□ 每日护理评估 □ 定时测量体温 □ 严格记录出入液量	□ 出院宣教

续　表

时间	住院第 1 天	住院第 2～3 天	住院第 4～10 天 （出院日）
病情 变异 记录	□无　□有，原因： 1. 2.	□无　□有，原因： 1. 2.	□无　□有，原因： 1. 2.
护士 签名			
医师 签名			

患者版临床路径告知单
婴儿腹泻患者版临床路径告知单

时间	住院第 1 天	住院第 2 ~3 天	住院第 4 ~7 天（出院日）
医生的工作	□ 询问病史及体格检查 □ 病情告知 □ 如患儿病情重，需及时请示上级医师	□ 上级医师查房 □ 整理送检项目报告，有异常者应及时向上级医师汇报，并予相应处理 □ 注意防治并发症	□ 上级医师查房，同意其出院 □ 完成出院小结 □ 出院宣教 □ 向患儿家属交代出院注意事项，如随访项目，间隔时间，观察项目等
护士的工作	□ 入院介绍：病房环境，设施， □ 医院规章制度，治疗查房时间，病房护士长、主治医师，主管/责任护士 □ 患者准备：更换病号服，戴腕带 □ 入院护理评估 □ 观察脱水以及是否纠正 □ 遵医嘱给予静脉或口服补液 □ 观察补液情况 □ 常规生活护理 □ 巡视病房，观察病情变化 □ 观察患儿大便情况严格记录出入液量 □ 健康宣教 □ 疾病和消毒隔离相关知识	□ 遵医嘱给予静脉或口服补液 □ 巡视病房，观察患儿病情变化 □ 健康宣教：皮肤和饮食护理 □ 观察患儿大便情况，严格记录 □ 出入液量	□遵医嘱给予静脉或口服补液 □ 巡视病房，观察患儿病情变化 □ 健康宣教：皮肤和饮食护理 □ 观察患儿大便情况，严格记录 □ 出入液量 □ 出院指导 □ 发放出院带药，告知药物服药方法 □ 出院健康教育
患者及家属的工作	□ 接受病史询问和体格检查，提供既往的病历资料 □ 实行一人陪床 □ 配合护士接受各项所需检查和化验 □ 配合护士为患儿进行静脉或口服补液 □ 配合护士完成患儿大便和出入液量记录 □ 准备患儿日常所需物品和尿垫 □ 看护好患儿，避免坠床等不良事件的发生 □ 配合静脉输液，看护好患儿 □ 接受健康宣教	□ 实行一人陪床 □ 配合护士为患儿进行口服或 □ 静脉补液 □ 配合护士接受各项所需检查和化验 □ 配合护士完成患儿大便和出 □ 入液量记录 □ 看护好患儿，避免坠床等不良 □ 事件的发生 □ 配合静脉输液，看护好患儿 □ 接受健康宣教	□ 实行一人陪床 □ 配合护士为患儿进行口 □ 服或静脉补液 □ 看护好患儿，避免坠床等不良事件的发生 □ 配合医护尽早做好出院准备 □ 结账后与护士核对患儿的出院带药 □ 接患儿出院，检查物品，避免遗漏

第十章

消化性溃疡临床路径释义

一、消化性溃疡编码

疾病名称及编码：消化性溃疡（ICD-10：K25-27）

二、临床路径检索方法

K25-27，1 个月至 18 岁的儿童病例

三、消化性溃疡临床路径标准住院流程

（一）适用对象

第一诊断为消化性溃疡或消化性溃疡伴出血（ICD-10：K25-K27）。

释义

■ 消化性溃疡病是指在各种致病因子的作用下黏膜发生的炎性反应与坏死性病变，病变可深达黏膜肌层，其中以胃、十二指肠最为常见。在不同国家、不同地区，其发病率有较大差异。

（二）诊断依据

根据《临床诊疗指南·小儿内科分册》（中华医学会编著，人民卫生出版社，2005）、《诸福棠实用儿科学》（江载芳、申昆玲、沈颖主编，第 8 版，人民卫生出版社，2015）。

1. 病史：反复腹痛，恶心、呕吐，尤其是发现消化道出血或原因不明的进行性贫血的患儿，应当做进一步检查。
2. 体征：腹部扪及剑突下压痛或脐周痛觉过敏，并发穿孔可伴腹膜炎体征。
3. 实验室检查：胃镜检查，消化道钡餐造影，幽门螺杆菌检测。

释义

■ 由于各年龄阶段溃疡的好发部位、类型和演变过程不同，临床症状和体征也有所不同，年龄越小，症状越不典型，不同年龄患者的临床表现有其各自特点。新生儿期以继发性溃疡多见；婴儿期同样以继发性溃疡多见，首发症状可为消化道出血和穿孔，原发性溃疡以胃溃疡多见；幼儿期胃溃疡和十二指肠球部溃疡发病率相等；学龄前期和学龄期以原发性十二指肠溃疡多见。

■ 儿童消化性溃疡的症状和体征不如成人典型，故需要仔细鉴别。腹痛应与肠痉挛，蛔虫症，腹内脏器感染、结石，腹型过敏性紫癜等疾病鉴别。消化道出血以呕血为主，在新生儿和小婴儿应与新生儿自然出血症、食管裂孔疝等鉴别。年长儿需与肝硬化致食管静脉曲张破裂出血及全身出血性疾病鉴别，有时还需与咯血相鉴

别。便血应与肠套叠、梅克尔憩室、息肉、腹型过敏性紫癜、肠血管病变、血液病所致出血鉴别。

■ 消化性溃疡还须与淋巴瘤、克罗恩病、结核、巨细胞病毒感染、胃癌等继发的上消化道溃疡相鉴别。

■ 胃镜是诊断消化性溃疡首选方法。通过检查不仅能诊断溃疡，而且可估计溃疡部位、形态、大小、深度、病期及溃疡周围黏膜的情况、溃疡表面有无血管暴露和评估药物治疗的效果，同时又可采取黏膜活检做组织病理学和细菌学检查。消化道出血时能够明确出血部位，及时进行相应内镜下治疗。

■ 胃镜检查对鉴别良、恶性溃疡具有重要价值。对不典型或难愈合的溃疡，要分析其原因，必要时做进一步相关检查，如胃肠 X 线钡餐、超声内镜、共聚焦内镜等以明确诊断。

■ 对消化性溃疡病建议常规做尿素酶试验、组织学检测或核素标记^{13}C 呼气试验，以明确是否存在幽门螺杆菌感染。细菌培养可用于药物敏感试验和细菌学研究。血清抗体检测只应用于人群普查，不能反映是否现症感染及治疗后是否根除。

（三）治疗方案的选择

根据《临床诊疗指南·小儿内科分册》（中华医学会编著，人民卫生出版社，2005）、《诸福棠实用儿科学》（江载芳、申昆玲、沈颖主编，第 8 版，人民卫生出版社，2015）。

1. 一般治疗：饮食指导。
2. 药物治疗：抑酸剂，胃黏膜保护剂，抗幽门螺杆菌治疗。
3. 合并出血根据出血量可补液或输血支持。

释义

■ 在消化性溃疡活动期，要注意休息，避免剧烈运动，避免刺激性饮食，青春期儿童戒烟、戒酒。消化道出血时需要禁食。

■ 抑酸治疗是缓解消化性溃疡症状、愈合溃疡的最主要措施。PPI 是首选的药物。其他抑酸药与抗酸药亦有助于缓解消化性溃疡病的腹痛、反酸等症状，促进溃疡愈合。

■ 根除幽门螺杆菌应成为消化性溃疡痛的基本治疗，它是促进溃疡愈合及预防复发的有效措施。根据［中华医学会儿科学分会消化学组，《中华儿科杂志》编辑委员会儿童幽门螺杆菌感染诊治专家共识 . 2015，53（7）：496-498.］制订治疗方案。

1. 根除 Hp 的常用药物

（1）抗生素：阿莫西林 50mg/(kg·d)，分 2 次，（最大剂量 lg，2 次/天）；甲硝唑 20mg/(kg·d)，分 2 次（最大剂量 0.5g，2 次/天）；替硝唑 20mg/(kg·d)，分 2 次；克拉霉素 15~20mg/(kg·d)，分 2 次（最大剂量 0.5g，2 次/天）。

（2）铋剂：胶体次枸橼酸铋剂（>6 岁），6~8mg/(kg·d)，分 2 次（餐前口服）。

（3）抗酸分泌药：PPI：奥美拉唑，0.6~1.0mg/(kg·d)，分 2 次（餐前口服）。

2. 治疗方案：

（1）一线方案（首选方案）：适用于克拉霉素耐药率较低（<20%）地区，方案为：PPI+克拉霉素+阿莫西林，疗程 10 或 14 天。若青霉素过敏，则换用甲硝唑或替硝唑。克拉霉素耐药率较高（>20%）的地区，含铋剂的三联疗法（阿莫西林+甲硝唑+胶体次枸橼酸铋剂）以及序贯疗法（PPI+阿莫西林 5 天，PH+克拉霉素+甲硝唑 5 天）可作为一线疗法。

（2）二线方案：用于一线方案失败者，PPI+阿莫西林+甲硝唑（或替硝唑）+胶体次枸橼酸铋剂或伴同疗法（PPI+克拉霉素+阿莫西林+甲硝唑），疗程 10 或 14 天。

■ 联合应用胃黏膜保护剂可提高消化性溃疡的愈合质量，有助于减少溃疡的复发。

■ 长期使用非甾体抗炎药（NSAID）和阿司匹林的儿童需要警惕消化性溃疡病。

■ 消化性溃疡合并活动性出血的首选治疗方法是胃镜下止血，同时使用大剂量 PPI 可有效预防再出血，减少外科手术率与病死率。

■ 如有以下情况，应根据个体情况考虑放射介入治疗或外科手术治疗：胃镜治疗或胃镜治疗失败，失血量大，药物治疗无效；合并有溃疡穿孔；有幽门梗阻；复发较频的难治性溃疡，药物疗效不佳者。

（四）标准住院日为 4～7 天

释义

如果患儿条件允许，住院时间可以低于 4 天。

（五）进入路径标准

1. 第一诊断必须符合 ICD-10：K25-K27 消化性溃疡或消化性溃疡伴出血疾病编码。
2. 当患者同时具有其他疾病诊断，但在住院期间不需要特殊处理也不影响第一诊断的临床路径流程实施时，可以进入路径。

释义

■ 患者同时具有其他疾病影响第一诊断的临床路径流程实施时均不适合进入临床路径。

（六）入院后第 1～2 天

1. 必需检查的项目：
（1）血常规、尿常规、便常规、便潜血。
（2）肝肾功能、血型、输血常规检查、凝血功能。
（3）幽门螺杆菌感染相关检测。
（4）内镜。

2. 根据患者病情可选择：腹部 B 超、消化道造影、核素扫描、X 线腹部平片或 CT 等。

释义

■ 上述必需检查项目主要目的是明确诊断，判断是否存在活动性出血。有无幽门螺杆菌感染。

■ 腹部 B 超、X 线或 CT 检查目的是除外梗阻、穿孔及其他全身性疾病。

■ 如以贫血为首发症状就诊的患儿根据情况需要除外梅克尔憩室、胃肠血管病变和全身性疾病。

（七）选择用药

1. 抑酸剂：如质子泵抑制剂、H_2受体拮抗剂等。
2. 止血药。
3. 胃黏膜保护剂：如铋剂、硫糖铝等。
4. 抗幽门螺杆菌治疗：质子泵抑制剂加两种抗生素首选。

释义

■ 初始治疗 2～3 天后进行临床评估，根据患者病情变化调整药物。合并出血的患儿需要对症治疗。

■ H_2受体拮抗剂（H_2RA）在非酸溃疡中应与胃黏膜保护剂联用。抗酸剂具有中和胃酸作用，在用于治疗消化性溃疡时建议与抑酸剂联合应用。

（八）出院标准

1. 无活动性出血，大便潜血阴性，血红蛋白稳定。
2. 腹痛、呕吐等临床症状缓解。

释义

■ 如果出现并发症，由主管医师具体决定是否需要继续住院处理。

（九）变异及原因分析

1. 溃疡大出血，合并出血性休克。
2. 需内镜下止血或外科干预。

释义

■ 变异是指入选临床路径的患者未能按路径流程完成医疗行为或未达到预期的医疗质量控制目标，包含以下情况：

1. 按路径流程完成治疗，但超出了路径规定的时限或限定的费用，如消化性溃疡伴有消化道出血有可能住院时间较长，住院费用增加。

2. 不能按路径流程完成治疗，患者需要中途退出本路径，如消化性溃疡可并发肺炎，必要时可告知家长病情，进行胸部X线检查，如诊断为肺炎需要退出转入相应路径。对于这些患者，主管医师均应进行变异原因的分析，并在临床路径的表单中予以说明。

■ 医师认可的变异原因主要指患者入选路径后，医师在检查及治疗过程中发现患者合并存在一些事前未预知的对本路径治疗可能产生影响的情况，需要中止执行路径或者是延长治疗时间、增加治疗费用。医师需在表单中明确说明。

■ 因患者方面的主观原因导致执行路径出现变异，也需要医师在表单中予以说明。

四、消化性溃疡给药方案

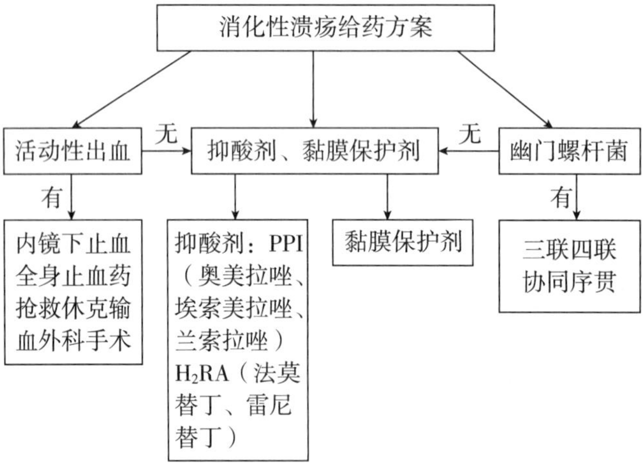

【用药选择】

1. 出血患儿给予止血治疗，内镜下止血为首选。
2. 幽门螺杆菌感染患儿，给予根除幽门螺杆菌治疗。
3. 治疗消化性溃疡给予抑酸剂和黏膜保护剂。

【药学提示】

低龄患儿应用质子泵抑制剂，注意监测感染情况。

【注意事项】

质子泵抑制剂具有酶抑制作用，一些经肝脏细胞色素P450系统代谢的药物，如双香豆素、地西泮、苯妥英钠等，其药物半衰期可因合用本品而延长。

五、推荐表单

（一）医师表单

消化性溃疡临床路径医师表单

适用对象：第一诊断为消化性溃疡或消化性溃疡伴出血（ICD-10：K25-K27）

患者姓名：	性别： 年龄： 门诊号：	住院号：
住院日期： 年 月 日	**出院日期：** 年 月 日	**标准住院日：4～7 天**

时间	住院第 1 天	住院第 2～3 天	住院第 4～7 天 （出院日）
主要诊疗工作	□ 询问病史及体格检查 □ 病情告知 □ 如患儿病情重，需及时请示上级医师 □ 注意有无失血性休克及穿孔等表现	□ 上级医师查房 □ 完善检查 □ 注意有无失血性休克及穿孔等表现	□ 上级医师查房，同意患者出院 □ 完成出院小结 □ 出院宣教：向患儿家属交代出院注意事项，如随访项目、间隔时间、观察项目等
重点医嘱	**长期医嘱：** □ 护理常规 □ 饮食：活动性出血需禁食 □ 病重者予血压、心电监护 □ 抑酸治疗 □ 止血药（合并出血时） □ 胃肠黏膜保护剂 **临时医嘱：** □ 血常规、尿常规、便常规+潜血、肝肾功能、凝血功能、血型、输血常规检查 □ 申请胃镜或消化道钡餐造影 □ 必要时行腹部 X 线、腹部 B 超、腹部 CT 等检查 □ 幽门螺杆菌感染检测 □ 必要时补充血容量：补液或输血 □ 必要时外科会诊	**长期医嘱：** □ 护理常规 □ 饮食调整（根据病情选择禁食、流质或半流质饮食） □ 病重者予血压、心电监护 □ 抑酸治疗 □ 止血药（合并出血时） □ 胃肠黏膜保护剂 □ 如果幽门螺杆菌检测阳性，给予三联治疗 **临时医嘱：** □ 必要时复查血常规、便潜血、网织红细胞 □ 根据失血程度补充液体或输血 □ 必要时外科会诊	**出院医嘱：** □ 出院带药 □ 门诊随诊
病情变异记录	□ 无 □ 有，原因： 1. 2.	□ 无 □ 有，原因： 1. 2.	□ 无 □ 有，原因： 1. 2.
医师签名			

（二）护士表单

消化性溃疡临床路径护士表单

适用对象：第一诊断为消化性溃疡或消化性溃疡伴出血（ICD-10：K25-K27）

患者姓名：	性别： 年龄： 门诊号：	住院号：
住院日期： 年 月 日	**出院日期：** 年 月 日	**标准住院日：4~7天**

时间	住院第1天	住院第2~3天	住院第4~7天 （出院日）
健康宣教	□ 介绍主管医师、护士 □ 介绍环境、设施 □ 介绍住院注意事项	□ 指导患儿家属正确留取粪便标本 □ 主管护士与家属沟通，了解并指导心理应对 □ 宣教疾病知识、用药知识及特殊检查操作过程，告知检查及操作前后饮食、活动，探视注意事项及应对方式	□ 康复和锻炼 □ 定时复查 □ 出院带药服用方法 □ 饮食、休息等注意事项指导 □ 讲解增强体质的方法，减少感染的机会
护理处置	□ 核对患者、佩戴腕带 □ 建立入院护理病历 □ 卫生处置：剪指甲、沐浴、更换病号服	□ 随时观察患者病情变化 □ 遵医嘱正确使用药物 □ 协助医师完成各项检查化验 □ 胃镜前准备：禁食、禁水	□ 办理出院手续 □ 书写出院小结
基础护理	□ 二级护理 □ 晨晚间护理 □ 患者安全管理	□ 二级护理 □ 晨晚间护理 □ 患者安全管理	□ 二级护理 □ 晨晚间护理 □ 患者安全管理
专科护理工作	□ 入院护理评估（腹痛，腹部体征，生命体征，大便情况等） □ 病史询问，相应查体 □ 定时测量体温 □ 严格记录出入量	□ 呼吸频率、血氧饱和度监测，观察患儿腹痛和大便情况 □ 遵医嘱完成相关检查 □ 心理护理 □ 必要时吸氧 □ 遵医嘱正确给药 □ 提供并发症征象的依据	□ 病情观察：评估患者生命体征，特别是呼吸频率及血氧饱和度 □ 心理护理
重点医嘱	**长期医嘱：** □ 消化道溃疡护理常规 □ 饮食：活动性出血需禁食 □ 病重者予血压、心电监护 □ 抑酸治疗 □ 止血药（合并出血时） □ 胃肠黏膜保护剂 **临时医嘱：** □ 血常规、尿常规、便常规+潜血、肝肾功能、凝血功能、血型、输血常规检查 □ 申请胃镜或消化道钡餐造影 □ 必要时行腹部X线、腹部B超、腹部CT等检查 □ 幽门螺杆菌感染检测 □ 必要时补充血容量	**长期医嘱：** □ 消化道溃疡护理常规 □ 饮食调整（根据病情选择禁食、流质或半流质饮食） □ 病重者予血压、心电监护 □ 抑酸治疗 □ 止血药（合并出血时） □ 胃肠黏膜保护剂 □ 如果幽门螺杆菌检测阳性，给予三联治疗 **临时医嘱：** □ 必要时复查血常规、便+潜血、网织红细胞 □ 根据失血程度补液或输血 □ 必要时外科会诊	**出院医嘱：** □ 出院带药 □ 门诊随诊

续　表

时间	住院第 1 天	住院第 2～3 天	住院第 4～7 天 （出院日）
病情变异记录	□无　□有，原因： 1. 2.	□无　□有，原因： 1. 2.	□无　□有，原因： 1. 2.
护士签名			

（三）患者表单

消化性溃疡临床路径患者表单

适用对象：第一诊断为消化性溃疡或消化性溃疡伴出血（ICD-10：K25-K27）

患者姓名：	性别：　　年龄：　　门诊号：	住院号：
住院日期：　　年　月　日	出院日期：　　年　月　日	标准住院日：4～7天

时间	住院第1天	住院期间（第2～3天）	住院第4～7天（出院日）
医患配合	□ 配合询问病史、收集资料，请家属务必详细告知既往史、用药史、过敏史 □ 配合进行体格检查 □ 有任何不适告知医师	□ 配合完善相关检查、化验，如采血、留尿、胃镜、腹部B超等 □ 医师向患者及家属介绍病情，如有异常检查结果需进一步检查 □ 配合用药及治疗 □ 配合医师调整用药 □ 有任何不适告知医师	□ 接受出院前指导 □ 知道复查程序 □ 获取出院诊断书
护患配合	□ 配合测量体温、脉搏、呼吸、血压、血氧饱和度、体重 □ 配合完成入院护理评估单（简单询问病史、过敏史、用药史） □ 接受入院宣教（环境介绍、病室规定、订餐制度、贵重物品保管等） □ 有任何不适告知护士	□ 配合测量体温、脉搏、呼吸，回答每日排便情况 □ 接受相关化验、检查宣教，正确留取粪便标本，配合检查 □ 有任何不适告知护士 □ 接受输液、服药治疗 □ 注意活动安全，避免坠床或跌倒 □ 配合执行探视及陪伴制度 □ 接受疾病及用药等相关知识指导	□ 接受出院宣教 □ 办理出院手续 □ 获取出院携带药品 □ 知道药品的服用方法、作用、注意事项 □ 知道病历复印方法
饮食	□ 正常普食 □ 半流食 □ 流食 □ 未进食	□ 正常普食 □ 半流食 □ 流食 □ 未进食	□ 正常普食 □ 半流食 □ 流食 □ 未进食
排泄	□ 正常排尿便 □ 不正常排尿便	□ 正常排尿便 □ 不正常排尿便	□ 正常排尿便 □ 不正常排尿便
活动	□ 适量活动	□ 适量活动	□ 适量活动
患者监护人签名			

附：原表单（2010年）

消化性溃疡临床路径表单

适用对象：第一诊断为消化性溃疡或消化性溃疡伴出血（ICD-10：K25-K27）

患者姓名：	性别： 年龄： 门诊号：	住院号：
住院日期： 年 月 日	**出院日期：** 年 月 日	**标准住院日：4～7天**

时间	住院第1天	住院第2～3天	住院第4～7天 （出院日）
主要诊疗工作	□ 询问病史及体格检查 □ 病情告知 □ 如患儿病情重，需及时请示上级医师 □ 注意有无失血性休克及穿孔等表现	□ 上级医师查房 □ 完善检查 □ 注意有无失血性休克及穿孔等表现	□ 上级医师查房，同意其出院 □ 完成出院小结 □ 出院宣教：向患儿家属交代出院注意事项，如随访项目、间隔时间、观察项目等
重点医嘱	**长期医嘱：** □ 护理常规 □ 饮食：活动性出血需禁食 □ 病重者予血压、心电监护 □ 抑酸治疗 □ 止血药（合并出血时） □ 胃肠黏膜保护剂 **临时医嘱：** □ 血常规、尿常规、大便常规、大便潜血、肝肾功能、凝血功能、血型、输血常规检查 □ 申请胃镜或消化道钡餐造影 □ 必要时腹部X线片、腹部B超、腹部CT等检查 □ 幽门螺杆菌感染检测 □ 必要时补充血容量：补液或输血 □ 必要时外科会诊	**长期医嘱：** □ 护理常规 □ 饮食调整（根据病情选择禁食、流质或半流饮食） □ 病重者予血压、心电监护 □ 抑酸治疗 □ 止血药（合并出血时） □ 胃肠黏膜保护剂 □ 如果幽门螺杆菌检测阳性，给予三联治疗 **临时医嘱：** □ 必要时复查血常规、大便潜血、网织细胞 □ 根据失血程度补充液体或输血 □ 必要时外科会诊	**出院医嘱：** □ 出院带药 □ 门诊随诊
主要护理工作	□ 入院护理评估 □ 入院宣教 □ 注意观察大便性状	□ 每日护理评估 □ 严格记录出入液量 □ 注意观察大便性状	□ 出院宣教
病情变异记录	□ 无 □ 有，原因： 1. 2.	□ 无 □ 有，原因： 1. 2.	□ 无 □ 有，原因： 1. 2.
护士签名			
医师签名			

第十一章

胃食管反流病临床路径释义

一、胃食管反流病编码

疾病名称及编码：胃食管反流病（ICD-10：K21）

二、临床路径检索方法

K21，1个月至18岁的儿童病例

三、胃食管反流病临床路径标准住院流程

（一）适用对象

第一诊断为胃食管反流病（ICD-10：K21）。

释义

■ 胃食管反流病（gastroesophageal reflux disease，GERD）是指胃内容物反流入食管、口腔（包括喉部）或肺所致的症状和并发症。常有胃灼热、反流、上腹痛、胸骨后痛等症状，可导致食管炎和牙齿、咽、喉、气管等食管以外的组织损害。其中部分患者仅有反流症状，但内镜下无食管黏膜糜烂性病变，称为非糜烂性反流病（non erosive reflux disease，NERD）。

（二）临床诊断

根据《临床诊疗指南·小儿内科分册》（中华医学会编著，人民卫生出版社，2005）、《诸福棠实用儿科学》（江载芳、申昆玲、沈颖主编，第8版，人民卫生出版社，2015）。

1. 原因不明的呕吐、胸及上腹痛、胃灼热，小婴儿可有喂食困难、营养不良、发育停滞等症状，对反复发作的慢性呼吸道感染、慢性咳嗽治疗无效的哮喘等，应当考虑胃食管反流病可能。

2. 辅助检查：通过食管钡餐造影。食管24小时pH值监测或食管24小时pH值联合阻抗监测。胃镜检查有助于确诊。

释义

■ 诊断胃食管反流病需要注意以下几点：

1. 有胸痛症状者诊断为GERD前首先要与心源性胸痛进行鉴别。

2. 吞咽困难提示可能存在消化道动力障碍、狭窄或恶变。

3. 食管外症状，如慢性咳嗽、哮喘、慢性咽炎等以及不典型症状，如消化不良、胸骨后疼痛、早饱、腹胀、嗳气、恶心等，当质子泵抑制剂（PPI）治疗有效时，上述症状可认为与GERD相关。

4. 症状频繁者，睡眠障碍发生率高，小婴儿易有夜间睡眠不安、哭闹等表现。有夜间 GERD 相关症状和（或）睡眠障碍的患儿的生活质量及家庭生活质量相对较差。

5. GERD 的内镜下表现包括反流性食管炎、食管狭窄和食管柱状上皮化生（经病理活检证实为 Barrett 食管），尤其适用于糜烂性食管炎的诊断（洛杉矶分型）。然而，大多数 GERD 患者内镜下无糜烂或 Barrett 食管。食管活检用于 GERD 的诊断主要是为了与嗜酸性粒细胞性食管炎鉴别。

■ 胃食管反流病的症状因年龄不同而不同。年龄小的患儿以哭闹、喂养困难为主要表现，年龄大的儿童可出现胃灼热、胸痛等表现。

■ 慢性咳嗽、慢性喉炎及哮喘与 GERD 显著相关。反流性喉炎和反流性哮喘综合征患者通常都有食管症状。在无胃灼热和反流症状的情况下，不明原因的哮喘和喉炎似乎与 GERD 关系不大。

（三）治疗方案的选择

根据《临床诊疗指南·小儿内科分册》（中华医学会编著，人民卫生出版社，2005）、《诸福棠实用儿科学》（江载芳、申昆玲、沈颖主编，第 8 版，人民卫生出版社，2015）。

1. 体位治疗。
2. 饮食治疗。
3. 药物治疗：胃肠促动力剂、抑酸剂、黏膜保护剂。
4. 外科治疗。

释义

■ 右侧卧位延长胃排空时间，故建议左侧卧位，并抬高床头 30°。小婴儿俯卧位可以导致婴儿猝死综合征，建议在有人监护下或者清醒时再置于俯卧位。

■ 虽然巧克力、碳酸饮料能降低食管下括约肌（LES）压力，至今尚无研究阐明停止食用巧克力、辛辣食物、橘子、碳酸饮料、高脂食物或薄荷能改善 GERD 症状和（或）并发症。禁食促反流食物（如巧克力、咖啡、酒、酸性或辛辣食物）不推荐纳入 GERD 的治疗方案。对于小年龄儿童，添加增稠剂的奶粉有助于改善反流症状。牛奶蛋白过敏被认为与婴儿期反流有关，可以尝试换用深度水解蛋白奶粉或者氨基酸奶粉。

■ 药物：多潘立酮片是促胃动力药物，严格遵从说明书使用。莫沙必利和依托必利目前尚无儿童用药经验。质子泵抑制剂：奥美拉唑、埃索美拉唑、兰索拉唑等可用于抑制胃酸分泌。黏膜保护剂如蒙脱石散，可作为辅助用药。

■ 外科治疗的指征：欲停止药物治疗、依从性差、药物不良反应、严重食管裂孔疝、药物治疗无效的糜烂性食管炎、难治性 GERD、pH 阻抗监测发现与反流症状相关的异常非酸反流且同时服用 PPI 的患者。手术治疗后反应性较好的患者为：有典型胃灼热、反流症状（提示对 PPI 治疗反应好）的 GERD 患者，动态 pH 监测结果异常与症状相关的患者。

■ 目前尚不明确药物或手术治疗是否可以改善 GERD 患者的反流性咳嗽、反流性喉炎和反流性哮喘综合征。

（四）标准住院日为3～5天

释义

■ 如果患儿条件允许，住院时间可以低于上述住院天数。

（五）进入路径标准

1. 第一诊断必须符合ICD－10：K21胃食管反流病疾病编码。
2. 当患者同时具有其他疾病诊断，但在住院期间不需要特殊处理也不影响第一诊断的临床路径流程实施时，可以进入路径。

释义

■ 患者同时具有其他疾病影响第一诊断的临床路径流程实施时均不适合进入临床路径。

（六）入院后第1～2天

1. 必需检查的项目：
（1）血常规、尿常规、大便常规+潜血。
（2）C反应蛋白（CRP）。
（3）肝肾功能、电解质。
（4）食管下端24小时pH监测。
2. 根据患者病情可选择的检查项目：
（1）血气分析。
（2）胸部、腹部X线片。
（3）腹部B超。
（4）食管钡餐造影。
（5）胃镜检查等。

释义

■ 必需检查的目的是明确诊断，除外感染性疾病。食管下端24小时pH加阻抗监测有助于反流的诊断。

■ 钡餐造影适用于评估有无食管狭窄。

■ GERD的内镜下表现包括反流性食管炎、食管狭窄和食管柱状上皮化生（经病理活检证实为Barrett食管），尤其适用于糜烂性食管炎的诊断（洛杉矶分型）。大多数GERD患者内镜下无糜烂或Barrett食管，因此内镜不作为GERD的初诊检查。

■ X线胸片和腹部B超有助于了解食管外症状的原因。

（七）选择用药

1. 胃肠促动力剂。
2. 抑酸剂。

3. 黏膜保护剂。

释义

■ 初始治疗2~3天后进行临床评估，根据患者病情变化调整药物。有食管外症状的患儿需要对症治疗。

（八）出院标准

1. 诊断明确。
2. 除外其他疾病。
3. 临床症状有所缓解。

释义

■ 如果出现并发症，由主管医师具体决定是否需要继续住院处理。

（九）变异及原因分析

1. 存在其他疾病，需要处理干预。
2. 内科保守治疗失败需外科干预。

释义

■ 变异是指入选临床路径的患者未能按路径流程完成医疗行为或未达到预期的医疗质量控制目标，包含以下情况：

1. 按路径流程完成治疗，但超出了路径规定的时限或限定的费用。如胃食管反流病伴反流性食管炎有可能住院时间较长，住院费用增加。

2. 不能按路径流程完成治疗，患者需要中途退出路径。如胃食管反流病可并发肺炎，必要时可告知家属病情，进行胸部X线检查，如诊断为肺炎需要退出本路径，转入相应路径。对于这些患者，主管医师均应进行变异原因分析，并在临床路径表单中予以说明。

■ 医师认可的变异原因主要指患者入选路径后，医师在检查及治疗过程中发现患者合并存在一些事前未预知的对本路径治疗可能产生影响的情况，需要中止执行路径或者是延长治疗时间、增加治疗费用。医师需在表单中明确说明。

■ 因患者方面的主观原因导致执行路径出现变异，也需要医师在表单中予以说明。

四、胃食管反流病给药方案

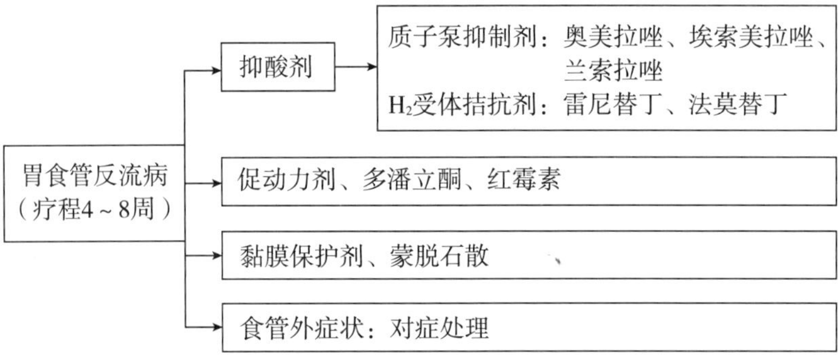

【用药选择】

1. 有典型症状，并诊断为胃食管反流病的患儿，可用抑酸药。
2. 促动力药有助于胃排空。

【药学提示】

低龄患儿应用PPI，注意监测感染情况。

多潘立酮的应用严格按照说明书。

【注意事项】

当抑制胃酸分泌药物与多潘立酮合用时，前两类药不能在饭前服用，应于饭后服用，即不宜与本品同时服用。由于多潘立酮主要在肝脏代谢，故肝功能损害的患者慎用。

五、推荐表单

（一）医师表单

胃食管反流病临床路径医师表单

适用对象：第一诊断为胃食管反流病（ICD-10：K21）

患者姓名：	性别：　年龄：　门诊号：	住院号：
住院日期：　年　月　日	**出院日期：**　年　月　日	**标准住院日：3～5天**

时间	住院第1天	住院第2～3天	住院第4～5天（出院日）
主要诊疗工作	□ 询问病史及体格检查 □ 病情告知	□ 上级医师查房 □ 完善检查	□ 上级医师查房，同意患者出院 □ 完成出院小结 □ 出院宣教：向患儿及家属交代出院注意事项，如随访项目、间隔时间、观察项目等
重点医嘱	**长期医嘱：** □ 二级护理常规 □ 饮食 □ 体位指导 **临时医嘱：** □ 血常规、尿常规、便常规+潜血，CRP，肝肾功能，电解质 □ 食管24小时pH值测定 □ 必要时进行血气分析，B超，胸部、腹部X线检查 □ 选择食管钡餐造影、胃镜检查 □ 必要时补液等支持治疗	**长期医嘱：** □ 二级护理常规 □ 饮食 □ 胃肠促动力剂 □ 抑酸剂 □ 胃肠黏膜保护剂 **临时医嘱：** □ 必要时复查血气分析、电解质 □ 必要时补液支持	**出院医嘱：** □ 出院带药 □ 门诊随诊
病情变异记录	□ 无　□ 有，原因： 1. 2.	□ 无　□ 有，原因： 1. 2.	□ 无　□ 有，原因： 1. 2.
医师签名			

（二）护士表单

胃食管反流病临床路径护士表单

适用对象：第一诊断为胃食管反流病（ICD-10：K21）

患者姓名：	性别： 年龄： 门诊号：	住院号：
住院日期： 年 月 日	**出院日期：** 年 月 日	**标准住院日：3~5天**

时间	住院第1天	住院第2~3天	住院第4~5天 （出院日）
健康宣教	□ 介绍主管医师、护士 □ 介绍环境、设施 □ 介绍住院注意事项	□ 指导患儿家属正确留取粪便标本 □ 主管护士与家属沟通，了解并指导心理应对 □ 宣教疾病知识、用药知识及特殊检查操作过程，告知检查及操作前后饮食、活动，探视注意事项及应对方式	□ 指导患者康复和锻炼 □ 告知患者定期复查 □ 告知患者出院携带药品的服用方法 □ 饮食、休息等注意事项指导 □ 讲解增强体质的方法，减少感染的机会
护理处置	□ 核对患者、佩戴腕带 □ 建立入院护理病历 □ 卫生处置：剪指甲、沐浴、更换病号服	□ 随时观察患者病情变化 □ 遵医嘱正确使用药物 □ 协助医师完成各项检查、化验 □ 胃镜前准备：禁食、禁水	□ 办理出院手续 □ 书写出院小结
基础护理	□ 二级护理 □ 晨晚间护理 □ 患者安全管理	□ 二级护理 □ 晨晚间护理 □ 患者安全管理	□ 二级护理 □ 晨晚间护理 □ 患者安全管理
专科护理工作	□ 入院护理评估（腹痛、腹部体征、生命体征、大便情况等） □ 病史询问，相应查体 □ 定时测量体温 □ 严格记录出入量	□ 呼吸频率、血氧饱和度监测，观察患儿腹痛和大便情况 □ 遵医嘱完成相关检查 □ 心理护理 □ 必要时吸氧 □ 遵医嘱正确给药 □ 提供并发症征象的依据	□ 病情观察：评估患者生命体征，特别是呼吸频率及血氧饱和度 □ 心理护理
重点医嘱	**长期医嘱：** □ 二级护理常规 □ 饮食 □ 体位指导 **临时医嘱：** □ 血常规、尿常规、便常规和潜血，CRP，肝肾功能，电解质 □ 食管24小时pH值测定 □ 必要时行血气分析，B超，胸部、腹部X线检查 □ 选择食管钡餐造影、胃镜检查 □ 必要时补液等支持治疗	**长期医嘱：** □ 二级护理常规 □ 饮食 □ 胃肠促动力剂 □ 抑酸剂 □ 胃肠黏膜保护剂 **临时医嘱：** □ 必要时复查血气分析、电解质 □ 必要时补液支持治疗	**出院医嘱：** □ 出院带药 □ 门诊随诊

续　表

时间	住院第1天	住院第2～3天	住院第4～5天 （出院日）
病情 变异 记录	□无　□有，原因： 1. 2.	□无　□有，原因： 1. 2.	□无　□有，原因： 1. 2.
护士 签名			

（三）患者表单

胃食管反流病临床路径患者表单

适用对象：第一诊断为胃食管反流病（ICD-10：K21）

患者姓名：	性别：　　年龄：　　门诊号：	住院号：
住院日期：　　年　月　日	出院日期：　　年　月　日	标准住院日：3～5天

时间	住院第1天	住院期间（第2～3天）	住院第4～5天（出院日）
医患配合	□ 配合询问病史、收集资料，请家属务必详细告知既往史、用药史、过敏史 □ 配合进行体格检查 □ 有任何不适告知医师	□ 配合完善相关检查、化验，如采血、留尿、胃镜、食管24小时pH值监测等 □ 医师向患者及家属介绍病情，如有异常检查结果需进一步检查 □ 配合用药及治疗 □ 配合医师调整用药 □ 有任何不适告知医师	□ 接受出院前指导 □ 知道复查程序 □ 获取出院诊断书
护患配合	□ 配合测量体温、脉搏、呼吸、血压、血氧饱和度、体重 □ 配合完成入院护理评估单（简单询问病史、过敏史、用药史） □ 接受入院宣教（环境介绍、病室规定、订餐制度、贵重物品保管等） □ 有任何不适告知护士	□ 配合测量体温、脉搏、呼吸，回答每日排便情况 □ 接受相关化验、检查宣教，正确留取粪便标本，配合检查 □ 有任何不适告知护士 □ 接受输液、服药治疗 □ 注意活动安全，避免坠床或跌倒 □ 配合执行探视及陪伴制度 □ 接受疾病及用药等相关知识指导	□ 接受出院宣教 □ 办理出院手续 □ 获取出院携带药品 □ 知道药品的服用方法、作用、注意事项 □ 知道病历复印方法
饮食	□ 正常普食 □ 半流食 □ 流食 □ 未进食	□ 正常普食 □ 半流食 □ 流食 □ 未进食	□ 正常普食 □ 半流食 □ 流食 □ 未进食
排泄	□ 正常排尿便 □ 不正常排尿便	□ 正常排尿便 □ 不正常排尿便	□ 正常排尿便 □ 不正常排尿便
活动	□ 适量活动	□ 适量活动	□ 适量活动
患者监护人签名			

附：原表单（2010 版）

胃食管反流病临床路径表单

适用对象：第一诊断为胃食管反流病（ICD-10：K21）

患者姓名：	性别： 年龄： 门诊号：	住院号：
住院日期： 年 月 日	出院日期： 年 月 日	标准住院日：3～5 天

时间	住院第 1 天	住院第 2～3 天	住院第 4～5 天 （出院日）
主要诊疗工作	□ 询问病史及体格检查 □ 病情告知	□ 上级医师查房 □ 完善检查	□ 上级医师查房，同意其出院 □ 完成出院小结 □ 出院宣教：向患儿家属交代出院注意事项，如随访项目、间隔时间、观察项目等
重点医嘱	**长期医嘱：** □ 二级护理常规 □ 饮食 □ 体位指导 **临时医嘱：** □ 血常规、尿常规、便常规+潜血，CRP，肝肾功能，电解质 □ 食管下端 24 小时 pH 值测定 □ 必要时做血气分析、B 超，胸部、腹部 X 线片 □ 选择食管钡餐造影、胃镜检查 □ 必要时补液等支持治疗	**长期医嘱：** □ 二级护理常规 □ 饮食 □ 胃肠促动力剂 □ 抑酸剂 □ 胃肠黏膜保护剂 **临时医嘱：** □ 必要时复查血气分析、电解质 □ 必要时补液支持	**出院医嘱：** □ 出院带药 □ 门诊随诊
主要护理工作	□ 入院护理评估 □ 入院宣教	□ 每日护理评估	□ 出院宣教
病情变异记录	□ 无 □ 有，原因： 1. 2.	□ 无 □ 有，原因： 1. 2.	□ 无 □ 有，原因： 1. 2.
护士签名			
医师签名			

第十二章

儿童急性上呼吸道感染临床路径释义

一、儿童急性上呼吸道感染编码

1. 国家卫计委原编码：

疾病名称及编码：急性上呼吸道感染（ICD-10：J15.901）

2. 修改编码：

疾病名称及编码：急性鼻咽炎（ICD-10：J00）

急性咽炎（ICD-10：J02）[除溃疡性（ICD-10：J02.903）]

急性扁桃体炎（ICD-10：J03）

急性喉炎（ICD-10：J04.0）（3度以下）

急性咽喉炎（ICD-10：J06.0）

急性上呼吸道感染（ICD-10：J06.9）

流行性感冒伴有呼吸道表现，流感病毒被标明（ICD-10：J10.1）

流行性感冒伴有呼吸道表现，病毒未标明（ICD-10：J11.1）

疱疹性咽峡炎（ICD-10：B08.501）

二、临床路径检索方法

J00/ J02/ J03/J04.0（3度以下）/J06.90/

J10.1/J11.1 / B08.501 且年龄≤14

三、儿童急性上呼吸道感染临床路径标准住院流程

（一）适用对象

第一诊断为急性上呼吸道感染（ICD-10：J15.901）。

释义

■ 本路径适用对象为临床诊断急性上呼吸道的患者，或者口鼻咽部局部炎症的患者，如急性化脓性扁桃体炎、急性咽炎、咽结合膜热、疱疹性咽峡炎。

■ 如出现以下情况需退出本路径，进入其他相应路径：

1. 合并支气管炎、支气管肺炎。

2. 感染扩散，导致颈部淋巴结炎、咽后壁脓肿、化脓性中耳炎、上颌骨骨髓炎、喉炎（3度及以上）、急性会厌炎。

3. 病原菌通过血液循环播散到全身：如细菌感染并发败血症，细菌感染导致化脓性病灶；如皮下脓肿、心包炎、腹膜炎、关节炎、骨髓炎、脑膜炎、脑脓肿、泌尿系感染等。

4. 病初诊断为急性上呼吸道感染，但最后确诊为风湿热、川崎病、肾炎、心肌炎、紫癜、类风湿病及其他结缔组织病等。

（二）诊断依据

根据《儿科学》（第8版）（人民卫生出版社）。

1. 上部呼吸道的鼻和咽部的急性感染，病情轻重程度相差大，一般年长儿轻，婴幼儿重。鼻部症状如鼻塞、鼻涕、发热、咽痛，婴幼儿可有呕吐、腹泻。重症为高热、头痛、乏力、咳嗽，可引起高热惊厥、急性腹痛。
2. 查体咽喉壁淋巴组织充血、淋巴结肿大，疱疹性咽炎，咽部可有疱疹、溃疡。急性扁桃体炎，扁桃体表面可见斑点状白色渗出物。
3. 病毒感染一般白细胞数偏低或正常。细菌感染时白细胞数多增高，严重者可减低，但是中性粒细胞百分数仍增高。

释义

■ 本路径的制订主要参考《诸福棠实用儿科学》（第8版）。

■ 病史和临床症状是诊断急性上呼吸道感染的初步依据。多数患者病程短，<5天，表现为发热、鼻塞、流涕、咽痛、轻微咳嗽，可伴有腹痛、恶心、呕吐、腹泻、头痛、肌肉酸痛等全身症状。查体：咽部充血、扁桃体肿大，疱疹性咽炎咽部可有疱疹、溃疡，急性化脓性扁桃体炎，扁桃体表面可见斑点状白色渗出物，肺部听诊正常。血常规：白细胞可正常或升高，个别可以下降。因病程短，下呼吸道症状不明显，胸部X线检查不作为常规检查项目。

■ 少部分婴幼儿在起病后1～2天可因高热引起惊厥，抽搐控制后精神状态良好，没有神经系统异常体征仍可进入路径。

（三）治疗方案的选择

根据《儿科学》（第8版）（人民卫生出版社）。

1. 充分休息、合理饮食、良好通风、预防并发症。
2. 病毒感染多采用对症，细菌感染合理应用抗生素，支持疗法、局部治疗。

释义

■ 急性上呼吸道感染90%左右由病毒引起，病毒感染具有自限性，一般3～7天痊愈。主要是对症治疗，同时需防止继发细菌等感染及预防并发症的发生。

■ 除病毒感染外，其他病原也可引起本病。提示细菌感染的证据有外周血白细胞计数升高、中性粒细胞计数升高，CRP增高，PCT增高，需用抗菌药物治疗。上呼吸道感染多为G^+球菌感染，可经验性选用覆盖球菌的抗生素。对于反复感染的细胞免疫功能低下患者，可加用免疫调节剂匹多莫德，缩短症状消退时间，减少反复发作次数。

■ 对症治疗：高热可给予布洛芬或对乙酰氨基酚退热，或物理降温。出现热性惊厥者可给予镇静剂治疗。黏稠痰液或脓性分泌物，可选用糜蛋白酶等黏液溶解药，使其黏稠性降低，便于咳出。疱疹性咽峡炎可酌情采用局部治疗。

■ 我国中医中药在治疗儿童上呼吸道感染方面积累了丰富的经验。部分中药制剂具有抗病毒、抗菌、抗内毒素、抗炎、解热作用。

（四）标准住院日为 3～5 天

释义

■ 诊断急性上呼吸道感染的患者入院后，入院第 1 天完善相关血液检查，根据病史、查体以及化验结果给予对症支持治疗。住院期间观察体温变化、有无波及下呼吸道症状及体征、有无其他系统并发症出现。

■ 因急性上呼吸道感染自然病程多为 3～7 天，去除院外发病时间，住院时间不超过 5 天符合本路径要求。

■ 连续 2～3 天腋温<37.5℃，无其他系统并发症即可出院。

（五）进入路径标准

1. 第一诊断必须符合 ICD-10：J15.901 急性上呼吸道感染疾病编码。
2. 当患者同时具有其他疾病诊断，只要住院期间不需要特殊处理，也不影响第一诊断的临床路径流程实施时，可以进入路径。

释义

■ 进入本路径患者的第一诊断为急性上呼吸道感染，一旦出现咽后壁脓肿、扁桃体周围脓肿、支气管炎、支气管肺炎等并发症，需退出本路径。

■ 入院后常规检查发现有基础疾病，如营养性贫血、佝偻病、轻度腹泻病、肝功能受累等，经系统评估后对第一诊断急性上呼吸道感染治疗无特殊影响者，亦可进入路径。但可能增加医疗费用，延长住院时间。

（六）住院期间检查项目

1. 必需检查的项目：
（1）血常规、尿常规、大便常规。
（2）C 反应蛋白（CRP）、病毒抗体。
（3）肝肾功能、血电解质、心肌酶谱。
2. 根据患儿的病情，怀疑脓毒症时做降钙素原（PCT）、血培养；怀疑 EBV 感染时做外周血细胞形态；有反复呼吸道感染者细胞免疫、体液免疫等。
3. 必需复查的检查项目：
（1）血常规、CRP。
（2）肝肾功能、电解质（必要时）。

释义

■ 血常规、尿常规、便常规是最基本的入院常规检查，进入路径的患者均需完成。肝、肾功能、心肌酶谱、电解质评估有无脏器损伤及并发症出现，为必查项目，一旦异常可能影响住院时间和费用。

■ 病情评估需依据患儿的一般状态、热峰、发热间隔、有无寒战以及血常规、CRP

的化验结果。如怀疑细菌感染，除查血常规、CRP外，应行降钙素原及血细菌培养检查；如怀疑EBV感染时，需做外周血白细胞形态、EBV抗体及（或）EBV-DNA检测；有反复呼吸道感染者应进一步做免疫球蛋白测定及外周血淋巴细胞计数等检测，以排除有无免疫功能方面的异常。

（七）药物选择与使用时机

抗菌药物：按照《抗菌药物临床应用指导原则》（卫医发〔2015〕43号）执行。

（八）出院标准

1. 一般状况良好。
2. 连续3天腋温<37.5℃。

释义

■ 患者出院前体温平稳，连续2~3天腋温<37.5℃，一般状态较好，无并发症出现，所有必需检查项目恢复正常或接近正常，无明显药物相关不良反应，即可出院。

（九）变异及原因分析

1. 合并以下并发症，导致住院时间延长：
(1) 感染自鼻咽部蔓延至附近器官，如鼻窦炎、喉炎、中耳炎、颈部淋巴结炎、上颌骨骨髓炎、支气管炎、支气管肺炎等。
(2) 病原菌通过血液循环播散到全身，细菌感染并发败血症时可导致化脓性病灶，如皮下脓肿、心包炎、腹膜炎、关节炎、骨髓炎、脑膜炎、脑脓肿、泌尿系感染等。
(3) 由于感染和变态反应，可发生风湿热、肾炎、肝炎、心肌炎、紫癜、类风湿病及其他结缔组织病等。
2. 诊断时须与其他疾病鉴别，如流感、过敏性鼻炎（花粉症）、急性气管支气管炎、细菌性肺炎、传染性单核细胞增多症及各种发疹性疾病等，还要与重症感染早期鉴别。

释义

■ 治疗过程中，如持续发热、咳嗽加重、甚至出现肺部啰音，或胸部影像检查提示肺部炎症，需退出本路径而转入支气管炎或支气管肺炎路径。

■ 如患儿在住院期间发现有其他严重基础疾病（上呼吸道感染只是该病最初的一个临床症状），则需调整治疗方案，及时中止本路径。

■ 认可的变异原因主要是指患者入选路径后，在检查及治疗过程中发现患者合并存在事前未预知的、对本路径治疗可能产生一定影响的情况，如增加治疗费用或延长治疗时间，仍可以完成路径，但医师需在表单中明确说明。

■ 因患者方面的主观原因导致执行路径出现变异，如提前结束治疗、中途退出路径，需医师在表单中予以说明。

四、儿童急性上呼吸道感染给药方案

【用药选择】

1. 针对发热治疗：低热主张物理降温，散热为主；如出现高热，每次口服布洛芬 5～10mg/kg，间隔 4～6 小时以上，或对乙酰氨基酚每次 5～10mg/kg 口服治疗，也可以采用冰敷及温水浴。
2. 如出现高热惊厥，可以给 5% 水合氯醛每次 1～2ml/kg 肛注或苯巴比妥镇静。
3. 脓性或非脓性痰液黏稠积存于上呼吸道不易咳出，可选用糜蛋白酶等黏液溶解药，降低痰液黏稠度，便于咳出。
4. 根据患儿具体症状，可酌情采用中西医结合疗法，如伴有实热证的急性上呼吸道感染可用小儿肺热咳喘口服液等。
5. 急性上呼吸道感染如果由病毒引起，因病毒感染多具有自限性，故以观察、支持及对症治疗为主。目前尚无特效的抗病毒药物，可试用利巴韦林 10～15mg/(kg·d）口服或静脉；若为流感病毒感染可用磷酸奥司他韦口服。也可用具有抗病毒、清热功效的热毒宁注射液。
6. 急性上呼吸道感染如果由细菌引起，或病毒性上呼吸道感染合并细菌，或肺炎支原体感染可以应用抗生素，前者可以选用青霉素或头孢菌素类抗生素，后者可选用大环内酯类抗生素。对于反复感染的细胞免疫功能低下患者，可加用免疫调节剂匹多莫德，缩短症状消退时间，减少反复发作次数。

五、推荐表单

（一）医师表单

急性上呼吸道感染临床路径医师表单

适用对象：第一诊断为急性上呼吸道感染（ICD-10：J15.901）

患者姓名：	性别：　　年龄：　　门诊号：	住院号：
住院日期：　　年　月　日	**出院日期：**　　年　月　日	**标准住院日：3～5天**

时间	住院第1天	住院第2～3天	住院第3～5天（出院日）
主要诊疗工作	□ 询问病史及体格检查 □ 完成病历书写 □ 开化验单 □ 上级医师查房，初步确定诊断 □ 对症支持治疗 □ 病情初步评估，有可能出现的并发症并向患者家属告知病情	□ 上级医师查房 □ 完成入院检查 □ 观察病情鉴别诊断，了解是否有严重并发症 □ 完成上级医师查房记录等病历书写 □ 根据检查结果及治疗反应再次评估病情 □ 向患者及家属交代病情及其注意事项	□ 上级医师查房，同意其出院 □ 通知出院处 □ 通知患者及家属准备出院 □ 完成出院小结 □ 出院宣教：向患儿家属交代出院注意事项，如加强护理、改善营养以及环境等，避免诱发因素 □ 如果患者不能出院，在病程记录中说明原因和继续治疗的方案
重点医嘱	**长期医嘱：** □ 儿科护理常规 □ 二级护理 □ 根据病情、年龄定饮食 □ 对症处理 □ 合并细菌感染时抗菌药物 □ 其他对症治疗 **临时医嘱：** □ 血、尿、便常规 □ 肝肾功能、电解质、心肌酶、 □ 病毒抗体、CRP □ 必要时 PCT、血培养、细胞免疫、体液免疫、外周血细胞形态等 □ 必要时心电图 □ 必要时 X 线胸片 □ 其他医嘱	**长期医嘱：** □ 儿科护理常规 □ 二级护理 □ 根据病情饮食 □ 对症处理 □ 合并细菌感染时抗菌药物 □ 其他医嘱 **临时医嘱：** □ 复查异常化验指标， □ 必要时血培养、骨穿等检查 □ 其他医嘱	**出院医嘱：** □ 出院 □ 门诊随诊
病情变异记录	□ 无　□ 有，原因： 1. 2.	□ 无　□ 有，原因： 1. 2.	□ 无　□ 有，原因： 1. 2.
医师签名			

（二）护士表单

急性上呼吸道感染临床路径护士表单

适用对象：第一诊断为急性上呼吸道感染（ICD-10：J15.901）

患者姓名：	性别：　　年龄：　　门诊号：	住院号：
住院日期：　　年　月　日	**出院日期：**　　年　月　日	**标准住院日：3～5天**

时间	住院第1天	住院第2～3天	住院第3～5天 （出院日）
健康宣教	□ 入院宣教 □ 介绍主管医师、护士 □ 介绍环境、设施 □ 介绍住院注意事项 □ 讲解住院各项检查注意事项 □ 护理安全评估及相关告知及防护措施 □ 介绍探视和陪伴制度 □ 介绍贵重物品制度	□ 用药物宣教 □ 发热体温观察及护理宣教 □ 防跌倒、防坠床护理宣教	□ 出院宣教 □ 复查时间 □ 服药方法 □ 活动休息 □ 指导饮食 □ 指导办理出院手续
护理处置	□ 核对患者，佩戴腕带 □ 建立入院护理病历 □ 协助患者留取各种标本 □ 测量体重及生命体征	□ 协助完善各项采血及化验标本留置	□ 办理出院手续 □ 书写出院小结
基础护理	□ 二级护理 □ 晨晚间护理 □ 患者安全管理 □ 防跌倒、防坠床护理宣教	□ 二级护理 □ 晨晚间护理 □ 患者安全管理 □ 防跌倒、防坠床护理宣教	□ 二级护理 □ 晨晚间护理 □ 患者安全管理 □ 防跌倒、防坠床护理宣教
专科护理	□ 护理查体 □ 病情观察 □ 发热护理指导 □ 完善饮食指导 □ 讲解用药名称、作用及用药后注意事项 □ 留置针护理及注意事项 □ 心理护理	□ 病情观察 □ 体温的观察 □ 观察咳嗽有无加重 □ 遵医嘱完成相关检查 □ 心理护理 □ 留置针护理及注意事项	□ 病情观察 □ 监测体温 □ 观察咳嗽有无加重 □ 出院指导 □ 如何预防呼吸道感染 □ 心理护理
重点医嘱	□ 详见医嘱执行单	□ 详见医嘱执行单	□ 详见医嘱执行单
病情变异记录	□ 无　□ 有，原因： 1. 2.	□ 无　□ 有，原因： 1. 2.	□ 无　□ 有，原因： 1. 2.
护士签名			

（三）患者表单

急性上呼吸道感染临床路径患者表单

适用对象：第一诊断为急性上呼吸道感染（ICD-10：J15.901）

患者姓名：	性别：　　年龄：　　门诊号：	住院号：
住院日期：　　年　月　日	出院日期：　　年　月　日	标准住院日：3～5天

时间	住院第1天	住院第2～3天	住院第3～5天（出院日）
医患配合	□ 家属及患儿配合询问病史、收集资料，请务必详细告知既往史、用药史、过敏史 □ 配合进行体格检查 □ 配合医师完成入院告知书、并请交代，首次病程记录的家属确认签字 □ 有任何不适请告知医师	□ 配合完善入院后相关检查、化验，如采血、留尿、心电图、X线胸片 □ 医师根据化验结果向家属交代病情 □ 医师与家属介绍诊疗方案	□ 接受出院前指导 □ 知道复查程序 □ 出院用药及护理指导 □ 获取出院诊断书
护患配合	□ 测量体温、脉搏、呼吸、血压、体重1次 □ 配合完成入院护理评估（简单 □ 询问病史、过敏史、用药史） □ 接受入院宣教（环境介绍、病室规定、订餐制度、贵重物品保管等） □ 配合执行探视和陪伴制度 □ 有任何不适请告知护士	□ 配合测量体温、脉搏、呼吸、询问二便 □ 接受饮食宣教 □ 接受药物宣教 □ 接受护理宣教	□ 接受出院宣教 □ 办理出院手续 □ 获取出院带药 □ 知道服药方法、剂量、疗程、作用、注意事项 □ 知道复印病历程序
饮食	□ 遵医嘱饮食	□ 遵医嘱饮食	□ 遵医嘱饮食
排泄	□ 正常排尿便	□ 正常排尿便	□ 正常排尿便
活动	□ 正常活动	□ 正常活动	□ 正常活动

附：原表单（2016 年版）

急性上呼吸道感染临床路径表单

适用对象：第一诊断为急性上呼吸道感染（ICD-10：J15.901）

患者姓名：	性别：　　年龄：　　门诊号：	住院号：
住院日期：　　年　月　日	出院日期：　　年　月　日	标准住院日：3~5 天

时间	住院第 1 天	住院第 2~3 天	住院第 3~5 天 （出院日）
主要诊疗工作	□ 询问病史及体格检查 □ 完成病历书写 □ 开化验单 □ 上级医师查房，初步确定诊断 □ 对症支持治疗 □ 病情初步评估，有可能出现的并发症并向患者家属告知病情	□ 上级医师查房 □ 完成入院检查 □ 观察病情鉴别诊断，了解是否有严重并发症 □ 完成上级医师查房记录等病历书写 □ 根据检查结果及治疗反应再次评估病情 □ 向患者及家属交代病情及其注意事项	□ 上级医师查房，同意其出院 □ 完成出院小结 □ 出院宣教：向患儿家属交代出院注意事项，如加强护理、改善营养以及环境等，避免诱发因素
重点医嘱	**长期医嘱：** □ 儿科护理常规 □ 根据病情饮食 □ 对症处理 □ 合并细菌感染时抗菌药物 □ 其他医嘱 **临时医嘱：** □ 血、尿、便常规 □ 肝肾功能、电解质、心肌酶、 □ 病毒抗体、CRP □ 必要时 PCT、血培养、细胞免疫、体液免疫、外周血细胞形态等 □ 必要时心电图 □ 其他医嘱	**长期医嘱：** □ 儿科护理常规 □ 根据病情饮食 □ 对症处理 □ 合并细菌感染时抗菌药物 □ 其他医嘱 **临时医嘱：** □ 复查异常化验指标，必要时血培养、骨穿等检查 □ 其他医嘱	**出院医嘱：** □ 出院 □ 门诊随诊
主要护理工作	□ 介绍病房环境、设施和设备 □ 入院护理评估 □ 宣教	□ 观察患者病情变化	□ 出院宣教
病情变异记录	□ 无　□ 有，原因： 1. 2.	□ 无　□ 有，原因： 1. 2.	□ 无　□ 有，原因： 1. 2.
护士签名			
医师签名			

第十三章

毛细支气管炎临床路径释义

一、毛细支气管炎编码

1. 国家卫计委原编码：

疾病名称及编码：毛细支气管炎(ICD-10：J21 ，J21.851，J21.501 和 J21.902)

2. 修改编码：

疾病名称及编码：急性毛细支气管炎(ICD-10：J21)

二、临床路径检索方法

J21 且住院科别为儿科

三、毛细支气管炎临床路径标准住院流程

（一）适用对象

第一诊断为毛细支气管炎（ICD-10：J21）。

释义

■ 本临床路径适用对象是第一诊断为毛细支气管炎的患儿。ICD-10 编码为 J21.851、J21.501 和 J21.902。

■ 本临床路径中的毛细支气管炎是指急性感染性毛细支气管炎。

■ 其他原因所致毛细支气管炎，如闭塞性细支气管炎、弥漫性泛细支气管炎不包括在内。

（二）诊断依据

根据《诸福棠实用儿科学》（第 8 版）（人民卫生出版社）及中华医学会儿科学分会呼吸学组：毛细支气管炎诊断、治疗与预防专家共识（2014 年版）。

本病诊断要点：多见于 2 岁以内婴幼儿，尤其以 6 个月左右婴儿最为多见。多数先有上呼吸道感染症状，1 ~ 2 天后病情迅速进展，出现阵发性咳嗽，3 ~ 4 天出现喘息、呼吸困难、喘憋，重者出现发绀，5 ~ 7 天达到疾病高峰。<3 个月的小婴儿可出现呼吸暂停。一般无全身症状。体检双肺闻及喘鸣音及细湿啰音。

外周血象：外周血白细胞多偏低或正常，合并细菌感染时多增高。

X 线胸片：提示明显肺气肿及小片状阴影。小部分病例出现肺不张。

呼吸道病原学检测：本病可由不同病原所致，呼吸道合胞病毒（RSV）最常见，其次为副流感病毒、腺病毒等。

血气分析：显示 PaO_2 不同程度下降，$PaCO_2$ 正常或增高，pH 值与疾病严重性相关，病情较重的患儿可有代谢性酸中毒，可发生Ⅰ型或Ⅱ型呼吸衰竭。

释义

■ 上述诊断主要靠临床表现，典型的病史、临床发展过程对于诊断非常重要。

■ 疾病严重程度：急性毛细支气管炎的病情评估有助于判断疾病可能的发展趋势。出现喂养困难或有脱水表现、呼吸急促、鼻翼煽动、呼吸困难、低氧血症（吸入空气情况下氧饱和度<92%）、高碳酸血症或X线提示有明显的肺不张或实变时，提示病情严重。发生严重毛细支气管炎的危险因素为：早产（孕周<37周）、低出生体重、年龄<12周龄、有慢性肺疾病、囊性纤维化、先天性气道畸形、咽喉功能不协调、左向右分流型先天性心脏病、神经肌肉疾病、免疫功能缺陷、唐氏综合征等患儿。需要入住ICU的患儿不适合进入本临床路径。

■ 毛细支气管炎患儿呼吸急促，心率增快，经呼吸道不显性失水较多，且患儿由于喘憋重，吃奶差，常会有脱水的情况，脱水时尿量减少，喘憋严重时会有肺气肿，肝上界下移，这种情况需要与心力衰竭鉴别。

■ 病原学诊断：本病最常见的病原体为呼吸道合胞病毒，其他病毒还有人类偏肺病毒、流感病毒、副流感病毒及腺病毒等，除病毒外肺炎支原体、肺炎衣原体感染也可引起毛细支气管炎。

■ 合并发热、血白细胞增高的患儿需注意合并细菌感染的可能。

■ 对于重症病例或有重症毛细支气管炎危险因素的患儿进行血氧饱和度监测。

（三）治疗方案的选择

根据《诸福棠实用儿科学》（第8版）（人民卫生出版社）及中华医学会儿科学分会呼吸学组：毛细支气管炎诊断、治疗与预防专家共识（2014年版）。

1. 吸氧。
2. 加强呼吸道护理：增加室内空气湿度，合理应用雾化吸入，雾化后及时予以拍背、吸痰，以保持呼吸道通畅。
3. 喘憋的治疗：喘憋较重者，根据病情吸入支气管扩张药物（短效 β_2受体激动剂或联合应用抗胆碱能药物）和雾化吸入糖皮质激素。如喘憋仍无缓解者可短期口服或静脉使用糖皮质激素试验性治疗。
4. 抗感染治疗：合并细菌感染时，可用相应抗生素（遵循儿科用药的方法）。
5. 对症治疗：脱水的治疗可给予口服或静脉补液，如有代谢性酸中毒，可予碳酸氢钠补碱。心力衰竭、呼吸衰竭按相应危重症治疗，必要时行气管插管进行机械通气。

释义

■ 毛细支气管炎的治疗主要是对症支持治疗。保持气道通畅（体位引流、吸痰等），并给予足够的液体。

■ 氧疗和液体疗法是急性毛细支气管炎明确有效的治疗手段。对于既往健康的患儿，动脉血氧饱和度持续低于92%时，要给予鼻导管或面罩吸氧。发热、呼吸增快可增加不显性失水，加上摄入量不足，重症患儿可出现一定程度的脱水表现。脱水易导致呼吸道分泌物排出困难，因此，需要及时纠正脱水状态，但也要避免过量过快补液。补液量需适量，输液速度要均匀。

■ 喘憋较重者，根据情况应用支气管舒张剂，如短效 β_2 受体激动剂硫酸沙丁胺醇、硫酸特布他林等雾化吸入。若临床有效，可继续吸入此类药物。

■ 全身性糖皮质激素并不常规用于毛细支气管炎，但对于临床症状重、喘憋明显、特应性体质的患儿，使用糖皮质激素可能有助于调节过强的炎症反应，减轻气道黏膜炎性水肿，减轻炎症对组织的破坏。

■ 烦躁患儿镇静时需注意保证呼吸道通畅，以免镇静后咳嗽反射减弱，分泌物阻塞气道。

■ 抗感染治疗：有合并细菌感染的直接或间接证据或非典型病原感染时可以使用抗生素治疗，常用头孢类、大环内酯类等抗生素。

■ 毛细支气管炎最常见病原是呼吸道合胞病毒，如有条件可以使用 INFα-1b 注射液进行抗病毒治疗，可雾化吸入或肌内注射。利巴韦林并不常规用于毛细支气管炎，但对于重症患儿，或存在免疫抑制和（或）严重血流动力学异常的心肺疾病等高危因素的患儿，可考虑应用。

（四）标准住院日为 5 ~ 7 天

释义

■ 毛细支气管炎病程一般为 5 ~ 15 日。在咳喘发生后 2 ~ 3 日以内病情常较为严重，经过对症支持治疗后大多迅速恢复，并在数日内痊愈。

■ 标准住院日是相对的，若无其他明显应退出本路径的变异，仅在住院时间上有小的出入，并不影响纳入路径。

（五）进入路径标准

1. 第一诊断必须符合 ICD-10：J21 毛细支气管炎疾病编码。
2. 当患儿同时具有其他疾病诊断，但在住院期间不需要特殊处理，也不影响第一诊断的临床路径流程实施时，可以进入路径。
3. 以下情况容易发展为重症毛细支气管炎，因此不建议进入毛细支气管炎临床路径：
（1）年龄<3 个月。
（2）胎龄<34 周的早产儿。
（3）伴有基础疾病：如先天性心脏病、支气管肺发育不良、先天免疫功能缺陷、先天气道畸形、唐氏综合征等患儿。

释义

■ 进入临床路径患儿需符合毛细支气管炎诊断标准，即 ICD-10 编码为 J21.851、J21.501 和 J21.902。

■ 患儿同时具有其他疾病影响第一诊断的临床路径流程实施时不适合进入本临床路径。

■ 重症毛细支气管炎或需要入住 ICU 的患儿不适合进入本临床路径。

（六）入院后第1～2天

1. 必需的检查项目：
（1）血常规、CRP、尿常规、便常规。
（2）心肌酶谱及肝肾功。
（3）呼吸道病毒检测。
（4）呼吸道细菌培养及药敏。
（5）血支原体、衣原体检测。
（6）X线胸片检查。
（7）心电图。
（8）血气分析检测。
2. 必要的告知：入选临床路径、加强拍背等护理、注意观察肺部症状变化。

释义

■ 血常规、尿常规、便常规可用于患儿一般状况的评估，C反应蛋白（CRP）用于评价患儿体内炎症反应严重程度，协助判断是否存在细菌感染。胸部X线检查用于评估肺内病变严重程度及判断是否存在其他并发症等情况。呼吸道病毒抗原检测、呼吸道细菌培养及药敏检查，血支原体、衣原体测定能够协助明确感染病原体。血气分析可以明确是否合并呼吸衰竭、低氧血症等情况。心电图、心肌酶谱及肝肾功能检查主要是评估有无其他系统受累、有无并发症及合并症、有无其他基础病，因这些情况可能会影响到住院时间、费用及治疗预后。

■ 部分检查可以在门诊完成。

■ 根据情况，病原学检查的标本来源不限于痰液，可包括鼻咽部分泌物、血液、胸腔积液等，可进行涂片、培养、药物敏感试验，也包括血清抗体检测。如果标本是痰液，要注意其取自下呼吸道。

■ 根据病情部分检查可以不进行。

■ 如果进行了胸部CT检查可以不进行胸部正侧位X线检查。

（七）入院后第3～5天

1. 根据患者病情可选择的检查项目：
（1）血气分析检测。
（2）肺功能测定。
（3）心电图复查。
（4）血清过敏原检查。
（5）超声心动图。
（6）复查血支原体、衣原体。
（7）支气管镜检查。
2. 必要的告知：如出现心力衰竭、呼吸衰竭等并发症时应当及时退出毛细支气管炎临床路径。

释义

■ 观察患儿对治疗的反应很重要，如果常规治疗效果欠佳，则需进一步完善检查，具体由主管医师决定。

■ 复查血气分析可对病情进行再次评价和判断。监测患儿临床症状、体征，评估治疗疗效。当效果欠佳时需复查呼吸道病原学再次查找病原体。心电图、超声心动图检查用以评估心脏系统的并发症及有无心脏基础疾病。毛细支气管炎患儿多数近期预后良好，无须行支气管镜检查，若喘憋时间过长或怀疑存在先天气道发育异常可选择行支气管镜检查。有特应性体质的患儿可选择行血清过敏原检查。

（八）出院标准

1. 喘息消失，咳嗽明显减轻。
2. 连续 3 天腋温<37.5℃。
3. 肺部体征明显改善。

释义

■ 患儿病情允许进行家庭治疗。

■ 出院标准以患儿临床症状、体征等为评判标准。患儿出院时应咳喘好转，不需要吸氧、吸痰、补液等，肺部体征明显改善，呼吸平稳，提示病情处于恢复期。

（九）变异及原因分析

毛细支气管炎患儿住院经综合治疗 7 天，仍有反复咳、喘发作，迁延难愈，应当及时退出毛细支气管炎临床路径，寻找病因。

释义

■ 由于某种原因，路径指示应当于某一天的操作不能如期进行而要延至第二天，这种改变不会使最终结果产生重大改变，也不会增加更多的住院时间和住院费用，可不退出路径。

■ 患儿病情反复、病情进一步加重或存在难以控制的其他疾病，需进一步诊断治疗，导致住院时间长，住院费用增加。可以中止路径，医师应在表单中说明。

■ 由于存在医疗、护理、患儿、环境等多方面事先不能预知的对本路径可能产生影响的情况，需要终止执行路径或延长治疗时间、增加治疗费用时，医师应在表单中说明。

■ 为便于总结和在工作中不断完善和修订临床路径，应将变异原因进行总结、归纳，以供再次修订临床路径时参考。

四、毛细支气管炎给药方案

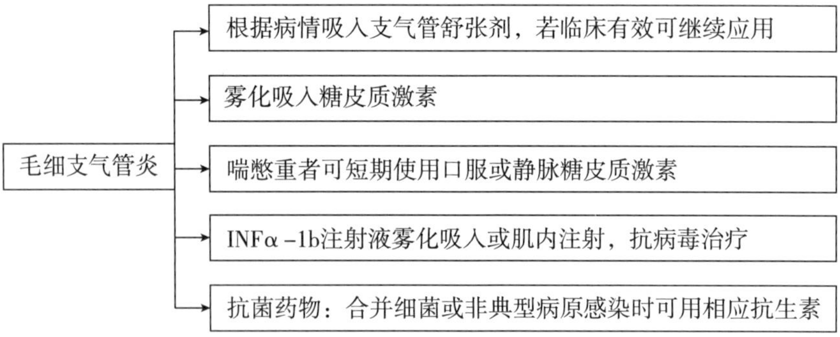

【用药选择】

1. 喘憋较重者，根据病情吸入支气管舒张剂（如沙丁胺醇、特布他林、溴化异丙托品等）和糖皮质激素。如果临床有效，可继续吸入此类药物。
2. 喘憋严重者可短期试用口服或静脉使用糖皮质激素，如果有效，可以继续使用。
3. 抗感染治疗：抗病毒药物可选用重组人干扰素 α-1b 雾化吸入或肌内注射；合并细菌或支原体、衣原体感染时，可用相应抗生素，包括头孢类或大环内酯类抗生素，如红霉素、阿奇霉素。

【药学提示】

1. β 受体激动剂可能会引起低钾血症，在与黄嘌呤衍生物、糖皮质激素、利尿药合用的情况下可能增加低钾血症的发生。因此，在这种情况下需监测血钾浓度。
2. 吸入型糖皮质激素应避免与酮康唑、伊曲康唑或其他 CYP34 抑制剂一起用。用药后应注意用水漱口，如果使用面罩吸入，应注意洗脸。
3. 大环内酯类药物与甲泼尼龙、茶碱、卡马西平、华法林等药物有相互作用。
4. 下列情况应禁用 INFα-1b：已知对干扰素制品过敏者、有严重心血管病史者和癫痫。

【注意事项】

1. INFα-1b 在 2 月龄以下婴儿的临床应用尚少，需进一步进行疗效和安全性的观察。
2. 年龄<6 个月的儿童慎用阿奇霉素。

五、推荐表单

（一）医师表单

毛细支气管炎临床路径医师表单

适用对象：第一诊断为毛细支气管炎（ICD-10：J21）

患者姓名：	性别：　　年龄：　　门诊号：	住院号：
住院日期：　　年　月　日	出院日期：　　年　月　日	标准住院日：5 ~7 天

时间	住院第 1 天	住院第 2 天	住院第 3 天
主要诊疗工作	□ 询问病史及体格检查 □ 上级医师查房 □ 开化验单 □ 上级医师查房，初步确定诊断 □ 初步评估病情，有可能出现并发症向患者家属告知病情	□ 上级医师查房 □ 完成入院检查 □ 完成上级医师查房记录等病历书写 □ 根据病情变化给予进一步处理（营养心肌、保护肝脏等）	□ 收集并追问各类实验室检查报告，向上级医师汇报重要实验室检查结果 □ 上级医师查房 □ 完成上级医师查房记录等病历书写 □ 结合化验结果及入院后治疗反应进一步评估病情
重要医嘱	**长期医嘱：** □ 儿内科一级护理常规 □ 饮食 □ 抗病毒药物 □ 镇咳平喘药物 □ 吸氧 □ 吸痰 □ 压缩雾化吸入 □ 其他治疗 **临时医嘱：** □ 血、尿、便常规 □ X 线胸片 □ 血气分析 □ 心肌酶谱及肝肾功能 □ 呼吸道病毒检测、呼吸道细菌培养和药敏试验 □ 血支原体、衣原体检测 □ 其他检查	**长期医嘱：** □ 儿内科一级护理常规 □ 饮食 □ 抗病毒药物 □ 镇咳平喘药物 □ 吸氧 □ 吸痰 □ 压缩雾化吸入 □ 其他治疗 **临时医嘱：** □ 酌情肺功能检查 □ 复查血气分析（必要时） □ 其他检查	**长期医嘱：** □ 儿内科一级护理常规 □ 饮食 □ 抗病毒药物 □ 抗生素（必要时） □ 镇咳平喘药物 □ 吸氧 □ 吸痰 □ 压缩雾化吸入 □ 其他治疗 **临时医嘱：** □ X 线胸片（必要时） □ 血清过敏原检查（必要时） □ 心电图（必要时） □ 其他检查
病情变异记录	□ 无　□ 有，原因： 1. 2.	□ 无　□ 有，原因： 1. 2.	□ 无　□ 有，原因： 1. 2.
医师签名			

时间	住院第 4 天	住院第 5 ~7 天 （出院日）
主要诊疗工作	□ 观察患儿病情（体温波动、肺部体征） □ 分析各项实验室检查结果 □ 详细记录实验室检查结果 □ 根据病情变化给予进一步处理（营养心肌、保护肝脏等）	□ 进行体格检查 □ 上级医师查房，同意其出院 □ 完成出院小结 □ 向患儿及家属交代出院后注意事项，如来院复诊时间、预防交叉感染等
重要医嘱	**长期医嘱：** □ 儿内科护理常规 □ 饮食 □ 抗病毒药物 □ 镇咳平喘药物 □ 吸氧 □ 压缩雾化吸入 □ 其他治疗 **临时医嘱：** □ 复查血、尿、便常规（必要时） □ 复查心电图（必要时） □ 其他检查	**出院医嘱：** □ 出院带药
病情变异记录	□ 无 □ 有，原因： 1. 2.	□ 无 □ 有，原因： 1. 2.
医师签名		

（二）护士表单

毛细支气管炎临床路径护士表单

适用对象：第一诊断为毛细支气管炎（ICD-10：J21）

患者姓名：	性别：　　年龄：　　门诊号：	住院号：
住院日期：　　年　月　日	出院日期：　　年　月　日	标准住院日：5~7天

时间	住院第1天	住院第2~4天	住院第5~7天
健康宣教	□ 介绍主管医师、护士 □ 介绍环境、设施 □ 介绍住院注意事项 □ 指导患儿家属正确留取痰培养标本 □ 主管护士与患儿家长沟通，了解并指导心理应对	□ 宣教疾病知识、用药知识及特殊检查操作过程 □ 告知检查及操作前后饮食、活动，探视注意事项及应对方式	□ 嘱患者定时复查 □ 告知患者出院携带药品的服用方法 □ 饮食、休息等注意事项指导 □ 指导患者减少感染
护理处置	□ 核对患者、佩戴腕带 □ 建立入院护理病历 □ 卫生处置：剪指甲、沐浴、更换病号服	□ 随时观察患儿病情变化 □ 遵医嘱正确使用抗生素 □ 协助医师完成各项检查化验	□ 办理出院手续 □ 书写出院小结
基础护理	□ 儿科一级护理常规 □ 患儿安全管理	□ 儿科一级护理常规 □ 患儿安全管理	□ 儿科一级护理常规 □ 患儿安全管理
专科护理	□ 护理查体 □ 呼吸频率、血氧饱和度监测 □ 需要时填写跌倒及压疮防范表 □ 需要时请家属陪伴 □ 心理护理	□ 呼吸频率、血氧饱和度监测 □ 遵医嘱完成相关检查 □ 必要时吸氧 □ 遵医嘱正确给药 □ 酌情吸痰并观察痰液性状 □ 提供并发症征象的依据	□ 病情观察：评估患儿生命体征，特别是呼吸频率及血氧饱和度 □ 心理护理
重点医嘱	□ 详见医嘱执行单	□ 详见医嘱执行单	□ 详见医嘱执行单
病情变异记录	□ 无　□ 有，原因： 1. 2.	□ 无　□ 有，原因： 1. 2.	□ 无　□ 有，原因： 1. 2.
护士签名			

（三）患者表单

毛细支气管炎临床路径患者表单

适用对象：第一诊断为毛细支气管炎（ICD-10：J21）

患者姓名：	性别： 年龄： 门诊号：	住院号：
住院日期： 年 月 日	**出院日期：** 年 月 日	**标准住院日：5～7天**

时间	入院第1天	住院期间（第2～4天）	住院第5～7天（出院日）
医患配合	□ 配合询问病史、收集资料，请务必详细告知既往史、用药史、过敏史 □ 配合进行体格检查 □ 配合完善相关检查、化验，如采血、吸痰、心电图、X线胸片等 □ 有任何不适告知医师	□ 医师向患儿及家属介绍病情，如有异常检查结果需进一步检查 □ 配合用药及治疗 □ 配合医师调整用药 □ 有任何不适告知医师	□ 接受出院前指导 □ 知道复查程序 □ 获取出院诊断书
护患配合	□ 配合测量体温、脉搏、呼吸、血压、血氧饱和度、体重 □ 配合完成入院护理评估单（简单询问病史、过敏史、用药史） □ 接受相关化验、检查宣教，正确留取标本，配合检查 □ 接受输液治疗 □ 接受入院宣教（环境介绍、病室规定、订餐制度、贵重物品保管等） □ 有任何不适告知护士	□ 配合测量体温、脉搏、呼吸，回答每日排便情况 □ 有任何不适告知护士 □ 接受输液、服药治疗 □ 注意活动安全，避免坠床或跌倒 □ 配合执行探视及陪伴制度 □ 接受疾病及用药等相关知识指导	□ 接受出院宣教 □ 办理出院手续 □ 获取出院携带药品 □ 知道药品的服用方法、作用、注意事项 □ 知道病历复印方法
饮食	□ 正常普食	□ 正常普食	□ 正常普食
排泄	□ 正常排尿便	□ 正常排尿便	□ 正常排尿便
活动	□ 适量活动	□ 适量活动	□ 适量活动

附：原表单（2016 年版）

毛细支气管炎临床路径表单

适用对象：第一诊断为毛细支气管炎（ICD-10：J21）

患者姓名：	性别：　　年龄：　　门诊号：	住院号：
住院日期：　　年　月　日	出院日期：　　年　月　日	标准住院日：5 ~7 天

日期	住院第 1 天	住院第 2 天	住院第 3 天
主要诊疗工作	□ 询问病史及体格检查 □ 完成病历书写 □ 开化验单 □ 上级医师查房，初步确定诊断 □ 初步评估病情，有可能出现并发症向患者家属告知病情	□ 上级医师查房 □ 完成入院检查 □ 完成上级医师查房记录等病历书写 □ 根据病情变化给予进一步处理（营养心肌、保护肝脏等）	□ 收集并追问各类实验室检查报告，向上级医师汇报重要实验室检查结果 □ 上级医师查房 □ 完成上级医师查房记录等病历书写 □ 结合化验结果及入院后治疗反应进一步评估病情
重要医嘱	**长期医嘱：** □ 儿内科一级护理常规 □ 饮食 □ 吸氧 □ 吸痰 □ 压缩雾化吸入 □ 其他治疗 **临时医嘱：** □ 血尿便常规 □ X 线胸片、心电图 □ 血气分析 □ 心肌酶谱及肝肾功能 □ 呼吸道病毒检测、呼吸道细菌培养和药敏 □ 血支原体、衣原体检测 □ 其他检查	**长期医嘱：** □ 儿内科一级护理常规 □ 饮食 □ 吸氧 □ 吸痰 □ 压缩雾化吸入 □ 保护肝脏、营养心肌（必要时） □ 其他治疗 **临时医嘱：** □ 酌情肺功能检查 □ 复查血气分析（必要时） □ 其他检查	**长期医嘱：** □ 儿内科一级护理常规 □ 饮食 □ 吸氧 □ 吸痰 □ 压缩雾化吸入 □ 抗生素（必要时） □ 保护肝脏、营养心肌（必要时） □ 其他治疗 **临时医嘱：** □ 复查血气分析（必要时） □ 血清过敏原检查（必要时） □ 心电图（必要时） □ 其他检查
主要护理工作	□ 入院护理评估 □ 入院宣教 □ 叮嘱患儿卧床休息，定时测量体温	□ 观察体温波动 □ 观察咳嗽和喘息程度 □ 保持呼吸道畅通，及时清除呼吸道分泌物 □ 协助患儿排痰	□ 观察体温波动 □ 观察咳嗽和喘息程度 □ 保持皮肤清洁、口腔清洁 □ 鼓励患儿少食多餐，多饮水，保证液体摄入量
病情变异记录	□ 无　□ 有，原因： 1. 2.	□ 无　□ 有，原因： 1. 2.	□ 无　□ 有，原因： 1. 2.
护士签名			
医师签名			

时间	住院第 4 天	住院第 5 ~7 天 （出院日）
主要 诊疗 工作	□ 观察患儿病情（体温波动、肺部体征） □ 完成病程记录，详细记录医嘱变动情况（原因和更改内容） □ 上级医师查房	□ 进行体格检查 □ 上级医师查房，同意其出院 □ 完成出院小结 □ 出院宣教：向患儿其家属交代出院后注意事项，如来院复诊时间、预防交叉感染等
重 要 医 嘱	**长期医嘱：** □ 儿内科护理常规 □ 饮食 □ 吸氧 □ 吸痰 □ 压缩雾化吸入 □ 抗生素（必要时） □ 保护肝脏、营养心肌（必要时） □ 其他治疗 **临时医嘱：** □ 复查血尿便常规（必要时） □ 复查心电图（必要时） □ 其他检查	**出院医嘱：** □ 出院带药
主要 护理 工作	□ 观察体温波动 □ 观察咳嗽、喘息程度 □ 观察药物副作用（皮疹、胃肠道反应）	□ 详细告知各注意事项（勤洗手、减少公众地带活动、如咳嗽和喘息加剧等及时就诊） □ 告知药物使用方法 □ 出院宣教
病情 变异 记录	□ 无 □ 有，原因： 1. 2.	□ 无 □ 有，原因： 1. 2.
护士 签名		
医师 签名		

第十四章

儿童支气管哮喘临床路径释义

一、儿童支气管哮喘编码

1. 国家卫计委原编码：

疾病名称及编码：支气管哮喘（非危重）（ICD-10：J18.000）

2. 修改编码：

疾病名称及编码：变态反应性支气管哮喘（ICD-10：J45.003）

外源性支气管哮喘（ICD-10：J45.007）

支气管哮喘，非危重（ICD-10：J45.903）

二、临床路径检索方法

J45.003/J45.007/J45.903 住院科别为儿科

三、儿童支气管哮喘临床路径标准住院流程

（一）适用对象

第一诊断为支气管哮喘（非危重）（ICD-10：J18.000）。

释义

■ 适用对象编码参见第一部分。

■ 本路径适用对象为临床诊断为支气管哮喘的患儿，如由其他疾病引起的喘息、气急、胸闷、咳嗽，则需进入其他相应路径。

（二）诊断依据

根据中华医学会儿科分会呼吸学组2016年修订的儿童支气管哮喘诊断与防治指南。

1. 反复发作喘息、气急、胸闷或咳嗽，多与接触变应原、冷空气、物理、化学性刺激以及病毒性上呼吸道感染、运动等有关。

2. 发作时在双肺可闻及散在或弥漫性、以呼气相为主的哮鸣音。

3. 上述症状和体征可经治疗缓解或自行缓解。

4. 除外其他疾病所引起的喘息、气急、胸闷和咳嗽。

5. 临床表现不典型者，应至少具备以下1项试验阳性：

（1）支气管激发试验或运动激发试验阳性。

（2）支气管舒张试验阳性。

（3）昼夜PEF变异率≥13%。

符合1~4条或4、5条者，可以诊断为支气管哮喘。

释义

■ 本路径的制订主要参考国内最新权威诊疗指南。

■ 病史和临床症状体征是诊断支气管哮喘的初步依据，多数患儿表现为反复发作的喘息、气急、胸闷或咳嗽等症状，多有诱发因素。肺功能检查提示支气管激发试验或运动激发试验阳性，支气管舒张试验阳性，抑或昼夜 PEF 变异率≥13%。部分患儿临床表现不典型，肺功能检查符合上述诊断标准的第 5 条，且排除其他疾病引起的喘息、气急、胸闷和咳嗽亦可进入路径。

（三）治疗方案的选择

1. 根据病情严重程度及治疗反应选择方案。
2. 必要时行气管插管和机械通气。

释义

■ 急性发作期的治疗需根据患儿年龄、发作严重程度及诊疗条件选择合适的初始治疗方案，需在第一时间内予以及时恰当的治疗，以迅速缓解气道阻塞症状，并连续评估患儿对治疗的反应，在原治疗基础上进行个体化治疗。

■ 内科一般治疗包括尽可能避免诱发和加重急性发作的因素，同时给予患儿适当的氧疗，维持血氧饱和度>0.94。维持水、电解质、酸碱平衡。

■ 急性发作期控制药物主要包括吸入速效 β_2 受体激动剂、糖皮质激素、抗胆碱能药物、抗白三烯药物、硫酸镁及茶碱类药物。具体治疗方案参见“（七）治疗方案与药物选择”。

■ 经合理联合治疗，但症状持续加重，出现呼吸衰竭征象时，应及时给予气管插管及辅助机械通气治疗。在应用辅助机械通气治疗前禁用镇静剂。

（四）标准住院日为 5 ~7 天

释义

■ 支气管哮喘患儿急性发作入院后，各项检查需 1 ~3 天，同时根据临床症状体征及检查结果应用并调整治疗药物，需 5 ~7 天，主要根据临床症状体征的缓解情况观察疗效及有无药物副作用，总住院时间不超过 7 天符合本路径要求。

（五）进入路径标准

1. 第一诊断必须符合 ICD-10：J18.000 支气管哮喘疾病编码。
2. 当患儿同时具有其他疾病诊断，但在住院期间不需要特殊处理也不影响第一诊断的临床路径流程实施时，可以进入路径。

释义

■ 进入本路径的患儿为第一诊断为支气管哮喘，需除外可引起的喘息、气急、胸闷、咳嗽的其他疾病。

■ 入院后常规检查发现有其他合并疾病，如上呼吸道感染、下呼吸道感染、先天性心脏病等，经系统评估后对支气管哮喘诊断治疗无特殊影响者可进入路径。但可能增加医疗费用，延长住院时间。

（六）住院期间检查项目

1. 必需的检查项目：

（1）血常规、尿常规、大便常规。

（2）肝肾功能、电解质、血气分析、CRP。

（3）X 线胸片、心电图、肺功能（病情允许时）。

2. 根据患者病情选择：血清过敏原测定、胸部 CT、超声心动图、痰病原学检查、PCT、支原体抗体、病毒抗体检测等。

释义

■ 血常规、尿常规、便常规+潜血是最基本的三大常规检查，进入路径的患者均需完成。肝肾功能、电解质、血气分析、CRP、X 线胸片、心电图、肺功能可评估有无基础疾病、有无并发呼吸道感染，以及支气管哮喘急性期发作期病情严重程度，明确是否影响住院时间、费用及其治疗预后。胸部 CT、超声心动图、痰病原学检查、PCT、支原体抗体、病毒抗体检测等则是在最初必需的检查项目结果上，做进一步检查以明确感染病原及病情程度，可用于指导临床进一步治疗方案选择。血清过敏原测定可帮助患儿寻找过敏原。

■ 本病需与其他引起喘息、气急、胸闷、咳嗽的疾病相鉴别，如气道异物、急性喉炎喉梗阻、气管支气管软化狭窄、先天性心脏病导致心脏增大压迫气道、心源性肺水肿等，应行胸部 CT+气道重建、心脏彩超、喉镜或支气管镜检查明确。

■ 肺功能检查可帮助明确气道阻塞情况，但需在病情稳定后进行。

（七）治疗方案与药物选择

1. 一般治疗：氧疗，维持水、电解质、酸碱平衡等。

2. 支气管扩张剂：首选吸入速效 β_2受体激动剂，可联合使用抗胆碱能药物、茶碱类药物。

3. 抗炎药物：糖皮质激素、抗白三烯药物等。

4. 根据病情严重程度及治疗反应调整药物和治疗方案。

释义

■ 支气管哮喘患儿急性发作时需在第一时间内予以及时恰当的治疗，以迅速缓解气道阻塞症状，根据中华医学会儿科分会呼吸学组 2016 年修订的儿童支气管哮喘诊断与防治指南，有低氧血症者采用鼻导管或面罩吸氧，以维持血氧饱和度>0.94，同时应保证水、电解质、酸碱平衡。

■ 2016 年修订版儿童支气管哮喘诊断与防治指南还推荐吸入速效 β_2 受体激动剂作为治疗儿童哮喘急性发作的一线药物，如具备雾化给药条件，雾化吸入应为首选。可选择硫酸特布他林注射液使用氧驱动（氧气流量 6 ~ 8 L/min）或空气压缩泵雾化吸入。

■ 全身应用糖皮质激素亦是治疗儿童哮喘重度发作的一线药物，早期使用可以减轻疾病的严重度，可根据病情选择口服或静脉途径给药。另外，抗白三烯药物也可起到部分抗炎作用，可酌情给予。

■ 短效抗胆碱能药物（SAMA）是儿童哮喘急性发作联合治疗的组成部分，可以增加支气管舒张效应，其临床安全性和有效性已确立，尤其是对 β_2 受体激动剂治疗反应不佳的中重度患儿应尽早联合使用。此外，硫酸镁同样有助于危重哮喘症状的缓解，安全性良好。

■ 由于氨茶碱平喘效应弱于 SABA，而且治疗窗窄，从有效性和安全性角度考虑，在哮喘急性发作的治疗中一般不推荐静脉使用茶碱。如哮喘发作经上述药物治疗后仍不能有效控制时，可酌情考虑使用，但治疗时需密切观察，并监测心电图、血药浓度、药物及剂量。

■ 经合理联合治疗，但症状持续加重，出现呼吸衰竭征象时，应及时给予辅助机械通气治疗。在应用辅助机械通气治疗前禁用镇静剂。

（八）出院标准

1. 症状缓解。
2. 没有需要住院治疗的合并症和（或）并发症。

释义

■ 患者出院前应完成所有必需检查项目，确认临床症状体征缓解，治疗方案有效，且无明显药物相关不良反应。并且，没有出现因哮喘急性发作导致的合并症和（或）并发症需要继续住院治疗。

（九）变异及原因分析

1. 治疗期间出现并发症，需特殊诊断和治疗，导致住院时间延长。
2. 严重哮喘发作需行气管插管和机械通气维持者，退出本路径。
3. 常规治疗效果不佳，需特殊诊断和治疗，导致住院时间延长。

释义

■ 治疗期间发现其他严重基础疾病，或出现严重肺部感染、气胸、纵隔气肿等并发症者，可能因需要相应诊断治疗导致住院时间延长，需中止或转入其他相应路径。

■ 按标准治疗方案如患儿症状体征缓解不明显，甚至有加重趋势出现急性呼吸衰竭，需要行气管插管和机械通气者，必须退出本路径。

■ 常规治疗效果不佳、临床症状体征反复者，可能会导致住院时间延长。
■ 认可的变异原因主要是指患者入选路径后，在检查及治疗过程中发现患者合并存在事前未预知的、对本路径治疗可能产生影响的情况，需要中止执行路径或延长治疗时间、增加治疗费用。医师需在表单中明确说明。
■ 因患者方面的主观原因导致执行路径出现变异，需医师在表单中予以说明。

（十）参考费用标准

住院费用6000～8000元。

四、儿童支气管哮喘给药方案

【用药选择】

1. 速效 β_2受体激动剂：是治疗儿童哮喘急性发作的一线药物。如具备雾化给药条件，雾化吸入应为首选。可使用氧驱动（氧气流量6～8L/min）或空气压缩泵雾化吸入。药物及剂量：雾化吸入沙丁胺醇或特布他林，体重≤20kg，每次2.5mg。体重>20kg，每次5mg，第1小时可每20分钟1次，以后根据治疗反应逐渐延长给药间隔，根据病情每1～4小时重复吸入治疗。如不具备雾化吸入条件时，可使用压力型定量气雾剂（pMDI）经储雾罐吸药，每次单剂喷药，连用4～10喷（<6岁3～6喷），用药间隔与雾化吸入方法相同。快速起效的LABA（如福莫特罗）也可在≥6岁哮喘儿童作为缓解药物使用，但需要和ICS联合使用。
2. 糖皮质激素：全身应用糖皮质激素是治疗儿童哮喘重度发作的一线药物，早期使用可以减轻疾病的严重度，给药后3～4小时即可显示明显的疗效。可根据病情选择口服或静脉途径给药。药物及剂量：①口服：泼尼松或泼尼松龙1～2mg/(kg·d)，疗程3～5天。口服给药效果良好，副作用较小，但对于依从性差、不能口服给药或危重患儿可采用静脉途径给药。②静脉：注射甲泼尼龙每次1～2mg/kg或琥珀酸氢化可的松每次5～10mg/kg，根据病情可间隔4～8小时重复使用。若疗程不超过10天，可无须减量直接停药。③吸入：早期应用大剂量ICS可能有助于哮喘急性发作的控制，可选用雾化吸入布地奈德悬液每次1mg，或丙酸倍氯米松混悬液每次0.8mg，每6～8小时1次，但病情严重时不能以吸入治疗替代全身糖皮质激素治疗，以免延误病情。
3. 抗胆碱能药物：短效抗胆碱能药物（SAMA）是儿童哮喘急性发作联合治疗的组成部分，可以增加支气管舒张效应，其临床安全性和有效性已确立，尤其是对 β_2受体激动剂治疗反应不佳的中重度患儿应尽早联合使用。药物剂量：体重≤20kg，异丙托溴铵每次250μg。体重>20kg，异丙托溴铵每次500μg，加入 β_2受体激动剂溶液作雾化吸入，间隔时间同吸入 β_2受体激动剂。如果无雾化条件，也可给予SAMA气雾剂吸入治疗。
4. 硫酸镁：有助于危重哮喘症状的缓解，安全性良好。药物及剂量：硫酸镁25～40mg/(kg·d)（≤2g/d），分1～2次，加入10%葡萄糖溶液20ml缓慢静脉滴注（20分钟以上），酌情使用1～3天。不良反应包括一过性面色潮红、恶心等，通常在药物输注时发生。如过量可静注10%葡萄糖酸钙拮抗。
5. 茶碱：由于氨茶碱平喘效应弱于SABA，而且治疗窗窄，从有效性和安全性角度考虑，在哮喘急性发作的治疗中，一般不推荐静脉使用茶碱。如哮喘发作经上述药物治疗后仍不能有效控制时，可酌情考虑使用，但治疗时需密切观察并监测心电图、血药浓度。药物及剂量：氨茶碱负荷量4～6mg/kg（≤250mg），缓慢静脉滴注20～30分钟，继之根据年龄持续滴注维持剂量0.7～1mg/(kg·h)，如已用口服氨茶碱者，可直接使用维持剂量持续静脉滴注。亦可采用间歇给药方法，每6~8小时缓慢静脉滴注4~6mg/kg。

【药学提示】

1. 速效 β_2受体激动剂：为高选择性 β_2受体激动剂，使支气管平滑肌舒张，痰液变稀，易于咳出。不良反应主要为恶心、心悸、肌张力增高、心率增快、心律不齐、头晕、血压增高、震颤等。

2. 糖皮质激素：吸入用糖皮质激素为局部用强效糖皮质激素。有抗炎、抗过敏作用，吸入肺组织可迅速吸收。从而减轻气道高反应性。不良反应有咽喉部刺激感及声音嘶哑，剂量过大可有激素全身不良反应及对激素的依赖性。可诱发口腔真菌生长。

3. 抗胆碱能药物：对支气管有较高选择性，体内吸收少，且不增加痰液及其黏稠度，对心血管作用不明显。尤其适用于不耐受或忌用 β_2受体激动剂的患儿。不良反应包括头晕、疲乏、视物模糊、口干、口苦等。

4. 硫酸镁：通过舒张周围血管平滑肌，使血管扩张达到解痉平喘的目的。不良反应包括呼吸减慢、血压下降、完全性传导阻滞、膝反射消失。

5. 茶碱：具有缓解支气管平滑肌痉挛作用。不良反应：口服者可有恶心、呕吐、胃部不适，静滴过快、浓度过高、剂量过大者，可导致心悸、脉速、心律不齐、血压剧降，严重时可导致肢体震颤、惊厥甚至危及生命。

【注意事项】

1. 经吸入速效 β_2受体激动剂及其他治疗无效的哮喘重度发作患儿，可静脉应用 β_2受体激动剂，但容易出现心律失常和低钾血症等严重不良反应，使用时要严格掌握指征及剂量，并作必要的心电图、血气及电解质等监护。

2. 茶碱类药物的治疗剂量与中毒剂量较接近，且个体差异大，使用时密切观察，并监测心电图、血药浓度。

3. 支气管哮喘急性发作者，宜先用支气管扩张药，或口服或静脉用糖皮质激素。使用吸入糖皮质激素者，用后应即刻局部漱口，减少口腔真菌感染。

五、推荐表单

（一）医师表单

儿童支气管哮喘临床路径医师表单

适用对象：第一诊断为支气管哮喘（ICD-10：J18.000）

患儿姓名：	性别：　　年龄：　　门诊号：	住院号：
住院日期：　　年　月　日	出院日期：　　年　月　日	标准住院日：5～7天

时间	住院第1天	住院第2天	住院第3天
主要诊疗工作	□ 询问病史及体格检查 □ 初步病情评估，病情严重度分级 □ 上级医师查房：明确诊断，决定下一步诊治方案 □ 完成首次病程记录 □ 初步病情评估，有可能出现的并发症并向患者家属告知病情	□ 上级医师查房， □ 根据症状、体征、实验室检查结果，对病情严重度、治疗反应再评估 □ 诊疗方案调整（必要时） □ 完成上级医师查房记录等病 □ 历书写 □ 向患者及家属交代病情及其注意事项	□ 上级医师查房，根据症状、体征、实验室检查结果，对病情严重度、治疗效果再评估 □ 诊疗方案调整（必要时） □ 完成上级医师查房记录等病历书写 □ 向患者及家属交代病情及其注意事项
重点医嘱	**长期医嘱：** □ 儿科护理常规 □ 一级护理 □ 氧疗 □ 心电血氧监护 □ 支气管扩张剂应用（短效 β_2受体激动剂或联合吸入抗胆碱能药物） □ 糖皮质激素应用 □ 抗生素的应用（有感染证据时） **临时医嘱：** □ 血、尿、便常规 □ 肝肾功能、电解质、血气分析、CRP、病毒及支原体血清学检测 □ X线胸片、心电图 □ 肺功能检查、FENO（病情允许时） □ 必要时行血清过敏原测定、肺CT、超声心动图、痰细菌学检查、PCT □ 其他对症治疗：根据上述治疗后情况，酌情加用氨茶碱或硫酸镁	**长期医嘱：** □ 儿科护理常规 □ 一级护理 □ 氧疗 □ 心电血氧监护 □ 支气管扩张剂应用（短效 β_2受体激动剂或联合吸入抗胆碱能药物） □ 糖皮质激素应用 □ 抗生素的应用（有感染证据时） **临时医嘱：** □ 血气分析（必要时） □ 对症治疗	**长期医嘱：** □ 儿科护理常规 □ 一/二级护理（根据病情轻重） □ 氧疗 □ 心电血氧监护 □ 支气管扩张剂应用（短效 □ β_2受体激动剂或联合吸入抗胆碱能药物） □ 糖皮质激素应用 □ 抗生素的调整（有感染证据时） **临时医嘱：** □ 复查异常实验室指标 □ 对症治疗
病情变异记录	□ 无　□ 有，原因： 1. 2.	□ 无　□ 有，原因： 1. 2.	□ 无　□ 有，原因： 1. 2.
医师签名			

时间	住院第4天	住院第5~7天 （出院日）
主要诊疗工作	□ 上级医师查房，疗效评估，确定有无并发症 □ 结合喘息控制情况，诊疗方案调整（必要时）	□ 上级医师查房，疗效评估，明确是否出院 □ 完成出院小结 □ 哮喘宣教 □ 教导患儿应用吸入装置的正确性 □ 向患儿交代出院后注意事项，预约复诊日期
重点医嘱	**长期医嘱：** □ 儿科护理常规 □ 二级护理 □ 支气管扩张剂应用（短效 β_2受体激动剂及抗胆碱能药物） □ 糖皮质激素应用 □ 酌情停用抗生素 **临时医嘱：** □ 复查异常实验室检查 □ 对症处理	**临时医嘱：** □ 出院带药 □ 门诊定期随诊
病情变异记录	□ 无 □ 有，原因： 1. 2.	□ 无 □ 有，原因： 1. 2.
医师签名		

（二）护士表单

儿童支气管哮喘临床路径护士表单

适用对象：第一诊断为支气管哮喘（ICD-10：J18.000）

患儿姓名：	性别：　　年龄：　　住院号：	
住院日期：　　年　月　日	**出院日期：**　　年　月　日	**标准住院日：5～7天**

时间	住院第1天	住院第2天	住院第3天
健康宣教	□ 入院宣教 □ 介绍主管医师、护士 □ 介绍环境、设施 □ 介绍住院注意事项 □ 介绍探视和陪伴制度 □ 介绍贵重物品制度	□ 药物宣教 □ 各种检查前宣教 □ 告知患儿家属在检查中配合医师 □ 主管护士与患儿家属沟通，消除患儿紧张情绪 □ 告知检查后可能出现的情况及应对方式 □ 雾化装置使用宣教	□ 药物宣教 □ 雾化装置使用宣教
护理处置	□ 核对患者，佩戴腕带 □ 建立入院护理病历 □ 测量体重 □ 协助患儿完成实验室检查及辅助检查	□ 协助医师完成相关化验 □ 观察患儿病情变化 □ 保持皮肤清洁、口腔清洁 □ 观察患儿喘息缓解情况 □ 鼓励患儿少食多餐，多饮水，保证液体摄入量	□ 观察患儿病情变化 □ 保持皮肤清洁、口腔清洁 □ 观察患儿喘息缓解情况 □ 鼓励患儿少食多餐，多饮水，保证液体摄入量
基础护理	□ 二级护理 □ 晨晚间护理 □ 排泄管理 □ 患儿安全管理	□ 二级护理 □ 晨晚间护理 □ 排泄管理 □ 患儿安全管理	□ 二/一级护理 □ 晨晚间护理 □ 患儿安全管理
专科护理	□ 护理查体 □ 病情观察 □ 观察患儿喘息缓解情况 □ 确定饮食种类 □ 心理护理	□ 护理查体 □ 病情观察 □ 观察患儿喘息缓解情况 □ 确定饮食种类 □ 心理护理	□ 护理查体 □ 病情观察 □ 观察患儿喘息缓解情况 □ 确定饮食种类 □ 心理护理
重点医嘱	□ 详见医嘱执行单	□ 详见医嘱执行单	□ 详见医嘱执行单
病情变异记录	□ 无　□ 有，原因： 1. 2.	□ 无　□ 有，原因： 1. 2.	□ 无　□ 有，原因： 1. 2.
护士签名			

时间	住院第4天	住院第5~7天 （出院日）
健康宣教	□ 药物宣教 □ 雾化装置使用宣教	□ 出院宣教 □ 复查时间 □ 服药方法 □ 活动休息 □ 指导饮食 □ 指导办理出院手续
护理处置	□ 遵医嘱完成相关复查的化验或检查	□ 办理出院手续 □ 书写出院小结
基础护理	□ 二级护理 □ 晨晚间护理 □ 排泄管理 □ 患儿安全管理	□ 二级护理 □ 晨晚间护理 □ 排泄管理 □ 患儿安全管理
专科护理	□ 恢复期护理 □ 观察药物副作用（皮疹、胃肠道反应） □ 根据患儿病情和危险性分层指导并监督患儿恢复期的治疗与活动 □ 二级预防教育 □ 出院准备指导	□ 帮助患者办理出院手续 □ 出院指导
重点医嘱	□ 详见医嘱执行单	□ 详见医嘱执行单
病情变异记录	□ 无 □ 有，原因： 1. 2.	□ 无 □ 有，原因： 1. 2.
护士签名		

（三）患者表单

儿童支气管哮喘临床路径患者表单

适用对象：第一诊断为支气管哮喘（ICD-10：J18.000）

患儿姓名：	性别：　　年龄：　　门诊号：	住院号：
住院日期：　　年　月　日	**出院日期：**　　年　月　日	**标准住院日：5～7 天**

时间	入院	住院第 2 天	住院第 3 天
医患配合	□ 配合询问病史、收集资料，请务必详细告知既往史、用药史、过敏史 □ 配合进行体格检查 □ 患儿有任何不适请告知医师	□ 配合完善相关检查、化验，如采血、留尿、心电图、X 线胸片等 □ 协助医师进行患儿体格检查 □ 医师与家属介绍病情及用药方案	□ 协助医师进行患儿体格检查 □ 医师与家属介绍病情及用药方案
护患配合	□ 配合测量体温、脉搏、呼吸 3 次，血压、体重 1 次 □ 配合完成入院护理评估（简单询问病史、过敏史、用药史） □ 接受入院宣教（环境介绍、病室规定、订餐制度、贵重物品保管等） □ 配合执行探视和陪伴制度 □ 患儿有任何不适请告知护士	□ 配合测量体温、脉搏、呼吸 3 次，询问大便 1 次 □ 接受饮食宣教 □ 接受药物宣教 □ 接受雾化装置正确使用宣教	□ 配合测量体温、脉搏、呼吸 3 次，询问大便 1 次 □ 接受饮食宣教 □ 接受药物宣教 □ 接受雾化装置正确使用宣教
饮食	□ 遵医嘱饮食	□ 遵医嘱饮食	□ 遵医嘱饮食
排泄	□ 正常排尿便	□ 正常排尿便	□ 正常排尿便
活动	□ 正常适度活动，避免疲劳	□ 正常适度活动，避免疲劳	□ 正常适度活动，避免疲劳

时间	胃镜检查后	出院
医患配合	□ 协助医师进行患儿体格检查 □ 医师与家属介绍病情及用药方案 □ 配合复查相关异常检查化验指标，如采血、留尿等	□ 接受出院前指导 □ 知道复查程序 □ 获取出院诊断书
护患配合	□ 配合测量体温、脉搏、呼吸 3 次，询问大便 1 次 □ 接受饮食宣教 □ 接受药物宣教 □ 接受雾化装置正确使用宣教	□ 接受出院宣教 □ 办理出院手续 □ 获取出院带药 □ 知道服药方法、作用、注意事项 □ 知道复印病历程序
饮食	□ 遵医嘱饮食	□ 遵医嘱饮食
排泄	□ 正常排尿便	□ 正常排尿便
活动	□ 正常适度活动，避免疲劳	□ 正常适度活动，避免疲劳

附：原表单（2016 年版）

支气管哮喘、非危重感染临床路径表单

适用对象：第一诊断为支气管哮喘，非危重（ICD-10：J18.000）

患儿姓名：	性别：　年龄：　门诊号：	住院号：
住院日期：　年　月　日	**出院日期：**　年　月　日	**标准住院日：5～7 天**

时间	住院第 1 天	住院第 2 天	住院第 3 天
主要诊疗工作	□ 询问病史及体格检查 □ 初步病情评估，病情严重度分级 □ 上级医师查房：明确诊断，决定下一步诊治方案 □ 完成首次病程记录 □ 初步病情评估，有可能出现的并发症并向患者家属告知病情	□ 上级医师查房， □ 根据症状、体征、实验室检查结果，对病情严重度、治疗反应再评估 □ 诊疗方案调整（必要时） □ 完成上级医师查房记录等病历书写 □ 向患者及家属交代病情及其注意事项	□ 上级医师查房，根据症状、体征、实验室检查结果，对病情严重度、治疗效果再评估 □ 诊疗方案调整（必要时） □ 完成上级医师查房记录等病历书写 □ 向患者及家属交代病情及其注意事项
重要医嘱	**长期医嘱：** □ 儿科护理常规 □ 一级护理 □ 氧疗 □ 心电血氧监护 □ 支气管扩张剂应用（短效 β_2 受体激动剂或联合吸入抗胆碱能药物） □ 糖皮质激素应用 □ 抗生素的应用（有感染证据时） **临时医嘱：** □ 血、尿、便常规 □ 肝肾功能、电解质、血气分析、CRP 病毒及支原体血清学检测 □ X 线胸片、心电图 □ 肺功能检查、FENO（病情允许时） □ 必要时行血清过敏原测定、肺 CT、超声心动图、痰细菌学检查、PCT □ 其他对症治疗：根据上述治疗后情况，酌情加用氨茶碱或硫酸镁	**长期医嘱：** □ 儿科护理常规 □ 一级护理 □ 氧疗 □ 心电血氧监护 □ 支气管扩张剂应用（短效 β_2 受体激动剂或联合吸入抗胆碱能药物） □ 糖皮质激素应用 □ 抗生素的应用（有感染证据时） **临时医嘱：** □ 血气分析（必要时） □ 对症治疗	**长期医嘱：** □ 儿科护理常规 □ 一/二级护理（根据病情轻重） □ 氧疗 □ 心电血氧监护 □ 支气管扩张剂应用（短效 β_2 受体激动剂或联合吸入抗胆碱能药物） □ 糖皮质激素应用 □ 抗生素的调整（有感染证据时） **临时医嘱：** □ 复查异常实验室指标 □ 对症治疗
主要护理工作	□ 入院护理评估 □ 入院宣教 □ 观察患儿喘息缓解情况 □ 协助患儿完成实验室检查及辅助检查	□ 观察患儿病情变化 □ 保持皮肤清洁、口腔清洁 □ 患儿喘息缓解情况 □ 鼓励患儿少食多餐，多饮水，保证液体摄入量	□ 观察患儿病情变化 □ 保持皮肤清洁、口腔清洁 □ 观察患儿喘息缓解情况 □ 鼓励患儿少食多餐，多饮水，保证液体摄入量

续 表

时间	住院第 1 天	住院第 2 天	住院第 3 天
病情变异记录	□ 无 □ 有，原因： 1. 2.	□ 无 □ 有，原因： 1. 2.	□ 无 □ 有，原因： 1. 2.
护士签名			
医师签名			

时间	住院第 4 天	住院第 5 ~7 天
主要诊疗工作	□ 级医师查房，疗效评估，确定有无并发症， □ 结合喘息控制情况，诊疗方案调整（必要时）	□ 上级医师查房，疗效评估，明确是否出院 □ 完成出院小结 □ 哮喘宣教 □ 教导患儿应用吸入装置的正确性 □ 向患儿交代出院后注意事项，预约复诊日期
重要医嘱	**长期医嘱：** □ 儿科护理常规 □ 二级护理 □ 支气管扩张剂应用（短效 β_2受体激动剂及抗胆碱能药物） □ 糖皮质激素应用 □ 酌情停用抗生素 **临时医嘱：** □ 复查异常实验室检查 □ 对症处理	**长期医嘱：** □ 出院带药 □ 门诊定期随诊
主要护理工作	□ 恢复期护理 □ 观察药物副作用（皮疹、胃肠道反应） □ 根据患儿病情和危险性分层指导并监督患儿恢复期的治疗与活动 □ 二级预防教育 □ 出院准备指导	□ 帮助患儿办理出院手续 □ 出院指导
病情变异记录	□ 无 □ 有，原因： 1. 2.	□ 无 □ 有，原因： 1. 2.
护士签名		
医师签名		

第十五章
急性支气管炎临床路径释义

一、急性支气管炎编码

1. 国家卫计委原编码：

疾病名称及编码：急性支气管炎（ICD-10：J20.904）

2. 修改编码：

疾病名称及编码：急性支气管炎（ICD-10：J20）

二、临床路径检索方法

J20 住院科别为儿科

三、急性支气管炎临床路径标准住院流程

（一）适用对象

第一诊断为急性支气管炎（ICD-10：J20.904）。

释义

■ 适用对象编码参见第一部分。

■ 本路径适用对象为临床诊断为急性支气管炎、无并发症的患儿，如有支气管肺炎、心力衰竭、呼吸衰竭、支气管异物、哮喘、中耳炎、喉炎、鼻窦炎等病症，需进入其他相应路径。

（二）诊断依据

根据《诸福棠实用儿科学》（第8版）（人民卫生出版社）。

1. 发病大多先有上呼吸道感染症状，随后出现支气管炎表现。

2. 胸部可闻干、湿啰音，以不固定的中等水泡音为主，可限于一侧。

3. 其他系统症状与体征：重者可有高热、疲劳、影响食欲和睡眠，甚至发生呕吐、腹泻、腹痛、头痛、胸痛等。

4. 实验室检查：

（1）外周血常规和CRP：细菌感染时，白细胞总数和中性粒细胞增多，CRP有不同程度升高；病毒性肺炎时，白细胞总数正常或减少，CRP正常或轻度升高。

（2）呼吸道病原学检测：本病可由不同病原所致，需要进行常见的呼吸道病毒检测、支原体、衣原体、细菌培养和药敏试验。

释义

■ 本路径的制订主要参考国内权威参考书籍。

■ 病史和临床症状是诊断急性支气管炎的初步依据，多数患儿大多先有上呼吸道

感染症状，如鼻咽炎，出现打喷嚏、流涕、鼻塞、咽痛等症状，随后出现频繁而较深的干咳，咳嗽可为持续性或阵发性，遇冷空气或刺激性气味等情况咳嗽加剧，咳嗽一般7~10天，有时迁延2~3周。可有咳痰，痰液逐渐由稀薄变黏稠。轻者不发热或有低热，重者发热38~39℃，偶尔达40℃，多在2~3天退热。感觉疲劳、可能影响睡眠和食欲，可有呕吐、腹泻、腹痛等消化道症状。年长儿可诉头痛及胸痛。体检可见咽部充血，肺部听诊可有呼吸音粗，闻及干啰音，或有不固定的湿啰音，偶有喘鸣音。在肺的同一部位湿啰音常随咳嗽、体位变动等消失，肺部不固定的湿啰音是急性支气管炎的特征性表现。一般白细胞正常或降低，升高者可能有继发性细菌感染。胸部x线检查可见双肺纹理增多、增粗或无异常。

某些急性传染病如麻疹、百日咳、流行性感冒等的发病累及气管、支气管时，或出现中耳炎、鼻窦炎、肺炎等并发症，不进入该路径。

（三）治疗方案的选择

根据《诸福棠实用儿科学》（第8版）（人民卫生出版社）。

1. 一般治疗：保持适当的室温及湿度，注意休息，保持呼吸道通畅。供给充足水分，给予热量丰富、易于消化的食物。
2. 抗生素治疗：合理选用敏感抗生素。
3. 对症治疗：高热者可用物理降温或药物降温；咳嗽者可用镇咳祛痰剂；喘息者可用支气管扩张剂，可以酌情使用糖皮质激素；腹胀者可用肛管排气、胃肠减压。

释义

■ 本病大多数为病毒感染，多属于自限性疾病，无特异性治疗。确诊后可以综合性治疗，包括充分休息，注意护理和饮食，给予热量丰富、易于消化的食物。缓解临床症状，预防并发症。室内要经常通气换气，保持一定的室温（20℃左右）、湿度（40%~60%）。清除鼻腔分泌物，经常变换体位及拍背以利于痰液排出，保持呼吸道通畅。小婴儿痰多，咳痰无力时可吸痰。发热期宜给予流质或软食，多次适量饮水以使痰液稀化。哺乳期的婴儿应少量多次喂奶，以免导致吐泻等消化不良症状。高热时可以先用物理降温，用冷毛巾湿敷前额和整个头部，每10分钟更换一次，常常可以预防高热惊厥。

■ 治疗药物主要包括止咳祛痰药、退热药，针对病原体的治疗药物等。婴幼儿，特别是痰多时慎用中枢镇咳药。

（四）标准住院日为5~7天

释义

■ 本病轻症病人可以在门诊治疗，无须住院，但如果出现高热不退等情况，可以考虑住院治疗。治疗后主要观察临床症状的缓解情况，总住院时间不超过7天符合本路径要求。

（五）进入路径标准

1. 第一诊断必须符合 ICD-10：J20.904 急性支气管炎编码。
2. 当患儿同时具有其他疾病诊断，但在住院期间不需要特殊处理也不影响第一诊断的临床路径流程实施时，可以进入路径。

释义

■ 进入本路径的患儿第一诊断为急性支气管炎，需除外支气管肺炎、心力衰竭、呼吸衰竭、支气管异物、哮喘、中耳炎、喉炎、鼻窦炎等病症。

■ 入院后常规检查发现有基础疾病，如贫血、营养不良、维生素 D 缺乏性佝偻病等，经系统评估后对急性支气管炎诊断治疗无特殊影响者，可进入路径。但可能增加医疗费用，延长住院时间。

（六）入院后第 1～2 天

1. 必需的检查项目：
（1）血常规、CRP、尿常规、便常规。
（2）心肌酶谱及肝肾功能。
（3）呼吸道病毒、细菌病原学检查。
（4）血支原体、衣原体测定。
（5）必要时检查过敏原、免疫球蛋白、心电图、X 线胸片、血气分析。
2. 必要的告知：入选临床路径，加强拍背等护理，注意观察呼吸系统症状变化。

（七）入院后 3～5 天

1. 根据患者情况可选择的检查项目：
（1）复查血常规、CRP。
（2）血气分析检查。
（3）心电图检查。
（4）必要时复查支原体抗体。
（5）肺功能检查。
（6）X 线胸片。
（7）支气管镜检查。
（8）过敏原检查、免疫球蛋白检测。
2. 必要的告知：在急性支气管炎过程中如出现支气管肺炎、心力衰竭、呼吸衰竭、DIC、中毒性脑病呼吸系统以外脏器损害等临床表现，及时退出急性支气管炎临床路径。

释义

■ 血常规与 CRP、尿常规、便常规是最基本的三大常规检查，进入路径的患者均需完成；心电图、X 线胸片、经皮血氧饱和度、血气分析、肝肾功能、电解质、腹部超声、可评估有无基础疾病和疾病的严重度，是否影响住院时间、费用及其治疗预后；肺炎支原体、肺炎衣原体、呼吸道病毒、百日咳杆菌等检查可了解病原体，以便针对性治疗。

■ 本病需与其他引起发热、咳嗽的常见病鉴别，如流行性感冒。该病有明确流行病史，多有全身症状如高热、四肢酸痛、头痛等，全身中毒症状明显，而一般的鼻咽部症状如鼻分泌物多、咳嗽等则较轻。可以通过呼吸道病毒的检查等来判断。

（八）药物选择与使用时间

抗菌药物：按照《抗菌药物临床应用指导原则》（卫医发〔2015〕43 号）执行。

释义

■ 本病大多数为病毒感染，应以综合性治疗为主。抗菌药物非但无效，反而会带来药物的副作用和造成机体的菌群失调。当有细菌或非典型病原体感染的证据时，再针对性选择抗菌药物治疗。

■ 祛痰可选择恶心祛痰药和刺激性祛痰药，如愈创木酚甘油醚（0.025～0.1 克/次，口服，每日 3 次）。黏液溶解剂，如乙酰半胱氨酸（0.1 克/次，依据年龄每天 2～4次口服）。吸入用乙酰半胱氨酸溶液雾化吸入，3 毫升/次，每天 1～2 次；或糜蛋白酶雾化吸入（根据患儿具体情况掌握剂量）；或黏液调节剂，如氨溴索（每次 0.15～0.3mg/kg，每日 2 次口服）。镇咳可以选择含氢溴酸右美沙芬的药物。

■ 退热药可选择对乙酰氨基酚（>3 个月儿童，每次 10～15mg/kg 口服，每次<600mg，间隔≥4 小时，每天≤4 次，≤2.4g/d，用药不超过 3 天）或布洛芬（每次 5～10mg/kg 口服，每 6 小时 1 次，<400mg/d，每天≤4 次）。

■ 如有喘息，可雾化吸入沙丁胺醇（0.25～1 毫升/次，每日 2～3 次）或特布他林（2.5～5 毫克/次，每日 2 次）等 β_2 受体激动剂、抗胆碱药物溴化异丙托溴铵（250 微克/次，每日 2 次）和布地奈德混悬液（每次 0.5～1 毫克/次，每日 2 次）。如果咳嗽时间长并伴有过敏表现，可以加用孟鲁斯特等白三烯受体调节剂。亦可采用中医药治疗方法，如咳嗽、痰多、喘息可选用小儿肺热咳喘口服液等。

■ 如为流感病毒感染，可用奥司他韦（对甲、乙型流感病毒均有效，在 1 岁及以上年龄的儿童应根据体重给药：体重不足 15kg 者，予 30mg，每日 2 次；体重 15～23kg 者，予 45mg，每日 2 次；体重 23～40kg 者，予 60mg，每日 2 次；体重>40kg 者，予 75mg，每日 2 次。疗程 5 天）。对于吞咽胶囊有困难的儿童，可选用奥司他韦混悬液。

■ 如有细菌感染，一般先使用 β 内酰胺类抗菌药物，亦可根据药敏试验结果选择抗菌药物，如拉氧头孢。如有肺炎支原体或肺炎衣原体或百日咳杆菌感染等感染，可使用大环内酯类抗菌药物，如红霉素，20～30mg/（kg·d），总疗程 10～14 天（需要出院后继续治疗）。

（九）出院标准

1. 咳嗽明显减轻。
2. 连续 3 天腋温<37.5℃。
3. 肺体征改善。

释义

■ 患儿出院前应完成所有异常的检查项目的复查，观察临床症状是否减轻或消失，有无明显药物相关不良反应。

（十）变异及原因分析

1. 体温不退和（或）呼吸系统症状没有明显缓解，需要鉴别诊断除外支气管异物、肺炎、哮喘、先天气道畸形、免疫缺陷等。也需要注意鉴别合并鼻窦炎、鼻炎的支气管炎。
2. 病情进行性加重，出现其他系统病变，需要加用相应治疗方案。
3. 由于上述原因导致治疗费用增加和住院时间延长。

释义

■ 经治疗如患儿症状缓解不明显，发现其他严重基础疾病，需调整药物治疗或继续其他基础疾病的治疗，则中止本路径；肺炎支原体等感染的急性支气管炎，治疗疗程长、治疗费用高者，需退出本路径；出现支气管肺炎、心力衰竭、呼吸衰竭、支气管异物、哮喘、中耳炎、喉炎、鼻窦炎等并发症时，需中途退出路径转入相应路径。

■ 认可的变异原因主要是指患儿入选路径后，在检查及治疗过程中发现患儿合并存在事前未预知的、对本路径治疗可能产生影响的情况，需要中止执行路径或延长治疗时间、增加治疗费用。医师需在表单中明确说明。

■ 因患儿方面的主观原因导致执行路径出现变异，医师需在表单中说明。

四、急性支气管炎给药方案

【用药选择】

1. 咳嗽、咳痰者可以选择镇咳祛痰药，如氨溴索、愈创木酚甘油醚、乙酰半胱氨酸、糜蛋白酶。发热者可口服退热药，如对乙酰氨基酚或布洛芬等治疗。
2. 喘息者可选用沙丁胺醇或特布他林等 β_2 受体激动剂、抗胆碱药物溴化异丙托溴铵和布地奈德混悬液等药物雾化吸入治疗。
3. 咳嗽咳嗽时间长并伴有过敏表现者，可以加用孟鲁斯特等白三烯受体调节剂。
4. 抗感染治疗：当有流感病毒感染，可用奥司他韦。当有细菌等病原体感染时，可用相应抗菌药物治疗。
5. 中医治疗：结合临床辨证施治，如风热咳嗽可选用小儿肺热咳喘口服液等。

【药学提示】

1. 患儿尽量避免使用氨基糖苷类抗菌药物。<6 个月的患儿慎用阿奇霉素。喹诺酮类药物避免用于 18 岁以下的未成年人。
2. 大环内酯类抗菌药物静脉给药与甲泼尼龙、茶碱、卡马西平、华法林等药物有相互作用。
3. 金刚烷胺和金刚乙胺对甲型流感病毒常具有耐药性，对乙型流感病毒无效，不推荐使用。
4. 退热药不要多种同时使用或自行加量，否则会使患儿出汗过多，导致虚脱、低体温、甚至休克。

【注意事项】

1. 中枢性镇咳药及抗组胺药异丙嗪等原则上不用，因其在缓解咳嗽症状的同时，也可使支气管分泌物变黏稠，不易排出，造成气道阻塞，加重病情，甚至发生窒息，尤其在2岁以下的婴幼儿。
2. 对于肺炎支原体或肺炎衣原体感染，大环内酯类抗菌药治疗要足疗程，以免治疗不彻底。必要时进行血浓度监测。
3. 近年来，干扰素用于雾化吸入治疗，在临床有一定的效果，但尚待继续深入研究。

五、推荐表单

（一）医师表单

急性支气管炎临床路径医师表单

适用对象：第一诊断为急性支气管炎（ICD-10：J20.904）

患儿姓名：	性别：　　年龄：　　门诊号：	住院号：
住院日期：　　年　月　日	**出院日期：**　　年　月　日	**标准住院日：5～7天**

时间	住院第1天	住院第2天	住院第3天
主要诊疗工作	□ 询问病史及体格检查 □ 完成病历书写 □ 完善各项检查 □ 上级医师查房，初步确定诊断 □ 初步病情评估，病情交代	□ 观察患儿病情（咳嗽痰液体温、肺部体征等情况）并记录 □ 完成各项化验检查并分析记录 □ 上级医师查房 □ 根据化验结果及治疗反应再次评估病情 □ 根据病情变化给予进一步处理（如营养心肌、保护肝脏等）	□ 观察患儿病情（咳嗽、痰液、体温、肺部体征等情况）并记录 □ 必要时复查有关化验检查并分析记录 □ 向上级医师汇报重要实验室检查结果 □ 根据化验结果及治疗反应再次评估病情 □ 根据病情变化给予进一步处理
重要医嘱	**长期医嘱：** □ 儿内科三级护理 □ 饮食 □ 抗生素（必要时） □ 镇咳祛痰药 □ 雾化吸入 □ 其他治疗 **临时医嘱：** □ 吸痰（必要时） □ 血尿便常规 CRP □ 血肺炎支原体、肺炎衣原体测定（必要时） □ 呼吸道病毒、细菌病原检查（必要时） □ 心肌酶谱及肝肾功能 □ 过敏原检查、免疫球蛋白检测、心电图、经皮血氧饱和度（必要时）	**长期医嘱：** □ 同前 □ 保护肝脏或心脏（必要时） □ 其他治疗 **临时医嘱：** □ 吸痰（必要时） □ 经皮血氧饱和度或血气分析（必要时） □ X线胸片（酌情检查） □ 肺功能（酌情） □ 其他检查	**长期医嘱：** □ 同前 □ 保护肝脏或心脏（必要时） □ 其他治疗 **临时医嘱：** □ 吸痰（必要时） □ 经皮血氧饱和度或血气分析（必要时） □ X线胸片（酌情检查） □ 肺功能（酌情复查） □ 其他检查
病情变异记录	□ 无　□ 有，原因： 1. 2.	□ 无　□ 有，原因： 1. 2.	□ 无　□ 有，原因： 1. 2.
医师签名			

时间	住院第 4 天	住院第 5 ~7 天
主要诊疗工作	□ 观察患儿病情（体温波动、肺部体征） □ 完成病程记录，进行体格检查，详细记录医嘱变动情况（原因和更改内容） □ 向上级医师汇报病情及检查结果	□ 上级医师查房，确定出院 □ 完成出院小结 □ 出院宣教：向患儿及其家属交代出院后注意事项，如来院复诊时间、预防交叉感染等
重要医嘱	**长期医嘱：** □ 同前 **临时医嘱：** □ 血尿便常规 CRP（必要时复查） □ 支气管镜（必要时） □ 其他	**出院医嘱：** □ 出院医嘱 □ 出院带药
病情变异记录	□ 无　□ 有，原因： 1. 2.	□ 无　□ 有，原因： 1. 2.
医师签名		

（二）护士表单

急性支气管炎临床路径护士表单

适用对象：第一诊断为急性支气管炎（ICD-10：J20.904）

患儿姓名：	性别：　　年龄：　　门诊号：	住院号：
住院日期：　　年　月　日	**出院日期：**　　年　月　日	**标准住院日：5～7天**

时间	住院第1天	住院第2天	住院第3天
健康宣教	□ 入院宣教 □ 介绍主管医师、护士 □ 介绍环境、设施 □ 介绍住院注意事项 □ 介绍探视和陪伴制度 □ 指导正确留取痰标本 □ 主管护士与患儿家属沟通，了解并指导心理应对	□ 宣教疾病知识、用药知识 □ 宣教拍背及清理鼻腔的注意事项 □ 告知检查和治疗时的注意事项	□ 同前 □ 指导服药方法 □ 饮食、休息等事项的指导
护理处置	□ 核对患者，佩戴腕带 □ 建立入院护理病历 □ 协助患者留取各种标本 □ 测量体重	□ 随时观察患儿的病情变 □ 正确执行医嘱 □ 协助医师完成各项检查化验	□ 同前
基础护理	□ 儿科三级护理 □ 患儿安全管理	□ 同前	□ 同前
专科护理	□ 护理查体 □ 咳嗽、呼吸频率等病情观察 □ 酌情吸痰并观察痰液性状 □ 监测经皮血氧饱和度 □ 需要时填写跌倒及压疮防范表 □ 心理护理	□ 咳嗽、呼吸频率等病情观察 □ 遵医嘱完成相关检查 □ 酌情吸痰并观察痰液性状 □ 监测经皮血氧饱和度 □ 提供并发症征象的依据	□ 病情观察：评估患儿生命体征，特别是呼吸频率及血氧饱和度 □ 核对患儿出院带药 □ 患儿出院前检查物品，避免遗漏
重点医嘱	□ 详见医嘱执行单	□ 详见医嘱执行单	□ 详见医嘱执行单
病情变异记录	□ 无　□ 有，原因： 1. 2.	□ 无　□ 有，原因： 1. 2.	□ 无　□ 有，原因： 1. 2.
护士签名			

时间	住院第4天	住院第5~7天
健康宣教	□ 同前	□ 出院宣教 □ 复查时间 □ 指导服药方法 □ 饮食、休息等事项的指导
护理处置	□ 同前	□ 办理出院手续 □ 书写出院小结
基础护理	□ 同前	□ 同前
专科护理	□ 同前	□ 病情观察：评估患儿生命体征，特别是呼吸频率及血氧饱和度 □ 心理护理
重点医嘱	□ 详见医嘱执行单	□ 详见医嘱执行单
病情变异记录	□ 无 □ 有，原因： 1. 2.	□ 无 □ 有，原因： 1. 2.
护士签名		

（三）患者表单

急性支气管炎临床路径患者表单

适用对象：第一诊断为急性支气管炎（ICD-10：J20.904）

患儿姓名：	性别：　　年龄：　　门诊号：	住院号：
住院日期：　　年　月　日	出院日期：　　年　月　日	标准住院日：5～7天

时间	住院第1天	住院第2天	住院第3天
医患配合	□ 配合询问病史、收集资料，请务必详细告知既往史、用药史、过敏史 □ 配合进行体格检查 □ 配合完善相关检查化验，如采血、吸痰、心电图、X线胸片等 □ 有任何不适请告知医师	□ 医师向患儿及家属介绍病情，如有异常检查结果需要进一步检查 □ 配合用药和治疗 □ 配合医师调整用药 □ 有任何不适请告知医师	□ 同前
护患配合	□ 配合测量体温、脉搏、呼吸、血压、体重、经皮血氧饱和度 □ 配合完成入院护理评估单（简单询问病史、过敏史、用药史） □ 接受输液等治疗、检查化验，正确留取标本，配合检查 □ 接受入院宣教（环境介绍、病室规定、订餐制度、贵重物品保管等） □ 有任何不适请告知护士	□ 配合测量体温、脉搏、呼吸，回答每天排便情况 □ 接受输液、服药等治疗 □ 注意活动安全、避免坠床或跌倒 □ 配合执行探视及陪伴制度 □ 接受疾病及用药等相关知识的指导宣教 □ 有任何不适请告知护士	□ 同前
饮食	□ 遵医嘱饮食	□ 遵医嘱饮食	□ 遵医嘱饮食
排泄	□ 正常排尿便	□ 正常排尿便	□ 正常排尿便
活动	□ 适量活动	□ 适量活动	□ 适量活动

时间	住院第4天	住院第5~7天
医患配合	□ 同前	□ 接受出院前指导 □ 知道复查程序 □ 获取出院诊断书
护患配合	□ 同前	□ 接受出院宣教 □ 办理出院手续 □ 获取出院带药 □ 知道服药方法、作用、注意事项 □ 知道病历复印程序
饮食	□ 遵医嘱饮食	□ 遵医嘱饮食
排泄	□ 正常排尿便	□ 正常排尿便
活动	□ 适量活动	□ 适量活动

附：原表单（2016年版）

急性支气管炎临床路径表单

适用对象：第一诊断为急性支气管炎（ICD-10：J20.904）

患者姓名：	性别：　年龄：　门诊号：	住院号：
住院日期：　年　月　日	**出院日期：**　年　月　日	**标准住院日：5～7天**

时间	住院第1天	住院第2天	住院第3天
主要诊疗工作	□ 询问病史及体格检查 □ 完成病历书写 □ 完善各项检查 □ 上级医师查房，初步确定诊断 □ 初步病情评估，病情交代	□ 完成各项入院检查 □ 上级医师查房 □ 根据化验结果及治疗反应再次评估病情 □ 根据病情变化给予进一步处理（营养心肌、保护肝脏等）	□ 收集并追问各类实验室检查报告，向上级医师汇报重要实验室检查结果 □ 分析并记录各项实验室检查结果 □ 上级医师查房
重要医嘱	**长期医嘱：** □ 儿内科护理常规 □ 饮食 □ 吸痰 □ 吸氧 □ 抗生素 □ 祛痰镇咳剂 □ 压缩雾化吸入 □ 其他治疗 **临时医嘱：** □ 血尿便常规、CRP □ 血支原体、衣原体测定 □ 呼吸道病毒、细菌病原检查 □ 心肌酶谱及肝肾功能 □ 必要时过敏原检查、免疫球蛋白检测、心电图、血气分析	**长期医嘱：** □ 儿内科护理常规 □ 饮食 □ 吸痰 □ 吸氧 □ 抗生素 □ 祛痰镇咳剂 □ 压缩雾化吸入 □ 保护肝脏或心脏（必要时） □ 其他治疗 **临时医嘱：** □ 血气分析（必要时） □ X线胸片（酌情） □ 肺功能（酌情） □ 其他检查	**长期医嘱：** □ 同前 **临时医嘱：** □ 对症处理
主要护理工作	□ 入院护理评估 □ 入院宣教 □ 叮嘱患儿卧床休息，定时测量体温	□ 观察体温波动 □ 观察咳嗽程度 □ 保持呼吸道畅通，及时清除呼吸道分泌物 □ 协助患儿排痰	□ 观察体温波动 □ 保持皮肤清洁、口腔清洁 □ 观察咳嗽程度 □ 保持呼吸道畅通，及时清除呼吸道分泌物 □ 鼓励患儿少食多餐，多饮水，保证液体摄入量
病情变异记录	□ 无　□ 有，原因： 1. 2.	□ 无　□ 有，原因： 1. 2.	□ 无　□ 有，原因： 1. 2.
护士签名			
医师签名			

时间	住院第4天	住院第5~7天
主要诊疗工作	□ 观察患儿病情（体温波动、肺部体征） □ 完成病程记录，进行体格检查，详细记录医嘱变动情况（原因和更改内容） □ 上级医师查房	□ 完成病程记录，进行体格检查 □ 上级医师查房，同意其出院 □ 完成出院小结 □ 出院宣教：向患儿及其家属交代出院后注意事项，如来院复诊时间、预防交叉感染等
重要医嘱	**长期医嘱：** □ 同前 **临时医嘱：** □ 复查血清支原体抗体（必要时） □ 支气管镜（必要时） □ 其他	**出院医嘱：** □ 出院带药
主要护理工作	□ 观察体温波动 □ 观察药物副作用（皮疹、胃肠道反应） □ 观察咳嗽程度	□ 详细告知各注意事项（勤洗手、减少公众地带活动，如咳嗽加剧等及时就诊） □ 告知药物使用方法 □ 出院宣教
病情变异记录	□ 无　□ 有，原因： 1. 2.	□ 无　□ 有，原因： 1. 2.
护士签名		
医师签名		

纳入标准：第一诊断必须符合 ICD-10：J20.904 急性支气管炎编码。

排除标准：

1. 体温不退和（或）呼吸系统症状没有明显缓解，需要鉴别诊断除外支气管异物、肺炎、哮喘、先天气道畸形、免疫缺陷等。也需要鉴别合并的鼻窦炎、鼻炎的处理。

2. 病情进行性加重，出现其他系统病变，需要加用相应治疗方案。

3. 由于上述原因导致治疗费用增加和住院时间延长。

患者版临床路径告知单

急性支气管炎患者版临床路径告知单

时间	住院第1天	住院第2天	住院第3天
医师的工作	□ 询问病史及体格检查 □ 完成病历书写 □ 开立各项检查 □ 上级医师查房 □ 初步病情评估，病情交代	□ 上级医师查房 □ 分析各项实验室检查结果 □ 详细记录实验室检查结果 □ 根据病情变化给予进一步处理（营养心肌、保护肝脏等）	□ 收集并追问各类实验室检查报告，向上级医师汇报重要实验室检查结果 □ 上级医师查房
护士的工作	□ 入院介绍：病房环境，设施，医院规章制度，治疗查房时间，病房护士长、主治医师，主管/责任护士 □ 患者准备：更换病号服，佩戴腕带 □ 入院护理评估 □ 巡视病房，观察病情变化（体温、咳嗽、喘息情况） □ 做好安全护理，避免坠床等不良事件发生 □ 健康宣教：疾病和药物相关知识	□ 根据医嘱按时给药 □ 巡视病房，观察病情变化（体温、咳嗽、喘息情况） □ 保持呼吸道畅通，及时清除呼吸道分泌物 □ 协助患儿排痰 □ 做好安全护理，避免坠床等不良事件发生 □ 健康教育：针对具体情况作个体化指导	□ 根据医嘱按时给药 □ 巡视病房，观察病情变化（体温、咳嗽、喘息情况） □ 保持皮肤清洁、口腔清洁 □ 鼓励患儿少食多餐，多饮水，保证液体摄入量 □ 做好安全护理，避免坠床等不良事件发生
患者及家属的工作	□ 接受病史询问和体格检查，提供既往的病历资料 □ 实行一人陪床 □ 配合护士为患儿进行口服或静脉给药 □ 配合护士接受各项所需检查和化验 □ 看护好患儿，避免坠床等不良事件的发生 □ 给患儿多饮水，配合护士进行物理降温 □ 接受健康宣教	□ 实行一人陪床 □ 配合护士接受各项所需检查和化验 □ 配合护士为患儿进行口服或静脉给药 □ 给患儿多饮水，配合护士进行物理降温 □ 看护好患儿，避免坠床等不良事件的发生 □ 接受健康宣教	□ 实行一人陪床 □ 看护好患儿，避免坠床等不良事件的发生 □ 给患儿多饮水，配合护士进行物理降温 □ 配合护士为患儿进行口服或静脉给药 □ 接受健康宣教

时间	住院第 4 天	住院第 5~7 天 （出院日）
医生的工作	□ 观察患儿病情（体温波动、肺部体征） □ 完成病程记录，详细记录医嘱变动情况（原因和更改内容） □ 上级医师查房	□ 进行体格检查 □ 完成出院小结 □ 向患儿及其家属交代出院后注意事项，如来院复诊时间、预防交叉感染等
护士的工作	□ 根据医嘱按时给药 □ 巡视病房，观察病情变化（体温、咳嗽、喘息情况） □ 保持呼吸道畅通，及时清除呼吸道分泌物 □ 协助患儿排痰 □ 观察药物作用和副作用（皮疹或胃肠道反应） □ 做好安全护理，避免坠床等不良事件发生 □ 健康教育：针对具体情况作个体化指导	□ 出院宣教和出院带药使用指导 □ 结账后与护士核对患儿的出院带药 □ 接患儿出院，检查物品，避免遗漏
患者及家属的工作	□ 实行一人陪床 □ 看护好患儿，避免坠床等不良事件的发生 □ 给患儿多饮水，配合护士进行物理降温 □ 配合护士为患儿进行口服或静脉给药 □ 接受健康宣教	□ 配合医护尽早做好出院准备 □ 结账后与护士核对患儿的出院带药 □ 接患儿出院，检查物品，避免遗漏

第十六章
支气管肺炎临床路径释义

一、支气管肺炎编码

1. 卫计委原编码：

疾病名称及编码：支气管肺炎（ICD-10：J18.0）

2. 修改编码：

疾病名称及编码：流行性感冒伴有肺炎，病毒未标明（ICD-10：J11.0）
病毒性肺炎（ICD-10：J12）
链球菌性肺炎（ICD-10：J13）
细菌性肺炎（ICD-10：J15）
支气管肺炎（病原体未特指）（ICD-10：J18.0）

二、临床路径检索方法

J11.0/J12/J13/J15/J18.0 且住院科别为儿科

三、支气管肺炎临床路径标准住院流程

（一）适用对象

第一诊断为支气管肺炎（ICD-10：J18.0）。

释义

■ 本路径适用对象为临床诊断为支气管肺炎的患儿，如合并脑膜脑炎、中毒性脑病或缺氧性脑病等神经系统并发症及急性心力衰竭、心肌炎、心包炎、房室传导阻滞等心血管系统并发症，弥散性血管内凝血、胃肠出血或黄疸、噬血细胞综合征等并发症需进入其他相应路径。若患儿存在基础疾病，如原发免疫缺陷病、神经肌肉病、血液系统疾病、先天心肺发育异常等，可影响支气管肺炎治疗，造成住院时间延长、住院费用增加，需进入其他相应路径。

（二）诊断依据

根据《临床诊疗指南·小儿内科分册》（中华医学会编著，人民卫生出版社）。

1. 一般临床表现：起病或急或缓，常伴有发热，热型不定，新生儿或体弱儿亦可不发热。患儿常有烦躁不安、精神萎靡、食欲减退或呕吐、腹泻等症状。

2. 呼吸道症状与体征：咳嗽、气促，重症表现为鼻翼煽动、口周和指（趾）端发绀及三凹征。部分患儿两肺可闻及固定性细湿啰音。叩诊多正常，但当病灶融合累及部分或整个肺叶时，可出现肺实变体征。

3. 其他系统症状与体征：重症肺炎可出现呼吸困难、三凹征及发绀，并伴发其他系统功能异常，如心率增快、烦躁不安、意识障碍、昏迷、惊厥、肠鸣音消失等临床表现时，警惕在支气管肺炎过程中发生心力衰竭、呼吸衰竭、DIC、中毒性脑病、胸腔并发症等情况。

4. X线胸片：沿支气管分布的小斑片状肺实质浸润阴影，以两肺底部、中内带及心膈角较多，由于细支气管的阻塞，可发生局部肺不张或肺气肿。也可以表现为节段性和大叶性肺部实变或不张。

5. 实验室检查：

（1）外周血常规和CRP：细菌感染时，白细胞总数和中性粒细胞增多，CRP有不同程度升高；病毒性肺炎时，白细胞总数多正常或减少，CRP多正常或轻度升高。

（2）呼吸道病原学检测：本病可由不同病原所致，需要进行常见的呼吸道病毒检测、支原体、衣原体、细菌培养和药敏试验。

释义

■ 诊断依据同时参考《诸福棠实用儿科学》（第8版）（人民卫生出版社）。

■ 早期体温多在38～39℃，亦可高达40℃左右，大多为弛张热型或不规则发热。弱小婴儿大多起病迟缓，发热不高，咳嗽和肺部体征均不明显。常见拒食、呛奶、呕吐或呼吸困难。

■ 呼吸道症状一般早期就很明显。呼吸增快，可达40～80次/分。常见呼吸困难，严重者呼气时有呻吟声、鼻翼煽动、三凹征、口周或甲床发绀。胸部体征早期常不明显，以后可听到中、粗湿啰音，数天后，可闻及细湿啰音或捻发音。病灶融合扩大时，可听到管状呼吸音，叩诊有浊音。

■ 肺泡内的炎性渗出多沿支气管蔓延而侵犯肺小叶、肺段或肺大叶。在小儿肺炎中肺气肿是早期常见征象之一。婴儿患支气管肺炎时，可出现肺间质X线征象。

■ 呼吸道病原学检测包括呼吸道分泌物病毒抗原检测、血支原体和衣原体抗体测定、细菌涂片、培养和药敏试验。细菌培养应注意标本来自于无菌组织或体液，如血培养、胸腔积液培养。如果标本来自于呼吸道分泌物，要注意判断其是否来自于下呼吸道，支气管肺泡灌洗液培养对肺炎病原学诊断有帮助。

（三）治疗方案的选择

根据《临床诊疗指南·小儿内科分册》（中华医学会编著，人民卫生出版社）。

1. 一般治疗：保持适当的室温（18～20℃）及湿度（55%），注意休息，保持呼吸道通畅。如患儿烦躁不安，可给适量镇静药物。供给充足水分，给热量丰富、易于消化的食物。

2. 支持疗法：病情较重、病程较久、体弱、营养不良者可考虑输血浆等支持疗法，提高机体抵抗力。

3. 抗生素治疗：合理选用敏感抗生素，选择最佳给药方案，及时、足量、必要时联合应用。

4. 对症治疗：高热者可用物理降温或药物降温。咳嗽者可用镇咳祛痰剂。气喘者可用解痉平喘药。有低氧症状者吸氧。腹胀者可用肛管排气、胃肠减压。并发脓胸、脓气胸者进行胸腔抽气、抽脓、闭式引流。

释义

■ 治疗方案同时参考《诸福棠实用儿科学》（第8版）（人民卫生出版社）、《儿童社区获得性肺炎管理指南（2013修订）》。

■ 抗生素治疗：初始治疗往往是经验性治疗，应该结合患儿的年龄、临床特点、辅助检查初步判断引起肺炎的可能病原，给予治疗。细菌性肺炎和非典型病原引起的肺炎可以给予抗生素治疗，病毒性肺炎无须抗生素治疗。怀疑细菌性肺炎的住院患儿，一般首先选择青霉素类如舒他西林干混悬剂，或头孢菌素，不见效时，可改用其他抗生素。怀疑非典型病原体感染的患儿，应给予大环内酯类抗生素，如（丙酸）交沙霉素、红霉素、克拉霉素、阿奇霉素等。对原因不明的重症病例，可先联合应用两种抗生素，一般选用 β 内酰胺类联合大环内酯类，也可考虑选择联合林克酰胺类，如克林霉素。在明确病原体后，则给予针对性治疗。可以口服抗生素治疗的不强调静脉给药。

■ 目前有肯定疗效的抗病毒药物较少。更昔洛韦目前是治疗 CMV 感染的首选药物。奥司他韦可用于甲型和乙型流感病毒的治疗。干扰素，如重组人干扰素 α-1b、α2a 等具有抗病毒及免疫调节功能，可用于病毒性肺炎，特别是 RSV 肺炎、毛细支气管炎的治疗。

■ 高热患儿可应用右旋布洛芬栓置肛，更适合口服药物依从性差或伴有呕吐的高热患儿。

■ 止咳平喘的治疗：应清除鼻内分泌物，痰多时可吸痰。咳喘重时可雾化吸入 β_2 受体激动剂，如硫酸特布他林注射液联合布地奈德和抗胆碱药，如果有效可以继续短期使用。支气管肺炎患儿应慎用镇咳药。

■ 支气管肺炎患儿无常规使用全身糖皮质激素的指征。

■ 发热患儿可采用物理降温或口服对乙酰氨基酚、布洛芬等退热，对于口服给药依从性差或伴有呕吐的高热患儿可以直肠给药，如右旋布洛芬栓。注意上述药物的使用年龄。

（四）标准住院日为 10～14 天

释义

■ 考虑支气管肺炎的患儿入院当日即可开始抗感染治疗，入院第 1～2 天完善 X 线胸片、病原学等检查，住院期间主要观察临床症状的缓解情况和有无药物不良反应，总住院时间小于 14 天的均符合本路径要求。

（五）进入路径标准

1. 第一诊断必须符合 ICD-10：J18.0 支气管肺炎编码。
2. 当患儿同时具有其他疾病诊断，但在住院期间不需要特殊处理也不影响第一诊断的临床路径流程实施时，可以进入路径。

释义

■ 本路径适用对象为第一诊断为支气管肺炎的患儿，但是如果出现一些疾病需要特殊处理时，则不能进入路径，如脑炎、脑膜炎、中毒性脑病等神经系统并发症，急性心力衰竭、心肌炎、心包炎、房室传导阻滞等心血管系统并发症，以及弥散性血管内凝血、胃肠出血或黄疸、噬血细胞综合征等并发症。

■ 入院后常规检查发现以往没有发现的疾病或既往有基础病（如先天性心脏病、肾病综合征、乙型肝炎、1 型糖尿病等），经系统评估对支气管肺炎的诊断、治疗无特殊影响，仅需要药物维持治疗者，可进入本路径，但可能会增加医疗费用，延长住院时间。

（六）入院后第 1～2 天

1. 必需检查的项目：

（1）血常规、CRP、尿常规、便常规。

（2）X 线胸片。

（3）呼吸道病毒、细菌病原学检查。

（4）血支原体、衣原体测定。

（5）血气分析。

（6）心肌酶谱及肝肾功能。

（7）心电图。

2. 必要的告知：入选临床路径，加强拍背等护理，注意观察肺部症状变化。

释义

■ 血常规、尿常规、便常规为最基本的三大常规检查，可用于患儿一般状况的评估、肺炎病情的评价和判断以及判断是否存在肾脏受累等情况。C 反应蛋白（CRP）用于评价患儿体内炎症反应严重程度。X 线胸片检查用于评估肺内病变严重程度及判断是否存在胸腔积液、肺不张等情况。呼吸道病毒抗原检测、细菌涂片、培养和药敏检查，血支原体和衣原体测定能够协助明确感染病原体。细菌培养的注意事项见上文。血气分析可以明确是否合并呼吸衰竭、低氧血症等情况。心电图、心肌酶谱及肝肾功能检查主要是评估有无其他系统受累、有无并发症及合并症、有无其他基础病，因这些情况可能会影响到住院时间、费用及治疗预后。

（七）入院后 3～5 天

1. 根据患者情况可选择的检查项目：

（1）复查血常规、尿常规、便常规。

（2）血气分析检查。

（3）心电图检查；超声检查。

（4）各种呼吸道病原学复查。

（5）肺功能检查。

（6）肺 CT。

（7）支气管镜检查。

2. 必要的告知：在支气管肺炎过程中如出现心力衰竭、呼吸衰竭、DIC、中毒性脑病等临床表现，及时退出支气管肺炎临床路径。

释义

■ 复查血常规及 CRP 用以评价抗生素疗效、体内炎症反应改善情况。复查尿常规、便常规以监测抗生素等药物不良反应。复查血气分析可对患者一般状况、肺炎病情进行再次评价和判断。监测患儿临床症状、体征，评估抗感染治疗疗效，当效果欠佳时需复查各种呼吸道病原学检查再次查找病原体。心电图、超声心动图检查用以评估心脏系统的并发症及有无心脏基础疾病。支气管肺炎可能造成肺间质病变、肺实质浸润、肺不张等情况，必要时可行肺部 CT、支气管镜检查，尤其对于存在肺不张的患儿，支气管镜检查的同时可进行肺泡灌洗治疗。上述复查应该在出现相关临床表现或入院时检查结果异常时进行。

（八）药物选择与使用时间

抗菌药物：按照《抗菌药物临床应用指导原则》（卫医发〔2004〕285 号）执行。

释义

■ 儿童轻症支气管肺炎首选青霉素类、第一代头孢菌素。必要时可改用氧头孢烯类抗生素如拉氧头孢。对青霉素过敏者或怀疑非典型病原感染者，如支原体肺炎、衣原体肺炎，用大环内酯类抗生素。对于重症肺炎，在病原不明确情况下，可以联合使用 β 内酰胺类抗生素和大环内酯类抗生素。抗生素应使用到体温恢复正常后 5～7天。不同病原、病情轻重不同，抗生素疗程不同。

（九）出院标准

1. 咳嗽明显减轻。
2. 连续 3 天腋温<37. 5℃。
3. 肺体征改善。
4. X 线胸片示炎症明显吸收。

释义

■ 患儿出院前应完成必要复查的检查项目，临床症状，如发热、咳嗽明显缓解或消失，通常需要连续 3 天腋温<37. 5℃，复查 X 线胸片提示肺部炎症明显好转吸收，并且无明显药物相关不良反应。如抗菌药物疗程尚不足，可以出院带口服药物治疗。

（十）变异及原因分析

1. 难治性肺炎：即常规抗感染治疗不能控制疾病，包括以下几个方面：

（1）体温不退、肺炎体征没有明显缓解，需要改用其他抗菌药物。

（2）病情进行性加重，出现肺外并发症，需要加用其他治疗方案。

（3）肺炎吸收不明显。

2. 由于上述原因导致治疗费用和延长住院时间。

释义

■ 按标准治疗方案，如患儿发热、咳嗽症状缓解不明显，需要改用其他抗菌药物治疗的病例，可能造成延长住院治疗时间的，则中止本路径。在治疗过程中患儿病情进行性加重，出现严重的肺外并发症，如脑膜脑炎、中毒性脑病等神经系统并发症，急性心力衰竭、心肌炎、心包炎、房室传导阻滞等心血管系统并发症，以及弥散性血管内凝血、胃肠出血或黄疸、噬血细胞综合征等需要加用其他治疗方案的，则中止本路径。按标准治疗方案治疗患儿肺炎吸收不明显可能造成延长住院治疗时间的，则中止本路径。

■ 医师认可的变异原因主要是指患儿入选路径后，医师在检查及治疗过程中发现患儿存在一些事前未预知的对本路径治疗可能产生影响的情况，需要中止执行路径或是延长治疗时间、增加治疗费用。医师需在表单中明确说明。

■ 因患儿方面的主观原因导致执行路径出现变异，也需要医师在表单中予以说明。

四、支气管肺炎给药方案

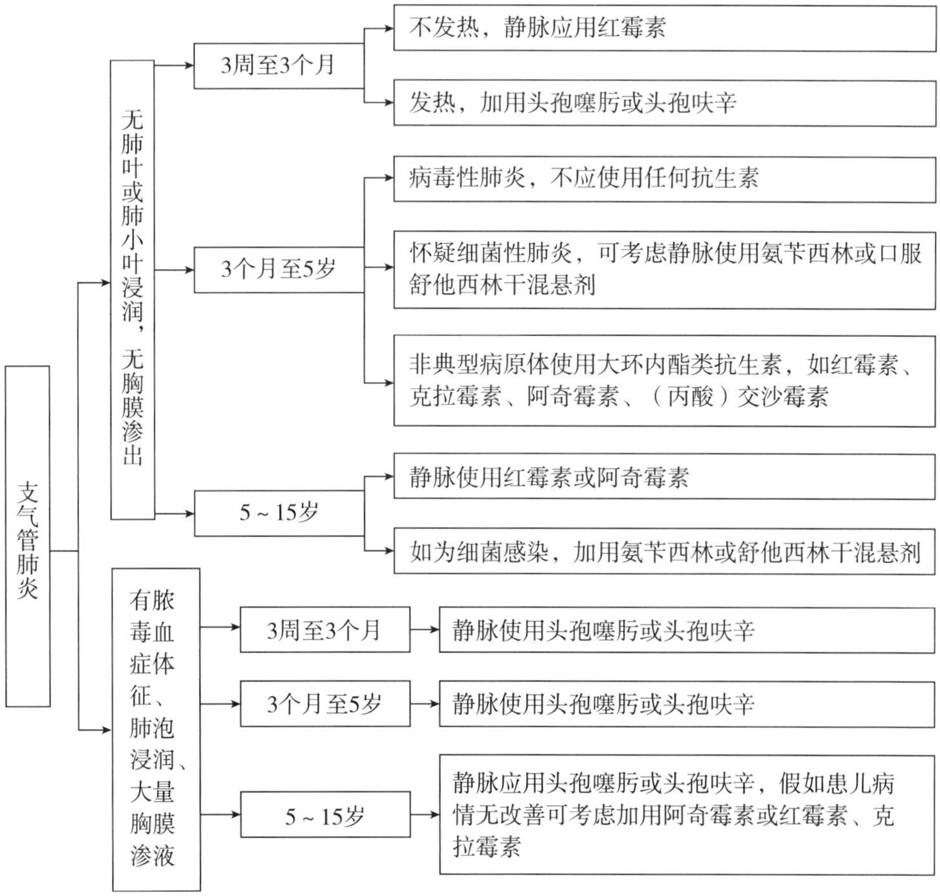

【用药选择】

1. 住院治疗患儿入院后应立即采痰标本，最好在应用抗菌药物之前做涂片革兰染色检查及培养。体温高、全身症状严重者应同时送血培养。

2. 抗菌药物选择应覆盖最常见的病原体：抗菌药物经验性选择，根据可能的病原体、严重程度、病程、患儿年龄、之前抗菌药物的使用情况、当地细菌耐药的流行病学资料、患儿的肝肾功能情况进行。病原菌一旦明确，选择抗菌药物应针对该病原菌。

3. 初始治疗 48～72 小时后应进行病情和疗效评估，治疗无效者需考虑初选药物未覆盖致病菌或药物浓度处于有效浓度之下或细菌耐药等。必要时需调整治疗。

4. 患儿临床表现显著改善并能口服时，改用口服药序贯治疗。

【药学提示】

1. 儿童支气管肺炎患儿尽量避免使用氨基糖苷类和喹诺酮类抗菌药物避免。四环素类药物不应用于 8 岁以下儿童。年龄<6 个月的儿童慎用阿奇霉素。

2. 大环内酯类静脉给药可引起血栓性静脉炎，此类药物与甲泼尼龙、茶碱、卡马西平、华法林等药物有相互作用。

【注意事项】

我国肺炎链球菌对大环内酯类抗菌药物耐药突出，选择药物时需考虑。

五、推荐表单

（一）医师表单

支气管肺炎临床路径医师表单

适用对象：第一诊断为支气管肺炎（ICD-10：J18.0）

患儿姓名：	性别：　年龄：　门诊号：	住院号：
住院日期：　年　月　日	出院日期：　年　月　日	标准住院日：10～14 天

时间	住院第 1 天	住院第 2 天	住院第 3 天
主要诊疗工作	□ 询问病史及体格检查 □ 病情告知 □ 如患儿病情重，应及时通知上级医师	□ 上级医师查房 □ 根据送检项目报告，及时向上级医师汇报，并予相应处理 □ 注意防治并发症	□ 收集并追问各类实验室检查报告，向上级医师汇报重要实验室检查结果 □ 上级医师查房
重点医嘱	**长期医嘱：** □ 肺炎护理常规 □ 饮食 □ 抗菌药物 □ 祛痰剂 □ 雾化吸入治疗 □ 对症治疗 **临时医嘱：** □ 血、尿、便常规 □ CRP、肝肾功能、心肌酶 □ 呼吸道病毒、细菌病原学检查 □ 血支原体、衣原体抗原、抗体测定 □ X 线胸片 □ 血气分析	**长期医嘱：** □ 肺炎护理常规 □ 饮食 □ 抗菌药物 □ 祛痰剂 □ 雾化吸入治疗 □ 对症治疗 □ 心肌酶谱异常者加护心肌治疗 □ 肝功能异常者保肝治疗 **临时医嘱：** □ 心电图、心脏彩超 □ 必要时行呼吸道病毒和细菌检测、血气分析、肺功能、胸部 CT	**长期医嘱：** □ 肺炎护理常规 □ 饮食 □ 抗生素 □ 祛痰剂 □ 吸氧 □ 吸痰 □ 压缩雾化吸入 **临时医嘱：** □ 支气管镜（必要时） □ 血清过敏原检查（必要时） □ 其他检查
病情变异记录	□ 无　□ 有，原因： 1. 2.	□ 无　□ 有，原因： 1. 2.	□ 无　□ 有，原因： 1. 2.
医师签名			

时间	住院第4天	住院第5～9天	住院第10～14天
主要诊疗工作	□ 观察患儿病情（体温波动、肺部体征） □ 分析各项实验室检查结果 □ 详细记录实验室检查结果 □ 根据病情变化给予进一步处理（营养心肌，保护肝脏等） □ 注意防治并发症	□ 完成病程记录，详细记录医嘱变动 □ 情况（原因和更改内容） □ 上级医师查房	□ 上级医师查房，同意其出院 □ 完成出院小结 □ 出院宣教
重点医嘱	**长期医嘱：** □ 儿内科护理常规 □ 饮食 □ 抗生素 □ 祛痰剂 □ 吸氧 □ 吸痰 □ 压缩雾化吸入 □ 对症治疗 **临时医嘱：** □ 复查血清支原体抗体（必要时） □ 其他	**长期医嘱：** □ 肺炎护理常规 □ 饮食 □ 抗菌药物 □ 祛痰剂 □ 雾化吸入治疗 □ 对症治疗 □ 心肌酶谱异常者继续护心肌治疗 □ 肝功能异常者继续保肝治疗 **临时医嘱：** □ 必要时行支气管镜 □ 复查血常规、CRP、肝肾功能 □ 复查X线胸片	**出院医嘱：** □ 出院带药 □ 门诊随诊
病情变异记录	□ 无 □ 有，原因： 1. 2.	□ 无 □ 有，原因： 1. 2.	□ 无 □ 有，原因： 1. 2.
医师签名			

（二）护士表单

支气管肺炎临床路径护士表单

适用对象：第一诊断为支气管肺炎（ICD-10：J18.0）

患儿姓名：	性别：　　年龄：　　门诊号：	院号：
住院日期：　　年　月　日	**出院日期：**　　年　月　日	**标准住院日：10～14 天**

时间	住院第 1 天	住院第 2 天	住院第 3 天
主要护理工作	□ 入院护理评估 □ 入院宣教 □ 叮嘱患儿卧床休息，定时测量体温	□ 观察体温波动及一般状况 □ 观察咳嗽程度、保持呼吸道畅通 □ 观察药物副作用（皮疹、胃肠道反应） □ 协助患儿排痰，及时清除呼吸道分泌物	□ 观察体温波动 □ 保持皮肤清洁、口腔清洁 □ 鼓励患儿少食多餐，多饮水，保证液体摄入量
重点医嘱	**长期医嘱：** □ 肺炎护理常规 □ 饮食 □ 抗菌药物 □ 祛痰剂 □ 雾化吸入治疗 □ 对症治疗 **临时医嘱：** □ 血、尿、便常规 □ CRP、肝肾功能、心肌酶 □ 呼吸道病毒、细菌病原学检查 □ 血支原体、衣原体测定 □ X 线胸片 □ 血气分析	**长期医嘱：** □ 肺炎护理常规 □ 饮食 □ 抗菌药物 □ 镇咳祛痰剂 □ 雾化吸入治疗 □ 对症治疗 □ 心肌酶谱异常者加护心肌治疗 □ 肝功能异常者保肝治疗 **临时医嘱：** □ 心电图、心脏彩超 □ 必要时行呼吸道病毒和细菌检测、血气分析、肺功能、胸部 CT	**长期医嘱：** □ 肺炎护理常规 □ 饮食 □ 抗菌药物 □ 镇咳祛痰剂 □ 雾化吸入治疗 □ 对症治疗 □ 心肌酶谱异常者加护心肌治疗 □ 肝功能异常者保肝治疗 **临时医嘱：** □ 必要时行呼吸道病毒和细菌检测 □ 血气分析
病情变异记录	□ 无　□ 有，原因： 1. 2.	□ 无　□ 有，原因： 1. 2.	□ 无　□ 有，原因： 1. 2.
护士签名			

时间	住院第4天	住院第5～9天	住院第10～14天
主要护理工作	□ 观察体温波动 □ 保持皮肤清洁、口腔清洁 □ 鼓励患儿少食多餐，多饮水，保证液体摄入量 □ 观察药物副作用（皮疹、胃肠道反应） □ 协助患儿排痰，及时清除呼吸道分泌物	□ 观察患儿一般状况 □ 观察体温波动 □ 观察咳嗽程度 □ 观察药物副作用（皮疹、胃肠道反应） □ 协助患儿排痰，及时清除呼吸道分泌物	□ 出院宣教
重点医嘱	**长期医嘱：** □ 肺炎护理常规 □ 饮食 □ 抗菌药物 □ 镇咳祛痰剂 □ 雾化吸入治疗 □ 对症治疗 □ 心肌酶谱异常者加护心肌治疗 □ 肝功能异常者保肝治疗 **临时医嘱：** □ 必要时行呼吸道病毒和细菌检测 □ 血气分析	**长期医嘱：** □ 肺炎护理常规 □ 饮食 □ 抗菌药物 □ 镇咳祛痰剂 □ 雾化吸入治疗 □ 对症治疗 □ 心肌酶谱异常者继续护心肌治疗 □ 肝功能异常者继续保肝治疗 **临时医嘱：** □ 必要时行支气管镜 □ 复查血常规、CRP、肝肾功能 □ 复查X线胸片	**出院医嘱：** □ 出院带药 □ 门诊随诊
病情变异记录	□ 无 □ 有，原因： 1. 2.	□ 无 □ 有，原因： 1. 2.	□ 无 □ 有，原因： 1. 2.
护士签名			

（三）患者表单

支气管肺炎临床路径患者表单

适用对象：第一诊断为支气管肺炎（ICD-10：J18.0）

患者姓名：	性别：　年龄：　门诊号：	住院号：
住院日期：　年　月　日	出院日期：　年　月　日	标准住院日：10～14 天

时间	住院第 1 天	住院第 2 天	住院第 3 天
患儿配合	□ 接受入院宣教 □ 接受入院护理评估 □ 接受病史询问 □ 进行体格检查 □ 交代既往用药情况 □ 进行相关检查 □ 进行相关治疗	□ 患儿及家属/监护人与医师交流了解病情 □ 继续接受相关检查 □ 继续接受相关治疗	□ 患儿及家属/监护人与医师交流了解病情 □ 继续接受相关检查 □ 继续接受相关治疗
重点诊疗及检查	**重点诊疗：** □ 肺炎护理常规 □ 饮食 □ 抗菌药物 □ 祛痰剂 □ 雾化吸入治疗 □ 对症治疗 **重要检查：** □ 血、尿、便常规 □ CRP、肝肾功能、心肌酶 □ 呼吸道病毒、细菌病原学检查 □ 血支原体、衣原体测定 □ X 线胸片 □ 血气分析	**重点诊疗：** □ 肺炎护理常规 □ 饮食 □ 抗菌药物 □ 祛痰剂 □ 雾化吸入治疗 □ 对症治疗 □ 心肌酶谱异常者加护心肌治疗 □ 肝功能异常者保肝治疗 **重要检查：** □ 心电图、心脏彩超 □ 必要时行呼吸道病毒和细菌检测、血气分析、肺功能、胸部 CT	**重点诊疗：** □ 肺炎护理常规 □ 饮食 □ 抗菌药物 □ 祛痰剂 □ 雾化吸入治疗 □ 对症治疗 □ 心肌酶谱异常者加护心肌治疗 □ 肝功能异常者保肝治疗 **重要检查：** □ 心电图、心脏彩超 □ 必要时行呼吸道病毒和细菌检测、血气分析

时间	住院第4天	住院第5～9天	住院第10～14天
患儿配合	□ 患儿及家属/监护人与医师交流了解病情 □ 继续接受相关检查 □ 继续接受相关治疗	□ 患儿及家属/监护人与医师交流了解病情 □ 继续接受相关检查 □ 继续接受相关治疗	□ 接受出院前康复宣教 □ 学习出院注意事项 □ 了解复查程序 □ 办理出院手续 □ 获取出院诊断书 □ 获取出院带药
重点诊疗及检查	**重点诊疗：** □ 肺炎护理常规 □ 饮食 □ 抗菌药物 □ 祛痰剂 □ 雾化吸入治疗 □ 对症治疗 □ 心肌酶谱异常者加护心肌治疗 □ 肝功能异常者保肝治疗 **重要检查：** □ 心电图、心脏彩超 □ 必要时行呼吸道病毒和细菌检测、血气分析	**重点诊疗：** □ 肺炎护理常规 □ 饮食 □ 抗菌药物 □ 祛痰剂 □ 雾化吸入治疗 □ 对症治疗 □ 心肌酶谱异常者继续护心肌治疗 □ 肝功能异常者继续保肝治疗 **重要检查：** □ 必要时行支气管镜 □ 复查血常规、CRP、肝肾功能 □ 复查X线胸片	**重点诊疗：** □ 出院带药 □ 门诊随诊

附：原表单（2010 年版）

支气管肺炎临床路径表单

适用对象：第一诊断为支气管肺炎（ICD-10：J18.0）

患者姓名：	性别： 年龄： 门诊号：	住院号：
住院日期： 年 月 日	出院日期： 年 月 日	标准住院日：10～14 天

日期	住院第 1 天	住院第 2 天	住院第 3 天
主要诊疗工作	□ 询问病史及体格检查 □ 上级医师查房	□ 上级医师查房	□ 收集并追问各类实验室检查报告，向上级医师汇报重要实验室检查结果 □ 上级医师查房
重要医嘱	**长期医嘱：** □ 儿内科一级护理常规 □ 饮食 □ 抗生素 □ 祛痰镇咳剂 □ 吸氧 □ 吸痰 □ 压缩雾化吸入 □ 其他治疗 **临时医嘱：** □ 血、尿、便常规 CRP □ 血支原体、衣原体测定 □ 呼吸道病毒、细菌病原检查 □ 血气分析 □ 心肌酶谱及肝肾功能 □ 心电图 □ X 线胸片 □ 其他检查	**长期医嘱：** □ 儿内科一级护理常规 □ 饮食 □ 抗生素 □ 祛痰镇咳剂 □ 吸氧 □ 吸痰 □ 压缩雾化吸入 □ 其他治疗 **临时医嘱：** □ 血气分析（必要时） □ 胸部 CT（酌情） □ 肺功能（酌情） □ 其他检查	**长期医嘱：** □ 儿内科一级护理常规 □ 饮食 □ 抗生素 □ 祛痰剂 □ 吸氧 □ 吸痰 □ 压缩雾化吸入 **临时医嘱：** □ 支气管镜（必要时） □ 血清过敏原检查（必要时） □ 其他检查
主要护理工作	□ 入院护理评估 □ 入院宣教 □ 叮嘱患儿卧床休息，定时测量体温	□ 观察体温波动 □ 观察咳嗽程度 □ 保持呼吸道畅通，及时清除呼吸道分泌物 □ 协助患儿排痰	□ 观察体温波动 □ 保持皮肤清洁、口腔清洁 □ 鼓励患儿少食多餐，多饮水，保证液体摄入量
病情变异记录	□ 无 □ 有，原因： 1. 2.	□ 无 □ 有，原因： 1. 2.	□ 无 □ 有，原因： 1. 2.
护士签名			
医师签名			

时间	住院第4天	住院第5~9天	住院第10天 （出院日）
主要诊疗工作	□ 观察患儿病情（体温波动、肺部体征） □ 分析各项实验室检查结果 □ 详细记录实验室检查结果 □ 根据病情变化给予进一步处理（营养心肌、保护肝脏等）	□ 完成病程记录，详细记录医嘱变动情况（原因和更改内容） □ 上级医师查房	□ 进行体格检查 □ 完成出院小结 □ 向患儿及其家属交代出院后注意事项，如来院复诊时间、预防交叉感染等
重要医嘱	**长期医嘱：** □ 儿内科护理常规 □ 饮食 □ 抗生素 □ 祛痰镇咳剂 □ 吸氧 □ 吸痰 □ 压缩雾化吸入 □ 其他治疗 **临时医嘱：** □ 复查血清支原体抗体（必要时） □ 其他	**长期医嘱：** □ 儿内科护理常规 □ 饮食 □ 抗生素 □ 祛痰镇咳剂 □ 吸氧 □ 吸痰 □ 压缩雾化吸入 □ 保护肝脏、心脏（必要时） □ 其他治疗 **临时医嘱：** □ 复查X线胸片 □ 其他	**出院医嘱：** □ 出院带药
主要护理工作	□ 观察体温波动 □ 观察药物不良反应（皮疹、胃肠道反应）	□ 观察患者一般状况 □ 观察体温波动 □ 观察咳嗽程度	□ 详细告知各注意事项（勤洗手、减少公众地带活动，如咳嗽加剧等及时就诊） □ 告知药物使用方法 □ 出院宣教
病情变异记录	□ 无 □ 有，原因： 1. 2.	□ 无 □ 有，原因： 1. 2.	□ 无 □ 有，原因： 1. 2.
护士签名			
医师签名			

第十七章

支原体肺炎临床路径释义

一、支原体肺炎编码

疾病名称及编码：支原体肺炎（ICD-10：J15.7）

二、临床路径检索方法

J15.7

三、支原体肺炎临床路径标准住院流程

（一）适用对象

第一诊断为支原体肺炎（ICD-10：J15.7）。

释义

■ 本路径适用对象为临床诊断为支原体肺炎的患儿，如合并无菌性脑膜炎、脑膜脑炎、脑神经麻痹、小脑共济失调、周围神经炎等神经系统并发症，以及心肌炎、心包炎、急性心力衰竭、房室传导阻滞等心血管系统并发症，需进入其他相应路径。

（二）诊断依据

根据《临床诊疗指南·小儿内科分册》（中华医学会编著，人民卫生出版社），《诸福棠实用儿科学》（第7版）（人民卫生出版社）。

1. 多发年龄为5~18岁。
2. 咳嗽突出而持久。
3. 肺部体征少而X线胸片改变出现早且明显。
4. 使用青霉素无效，大环内酯类抗生素治疗效果好。
5. 外周血白细胞数正常或升高。
6. 血清肺炎支原体IgM抗体阳性或血清冷凝集效价>1：32或咽拭子分离支原体阳性，可作为临床确诊的依据。

释义

■ 诊断依据需参照《临床诊疗指南·小儿内科分册》（中华医学会编著，人民卫生出版社），《诸福棠实用儿科学》（第7版）（人民卫生出版社）以及《诸福棠实用儿科学》（江载芳、申昆玲、沈颖主编，第8版，人民卫生出版社，2015）和《儿童肺炎支原体肺炎诊治专家共识》（2015年版）[中华实用儿科临床杂志，2015，30（17）：1304-1308.]。诊断依据为：

1. 好发年龄为5岁以上儿童。

2. 以发热咳嗽为主要表现。

3. 肺部体征少而X线胸片改变相对显著。

4. 使用青霉素类及头孢类抗生素无效。

5. 外周血白细胞计数正常或升高。

6. 血清肺炎支原体IgM抗体阳性或明胶颗粒凝集试验法测定MP抗体（IgM、IgG混合抗体）效价≥1∶160，可作为近期感染或急性期感染的参考。一部分患儿临床症状较轻，如不做血清学检查易漏诊。学龄儿童和青少年好发，学龄前儿童亦可发生，婴幼儿患者比例呈增多趋势。

■ 起病可急可缓，以发热和咳嗽为主要表现。中高度发热多见，也可低热或无热。部分患儿发热时伴畏寒、头痛、咽痛、胸痛、食欲减退等症状。咳嗽在病初多为干咳，继而出现持续性剧咳，少量痰液，偶有痰中带血，有时阵咳似百日咳，可持续1~4周。肺部体征多不明显，少数可闻及干、湿啰音。体征与咳嗽、发热等临床症状不一致，为本病特征之一。婴幼儿患者起病急、症状相对较重，肺部可闻及湿啰音、喘鸣及呼吸困难。

■ 血清肺炎支原体IgM抗体阳性或明胶颗粒凝集试验法测定MP抗体（IgM、IgG混合抗体）效价≥1∶160，可作为近期感染或急性期感染的参考。恢复期血清IgG抗体较急性期呈4倍或4倍以上升高或降低，可作为临床确诊依据。

■ X线胸片检查可表现为支气管肺炎、间质性肺炎、均匀一致的片状阴影、呈节段或大叶性实质浸润影、肺门阴影增重等。肺CT可见受累肺叶的斑片影、磨玻璃影和结节影、小叶间隔增厚、树芽征、支气管充气征、支气管扩张、淋巴结增大、胸腔积液等表现。部分可表现为坏死性肺炎。体征轻微而X线胸片表现显著是本病又一特征。

（三）治疗方案的选择

根据《临床诊疗指南·小儿内科分册》（中华医学会编著，人民卫生出版社），《诸福棠实用儿科学》（第7版）（人民卫生出版社）。

1. 大环内酯类抗生素（遵循儿科用药的方法）。
2. 对症治疗（如雾化吸入）。

释义

■ 根据《临床诊疗指南·小儿内科分册》（中华医学会编著，人民卫生出版社，2005），《诸福棠实用儿科学》（第7版）（人民卫生出版社）以及《诸福棠实用儿科学》（江载芳、申昆玲、沈颖主编，第8版，人民卫生出版社，2015）和《儿童肺炎支原体肺炎诊治专家共识》（2015年版）[中华实用儿科临床杂志，2015，30（17）：1304-1308.]。

■ 一般治疗：呼吸道隔离；翻身、拍背，必要时吸痰等治疗；氧疗。

■ 对症治疗：通过雾化吸入和口服祛痰剂促进排痰。对喘憋严重的患儿可选用支气管舒张剂平喘治疗。

■ 抗生素治疗：首选大环内酯类抗生素，如阿奇霉素、红霉素，给药途径首选静脉给药。8 岁以上儿童对于大环内酯类抗生素耐药者，可应用四环素类抗生素治疗。中医药治疗感染性疾病经验丰富，可以为抗生素耐药的感染提供新的治疗方法，研究显示小儿肺热咳喘口服液与抗生素联用治疗肺炎支原体感染，可以更快地改善临床症状，加快病情恢复，提高痊愈率。

■ 糖皮质激素的应用：对于急性期病情发展迅速、严重的病例或出现大量胸腔积液、严重肺不张等的病例可以给予糖皮质激素治疗，但应先除外结核菌感染。

（四）标准住院日为 7～14 天

释义

■ 考虑支原体肺炎的患儿入院当日即可开始抗生素治疗，入院第 1～2 天完善 X 线胸片、支原体抗体等检查，住院期间主要观察临床症状的缓解情况和有无药物不良反应。总住院时间小于 14 天的均符合本路径要求。

（五）进入路径标准

1. 第一诊断必须符合 ICD-10：J15.7 支原体肺炎疾病编码。

2. 当患者同时具有其他疾病诊断，但是住院期间不需要特殊处理，也不影响第一诊断的临床路径流程实施时，可以进入路径。

释义

■ 本路径适用对象为第一诊断为支原体肺炎的患儿，同时需除外无菌性脑膜炎、脑膜脑炎、脑神经麻痹、小脑共济失调、周围神经炎等神经系统并发症，以及心肌炎、心包炎、急性心力衰竭、房室传导阻滞等心血管系统并发症。

■ 入院后常规检查发现以往没有发现的疾病或既往有基础病（如肾病综合征、乙型肝炎、1 型糖尿病、先天性心脏病等），经系统评估后对支原体肺炎的诊断、治疗无特殊影响，仅需要药物维持治疗者，可进入路径，但可能会增加医疗费用，延长住院时间。

（六）入院后第 1～2 天

1. 必需检查的项目：

（1）血常规、尿常规、便常规。

（2）C 反应蛋白（CRP）。

（3）肝肾功能、血电解质。

（4）血清肺炎支原体抗体测定或血清冷凝集试验或咽拭子分离支原体。

（5）X 线胸片。

2. 根据患儿的病情，必要时做痰培养、血气分析、心肌酶谱、肺部 CT、支气管镜检查、呼吸道病毒和细菌检测等。

释义

■ 血常规、尿常规、便常规为最基本的三大常规检查，可用于患儿一般状况的评估、肺炎病情的评价和判断，以及是否存在肾脏受累等情况的判断。C反应蛋白（CRP）用于评价患儿体内炎症反应严重程度。肝肾功能、电解质、X线胸片主要用于评估有无其他系统受累、有无并发症及合并症、有无其他基础病，因这些情况可能会影响住院时间、费用以及治疗预后。

■ X线胸片检查用于评估肺内病变严重程度及判断是否存在胸腔积液、肺不张等情况。

■ 本病的临床表现主要为发热、咳嗽，需要与其他常见的肺部感染性疾病相鉴别，因此应做痰培养、痰涂片、呼吸道病毒和细菌检测等检查，明确感染病原体，并除外合并的其他病原体感染。本病在婴幼儿时期可能引起呼吸困难、喘憋症状，可行血气分析除外合并呼吸衰竭、低氧血症等情况。支原体主要感染部位为肺部，但同时可能出现肺外脏器受累，如心肌损害等，可行心肌酶谱、心电图等检查。支原体肺炎可能造成肺间质病变、胸腔积液、肺不张、肺实质浸润等情况，必要时可行肺部CT、支气管镜检查，尤其对于存在严重肺不张的患儿，支气管镜检查的同时可进行支气管灌洗治疗。

（七）药物选择与使用时机

抗菌药物：按照《抗菌药物临床应用指导原则》（卫医发〔2004〕285号）执行。

释义

■ 临床诊断为支原体肺炎的病例，应及早给予有效抗生素治疗。治疗原则与一般肺炎大致相同。控制感染选用大环内酯类抗生素，如红霉素、（丙酸）交沙霉素、阿奇霉素等。用药疗程较长，一般用药3～4周。8岁以上儿童对大环内酯类抗生素耐药者可考虑应用四环素类抗生素治疗。可以联用小儿肺热咳喘口服液，加快改善临床症状。

（八）必需复查的检查项目

1. 血常规、CRP、肝肾功能。
2. X线胸片。

释义

■ 复查血常规及CRP用以评价抗生素疗效、体内炎症反应改善情况。复查肝肾功能、心电图用以监测抗生素等药物的不良反应。复查X线胸片用以评价抗感染治疗后肺内病变的改善或加重情况。由于支原体肺炎肺内病变吸收较慢，如抗感染治疗后临床症状改善，则可以在首次X线胸片检查后1周左右再复查X线胸片。

（九）出院标准

1. 咳嗽明显减轻，一般状况良好。
2. 连续 3 天腋温<37.5℃。
3. X 线胸片显示炎症吸收好转。

释义

■ 患者出院前应完成所有必须做的检查项目，观察临床症状（如发热、咳嗽）明显缓解或消失，通常需要连续 3 天腋温<37.5℃且咳嗽症状明显缓解，并且无明显药物相关不良反应。如抗菌药物疗程尚不足，可以出院带口服药物继续治疗。

（十）变异及原因分析

1. 难治性支原体肺炎，即对大环内酯类抗生素反应不佳的支原体肺炎，包括以下 3 方面：
（1）病情较重，有肺内外并发症，单用大环内酯类抗生素不能控制病情。
（2）大环内酯类抗菌药物治疗 2 周，仍有咳嗽，肺部阴影持续无吸收好转。
（3）混合其他病原体感染，需要延长住院治疗时间。
2. 对于难治性支原体肺炎患儿，若病情重，存在过强的炎症反应需加用糖皮质激素治疗时，可导致住院时间延长，医疗费用增加。

释义

■ 按标准治疗方案，如患儿发热、咳嗽症状缓解不明显或检查中发现其他严重并发症或基础疾病，需要调整药物治疗或继续其他基础疾病的治疗，则中止本路径；对于难治性支原体肺炎，即对大环内酯类抗生素反应不佳的支原体肺炎，治疗疗程长，治疗费用高者，亦需要退出本路径；对于混合其他病原体感染，需要增加其他抗生素治疗的病例，可能造成住院治疗时间延长的，则中止本路径；在治疗过程中出现严重肺外并发症（如心肌炎、心包炎、溶血性贫血、血小板减少、脑膜炎、吉兰-巴雷综合征、肝炎、胰腺炎、脾肿大、消化道出血、皮疹、肾炎、血尿、蛋白尿等）时，则需要转入相应路径。

■ 医师认可的变异原因主要是指患儿入选路径后，医师在检查及治疗过程中发现患儿合并存在一些事前未预知的对本路径治疗可能产生影响的情况，需要中止执行路径或者延长治疗时间、增加治疗费用。医师需在表单中明确说明。

■ 因患儿方面的主观原因导致执行路径出现变异，也需要医师在表单中予以说明。

四、支原体肺炎给药方案

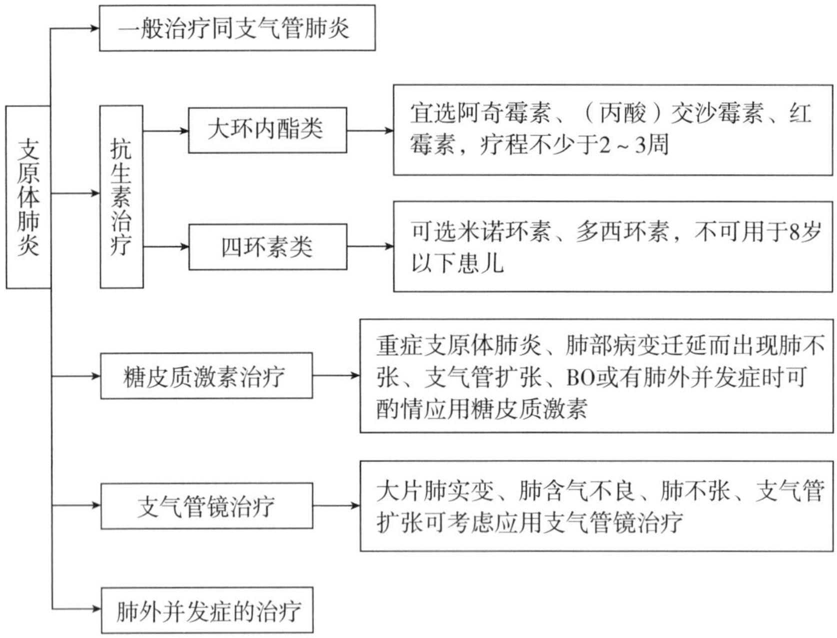

【用药选择】

1. 临床考虑支原体感染，首选大环内酯类抗生素；8 岁以上患者可选多西环素或米诺环素。
2. 选择药物时，需兼顾混合感染的情况。
3. 初始治疗 48～72 小时后应进行病情和疗效评估，治疗无效者需考虑初选药物未覆盖致病菌、药物浓度处于有效浓度之下、病原体耐药或炎症反应较强等。必要时需调整治疗如换用敏感抗生素或加用糖皮质激素。
4. 患儿临床表现显著改善并能口服时，改用口服药序贯治疗。

【药学提示】

1. 喹诺酮类避免用于 18 岁以下的未成年人。四环素类不用于 8 岁以下儿童。<6 个月的婴儿慎用阿奇霉素。
2. 大环内酯类静脉给药可引起血栓性静脉炎，此类药物与甲泼尼龙、茶碱、卡马西平、华法林等药物有相互作用。

【注意事项】

抗菌药物一般用至热退且平稳，全身症状明显改善，呼吸道症状部分改善后 3～5 天。

五、推荐表单

（一）医师表单

支原体肺炎临床路径医师表单

适用对象：第一诊断为支原体肺炎（ICD-10：J15.7）

患者姓名：	性别：　　年龄：　　门诊号：	住院号：
住院日期：　　年　月　日	出院日期：　　年　月　日	标准住院日：7～14天

时间	住院第1天	住院第2～4天	住院第5～9天	住院第10～14天（出院日）
主要诊疗工作	□ 询问病史及体格检查 □ 病情告知 □ 如患儿病情重，应及时通知上级医师	□ 上级医师查房 □ 根据送检项目报告，及时向上级医师汇报，并予相应处理 □ 注意防治并发症	□ 完成病程记录，详细记录医嘱变动情况（原因和更改内容） □ 上级医师查房	□ 上级医师查房，同意其出院 □ 完成出院小结 □ 出院宣教
重点医嘱	**长期医嘱：** □ 肺炎护理常规 □ 饮食 □ 抗菌药物 □ 祛痰剂 □ 雾化吸入治疗 □ 对症治疗 **临时医嘱：** □ 血、尿、便常规 □ CRP、肝肾功能 □ 血清肺炎支原体抗体测定或咽拭子分离支原体试验 □ X线胸片 □ 必要时血气分析、心肌酶谱	**长期医嘱：** □ 肺炎护理常规 □ 饮食 □ 抗菌药物 □ 祛痰剂 □ 雾化吸入治疗 □ 对症治疗 □ 心肌酶谱异常者加保护心肌治疗 □ 肝功能异常者保肝治疗 **临时医嘱：** □ 必要时做心电图、呼吸道病毒和细菌检测、血气分析、肺功能、胸部CT	**长期医嘱：** □ 肺炎护理常规 □ 饮食 □ 抗菌药物 □ 祛痰剂 □ 雾化吸入治疗 □ 对症治疗 □ 心肌酶谱异常者继续保护心肌治疗 □ 肝功能异常者继续保肝治疗 **临时医嘱：** □ 复查血常规、CRP、肝肾功能	**出院医嘱：** □ 出院带药 □ 门诊随诊
病情变异记录	□ 无　□ 有，原因： 1. 2.	□ 无　□ 有，原因： 1. 2.	□ 无　□ 有，原因： 1. 2.	□ 无　□ 有，原因： 1. 2.
医师签名				

（二）护士表单

支原体肺炎临床路径护士表单

适用对象：第一诊断为支原体肺炎（ICD-10：J15.7）

患者姓名：	性别：　　年龄：　　门诊号：	住院号：
住院日期：　　年　月　日	**出院日期：**　　年　月　日	**标准住院日：7～14天**

时间	住院第1天	住院第2～4天	住院第5～9天	住院第10～14天（出院日）
主要护理工作	□ 入院护理评估 □ 入院宣教 □ 叮嘱患儿卧床休息，定时测量体温	□ 观察体温波动及一般状况 □ 观察咳嗽程度，保持呼吸道畅通 □ 观察药物不良反应（皮疹、胃肠道反应）	□ 观察患儿一般状况 □ 观察体温波动 □ 观察咳嗽程度	□ 出院宣教
重点医嘱	**长期医嘱：** □ 肺炎护理常规 □ 饮食 □ 抗菌药物 □ 祛痰剂 □ 雾化吸入治疗 □ 对症治疗 **临时医嘱：** □ 血、尿、便常规 □ CRP、肝肾功能 □ 血清肺炎支原体抗体测定或血清冷凝集试验或咽拭子分离支原体试验 □ X线胸片 □ 必要时血气分析、心肌酶谱	**长期医嘱：** □ 肺炎护理常规 □ 饮食 □ 抗菌药物 □ 祛痰剂 □ 雾化吸入治疗 □ 对症治疗 □ 心肌酶谱异常者加保护心肌治疗 □ 肝功能异常者保肝治疗 **临时医嘱：** □ 必要时做心电图、呼吸道病毒和细菌检测、血气分析、肺功能、胸部CT	**长期医嘱：** □ 肺炎护理常规 □ 饮食 □ 抗菌药物 □ 祛痰剂 □ 雾化吸入治疗 □ 对症治疗 □ 心肌酶谱异常者继续保护心肌治疗 □ 肝功能异常者继续保肝治疗 **临时医嘱：** □ 复查血常规、CRP、肝肾功能 □ 复查X线胸片	**出院医嘱：** □ 出院带药 □ 门诊随诊
病情变异记录	□ 无　□ 有，原因： 1. 2.	□ 无　□ 有，原因： 1. 2.	□ 无　□ 有，原因： 1. 2.	□ 无　□ 有，原因： 1. 2.
护士签名				

（三）患者表单

支原体肺炎临床路径患者表单

适用对象：第一诊断为支原体肺炎（ICD-10：J15.7）

患者姓名：	性别：　　年龄：　　门诊号：	住院号：	
住院日期：　　年　月　日	**出院日期：**　　年　月　日	**标准住院日：7～14天**	

时间	住院第1天	住院第2～4天	住院第5～9天	住院第10～14天（出院日）
患者配合	□ 接受入院宣教 □ 接受入院护理评估 □ 接受病史询问 □ 接受体格检查 □ 交代既往用药情况 □ 进行相关检查 □ 进行相关治疗	□ 患儿及家属/监护人与医师交流了解病情 □ 继续接受相关检查 □ 继续接受相关治疗	□ 患儿及家属/监护人与医师交流了解病情 □ 继续接受相关检查 □ 继续接受相关治疗	□ 接受出院前康复宣教 □ 学习出院注意事项 □ 了解复查程序 □ 办理出院手续 □ 获取出院诊断书 □ 获取出院携带药品
重点诊疗及检查	**重点诊疗：** □ 肺炎护理常规 □ 饮食 □ 抗菌药物 □ 祛痰剂 □ 雾化吸入治疗 □ 对症治疗 **重要检查：** □ 血、尿、便常规 □ CRP、肝肾功能 □ 血清肺炎支原体抗体测定或血清冷凝集试验或咽拭子分离支原体试验 □ X线胸片 □ 必要时血气分析、心肌酶谱	**重点诊疗：** □ 肺炎护理常规 □ 饮食 □ 抗菌药物 □ 祛痰剂 □ 雾化吸入治疗 □ 对症治疗 □ 心肌酶谱异常者加保护心肌治疗 □ 肝功能异常者保肝治疗 **重要检查：** □ 必要时做心电图、呼吸道病毒和细菌检测、血气分析、肺功能、胸部CT	**重点诊疗：** □ 肺炎护理常规 □ 饮食 □ 抗菌药物 □ 祛痰剂 □ 雾化吸入治疗 □ 对症治疗 □ 心肌酶谱异常者继续保护心肌治疗 □ 肝功能异常者继续保肝治疗 **重要检查：** □ 复查血常规、CRP、肝肾功能 □ 复查X线胸片	**重点诊疗：** □ 出院带药 □ 门诊随诊
患者监护人签名				

附：原表单（2009年版）

支原体肺炎临床路径表单

适用对象：第一诊断为支原体肺炎（ICD-10：J15.7）

患者姓名：	性别：　　年龄：　　门诊号：	住院号：
住院日期：　　年　月　日	出院日期：　　年　月　日	标准住院日：7～14天

时间	住院第1天	住院第2～4天	住院第5～9天	住院第10～14天（出院日）
主要诊疗工作	□ 询问病史及体格检查 □ 病情告知 □ 如患儿病情重，应及时通知上级医师	□ 上级医师查房 □ 根据送检项目报告，及时向上级医师汇报，并予相应处理 □ 注意防治并发症	□ 完成病程记录，详细记录医嘱变动情况（原因和更改内容） □ 上级医师查房	□ 上级医师查房，同意其出院 □ 完成出院小结 □ 出院宣教
重点医嘱	**长期医嘱：** □ 肺炎护理常规 □ 饮食 □ 抗生素 □ 镇咳祛痰剂 □ 雾化吸入治疗 □ 对症治疗 **临时医嘱：** □ 血常规、尿常规、便常规 □ CRP、肝肾功能 □ 血清肺炎支原体抗体测定或血清冷凝集试验或咽拭子分离支原体试验 □ X线胸片 □ 必要时血气分析、心肌酶谱	**长期医嘱：** □ 肺炎护理常规 □ 饮食 □ 抗生素 □ 镇咳祛痰剂 □ 雾化吸入治疗 □ 对症治疗 □ 心肌酶谱异常者加保护心肌治疗 □ 肝功能异常者保肝治疗 **临时医嘱：** □ 必要时做心电图、呼吸道病毒和细菌检测、血气分析、肺功能、胸部CT	**长期医嘱：** □ 肺炎护理常规 □ 饮食 □ 抗生素 □ 镇咳祛痰剂 □ 雾化吸入治疗 □ 对症治疗 □ 心肌酶谱异常者继续护心肌治疗 □ 肝功能异常者继续保肝治疗 **临时医嘱：** □ 复查血常规、CRP、肝肾功能 □ 复查X线胸片	**出院医嘱：** □ 出院带药 □ 门诊随诊
主要护理工作	□ 入院护理评估 □ 入院宣教 □ 叮嘱患儿卧床休息，定时测量体温	□ 观察体温波动及一般状况 □ 观察咳嗽程度、保持呼吸道畅通 □ 观察药物副作用（皮疹、胃肠道反应）	□ 观察患儿一般状况 □ 观察体温波动 □ 观察咳嗽程度	□ 出院宣教
病情变异记录	□ 无　□ 有，原因： 1. 2.	□ 无　□ 有，原因： 1. 2.	□ 无　□ 有，原因： 1. 2.	□ 无　□ 有，原因： 1. 2.
护士签名				
医师签名				

第十八章

病毒性心肌炎临床路径释义

一、病毒性心肌炎编码

疾病名称及编码：病毒性心肌炎（ICD-10：I40.001/I41.1 ∗）

二、临床路径检索方法

I40.001/I41.1 ∗，1 个月至 18 岁的儿童病例

三、病毒性心肌炎临床路径标准住院流程

（一）适用对象

第一诊断为病毒性心肌炎（ICD-10：I40.001 \ I41.1 ∗）。

释义

■ 适用对象编码参见第一部分。

■ 本路径适用对象为临床诊断为病毒性心肌炎的患者。

■ 如合并慢性三度房室传导阻滞、心肌梗死、恶性心律失常、休克、暴发性心肌炎等，不适宜本临床路径，需进入其他相应路径。

（二）诊断依据

根据《病毒性心肌炎诊断标准（修订草案）》（中华医学会儿科学分会心血管学组，中华儿科杂志编辑委员会 1999 年 9 月，昆明）。

1. 临床诊断依据：

（1）心功能不全、心源性休克或心脑综合征。

（2）心脏扩大（X 线或超声心动图检查具有表现）。

（3）心电图改变：以 R 波为主的 2 个或 2 个以上主要导联（Ⅰ、Ⅱ、aVF、V_5）的 ST-T 改变持续 4 天以上伴动态变化，窦房传导阻滞，房室传导阻滞，完全性右或左束支阻滞，成联律、多形、多源、成对或并行性期前收缩（早搏），非房室结及房室折返引起的异位性心动过速，低电压（新生儿除外）及异常 Q 波。

（4）CK-MB 升高或心肌肌钙蛋白（cTnI 或 cTnT）阳性。

2. 病原学诊断依据：

（1）确诊指标：在患儿心内膜、心肌、心包（活检、病理）或心包穿刺液中发现以下之一者可确诊心肌炎由病毒引起。

1）分离到病毒。

2）用病毒核酸探针查到病毒核酸。

3）特异性病毒抗体阳性。

（2）参考依据：有以下之一者结合临床表现可考虑心肌炎系病毒引起。

1）自患儿粪便、咽拭子或血液中分离到病毒，且恢复期血清同型抗体效价较第一份血清升

高或降低4倍以上。

2）病程早期患儿血中特异性IgM抗体阳性。

3）用病毒核酸探针自患儿血中查到病毒核酸。

3. 确诊依据：

（1）具备临床诊断依据2项，可临床诊断为心肌炎。发病同时或发病前1~3周有病毒感染的证据支持诊断的患者。

（2）同时具备病原学确诊依据之一，可确诊为病毒性心肌炎，具备病原学参考依据之一可临床诊断为病毒性心肌炎。

（3）凡不具备确诊依据，应当给予必要的治疗或随诊，根据病情变化确诊或除外心肌炎。

（4）应当除外风湿性心肌炎、中毒性心肌炎、先天性心脏病、结缔组织病、代谢性疾病的心肌损害、甲状腺功能亢进症、原发性心肌病、原发性心内膜弹力纤维增生症、先天性房室传导阻滞、心脏自主神经功能异常、β受体功能亢进及药物引起的心电图改变。

4. 分期：

（1）急性期：新发病，症状及检查存在明显阳性发现且多变，一般病程在半年以内。

（2）迁延期：临床症状反复出现，客观检查指标迁延不愈，病程多在半年以上。

（3）慢性期：进行性心脏增大，反复心力衰竭或心律失常，病情时轻时重，病程在1年以上。

释义

■ 病毒性心肌炎的同时或前期，患儿多合并病毒感染，如无条件做病毒分离，结合病史，临床上可考虑病毒引起的心肌炎，可诊断为感染性心肌炎。

■ 病毒性心肌炎可根据临床症状、体征、心电图改变及病理变化等分为轻型、中型、重型。

（三）治疗方案的选择

根据《诸福棠实用儿科学》（第7版）（人民卫生出版社）。

1. 应强调卧床休息，减轻心脏负担，心脏情况好转后再逐渐增加活动量。
2. 镇静及镇痛处理。
3. 药物治疗，促进心肌病变的恢复和改善心脏功能。
4. 对症支持治疗。

释义

■ 减轻心脏负荷：吸氧、营养和休息。急性炎症消失后应3周至1个月以上保持安静，心脏扩大及并发心衰者应卧床休息至少3个月，病情好转或心脏缩小后可逐步开始活动。

■ 病因治疗：病毒感染发生在感染性心肌炎的前期，发病的早期为阻断病毒的复制，可适当给予抗病毒药物治疗。但是大多数病毒性心肌炎已经没有病毒感染存在了，临床上并不需要抗病毒治疗。

■ 药物治疗：积极给予营养保心肌治疗，提供心肌能量，促进心肌细胞修复，如磷酸肌酸钠、维生素C等。

■ 对症治疗并发心源性休克、心律失常、心力衰竭则对症治疗。

（四）标准住院日为 14～21 天

释义

■ 根据病毒性心肌炎的临床症状和心电图改变恢复情况，有无合并症等，总住院时间不超 21 天符合本路径要求。

（五）进入路径标准

1. 第一诊断必须符合 ICD-10：I40.001 \ I41.1 * 病毒性心肌炎疾病编码。
2. 当患者同时具有其他疾病诊断，但在住院期间不需要特殊处理也不影响第一诊断的临床路径流程实施时，可以进入路径。

释义

■ 进入本路径的患者第一诊断为病毒性心肌炎，需除外先天性三度房室传导阻滞、心肌梗死、离子通道病的恶性心律失常、暴发性心肌炎等。

■ 入院后常规检查发现有其他疾病，如肺炎、心包积液、肝功能损害等，经系统评估后对病毒性心肌炎诊断治疗无特殊影响者可进入路径。但可能增加医疗费用，延长住院时间。

（六）入院后第 1～2 天

1. 必需的检查项目：
（1）血常规、尿常规、大便常规。
（2）C 反应蛋白（CRP）、ASO、红细胞沉降率。
（3）肝肾功能、血电解质。
（4）心肌酶谱及肌钙蛋白检测。
（5）病毒 IgM 检测：柯萨奇病毒及其他肠道病毒。
（6）心电图、胸部 X 线、超声心动图检查、Holter 动态心电图。
2. 根据患者病情可选择的检查项目：血气分析等。

释义

■ 血常规、尿常规、便常规是最基本的三大常规检查，进入路径的患者均需完成。肝肾功能、电解质等检查，可评估有无基础疾病，是否影响住院时间、费用及其治疗预后。心电图、胸部 X 线、超声心动图检查、Holter 动态心电图，评价心肌炎的疾病程度。

■ 病原学检查的标本来源不限于血液，可从咽拭子等标本中分离病毒。

■ 根据病情，部分检查可以根据不同的病情，有选择地做 B 型脑钠肽（BNP）、血糖、感染性疾病筛查（乙型肝炎、丙型肝炎等）、风湿免疫性疾病筛查（自身抗体）、甲功五项、血培养、D-二聚体、胸部 CT、腹部超声、其他有创性检查等，以协助鉴别诊断。

（七）治疗方案与药物选择

1. 抗感染治疗。
2. 抗氧化剂：大剂量维生素 C 静脉注射。
3. 供给能量药物。
4. 抗心律失常药物。
5. 改善心功能药物：强心剂、利尿剂、血管扩张剂。

释义

■ 严格卧床休息，必要时可给予镇静。
■ 评估患儿疾病严重程度，选择对症治疗。
■ 同时尽快给予营养心肌等支持治疗。
■ 根据不同的心律失常类型给予不同的抗心律失常药物治疗。

（八）必需复查的检查项目

1. 血常规、CK-MB 和心肌肌钙蛋白。
2. 心电图、超声心动图、Holter 动态心电图。

（九）出院标准

1. 临床症状好转。
2. 心律失常控制。
3. 心功能不全恢复。
4. 没有需要住院处理的并发症和（或）合并症。

释义

■ 出院时，患者的酶学指标正常或有所下降，心电图改变已经好转或平稳。
■ 如果出现并发症，是否需要继续住院治疗，由上级医师视具体情况决定。

（十）变异及原因分析

1. 存在使心肌炎进一步加重的其他疾病，需要处理干预。
2. 患儿入院时已发生心源性休克、严重心律失常者，需积极对症处理，完善相关检查，向家属解释并告知病情，导致住院时间延长，增加住院费用的原因，必要时转入重症监护病房等。

释义

■ 按标准治疗方案如患儿心肌炎症状心电图等缓解不明显，发现其他严重基础疾病，需调整药物治疗或继续其他基础疾病的治疗，则中止本路径。后期合并出现难治性恶性心律失常、难治性心力衰竭等，治疗疗程长、治疗费用高者需退出本路径。出现严重并发症时，需转入相应路径。

■ 认可的变异原因主要是指患者入选路径后，在检查及治疗过程中发现患者合并存在事前未预知的、对本路径治疗可能产生影响的情况，需要中止执行路径或延长治疗时间、增加治疗费用。医师需在表单中明确说明。

■ 因患者方面的主观原因导致执行路径出现变异，需医师在表单中予以说明。

四、病毒性心肌炎给药方案

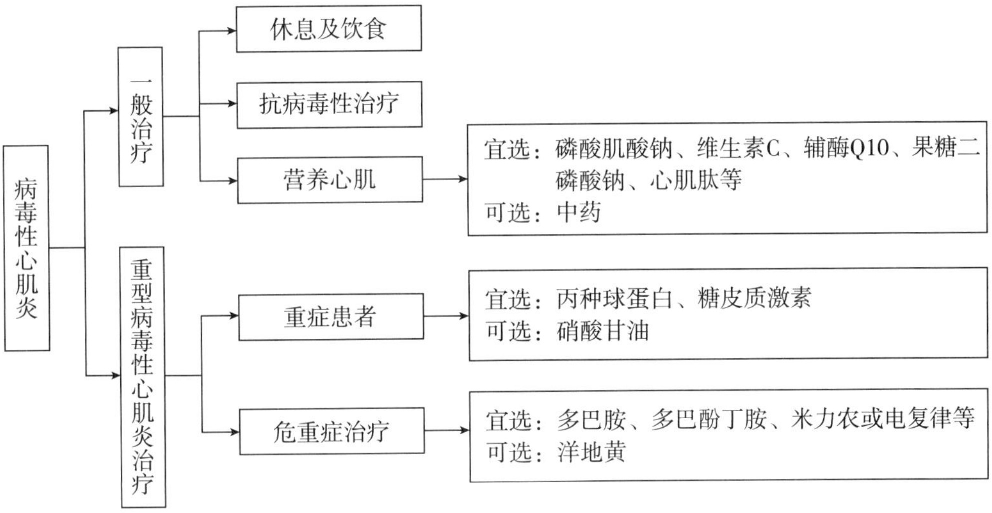

【用药选择】

1. 吸氧、安静休息、卧床、镇静等一般治疗。
2. 依化验结果和临床表现考虑加抗病毒治疗。
3. 积极给予营养保心肌治疗：维生素 C、能量合剂、1，6–二磷酸果糖、磷酸肌酸钠、左卡尼丁等。
4. 对症治疗：合并心力衰竭者给予强心利尿扩血管。合并心律失常者根据病情需要给予抗心律失常药物。重症心肌炎可以加丙球和激素。

【药物提示】

对于重症心肌炎的应用激素，其目的是减轻心肌的炎症反应，减少心肌水肿，减轻瘢痕形成，改善患儿一般状态和心肌微循环，可控制病情的发展。对于病情危重或反复发作的心肌炎患儿，病毒血症明显或经一般治疗无效的患儿，激素和丙种球蛋白的治疗有一定的作用。

【注意事项】

对于慢性心肌炎患儿应定期到医院复查，复查心电图、超声心动图等以了解疾病的发展情况，便于长期治疗。

五、推荐表单

（一）医师表单

病毒性心肌炎临床路径医师表单

适用对象：第一诊断为病毒性心肌炎（ICD-10：I40.001\I41.1＊）

患者姓名：	性别：　　年龄：　　门诊号：	住院号：
住院日期：　　年　月　日	**出院日期：**　　年　月　日	**标准住院日：10～21 天**

时间	住院第 1 天	住院第 2～14 天
主要诊疗工作	□ 询问病情及体格检查 □ 分析病因、危险分层、监护强度、治疗效果评估 □ 确定下一步治疗方案 □ 完成病历书写 □ 向家属交代可能的风险、所需诊治方案，并获得家属的知情同意签字 □ 如患儿病情重，应当及时通知上级医师	□ 上级医师查房 □ 根据送检项目报告，及时向上级医师汇报，并予相应处理 □ 完成病程记录，详细记录医嘱变动情况（原因及更改内容）
重点医嘱	**长期医嘱** □ 心内科护理常规 □ 饮食：限液、限钠 □ 病重者予心电、血压监护、吸氧 □ 抗感染药物治疗 □ 大剂量维生素 C 静脉注射 □ 营养心肌药物 □ 抗心律失常药物 □ 改善心功能药物 **临时医嘱** □ 血、尿、大便常规 □ 血 CRP、血沉、肝肾功能、电解质、血 CK-MB、肌钙蛋白 □ 血气分析（必要时） □ 病毒抗体检测 □ X 线胸片、心电图、超声心动图 □ 对症处理	**长期医嘱** □ 心内科护理常规 □ 饮食：限液、限钠 □ 病重者予心电、血压监护、吸氧 □ 抗感染药物治疗 □ 大剂量维生素 C 静脉注射 □ 营养心肌药物 □ 抗心律失常药物 □ 改善心功能药物 **临时医嘱** □ 必要时复查血气分析 □ 必要时复查心电图、超声心动图 □ 对症处理 □ 其他医嘱
病情变异记录	□ 无　□ 有，原因： 1. 2.	□ 无　□ 有，原因： 1. 2.
医师签名		

时间	住院第 15 ~ 19 天	住院第 20 ~ 21 天 （出院日）
主要诊疗工作	□ 完成病程记录，详细记录医嘱变动情况（原因及更改内容） □ 上级医师查房 □ 根据结果调整治疗药物	□ 上级医师查房准其出院 □ 完成出院小结 □ 出院宣教 □ 向患儿家属交代出院注意事项，如随访项目、间隔时间、观察项目等
重点医嘱	**长期医嘱：** □ 心内科护理常规 □ 饮食 □ 抗感染药物 □ 营养心肌治疗 □ 抗心律失常药物 □ 改善心功能药物 **临时医嘱** □ 复查血常规 □ 复查 CK-MB 和肌钙蛋白 □ 复查心电图、超声心动图、X 线胸片、Holter 动态心电图 □ 其他医嘱	**临时医嘱：** □ 出院医嘱 □ 门诊随访
病情变异记录	□ 无　□ 有，原因： 1. 2.	□ 无　□ 有，原因： 1. 2.
医师签名		

（二）护士表单

病毒性心肌炎临床路径护士表单

适用对象：第一诊断为病毒性心肌炎（ICD-10：I40.001 \ I41.1 * ）

患者姓名：	性别：　年龄：　门诊号：	住院号：
住院日期：　年　月　日	出院日期：　年　月　日	标准住院日：10～21 天

时间	住院第 1 天	住院第 2～14 天
健康宣教	□ 入院宣教 □ 介绍主管医师、护士 □ 介绍环境、设施 □ 介绍住院注意事项 □ 介绍探视和陪伴制度 □ 介绍贵重物品制度 □ 告知检查的内容、目的及注意事项，并协助患者到相关科室检查	□ 药物宣教 □ 主要药物名称、用法及注意事项 □ 用药及各种治疗指导
护理处置	□ 协助医师完成的相关化验 □ 严格记录出入量 □ 准确记录治疗过程（时间、病情变化） □ 指导患者相关治疗和检查活动	□ 观察患儿生命体征 □ 严格记录出入量 □ 观察药物作用 □ 准确记录治疗过程（时间、病情变化） □ 指导患者相关治疗和检查活动
基础护理	□ 一级护理 □ 患者安全管理	□ 一级护理 □ 患者安全管理
专科护理	□ 病情观察 □ 遵医嘱完成相关检查 □ 心理护理	□ 病情观察 □ 心理护理
重点医嘱	□ 详见医嘱执行单	□ 详见医嘱执行单
病情变异记录	□ 无　□ 有，原因： 1. 2.	□ 无　□ 有，原因： 1. 2.
护士签名		

时间	住院第 15～19 天	住院第 20～21 天 （出院日）
健康宣教	□ 观察药物作用及频率 □ 饮食、活动指导	□ 出院宣教 □ 复查时间 □ 服药方法 □ 活动休息 □ 指导饮食 □ 指导办理出院手续
护理处置	□ 观察患儿一般状况 □ 观察药物副作用	□ 办理出院手续 □ 书写出院小结
基础护理	□ 一级护理 □ 患者安全管理	□ 一级护理 □ 患者安全管理
专科护理	□ 病情观察 □ 监测生命体征 □ 监测出入量 □ 心理护理	□ 出院指导 □ 心理护理
重点医嘱	□ 详见医嘱执行单	□ 详见医嘱执行单
病情变异记录	□ 无　□ 有，原因： 1. 2.	□ 无　□ 有，原因： 1. 2.
护士签名		

（三）患者表单

病毒性心肌炎临床路径患者表单

适用对象：第一诊断为病毒性心肌炎（ICD-10：I40.001 \ I41.1＊）

患者姓名：	性别：　　年龄：　　门诊号：	住院号：
住院日期：　　年　月　日	出院日期：　　年　月　日	标准住院日：10～21 天

时间	入院	住院早期	住院中期
医患配合	□ 配合询问病史、收集资料，请务必详细告知既往史、用药史、过敏史 □ 配合进行体格检查 □ 有任何不适请告知医师	□ 配合完善相关检查、化验，如采血、心电图、X 线胸片、心脏彩超等 □ 医师与患者及家属介绍病情及可能的风险、所需抢救措施并签字	□ 配合完善相关检查、化验 □ 如采血 □ 配合医师摆好体位
护患配合	□ 配合测量体温、脉搏、呼吸 3 次，血压、体重 1 次 □ 配合完成入院护理评估（简单询问病史、过敏史、用药史） □ 接受入院宣教（环境介绍、病室规定、订餐制度、贵重物品保管等） □ 配合执行探视和陪伴制度 □ 有任何不适请告知护士	□ 配合测量体温、脉搏、呼吸 □ 接受抢救前相关宣教 □ 接受饮食宣教 □ 接受药物宣教	□ 配合测量体温、脉搏、呼吸 □ 行床边心电图检查，纠正心律失常 □ 配合缓解疼痛 □ 有任何不适请告知护士
饮食	□ 遵医嘱饮食	□ 遵医嘱饮食	□ 遵医嘱饮食
活动	□ 卧床休息	□ 卧床休息	□ 卧床休息

时间	住院后期	出院
医患配合	□ 配合心电图检查 □ 配合完善相关检查：如采血、心电图、心脏彩超、24 小时动态心电图等	□ 接受出院前指导 □ 知道复查程序 □ 获取出院诊断书
护患配合	□ 配合定时测量生命体征 □ 配合检查心电图及心脏相关查体 □ 接受输液、服药等治疗 □ 注意活动安全，避免坠床或跌倒 □ 配合执行探视及陪伴	□ 接受出院宣教 □ 办理出院手续 □ 获取出院带药 □ 知道服药方法、作用、注意事项 □ 知道复印病历程序
饮食	□ 遵医嘱饮食	□ 遵医嘱饮食
活动	□ 正常适度活动，避免疲劳	□ 正常适度活动，避免疲劳

附：原表单（2010年版）

病毒性心肌炎临床路径表单

适用对象：第一诊断为病毒性心肌炎（ICD-10：I40.001\I41.1*）

患者姓名：	性别：　年龄：　门诊号：	住院号：	
住院日期：　年　月　日	**出院日期：**　年　月　日	**标准住院日：14～21天**	

时间	住院第1天
主要诊疗工作	□ 询问病史及体格检查 □ 病情告知 □ 如患儿病情重，应及时请示上级医师
重点医嘱	**长期医嘱：** □ 心内科护理常规 □ 饮食：限液、限钠 □ 病重者予心电、血压监护、吸氧 □ 抗感染药物治疗 □ 大剂量维生素C静脉注射 □ 营养心肌药物 □ 抗心律失常药物 □ 改善心功能药物 **临时医嘱：** □ 血、尿、大便常规 □ 血CRP、血沉、肝肾功能、电解质、血CK-MB、肌钙蛋白 □ 血气分析（必要时） □ 病毒抗体检测 □ X线胸片、心电图、超声心动图 □ 对症处理
主要护理工作	□ 入院宣教 □ 入院护理评估 □ 卧床休息，定时测量体温、心率 □ 严格记录出入液量
病情变异记录	□ 无　□ 有，原因： 1. 2.
护士签名	
医师签名	

时间	住院第 2 ~ 14 天	住院第 14 ~ 19 天	住院第 20 ~ 21 天 （出院日）
主要诊疗工作	□ 上级医师查房 □ 整理送检项目报告，有异常者应当及时向上级医师汇报，并予相应处置 □ 注意防治并发症	□ 上级医师查房 □ 根据结果调整治疗药物	□ 上级医师查房，同意其出院 □ 完成出院小结 □ 出院宣教：向患儿家属交代出院注意事项，如随访项目、间隔时间、观察项目等
重点医嘱	**长期医嘱：** □ 心内科护理常规 □ 饮食 □ 病重者予心电监护，吸氧 □ 抗感染药物 □ 大剂量维生素 C 静脉注射 □ 营养心肌治疗 □ 抗心律失常药物 □ 改善心功能药物 **临时医嘱：** □ 必要时复查血气分析 □ 必要时复查心电图、超声心动图 □ 对症处理 □ 其他医嘱	**长期医嘱：** □ 心内科护理常规 □ 饮食 □ 抗感染药物 □ 营养心肌治疗 □ 抗心律失常药物 □ 改善心功能药物 **临时医嘱：** □ 复查血常规 □ 复查 CK-MB 和肌钙蛋白 □ 复查心电图、超声心动图、X 线胸片、Holter 动态心电图 □ 其他医嘱	**出院医嘱：** □ 出院带药 □ 门诊随诊
主要护理工作	□ 每日护理评估 □ 定时测量体温、心率 □ 严格记录出入液量	□ 护理评估 □ 生活护理	□ 出院宣教
病情变异记录	□ 无　□ 有，原因： 1. 2.	□ 无　□ 有，原因： 1. 2.	□ 无　□ 有，原因： 1. 2.
护士签名			
医师签名			

第十九章

阵发性室上性心动过速临床路径释义

一、阵发性室上性心动过速编码

1. 国家卫计委原编码：

疾病名称及编码：阵发性室上性心动过速（ICD-10：I47.113）

2. 修改编码：

疾病名称及编码：阵发性室上性心动过速（ICD-10：I47.1）

二、临床路径检索方法

I47.1 住院科别为儿科

三、阵发性室上性心动过速临床路径标准住院流程

（一）适用对象

第一诊断为阵发性室上性心动过速（ICD-10：I47.113）。

行药物复律或直流电复律治疗。

释义

■ 适用对象编码参见第一部分。

■ 本路径适用对象为临床诊断为阵发性室上性心动过速的患者。

■ 阵发性室上性心动过速是指起源于希氏束或希氏束以上的突发突止的心动过速，大多数是由于折返激动所致，少数由自律性增加和触发活动引起。心电图连续3个以上室上性期前收缩统称为阵发性室上性心动过速，包括房性和交界性心动过速，有时二者在心电图上难以鉴别。

（二）诊断依据

根据《室上性快速心律失常治疗指南》（中华心血管病杂志2005年第33卷第1期），《ACC/AHA/ESC 2003年室上性心律失常指南》（JACC 2003，42卷，1493-1531页）和《诸福棠实用儿科学》（第7版）（人民卫生出版社）等国内外治疗指南。

1. 病史：阵发性室上性心动过速常见于无器质性心脏病者（50%以上为预激综合征患儿），也可见于心肌炎、心肌病及先天性心脏病如 Ebstein 畸形等。多数发作时有心悸、胸闷、气短、乏力等。小婴儿表现可不典型，无特殊症状或仅有纳差等。持续发作较久者可有休克、心力衰竭。

2. 临床特征：突然发作与突然终止，心率常在160～250次/分，心律绝对规则，刺激迷走神经的机械方法和药物可终止发作或使心率减慢。

3. 心电图检查：

（1）快而规则的 QRS 波群。

（2）心律规则，频率在160～250次/分。

（3）可见直立或倒置的异位 P 波，或难以辨认。
（4）部分病例 S-T 段下移，T 波低平或倒置。当伴有预激发生逆传型室上速、心室内差异传导或束支阻滞时，则 QRS 波宽大畸形。

释义

■ 本路径的制订主要参考国内权威参考书籍和诊疗指南。根据《诸福棠实用儿科学》（第 8 版）（人民卫生出版社），《小儿心脏病学》（第 4 版）（人民卫生出版社）等国内外治疗指南。

■ 病史和临床症状、心电图特点是诊断阵发性室上性心动过速初步依据，通常提到的阵发性室上性心动过速是指折返机制引起的室上性心动过速。

（三）治疗方案的选择

根据《室上性快速心律失常治疗指南》（中华心血管病杂志 2005 年第 33 卷第 1 期），《ACC/AHA/ESC 2003 年室上性心律失常指南》（JACC 2003，42 卷，1493-1531 页）和《诸福棠实用儿科学》（第 7 版）（人民卫生出版社）等国内外治疗指南。
1. 查找引起室上速的病因，确定治疗方案。
2. 治疗诱因：包括缺血、电解质紊乱、药物中毒如洋地黄类等。
3. 刺激迷走神经。
4. 药物治疗或直流电复律。
5. 获得患者及家属有关病情以及相关抢救的知情同意。

释义

■ 根据《诸福棠实用儿科学》（第 8 版）（人民卫生出版社），《小儿心脏病学》（第 4 版）（人民卫生出版社）等国内外治疗指南。

■ 根据心动过速时的血流动力学情况选择相应的治疗。血流动力学改变明显者需要立即电击复律。

（四）标准住院日为 6～10 天

释义

■ 阵发性室上性心动过速患者入院后，需立即评估其根据心动过速时的血流动力学情况，完善血生化及心脏彩超等检查，及时转复心动过速；若心动过速反复发作，酌情加用药物治疗及预防发作，并检测药物的不良反应。总住院时间不超过 10 天符合本路径要求。

（五）进入路径标准

1. 第一诊断必须符合 ICD-10：I47.113 阵发性室上性心动过速疾病编码。
2. 除外缺血、电解质紊乱和药物中毒等造成的室上性心动过速。
3. 如同时患有其他疾病，但在住院期间无须特殊处理（检查和治疗），也不影响第一诊断时，可以进入路径。

释义

■ 如同时患有其他疾病影响第一诊断时，不可以进入路径。

■ 合并呼吸衰竭、心力衰竭需入住ICU时不符合本路径要求。

■ 入院后常规检查发现有其他疾病，如肺炎、心包积液、肝功能损害等，经系统评估后对阵发性室上性心动过速诊断治疗无特殊影响者可进入路径。但可能增加医疗费用，延长住院时间。

（六）首诊处理（急诊室）

1. 明确阵发性室上性心动过速的诊断。
2. 明确患者血流动力学状态，确定中止室上性的方式：
（1）血流动力学不稳定，出现意识不清、血压不稳定者立即给予直流电复律，中止室上速。
（2）血流动力学不稳定、但意识尚清楚者，给予静脉诱导麻醉后直流电复律。
（3）血流动力学稳定者先给予刺激迷走神经，如无效静脉给予抗心律失常药物，如效果不好患者出现血流动力学不稳定情况可择期麻醉后直流电复律。
3. 初步筛查引起室上性的基础疾病，确定治疗方案：
（1）存在电解质紊乱或药物毒性等诱因的患者，室上性终止后给予补充电解质、停药观察等治疗后进入药物治疗流程。
（2）无心内畸形及电解质紊乱等，发作频率较少，中止后可门诊随访。
（3）反复发作但年龄较小不适于射频消融（RFCA）或伴有心肌病、心肌炎等进入药物治疗流程。
（4）年龄>7岁且反复发作的阵发性室上性心动过速患者或者药物控制困难的患者进入电生理检查+经导管射频消融手术流程。

释义

■ 吸氧、镇静。

■ 评估患儿疾病严重程度，有血流动力学改变者给予电击复律。

■ 对于反复发作的阵发性室上性心动过速可首选射频消融术介入治疗，以达到根本治疗的目的。

（七）住院后1～2天

1. 必需的检查项目：
（1）12导联心电图。
（2）胸部正侧位片。
（3）心脏彩超。
（4）血电解质、心肌酶和肌钙蛋白。
2. 根据患者病情可选择的检查项目：
（1）血气分析。
（2）凝血功能。

(3) 柯萨奇病毒抗原或抗体等。

(八) 选择用药

1. 普罗帕酮：为 PSVT 常用的复律药。1～2mg/kg 缓慢静脉推注，无效者可于 20 分钟后重复 1～2 次，累计剂量不超过 5mg/kg。对有心肌炎等基础心脏病和心功能不全及传导阻滞者慎用，严重者禁用，对新生儿及小婴儿慎用。
2. 洋地黄类：首剂量用饱和量的 1/2（饱和量为 0.03～0.04mg/kg），余量分 2 次，1 次/4～6 小时。主要用于新生儿、小婴儿和有心功能不全者。
3. 三磷酸腺苷（ATP）：常用剂量 0.2～0.4mg/kg，不稀释，快速“弹丸式”推注。有心肌炎或心功能不全等基础疾病者慎用。需心电监护并备有阿托品。
4. 胺碘酮：为长效抗心律失常药物，在静脉注射治疗 PSVT 时，负荷量 5mg/(kg·次)，30～60 分钟缓注，然后胺碘酮静脉维持 5～15μg/(kg·min)。
5. 维拉帕米：为钙通道阻滞剂，对房室结折返和顺传型房室折返 PSVT 显效，0.1～0.2mg/(kg·次)，<1mg/min 缓慢静脉注射。因有明显负性心肌作用，年长儿可选用，<1 岁婴儿禁用。

慢性或频繁反复发作的室上速在儿童少见，常引起心功能不全和心脏扩大，联合用药治疗此类心律失常疗效较好。

释义

- 吸氧、镇静。
- 评估患儿疾病严重程度，选择不同的抗心律失常治疗。
- 同时给予营养心肌等支持治疗。

(九) 复查的检查项目

1. 必需的复查项目：心电图。
2. 根据病情需要复查血气、电解质等。

(十) 出院标准

1. 生命体征平稳。
2. 心律转为窦性或 24 小时心电图仅短阵室上速发作，不影响血流动力学。

释义

- 出院时，患者的酶学指标正常或有所下降、心电图改变已经好转或平稳。
- 如果出现可并发症、是否需要继续住院治疗，由上级医师视具体情况决定。

(十一) 变异及原因分析

患儿入院时已发生严重心功能不全或者合并先天性心脏病、急性感染等，需进行积极对症处理，完善相关检查，向家属解释并告知病情，导致住院时间延长，增加住院费用等。

释义

■ 按标准治疗方案如患儿阵发性室上性心动过速不能中止，或发现其他严重基础疾病，需调整药物治疗或继续其他基础疾病的治疗，则中止本路径；后期合并出现难治性恶性心律失常、合并难治性心力衰竭等，治疗疗程长、治疗费用高者需退出本路径；出现严重并发症时，需转入相应路径。

■ 认可的变异原因主要是指患者入选路径后，在检查及治疗过程中发现患者合并存在事前未预知的、对本路径治疗可能产生影响的情况，需要中止执行路径或延长治疗时间、增加治疗费用。医师需在表单中明确说明。

■ 因患者方面的主观原因导致执行路径出现变异，需医师在表单中予以说明。

四、阵发性室上性心动过速给药方案

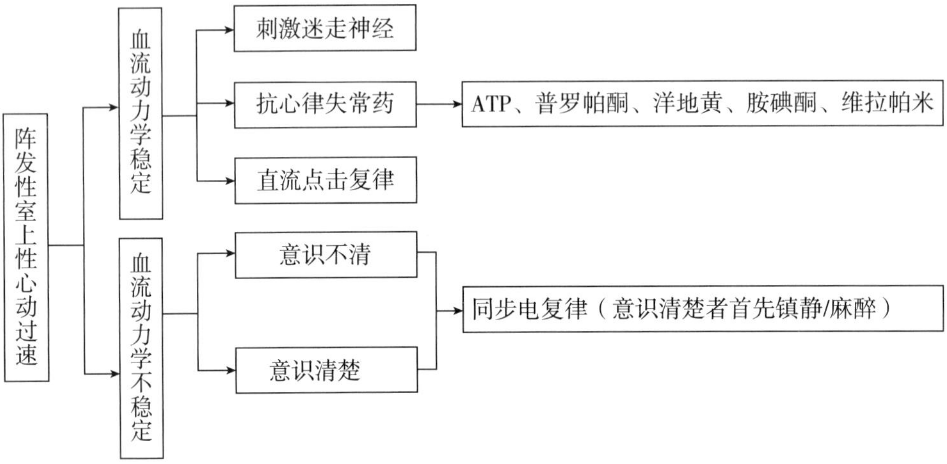

【用药选择】

1. 普罗帕酮：为 PSVT 常用的复律药。1～2mg/kg 缓慢静脉推注，无效者可于 20 分钟后重复 1～2 次。累计剂量不超过 5mg/kg。对有心肌炎等基础心脏病和心功能不全及传导阻滞者慎用，严重者禁用，对新生儿及小婴儿慎用。
2. 洋地黄类：首剂量用饱和量的 1/2（饱和量为 0.03～0.04mg/kg），余量分 2 次，1 次/4～6 小时。主要用于新生儿、小婴儿和有心功能不全者。
3. 三磷酸腺苷（ATP）：常用剂量 0.2～0.4mg/kg，不稀释，快速“弹丸式”推注。有心肌炎或心功能不全等基础疾病者慎用。需心电监护并备有阿托品。
4. 胺碘酮：为长效抗心律失常药物，在静脉注射治疗 PSVT 时，负荷量 5mg/(kg·次)，30～60 分钟缓注；然后胺碘酮静脉维持 5～15μg/(kg·min)。
5. 维拉帕米：为钙通道阻滞剂，对房室结折返和顺传型房室折返 PSVT 显效，0.1～0.2mg/(kg·次)，<1mg/min 缓慢静脉注射。因有明显负性心因有明显负性心肌作用，年长儿可选用，<1 岁婴儿禁用。

【药物提示】

慢性或频繁反复发作的室上速在儿童多见，其疾病本身可伴发心功能不全和心脏扩大，需联合用药强心利尿扩血管治疗。虽然抗心律失常药物对于部分患儿即刻中止心动过速的效果较好，但不能达到根治的目的，故建议首选射频消融治疗。

【注意事项】

对于持续发作、用药效果欠佳或血流动力学不稳定、存在心源性休克的患儿，应尽早寻找病因，可使用电复律中止心动过速发作。

五、推荐表单

（一）医师表单

阵发性室上性心动过速临床路径医师表单

适用对象：第一诊断为阵发性室上性心动过速（ICD-10：I47.113）

患者姓名：	性别： 年龄： 门诊号：	住院号：	
住院日期： 年 月 日	**出院日期：** 年 月 日	**标准住院日：6～10 天**	
发病时间： 年 月 日 时 分	**到达急诊时间：** 年 月 日 时 分		

时间	到达急诊 （0～10 分钟）	到达急诊 （0～30 分钟）	到达急诊 （0～24 小时）
主要诊疗工作	□ 描记 12 导联心电图 □ 评价心电图 □ 询问病史 □ 检查生命体征，体格检查 □ 完成血流动力学评估 □ 根据患者病情，向家属交代可能的风险、所需抢救措施（包括直流电转复及气管插管、动脉深静脉穿刺等），并获得家属的知情同意签字	□ 请上级医师会诊 □ 如患者因血流动力学不稳定出现意识丧失，则迅速给予直流电复律 □ 如果血流动力学尚稳定未出现意识丧失，可等待会诊后决定治疗措施 □ 如患者出现休克症状，但意识尚清，可给予镇静药物后电复律 □ 向家属交代病情，签署相关知情同意书	□ 评价病史及基础病，分析各项化验结果 □ 再次向家属交代病情和治疗措施，签署相关知情同意书 □ 准备收入相关病房 □ 电解质紊乱、药物中毒等诱因或无手术指征采用“药物治疗流程” □ 密切观察患者心律情况
重点医嘱	**长期医嘱：** □ 吸氧 □ 心电、血压和血氧监测 **临时医嘱：** □ 描记 12 导联心电图 □ 血清心肌酶肌钙蛋白测定 □ 血常规+电解质 □ 动脉血气分析 □ 凝血功能	**长期医嘱：** □ 特级护理 □ 每小时测量记录生命体征 □ 卧床、禁食水 □ 心电、血压和血氧监测 **临时医嘱：** □ 静脉予麻醉药物（如需直流电复律） □ 直流电复律（按需） □ 描记 12 导联心电图（转复后） □ 静脉应用抗心律失常药（直流电转复后按需或血流动力学稳定者首选）	**长期医嘱：** □ 特级护理 □ 卧床 □ 心电、血压和血氧监测 □ 吸氧 **临时医嘱：** □ 口服/静脉抗心律失常药物 □ 针对异常化验指标进行复查
病情变异记录	□ 无 □ 有，原因： 1. 2.	□ 无 □ 有，原因： 1. 2.	□ 无 □ 有，原因： 1. 2.
医师签名			

时间	住院第 1 天	住院第 2 天
主要诊疗工作	□ 询问病情及体格检查 □ 分析病因、危险分层、监护强度、治疗效果评估 □ 确定下一步治疗方案 □ 完成病历书写 □ 向家属交代可能的风险、所需诊治方案，并获得家属的知情同意签字 □ 如患儿病情重，应当及时通知上级医师	□ 上级医师查房 □ 根据送检项目报告，及时向上级医师汇报，并予相应处理 □ 继续调整抗心律失常药 □ 完成病程记录，详细记录医嘱变动情况（原因及更改内容）
重点医嘱	**长期医嘱：** □ 一级护理 □ 饮食 □ 心电、血压和血氧监测 □ 营养心肌药物（按需） **临时医嘱：** □ 描记 12 导联心电图 □ Holter（按需） □ 超声心动图（按需） □ 抗心律失常药（按需）	**长期医嘱：** □ 一/二级护理 □ 饮食 □ 心电、血压和血氧监测 □ 养心肌药物（按需） **临时医嘱：** □ 继续调整抗心律失常药（按需）
病情变异记录	□ 无　□ 有，原因： 1. 2.	□ 无　□ 有，原因： 1. 2.
医师签名		

时间	住院第3~5天	住院第6~10天 （出院日）
主要诊疗工作	□ 继续调整抗心律失常药 □ 完成病程记录，详细记录医嘱变动情况（原因及更改内容） □ 上级医师查房	□ 上级医师查房准其出院 □ 完成出院小结 □ 出院宣教
重点医嘱	**长期医嘱：** □ 二级护理 □ 饮食 □ 心电、血压和血氧监测 □ 营养心肌药物（按需） **临时医嘱：** □ 继续调整抗心律失常药（按需）	**临时医嘱：** □ 出院医嘱 □ 门诊随访
病情变异记录	□ 无 □ 有，原因： 1. 2.	□ 无 □ 有，原因： 1. 2.
医师签名		

（二）护士表单

阵发性室上性心动过速临床路径护士表单

适用对象：第一诊断为阵发性室上性心动过速（ICD-10：I47.113）

患者姓名：	性别：　　年龄：　　门诊号：		住院号：
住院日期：　年　月　日	出院日期：　年　月　日		标准住院日：6～10 天
发病时间：　年　月　日　时　分		到达急诊时间：　年　月　日　时　分	

时间	到达急诊 （0～24 小时）	住院第 1 天	住院第 2 天
健康宣教	□ 协助患者或家属完成挂号、交费等手续 □ 急诊宣教 □ 介绍主管医师、护士 □ 介绍环境、设施	□ 入院宣教 □ 介绍主管医师、护士 □ 介绍环境、设施 □ 介绍住院注意事项 □ 介绍探视和陪伴制度 □ 介绍贵重物品制度 □ 告知检查的内容、目的及注意事项，并协助患者到相关科室检查	□ 药物宣教 □ 主要药物名称、用法及注意事项 □ 用药及各种治疗指导
护理处置	□ 核对患者，佩戴腕带 □ 协助患者留取各种标本 □ 测量生命体征/体重	□ 协助医师完成的相关化验 □ 准确记录治疗过程（时间、病情变化） □ 指导患者相关治疗和检查活动	□ 观察患儿生命体征 □ 观察药物作用 □ 准确记录治疗过程（时间、病情变化） □ 指导患者相关治疗和检查活动
基础护理	□ 特级/一级护理 □ 患者安全管理	□ 一级护理 □ 患者安全管理	□ 一级护理 □ 患者安全管理
专科护理	□ 护理查体 □ 病情观察 □ 请家属陪伴 □ 心理护理	□ 病情观察 □ 遵医嘱完成相关检查 □ 心理护理	□ 病情观察 □ 心理护理
重点医嘱	□ 详见医嘱执行单	□ 详见医嘱执行单	□ 详见医嘱执行单
病情变异记录	□ 无　□ 有，原因： 1. 2.	□ 无　□ 有，原因： 1. 2.	□ 无　□ 有，原因： 1. 2.
护士签名			

时间	住院第 3~5 天	住院第 6~10 天 （出院日）
健康宣教	□ 观察药物作用及频率 □ 饮食、活动指导	□ 出院宣教 □ 复查时间 □ 服药方法 □ 活动休息 □ 指导饮食 □ 指导办理出院手续
护理处置	□ 观察患儿一般状况 □ 观察药物副作用	□ 办理出院手续 □ 书写出院小结
基础护理	□ 一级护理 □ 患者安全管理	□ 一级护理 □ 患者安全管理
专科护理	□ 病情观察 □ 监测生命体征 □ 心律及心率的观察 □ 心理护理	□ 出院指导 □ 心理护理
重点医嘱	□ 详见医嘱执行单	□ 详见医嘱执行单
病情变异记录	□ 无 □ 有，原因： 1. 2.	□ 无 □ 有，原因： 1. 2.
护士签名		

（三）患者表单

阵发性室上性心动过速临床路径患者表单

适用对象：第一诊断为阵发性室上性心动过速（ICD-10：I47.113）

患者姓名：	性别：　年龄：　门诊号：	住院号：	
住院日期：　年　月　日	**出院日期：**　年　月　日	**标准住院日：6～10天**	
发病时间：　年　月　日　时　分	**到达急诊时间：**　年　月　日　时　分		

时间	**入院**	**心动过速终止前**	**心动过速转复时**
医患配合	□配合询问病史、收集资料，请务必详细告知既往史、用药史、过敏史 □配合进行体格检查 □有任何不适请告知医师	□配合完善相关检查、化验，如采血、心电图、X线胸片、心脏彩超等 □医师与患者及家属介绍病情及可能的风险、所需抢救措施并签字	□配合完善相关检查、化验，如采血、留尿、胃镜 □配合医师摆好体位
护患配合	□配合测量体温、脉搏、呼吸3次，血压、体重1次 □配合完成入院护理评估（简单询问病史、过敏史、用药史） □接受入院宣教（环境介绍、病室规定、订餐制度、贵重物品保管等） □配合执行探视和陪伴制度 □有任何不适请告知护士	□配合测量体温、脉搏、呼吸3次 □接受抢救前相关宣教 □接受饮食宣教 □接受药物宣教	□配合测量体温、脉搏、呼吸3次 □行床边心电图检查，纠正心律失常 □配合缓解疼痛 □有任何不适请告知护士
饮食	□遵医嘱饮食	□遵医嘱饮食	□遵医嘱饮食
活动	□卧床休息	□卧床休息	□卧床休息

时间	心动过速终止后	出院
医患配合	□ 配合心电图检查 □ 配合完善相关检查：如采血、心电图、心脏彩超、24 小时动态心电图等	□ 接受出院前指导 □ 知道复查程序 □ 获取出院诊断书
护患配合	□ 配合定时测量生命体征 □ 配合检查心电图及心脏相关查体 □ 接受输液、服药等治疗 □ 注意活动安全，避免坠床或跌倒 □ 配合执行探视及陪伴	□ 接受出院宣教 □ 办理出院手续 □ 获取出院带药 □ 知道服药方法、作用、注意事项 □ 知道复印病历程序
饮食	□ 遵医嘱饮食	□ 遵医嘱饮食
活动	□ 正常适度活动，避免疲劳	□ 正常适度活动，避免疲劳

附：原表单（2010 年版）

阵发性室上性心动过速临床路径表单

适用对象：第一诊断为阵发性室上性心动过速（ICD-10：I47.113）

患者姓名：	性别： 年龄： 病历号：	
住院日期： 年 月 日	出院日期： 年 月 日	标准住院日 6～10 天
发病时间： 年 月 日 时 分	到达急诊时间： 年 月 日 时 分	

时间	到达急诊 （0～10 分钟）	到达急诊 （0～30 分钟）	到达急诊 （0～24 小时）
主要诊疗工作	□ 描记 12 导联心电图 □ 评价心电图 □ 询问病史 □ 检查生命体征，体格检查 □ 完成血流动力学评估 □ 根据患者病情，向家属交代可能的风险、所需抢救措施（包括直流电转复及气管插管、动脉深静脉穿刺等），并获得家属的知情同意签字	□ 请上级医师会诊 □ 如患者因血流动力学不稳定、出现意识丧失，则迅速给予直流电复律 □ 如果血流动力学尚稳定、未出现意识丧失，可等待会诊后决定治疗措施 □ 如患者出现休克症状，但意识尚清，可给予镇静药物后电复律 □ 向家属交代病情，签署相关知情同意书	□ 评价病史及基础病，分析各项化验结果 □ 再次向家属交代病情和治疗措施，签署相关知情同意书 □ 准备收入相关病房 □ 电解质紊乱、药物中毒等诱因或无手术指征采用“药物治疗流程” □ 密切观察患者心律情况
重点医嘱	**长期医嘱：** □ 吸氧 □ 心电、血压和血氧监测 **临时医嘱：** □ 描记 12 导联心电图 □ 血清心肌酶肌钙蛋白测定 □ 血常规+电解质 □ 动脉血气分析 □ 凝血功能	**长期医嘱：** □ 特级护理 □ 每小时测量记录生命体征 □ 卧床、禁食水 □ 心电、血压和血氧监测 **临时医嘱：** □ 静脉予麻醉药物（如需直流电复律） □ 直流电复律（按需） □ 描记 12 导联心电图（转复后） □ 静脉应用抗心律失常药（直流电转复后按需或血流动力学稳定者首选）	**长期医嘱：** □ 特级护理 □ 卧床 □ 心电、血压和血氧监测 □ 吸氧 **临时医嘱：** □ 口服/静脉抗心律失常药物 □ 针对异常化验指标进行复查
主要护理工作	□ 协助患者或家属完成挂号、交费等手续 □ 取血并建立静脉通道，记录患者一般情况和用药	□ 特级护理 □ 准确记录治疗过程（时间、病情变化）	□ 特级护理 □ 准确记录治疗过程（时间、病情变化）
病情变异记录	□ □ 无 □ 有，原因： 1. 2.	□ 无 □ 有，原因： 1. 2.	□ 无 □ 有，原因： 1. 2.
护士签名			
医师签名			

时间	住院第 1 天	住院第 2 天
主要诊疗工作	□ 询问病情及体格检查 □ 分析病因、危险分层、监护强度、治疗效果评估 □ 确定下一步治疗方案 □ 完成病历书写 □ 向家属交代可能的风险，所需诊治方案，并获得家属的知情同意签字 □ 如患儿病情重，应当及时通知上级医师	□ 上级医师查房 □ 根据送检项目报告，及时向上级医师汇报，并予相应处理 □ 继续调整抗心律失常药 □ 完成病程记录，详细记录医嘱变动情况（原因及更改内容）
重点医嘱	**长期医嘱：** □ 一级护理 □ 饮食 □ 心电、血压和血氧监测 □ 营养心肌药物（按需） **临时医嘱：** □ 描记 12 导联心电图 □ Holter（按需） □ 超声心动图（按需） □ 抗心律失常药（按需）	**长期医嘱：** □ 一/二级护理 □ 饮食 □ 心电、血压和血氧监测 □ 营养心肌药物（按需） **临时医嘱：** □ 继续调整抗心律失常药（按需）
主要护理工作	□ 入院宣教 □ 病房设施及相关规定介绍 □ 心理及生活护理	□ 心理及生活护理 □ 指导患者相关治疗和检查活动
病情变异记录	□ 无 □ 有，原因： 1. 2.	□ 无 □ 有，原因： 1. 2.
护士签名		
医师签名		

时间	住院第 3 ~ 5 天	住院第 6 ~ 10 天 （出院日）
主要诊疗工作	□ 继续调整抗心律失常药 □ 完成病程记录，详细记录医嘱变动情况（原因及更改内容） □ 上级医师查房	□ 上级医师查房准其出院 □ 完成出院小结 □ 出院宣教
重点医嘱	**长期医嘱：** □ 二级护理 □ 饮食 □ 心电、血压和血氧监测 □ 营养心肌药物（按需） **临时医嘱：** □ 继续调整抗心律失常药（按需）	**出院医嘱：** □ 出院医嘱 □ 门诊随访
主要护理工作	□ 观察患儿一般状况 □ 观察药物副作用	□ 出院宣教
病情变异记录	□ 无　□ 有，原因： 1. 2.	□ 无　□ 有，原因： 1. 2.
护士签名		
医师签名		

第二十章

急性肾小球肾炎临床路径释义

一、急性肾小球肾炎编码

疾病名称及编码：急性肾小球肾炎（链球菌感染后）（ICD-10：N00+B95.5）

二、临床路径检索方法

N00+B95.5

三、急性肾小球肾炎临床路径标准住院流程

（一）适用对象

临床诊断为急性肾小球肾炎（链球菌感染后）（ICD-10：N00+B95.5）。

释义

■ 急性肾小球肾炎（链球菌感染后）（acute post streptococcal glomerulonephritis）是链球菌感染后出现的急性起病，以水肿、血尿、高血压和肾小球滤过率下降为特点的肾小球疾病。

（二）诊断依据

根据《诸福棠实用儿科学》（胡亚美、江载芳主编，人民卫生出版社，2002年，第7版）、《儿科学》（王卫平、沈晓明主编，人民卫生出版社，第7版）。

1. 临床上有少尿、血尿、水肿、高血压。
2. 2周内血清补体C3下降。
3. 伴随链球菌感染的证据，抗链“O”明显升高。

释义

■ 上述诊断依据为典型病例的表现。

■ 患者大多有前驱感染史，急性起病，多为上呼吸道或皮肤链球菌感染。

■ 本病的临床表现轻重不一，轻型可为亚临床型，临床症状不明显，仅出现镜下血尿，甚或尿检也正常，仅有链球菌感染证据及血C3呈规律性改变（肾炎病程早期血C3下降，6~8周后恢复正常）提示本病。重者可为伴急性肾衰竭、充血性心力衰竭、高血压脑病。

（三）治疗方案的选择

根据《诸福棠实用儿科学》（第7版）（人民卫生出版社）、《儿科学》（人民卫生出版社，第7版）。

1. 病因治疗：积极治疗链球菌感染，首选青霉素或头孢类抗生素治疗 10 ~ 14 天，过敏患儿可改用大环内酯类抗生素治疗。
2. 对症治疗：利尿消肿；降压治疗；维持水、电解质及酸碱平衡。
3. 并发症防治：急性肾功能不全的防治、高血压脑病的防治、急性肺水肿的防治。

释义

■ 急性期针对有呼吸道、皮肤感染灶者应积极抗链球菌感染。

■ 急性期病情变化快，注意控制液体入量，严密监测血压、尿量、肾功能等情况。

■ 一般治疗急性期应卧床休息 2 ~ 3 周，直到肉眼血尿消失、水肿减退、血压正常。有循环充血、少尿者限制液体入量（每日摄水量=不显性失水+尿量），低盐饮食。氮质血症者予优质低蛋白 0.5 ~ 1g/(kg · d) 饮食。

■ 清除链球菌感染灶首选青霉素或头孢类抗生素治疗 7 ~ 10 天。

■ 水肿、少尿明显者加用利尿剂。常用呋塞米或氢氯噻嗪。

■ 降压治疗首先应限制水钠摄入，利尿治疗，血压仍高者应给予降压药治疗。常用钙通道阻滞剂和（或）血管紧张素转换酶抑制剂。

（四）标准住院日为 7 ~ 12 天

释义

患者病情轻重不等，如水肿减轻、血压稳定、肾功能无进展或正常、病情稳定达到出院标准即可出院，出院后继续门诊治疗。

（五）进入路径标准

1. 临床诊断必须符合 ICD-10：N00+B95.5 急性肾小球肾炎疾病编码。
2. 当患者同时具有其他疾病诊断，但在住院期间不需要特殊处理，也不影响第一诊断的临床路径流程实施时，可以进入路径。

释义

■ 患者同时具有其他疾病影响第一诊断的临床路径流程实施时不适合进入本临床路径。

■ 患儿临床表现符合排除标准或临床病情严重如出现急性肾功能衰竭需要透析或肾活检的患者不适合进入本临床路径。

（六）住院后 2 ~ 7 天（指工作日）

1. 必需检查的项目：
（1）血常规、尿常规、大便常规。
（2）补体、ASO。

(3) 肝肾功能、电解质、血糖、凝血功能、ANA、CRP、ESR。
(4) 24 小时尿蛋白定量、尿红细胞位相。
(5) 腹部超声、X 线胸片、心电图。
2. 根据患者病情可选择的检查项目:
(1) 感染性疾病筛查(支原体抗体、EB 病毒抗体,乙肝/丙肝、艾滋病、梅毒、中段尿培养等)、类风湿因子、血型。
(2) ANCA、免疫球蛋白、心磷脂抗体、抗 GBM 抗体。
(3) 超声心动图。
(4) 肾活检肾组织病理检查。

释义

■ 必查项目是帮助住院后能尽快诊断和判断病情,选做项目是根据患者病情选择性进行检查,其中尿蛋白定量能帮助详细判断病情和进展情况,根据病情需要可能需要复查以监测病情恢复情况。尿红细胞位相可以帮助初步判定尿红细胞来源,协助诊断。

■ 选做项目可帮助初步鉴别排除其他疾病,有条件应视病情进行如尿肾早损微量蛋白检查(包括尿微量白蛋白、尿转铁蛋白、IgG,尿 β_2-微球蛋白,α_1-微球蛋白,视黄醇结合蛋白等)DNA、眼底检查、超声心动图、24 小时动态血压监测等检查,以详尽准确评估病情,判断治疗疗效。

■ 有感染症状者感染性指标有助于判断病情有无合并感染或鉴别其他感染性肾炎。

■ 临床如出现进行性肾功能衰竭或严重循环充血时可酌情考虑肾活检或血液净化治疗,需要之前完善相应检查。

(七) 选择用药

1. 抗生素:青霉素 5 万~10 万 U/(kg·d)。
2. 利尿剂:可口服氢氯噻嗪 1~2mg/(kg·d)、呋塞米 1~2mg/(kg·d);静脉注射呋塞米 1~2mg/kg、托拉塞米 1~2mg/(kg·d)。
3. 降压药:首选血管紧张素转换酶抑制剂或受体阻滞剂,可选用钙通道拮抗剂等降压药。
4. 对症中药治疗。

释义

■ 根据临床感染情况选用抗感染治疗,青霉素或头孢类抗生素治疗一般疗程 7~10 天,过敏患儿可改用大环内酯类抗生素或其他类抗生素。

■ 血管紧张素转换酶抑制剂或钙通道拮抗剂可单用或联合应用,或应用该类的长效制剂。

■ 应用血管紧张素转换酶抑制剂有减少肾灌注和造成高血钾的不良反应,应注意监测肾功能和血钾。

■ 根据病情进行中医辨证选用中药辅助治疗。

（八）出院标准

1. 血压正常。
2. 水肿减轻，肉眼血尿消失。
3. 肾功能改善。

释义

■ 观察患者病情基本稳定，各项指征好转，血压稳定或正常时可以带药出院。

■ 无严重合并症（如急性肾功能衰竭，肾功能进展恶化需要进一步检查治疗），无须继续住院处理的情况时可以出院，在门诊继续随诊监测和治疗。

（九）变异及原因分析

1. 有严重肾外合并症或严重急性肾小球并发症，需要在住院期间处理。
2. 新出现其他系统合并症，需要住院治疗。
3. 患者能逐渐恢复，但出现治疗相关的并发症，需要住院期间处理。

释义

■ 微小变异：因为医院检验项目的及时性，不能按照要求完成检查；因为节假日不能按照要求完成检查；患者不愿配合完成相应检查，短期不愿按照要求出院随诊。

■ 重大变异：因各种原因如肉眼血尿持续，肾功能进一步恶化、恶性高血压或肾外并发症等需要进一步诊断和治疗；因合并严重心肺疾病等需要其他治疗措施；医院与患者或家属发生医疗纠纷，患者要求离院或转院；不愿按照要求出院随诊而导致在院时间明显延长。

四、急性肾小球肾炎给药方案

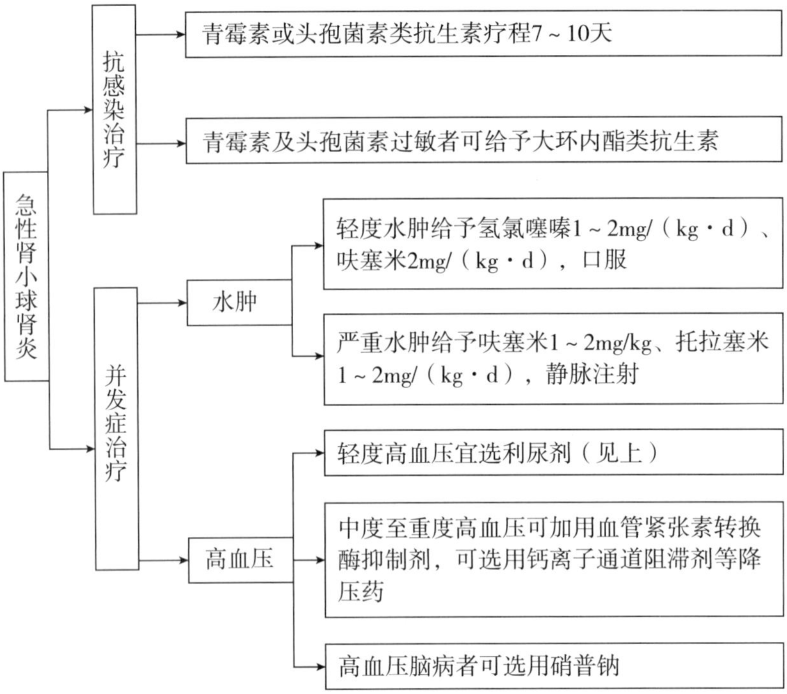

【用药选择】

1. 抗链球菌感染药物经验治疗，可首选青霉素类或头孢类抗生素，有严重感染或合并其他病原感染时需要病原血检查和药物敏感试验结果选择用药。

2. 利尿剂选择时轻症可选择口服给药，高血压或尿量明显减少者可选择静脉用药。常用利尿剂：氢氯噻嗪 1～2mg/(kg·d)，分 2～3 次口服；呋塞米 2～5mg/(kg·d)，分 2～3 次口服，或静脉应用 1mg/(kg·次)，一日 1～2 次；托拉塞米 1～2mg/(kg·d)，静脉注射。

3. 降压药：血管紧张素转换酶抑制剂如卡托普利，初始剂量 0.5mg/(kg·d)，最大剂量 5～6mg/(kg·d)，分 3 次口服，或钙通道拮抗剂，如硝苯地平，0.25～1mg/(kg·d)。降压效果不理想，可酌情应用 β 受体阻滞剂等降压药。

4. 肾衰竭者血管紧张素转换酶抑制剂慎用，需要监测肾功能变化。可选用利尿剂、钙离子通道阻滞剂等降压药。

5. 根据中医辨证可以辅助应用中药治疗。

【药学提示】

1. 注意患儿存在肾衰竭者应酌情调整抗生素剂量，根据肌酐清除率减量或延长给药时间。

2. 利尿剂选择时要注意低钾血症、高尿酸血症等不良反应。

【注意事项】

注意尽量避免肾毒性药物的应用。

五、推荐表单

（一）医师表单

急性肾小球肾炎临床路径医师表单

适用对象：第一诊断为急性肾小球肾炎（ICD-10：N00 + B95.5）

患者姓名：	性别：　年龄：　门诊号：	住院号：
住院日期：　年　月　日	出院日期：　年　月　日	标准住院日：7～12 天

时间	住院第 1 天	住院第 2 天
主要诊疗工作	□ 询问病史及体格检查 □ 完成病历书写 □ 上级医师查房 □ 及时处理各种临床危重情况（如高血压，严重水、电解质紊乱，酸碱平衡失调等） □ 初步确定是否需要肾脏替代治疗，并制订诊疗方案 □ 向患者及家属交代病情	□ 上级医师查房 □ 完成必要的相关科室会诊 □ 签署各种必要的知情同意书 □ 观察病情变化，及时与患者及家属沟通 □ 对症支持治疗
重点医嘱	□ **长期医嘱：** □ 肾脏病护理常规 □ 一/二级护理，卧床休息 □ 低盐饮食 □ 记出入量 **临时医嘱：** □ 急查肾功能和电解质 □ 血常规、尿常规、便常规 □ 肝肾功能、电解质、血糖、凝血功能 □ 免疫指标、感染相关指标检查 □ 24 小时尿蛋白定量、尿红细胞位相 □ X 线胸片、心电图 □ 双肾超声检查	**长期医嘱：** □ 肾脏病护理常规 □ 一/二级护理 □ 记出入液量 □ 药物治疗 **临时医嘱：** □ 监测肾功能、电解质 □ 腹部超声、尿肾损指标 □ 可选择超声心动图、24 小时动态血压监测、双肾动静脉彩超
病情变异记录	□ 无　□ 有，原因： 1. 2.	□ 无　□ 有，原因： 1. 2.
医师签名		

时间	住院第3~6天	住院第7~12天 （出院日）
主要诊疗工作	□ 继续对症支持治疗 □ 必要时肾脏穿刺 □ 必要时使用其他药物等 □ 必要时继续肾脏替代治疗，每次治疗前后评估是否可停止 □ 肾外合并症、并发症的治疗	□ 上级医师查房，评估一般情况、血压持续平稳状况、尿量恢复状况、肉眼血尿消失状况，明确是否出院 □ 病情稳定后可出院 □ 完成出院记录、病案首页、出院证明书等 □ 向患者交代出院后的注意事项
重点医嘱	□ **长期医嘱：** □ 肾脏病护理常规 □ 一/二级护理 □ 记出入量 □ 药物治疗 **临时医嘱：** □ 尿常规、电解质、肾功能 □ 其他特殊医嘱	**出院医嘱：** □ 出院带药 □ 门诊随诊（肾脏专科门诊）
病情变异记录	□ 无 □ 有，原因： 1. 2.	□ 无 □ 有，原因： 1. 2.
医师签名		

（二）护士表单

急性肾小球肾炎临床路径护士表单

适用对象：第一诊断为急性肾小球肾炎（ICD-10：N00+B95.5）

患者姓名：	性别：　　年龄：　　门诊号：	住院号：
住院日期：　　年　月　日	**出院日期：**　　年　月　日	**标准住院日：7～12 天**

时间	住院第 1 天	住院第 2 天
健康宣教	□ 环境、设施 □ 主管医师 □ 责任护士、护士长 □ 规章制度 □ 饮食指导 □ 活动指导 □ 服药指导	□ 规章制度 □ 饮食指导 □ 活动指导 □ 服药指导
护理处置	□ 核对患者、佩戴腕带 □ 建立入院护理病历 □ 评估水肿情况、尿量	□ 卫生处置：剪指甲、沐浴、更换病号服 □ 评估水肿情况、尿量
基础护理	□ 二级护理 □ 晨晚间护理 □ 患者安全管理 □ 心理护理	□ 二级护理 □ 晨晚间护理 □ 患者安全管理 □ 心理护理
专科护理	□ 低盐饮食 □ 水肿护理 □ 严格记出入液量 □ 协助完成各项检查	□ 低盐饮食 □ 水肿护理 □ 严格记出入液量 □ 协助完成各项检查
重点医嘱	□ 详见医嘱执行单	□ 详见医嘱执行单
病情变异记录	□ 无　□ 有，原因： 1. 2.	□ 无　□ 有，原因： 1. 2.
护士签名		

时间	住院第3～6天	住院第7～12天 （出院日）
健康宣教	□ 服药指导 □ 指导患者正确观察尿色 □ 主管护士与患者沟通，了解并指导心理应对 □ 宣教疾病知识、用药知识及特殊检查操作过程	□ 用药指导：用法用量、服药注意事项 □ 定期门诊复查尿常规，坚持治疗 □ 发现异常及时随诊 □ 饮食指导：低盐饮食，以优质蛋白质为宜
护理处置	□ 随时观察患者病情变化 □ 遵医嘱正确给药、观察用药反应 □ 协助医师完成各项检查化验 □ 注意观察情绪反应	□ 办理出院手续 □ 书写出院小结
基础护理	□ 二级护理 □ 晨晚间护理 □ 患者安全管理 □ 心理护理	□ 三级护理 □ 晨晚间护理 □ 患者安全管理 □ 心理护理
专科护理	□ 血压、尿色、入量、尿量监测 □ 遵医嘱完成相关检查 □ 遵医嘱正确给药 □ 提供并发症征象的依据	□ 病情观察：评估患者生命体征及尿色、出入液量，特别是血压 □ 心理护理
重点医嘱	□ 详见医嘱执行单	□ 详见医嘱执行单
病情变异记录	□ 无 □ 有，原因： 1. 2.	□ 无 □ 有，原因： 1. 2.
护士签名		

（三）患者表单

急性肾小球肾炎临床路径患者表单

适用对象：第一诊断为急性肾小球肾炎（ICD-10：N00 + B95.5）

患者姓名：	性别：　　年龄：　　门诊号：	住院号：
住院日期：　　年　月　日	出院日期：　　年　月　日	标准住院日：7～12 天

时间	住院第 1 天	住院第 2 天
医患配合	□ 配合询问病史、收集资料，请务必详细告知既往史、用药史、过敏史 □ 配合进行体格检查 □ 有任何不适告知医师	□ 配合完善相关检查、化验，如采血、留尿、心电图、X 线胸片等 □ 医师向患者及家属介绍病情，如有异常检查结果需进一步检查 □ 配合用药及治疗 □ 配合医师调整用药 □ 有任何不适告知医师
护患配合	□ 配合测量体温、脉搏、呼吸、血压、体重 □ 配合完成入院护理评估单（简单询问病史、过敏史、用药史） □ 接受入院宣教（环境介绍、病室规定、订餐制度、贵重物品保管等） □ 有任何不适告知护士	□ 配合测量体温、脉搏、呼吸，回答每日出入液量情况 □ 接受相关化验、检查宣教，正确留取标本，配合检查 □ 有任何不适告知护士 □ 接受输液、服药治疗 □ 注意活动安全，避免坠床或跌倒 □ 配合执行探视及陪伴制度 □ 接受疾病及用药等相关知识指导
饮食	□ 低盐饮食	□ 低盐饮食
排泄	□ 正常排尿便	□ 正常排尿便
活动	□ 适量活动	□ 适量活动
患者监护人签名		

时间	住院第3~6天	住院第7~12天 （出院日）
医患配合	□ 配合完善相关检查、化验，如采血、留尿、心电图、X线胸片等 □ 医师向患者及家属介绍病情，如有异常检查结果需进一步检查 □ 配合用药及治疗 □ 配合医师调整用药 □ 有任何不适告知医师	□ 接受出院前指导 □ 知道复查程序 □ 获取出院诊断书
护患配合	□ 配合测量体温、脉搏、呼吸，询问每日出入液量情况 □ 接受相关化验检查宣教，正确留取标本，配合检查 □ 有任何不适告知护士 □ 接受输液、服药治疗 □ 注意活动安全，避免坠床或跌倒 □ 配合执行探视及陪伴制度 □ 接受疾病及用药等相关知识指导	□ 接受出院宣教 □ 办理出院手续 □ 获取出院携带药品 □ 知道药品的服用方法、作用、注意事项 □ 知道复印病历方法
饮食	□ 低盐饮食	□ 正常普食（水肿、血压高者给予低盐饮食）
排泄	□ 正常排尿便	□ 正常排尿便
活动	□ 适量活动	□ 适量活动
监护人签名		

附：原表单（2010 年版）

急性肾小球肾炎的诊断临床路径表单

适用对象：第一诊断为急性肾小球肾炎（ICD-10：N00 + B95.5）

患者姓名：	性别：　年龄：　门诊号：		住院号：
住院日期：　年　月　日	**出院日期：**　年　月　日		**标准住院日：7～12 天**

时间	住院第 1 天	住院第 2 天
主要诊疗工作	□ 询问病史及体格检查 □ 完成病历书写 □ 上级医师查房 □ 及时处理各种临床危重情况（如高血压、严重水、电解质、酸碱失衡等） □ 初步确定是否需要肾脏替代，并制订诊疗方案 □ 向患方交代病情	□ 上级医师查房 □ 完成必要的相关科室会诊 □ 签署各种必要的知情同意书 □ 观察病情变化，及时与患方沟通 □ 对症支持治疗
重点医嘱	**长期医嘱：** □ 肾脏病护理常规 □ 一/二级护理，卧床休息 □ 低盐（0.5g/d）饮食 □ 记出入液量 **临时医嘱：** □ 急查肾功能和电解质 □ 血常规、尿常规、便常规 □ 肝肾功能、电解质、血糖、凝血功能免疫指标 □ 24 小时尿蛋白定量、中段尿培养、尿钙/肌酐、尿电解质、尿肌酐、尿红细胞位相 □ 超声、X 线胸片、心电图 □ 双肾超声检查	**长期医嘱：** □ 肾脏病护理常规 □ 一/二级护理 □ 记出入量 □ 药物治疗 **临时医嘱：** □ 监测肾功能、电解质 □ 其他医嘱：感染相关指标 □ 可选择超声心动图、24 小时动态血压、双肾动静脉彩超
主要护理工作	□ 入院宣教 □ 介绍病房环境、设施和设备 □ 入院护理评估	□ 宣教
病情变异记录	□ 无　□ 有，原因： 1. 2.	□ 无　□ 有，原因： 1. 2.
护士签名		
医师签名		

时间	住院第3~6天	住院第7~12天 （出院日）
主要诊疗工作	□ 继续对症支持治疗 □ 必要时肾脏穿刺 □ 必要时使用其他药物等 □ 必要时继续肾脏替代治疗，每次治疗前后评估是否可停止 □ 肾外合并症、并发症的治疗	□ 上级医师查房，评估一般情况、血压持续平稳状况、尿量恢复状况、肉眼血尿消失状况，明确是否出院 □ 病情稳定后可出院 □ 完成出院记录、病案首页、出院证明书等 □ 向患者交代出院后的注意事项
重点医嘱	**长期医嘱：** □ 肾脏病护理常规 □ 一/二级护理 □ 记出入液量 □ 药物治疗 **临时医嘱：** □ 监测电解质、肾功能 □ 其他特殊医嘱	**出院医嘱：** □ 出院带药 □ 门诊随诊（肾脏专科门诊）
主要护理工作	□ 观察患者病情变化 □ 心理与生活护理	□ 指导患者办理出院手续
病情变异记录	□ 无 □ 有，原因： 1. 2.	□ 无 □ 有，原因： 1. 2.
护士签名		
医师签名		

第二十一章

儿童肾病综合征临床路径释义

一、肾病综合征编码

疾病名称及编码：肾病综合征（ICD-10：N04）

或（ICD-10：N04.000 ~N04.900）

二、临床路径检索方法

N04，1 个月至 18 岁的儿童病例

三、肾病综合征临床路径标准住院流程

（一）适用对象

第一诊断为肾病综合征（nephritic syndrome，NS）（ICD-10：N04.900）。

释义

■ 肾病综合征（NS）是由于肾小球滤过膜对血浆蛋白的通透性增高、大量血浆蛋白自尿中丢失而导致一系列病理生理改变的一种临床综合征，以大量蛋白尿、低白蛋白血症、高脂血症和水肿为主要临床特点。根据病因和发病年龄分为 3 类：

1. 原发性肾病综合征。

2. 继发性肾病综合征：即继发于全身性疾病，如儿科常见有狼疮性肾炎、过敏性紫癜及明确感染、中毒所致。

3. 先天性肾病综合征：儿童以原发性肾病综合征多见，本章主要以原发性肾病综合征初发病人的诊治路径做叙述。

（二）诊断依据

根据《诸福棠实用儿科学》（江载芳、申昆玲、沈颖主编，人民卫生出版社，2015 年，第 8 版）。

1. 大量蛋白尿：尿蛋白≥3+，尿蛋白定量>50mg/(kg · d)；尿蛋白/尿肌酐比值（mg/mg）≥2。
2. 低白蛋白血症：血清白蛋白<25g/L。
3. 高胆固醇血症（高脂血症）：血清胆固醇>5.72mmol/L。
4. 眼睑、颜面及四肢全身水肿，水肿为可凹陷性。
5. 无明确继发性疾病。

释义

■ 建议参考《诸福棠实用儿科学》（江载芳、申昆玲、沈颖主编，人民卫生出版社，2015 年，第 8 版）。

■ 肾病综合征需要符合以下四条诊断依据，其中大量蛋白尿和低蛋白血症为诊断的必要条件：

1. 轻度不等的水肿。

2. 大量蛋白尿：儿童大量蛋白尿标准为1周内3次尿蛋白定性：+++～++++，或随机或晨尿尿蛋白/肌酐≥2.0mg/mg；24小时尿蛋白定量≥50mg/kg。

3. 低蛋白血症：血浆白蛋白低于25g/L。

4. 高脂血症：血浆胆固醇高于5.72mmol/L。

■ 诊断原发性肾病综合征需要排除继发性疾病。

■ 在诊断为原发性肾病综合征后常需进一步分型，分两型：

1. 单纯型：只具有以上特点者。

2. 肾炎型：除以上表现外，尚具有以下表现之一项或多项者：

（1）尿中红细胞>10个/高倍镜视野（2周内3次离心尿检查）。

（2）反复或持续性高血压，学龄儿童>130/90mmHg，学龄前儿童>120/80mmHg，并排除因应用糖皮质激素所致者。

（3）氮质血症：血尿素氮>10.7mmol/L，并排除血容量不足所致者。

（4）持续低补体血症。

（三）治疗方案的选择

根据《诸福棠实用儿科学》（第8版）（人民卫生出版社），《激素敏感、复发/依赖肾病综合征诊治循证指南（试行）》（中华医学会儿科学分会肾脏病学组，2009年）。

1. 对症支持治疗：积极控制感染、水肿、高血压治疗等。

2. 首选糖皮质激素治疗。

3. 对于频复发/激素依赖（激素耐药）的难治性NS建议行肾活检，根据肾脏病理类型可联合免疫抑制剂治疗，包括环磷酰胺（CTX）、环孢霉素A、霉酚酸酯（MMF）、他克莫司（FK506）等。

释义

■ 初治患者确诊后首先给予糖皮质激素治疗，观察疗效反应。应用糖皮质激素的患儿应补充足够的钙剂（如口服醋酸钙）和维生素D，以预防激素所致的钙代谢紊乱和骨质疏松。

■ 按糖皮质激素反应可分为3个类型：激素敏感型，以泼尼松足量治疗≤4周尿蛋白转阴者；激素耐药型，以泼尼松足量治疗>4周尿蛋白仍阳性者；激素依赖型，对激素敏感，但连续2次减量或停药2周内复发者。

■ 复发是指连续3天晨尿蛋白由阴性转为+++或++++，或24小时尿蛋白定量≥50mg/kg，或尿蛋白/肌酐≥2.0mg/mg。频复发是指肾病病程半年内复发≥2次，或1年内复发≥3次。

（四）标准住院日为 7～14 天

释义

■ 住院时间是根据患儿病情决定，如诊断明确，病情稳定，无必须住院治疗和住院观察的指征，可以带药出院。

■ 因水肿程度、并发症及对激素的敏感性，会导致住院天数的差异，如果患者条件允许，住院时间可以低于 7 天。

（五）进入路径标准

1. 第一诊断必须符合 ICD-10：N04.900 肾病综合征疾病编码。
2. 首次发病者。
3. 当患者同时具有其他疾病诊断，但在住院期间不需要特殊处理也不影响第一诊断的临床路径流程实施时，可以进入路径。

释义

■ 患者同时具有其他疾病影响第一诊断的临床路径流程实施时不适合进入本临床路径。

■ 重症患者出现严重并发症如急性肾衰竭、低血容量性休克、严重血栓栓塞或需要入住 ICU 的患者不适合进入本临床路径。

（六）入院后第 1～3 天

1. 必需的检查项目：

（1）血常规、尿常规、便常规。

（2）24 小时尿蛋白定量或尿蛋白/尿肌酐比值。

（3）肝肾功能、血电解质、血糖、血脂、血浆蛋白。

（4）免疫球蛋白、ASO、补体、凝血功能、血沉。

（5）乙肝、自身抗体。

（6）PPD 试验。

（7）腹部 B 超；泌尿系 B 超。

（8）X 线胸片、心电图。

（9）眼底、角膜等检查，听力筛查。

2. 根据患者病情可选择：丙肝、梅毒、HIV、病原学检测、抗肾小球基底膜抗体、心脏彩超、抗中性粒细胞胞质抗体、代谢性疾病尿筛查、尿微量蛋白系列、肾活检、肾组织病理活检。

释义

■ 部分检查可以在门诊完成。

■ 必查项目是帮助住院后能尽快诊断和判断病情，必查项目中补体、自身抗体可以帮助了解免疫状态，除外自身免疫性疾病如系统性红斑狼疮等继发性肾病，也可以帮助原发性肾病综合征分型，乙肝五项有助于了解有无乙肝病毒感染，除外乙肝病毒相关性肾炎。凝血功能是必查项目，因为肾病综合征患者常伴有血液高凝状态，需要了解凝血功能指导治疗。PPD 试验初步除外结核感染，为需要长期应用激素免疫抑制治疗前的常规试验性检查。腹部 B 超、泌尿系超声重点了解各脏器及肾脏情况。

■ 选做项目是根据患者病情选择性进行检查，能帮助寻找病因、鉴别诊断、详细判断病情和了解病情进展情况，部分指标可能要复查以监测病情变化，常需要进行尿肾早期损伤标志物（尿微量白蛋白、尿转铁蛋白、IgG、尿 β_2-微球蛋白、α_1-微球蛋白、视黄醇结合蛋白等）、免疫球蛋白、CD 系列、丙肝、梅毒、HIV、病原学检测、抗肾小球基底膜抗体、心脏彩超、抗中性粒细胞胞浆抗体 ANCA、代谢性疾病尿筛查、眼底、角膜、听力筛查等检查。可以帮助了解病情和治疗疗效评估，除外继发性肾脏疾病，了解有无伴发感染等问题。需要应用血液制品如白蛋白等时要进行输血前的感染指标检查。

■ 临床如需用血液制品治疗或出现肾功能衰竭等并发症时需要做好肾活检或血液净化治疗准备，需要之前完善相关检查。

（七）治疗开始于诊断第 1 天。

（八）治疗方案与药物选择

1. 一般治疗：适当休息，低盐、低脂、高生物价优质蛋白饮食。蛋白质摄入量 1.2～1.8g/d。水肿严重和（或）少尿患儿适当限制水量，注意保持水电解质、营养平衡。如有合并感染可给予抗感染治疗。应用激素过程中给予钙剂及维生素 D。

2. 水肿的治疗：口服氢氯噻嗪 1mg/(kg·d)，分 2～3 次，可联用螺内酯片或呋塞米 1～2mg/(kg·d)，分 2～3 次。严重水肿或血浆白蛋白<15g/L，可给予胶体液输注，酌情输注人血白蛋白 0.5～1g/kg 或血浆 5～10ml/kg，辅以静脉输注呋塞米 1～1.5mg/kg。

3. 糖皮质激素治疗可分以下两个阶段：

（1）诱导缓解阶段：足量泼尼松（泼尼松龙）60mg/(m^2·d）或 2mg/(kg·d)，最大剂量 60mg/d，先分次口服，尿蛋白转阴后改为每晨顿服，疗程至少 4 周。

（2）巩固维持阶段：多采用中长程疗法，可予隔日晨顿服 2～3mg/kg，继续应用 4 周，以后每2～4周减量 2.5～5mg，具体减量方案需要根据病情酌情调整。

4. 激素耐药型肾病（足量激素应用>4 周尿蛋白仍阳性者）：建议行肾活检进行肾组织病理检查，明确病理类型后可选择甲基泼尼松龙冲击治疗［剂量：15～30mg/(kg·次)，1 次/日，3 日为一个疗程，必要时重复疗程］，或联合免疫抑制剂治疗，常用药物为：环磷酰胺、环孢素 A（CsA）、霉酚酸酯（MMF）、他克莫司（FK506）。

5. 其他治疗：抗凝治疗：口服双嘧达莫，根据凝血功能可以选择肝素、低分子肝素、尿激酶或活血化瘀中药。降压治疗：根据病情选用降压药物。血管紧张素Ⅱ转换酶抑制剂和（或）血管紧张素Ⅱ受体拮抗剂可同时作为减少尿蛋白、保护肾功能的辅助治疗。

释义

■ 患者有显著水肿和高血压时应卧床、适当限制水钠摄入，予低脂及优质蛋白饮食。

■ 轻至中度水肿者可视出入量情况酌情给予口服利尿剂治疗，重度水肿或明显少尿者可予静脉利尿治疗。

■ 进入路径的初发肾病患者住院期间首先给予激素的诱导缓解阶段治疗，足量泼尼松治疗剂量注意按水肿前体重或年龄身高的标准体重计算。

■ 国内治疗儿童肾病综合征激素在巩固维持阶段的减量方案各地可略有不同，原发性肾病综合征激素治疗多采用中长程疗法。在使用激素治疗的过程中应给予钙剂的补充，如溶解度和吸收率较好的醋酸钙。

■ 激素耐药（足量激素治疗4周无缓解）或严重病人可根据病情或肾脏病理类型酌情改为甲基泼尼松龙冲击治疗，剂量15～30mg（kg·次），每日不超过1000mg，每日或隔日1次，3次为一个疗程，必要时1周后重复。

■ 难治性肾病综合征可酌情选择联合免疫抑制剂治疗，有以下几种常用药物及常用方案：

1. 环磷酰胺（CTX）：2～3mg/(kg·d)，分次口服，共8周，或8～12mg/(kg·d)，静脉冲击，每2周连用2天，或500～600mg/m^2，静脉注射，每月1次，共6次，累计总剂量≤200mg/kg。

2. 环孢素A（CsA）：3～7mg/(kg·d）或100～150mg/(m^2·d)，调整剂量使血药谷浓度维持在80～120ng/ml，疗程12～24个月。

3. 吗替麦考酚酯（MMF）：20～30mg/(kg·d）或800～1200mg/(m^2·d)，最大剂量1g，每日2次，疗程12～24个月。

4. 他克莫司（FK506）：0.1～0.15mg/(kg·d)，维持血药谷浓度5～10μg/L，疗程12～24个月。

■ 抗凝治疗常用肝素、双嘧达莫、阿魏酸哌嗪等，根据凝血功能指标选择。

■ 如根据病情进行中医辨证选用中药辅助治疗，有利于补益肾气、消肿利尿，改善整体体质，减少激素或免疫抑制剂等副作用。

■ 肾功能正常可以辅助应用血管紧张素转换酶抑制剂减少尿蛋白排出等。

（九）出院标准

1. 水肿减轻或消退。
2. 血压稳定。
3. 没有需要住院处理的并发症和（或）合并症。

释义

■ 肾病综合征属慢性肾脏病，常需要较长时间用药治疗，诊断明确，病情稳定即可带药出院，继续门诊复查治疗。

■ 如果出现并发症如肾功能衰竭、血栓栓塞、高血压等，根据病情具体决定是否需要继续住院处理。

（十）变异及原因分析

1. 治疗过程中出现严重感染、电解质紊乱、血栓栓塞、严重高血压、低血容量、肾功能衰竭及其他严重合并症者，需进行相关的诊断和治疗，导致延长住院时间者可考虑退出路径。

2. 激素耐药型肾病综合征需向家属解释并告知病情，导致住院时间延长，增加住院费用等。

3. 若临床或检查提示为遗传性或继发性肾病综合征时，退出此路径，进入相关路径。

释义

■ 检查确诊为继发性肾病综合征或合并其他系统疾病时，退出此路径，进入相关路径。

■ 激素耐药治疗效果不佳，病情无好转需要肾活检病理检查者，或难治性肾病需要住院联合应用免疫抑制剂治疗可能延长住院时间。

■ 微小变异：因为医院检验项目的及时性，不能按照要求完成检查；因为节假日不能按照要求完成检查；患者不愿配合完成相应检查，短期不愿按照要求出院随诊。

■ 重大变异：因基础疾病或伴发疾病需要进一步诊断和治疗；因各种原因需要其他治疗措施如肾衰竭、严重水潴留需要血液净化治疗；医院与患者或家属发生医疗纠纷，患者要求离院或转院；不愿按照要求出院随诊而导致入院时间明显延长。

四、肾病综合征给药方案（初发）

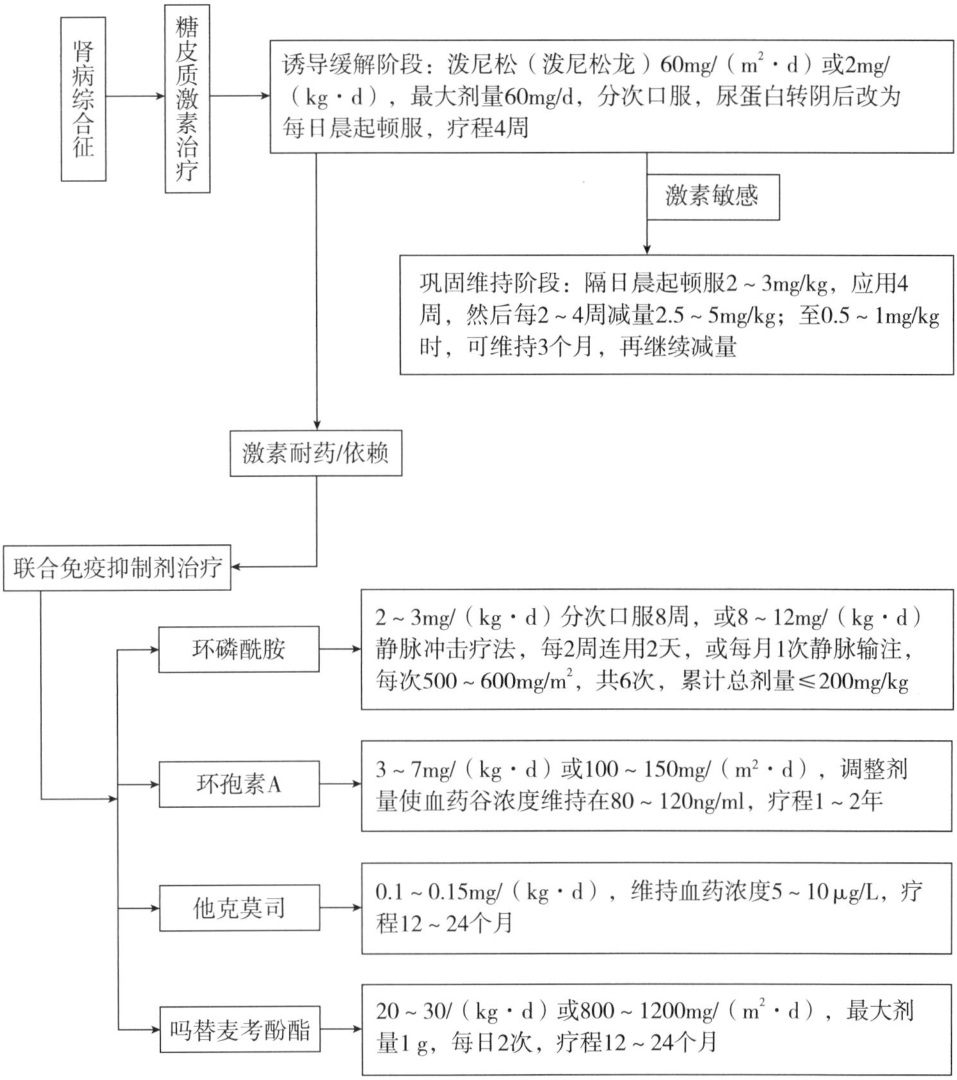

【用药选择】

1. 初发肾病综合征的激素首选口服泼尼松，有肝功能损害者可换用泼尼松龙，目前我国多数临床采用中长程疗法，时间 9～12 个月。

2. 激素耐药或服药困难者等可选择口服或静脉甲基泼尼松龙治疗，病情严重、出现肾功能损害等可甲基泼尼松龙冲击治疗。

3. 对应用激素耐药、出现严重副作用、频繁复发型和激素依赖型肾病者，推荐使用激素替代性药物或联合应用，如环磷酰胺、环孢素、他克莫司、霉酚酸酯、利妥昔单抗等。

【药学提示】

1. 长期应用激素时注意药物副作用，如高血压、免疫抑制继发感染、骨质疏松、股骨头无菌性坏死、糖脂代谢紊乱、消化道溃疡等，定期进行相关检查。

2. 环磷酰胺注意药物近期毒副作用，如胃肠道反应、骨髓抑制、肝功能损害、出血性膀胱炎等，并严格掌握总累积量（一般不超过 200mg/kg），以防止远期对性腺的损伤。与口服治疗相比静脉冲击治疗有效率无差异，而白细胞减少、脱发、感染等不良反应多较轻。

3. 环孢素 A 可致肾间质小管的损伤，用药期间需监测药物浓度，同时建议定期监测肾功能和包括肾小管功能。

4. 他克莫司注意事项同环孢素 A，生物学效应是环孢素 A 的 10～100 倍。

5. 霉酚酸酯：毒副反应主要有胃肠道反应和感染，少数患者出现潜在的血液系统骨髓抑制，如贫血、白细胞减少、肝脏损害。

【注意事项】

难治性肾病综合征治疗时，应考虑免疫抑制剂的不良反应、治疗的时间和费用，结合患儿的个体差异和对药物的耐受情况，充分告知患儿及家属，签署知情同意书，同时要注意监测疗效及不良反应。

五、推荐表单

（一）医师表单

肾病综合征临床路径医师表单

适用对象：第一诊断为肾病综合征（ICD-10：N04.900）（初发）

患者姓名：	性别：　　年龄：　　门诊号：	住院号：
住院日期：　　年　月　日	出院日期：　　年　月　日	标准住院日：7～14 天

时间	住院第 1 天	住院第 2～7 天	住院第 8～14 天 （出院日）
主要诊疗工作	□ 询问病史及体格检查 □ 完成病历书写 □ 开化验单 □ 上级医师查房，初步确定诊断 □ 对症支持治疗 □ 向患者及家属告知病情，签署入院病情告知书，病重或病危时签署病重或病危通知书	□ 上级医师查房 □ 完成入院检查 □ 完成必要的相关科室会诊 □ 完成上级医师查房记录等病历书写 □ 签署激素、血液制品、免疫抑制剂等用药知情同意书 □ 按病情需要，签署肾活检等有创性检查知情同意书	□ 上级医师查房，同意患者出院 □ 完成出院小结
重点医嘱	**长期医嘱：** □ 肾病综合征护理常规 □ 低盐饮食 □ 视病情通知病重或病危 □ 其他 **临时医嘱：** □ 血常规、尿常规、便常规、24 小时尿蛋白定量、尿蛋白/尿肌酐 □ 肝肾功能、电解质、血糖、血浆蛋白、血脂、免疫球蛋白、补体 □ 凝血功能、血沉 □ PPD 试验 □ X 线胸片、心电图、腹部和泌尿系统 B 超 □ 自身免疫系统疾病筛查 □ 合并感染者积极控制感染	**长期医嘱：** □ 肾病综合征护理常规 □ 低盐饮食 □ 利尿剂：按需供给 □ 抗感染治疗（必要时） □ 激素治疗 **临时医嘱：** □ 患者既往基础用药 □ 其他 □ 根据患者的临床表现决定是否进行肾活检及相关检查	**出院医嘱：** □ 出院带药 □ 门诊随诊
病情变异记录	□ 无　□ 有，原因： 1. 2.	□ 无　□ 有，原因： 1. 2.	□ 无　□ 有，原因： 1. 2.
医师签名			

（二）护士表单

肾病综合征临床路径护士表单

适用对象：第一诊断为肾病综合征（ICD-10：N04.900）（初发）

患者姓名：	性别：　　年龄：　　门诊号：	住院号：
住院日期：　　年　月　日	出院日期：　　年　月　日	标准住院日：7～14天

时间	住院第1天	住院第2～7天	住院第8～14天
健康宣教	□ 介绍主管医师、护士 □ 介绍环境、设施 □ 介绍住院注意事项 □ 向患者宣教合理饮食的重要性	□ 指导患者正确留取尿标本 □ 主管护士与患者沟通，了解并指导心理应对 □ 宣教疾病知识、用药知识及特殊检查操作过程 □ 告知检查及操作前后饮食、活动，探视注意事项及应对方式	□ 康复和锻炼 □ 定时复查 □ 出院带药服用方法 □ 饮食休息等注意事项指导 □ 讲解增强体质的方法，减少感染的机会
护理处置	□ 核对患者、佩戴腕带 □ 建立入院护理病历 □ 卫生处置：剪指甲、沐浴、更换病号服	□ 随时观察患者病情变化 □ 遵医嘱正确使用药物 □ 监测治疗相关不良反应 □ 协助医师完成各项检查化验	□ 办理出院手续 □ 书写出院小结
基础护理	□ 二级护理 □ 晨晚间护理 □ 患者安全管理	□ 二级护理 □ 晨晚间护理 □ 患者安全管理	□ 三级护理 □ 晨晚间护理 □ 患者安全管理
专科护理	□ 护理查体 □ 血液、出入液量监测 □ 需要时填写跌倒及压疮防范表 □ 需要时请家属陪伴 □ 心理护理	□ 遵医嘱完成相关检查 □ 心理护理 □ 遵医嘱正确给药 □ 提供并发症征象的依据	□ 病情观察：评估患者生命体征及出入液量 □ 心理护理
重点医嘱	□ 详见医嘱执行单	□ 详见医嘱执行单	□ 详见医嘱执行单
病情变异记录	□ 无　□ 有，原因： 1. 2.	□ 无　□ 有，原因： 1. 2.	□ 无　□ 有，原因： 1. 2.
护士签名			

（三）患者表单

肾病综合征临床路径患者表单

适用对象：第一诊断为肾病综合征（ICD-10：N04.900）（初发）

患者姓名：	性别：　　年龄：　　门诊号：	住院号：
住院日期：　　年　月　日	出院日期：　　年　月　日	标准住院日：7～14 天

时间	入院当日	住院第 2～7 天	住院第 8～14 天（出院日）
医患配合	□ 患者家属配合医师护士询问病史、收集资料 □ 配合进行体格检查 □ 有任何不适告知医师 □ 签署入院病情告知书	□ 配合完善相关检查、化验，如采血、留尿、心电图、X 线胸片等 □ 患儿家属听医师介绍病情，理解和配合入院后进一步检查，签署病情告知书及特殊检查治疗知情同意书 □ 配合用药及治疗 □ 配合医师调整用药 □ 有任何不适告知医师	□ 接受出院前指导 □ 知道复查程序 □ 获取出院诊断证明书
护患配合	□ 配合测量体温、脉搏、呼吸、血压、血氧饱和度、体重 □ 配合完成入院护理评估单（简单询问病史、过敏史、用药史） □ 接受入院宣教（环境介绍、病室规定、订餐制度、贵重物品保管等） □ 有任何不适告知护士	□ 配合测量体温、脉搏、呼吸、血压，回答每日排便情况 □ 接受相关化验检查宣教，正确留取标本，配合检查 □ 有任何不适告知护士 □ 接受输液、服药等治疗 □ 注意活动安全，避免坠床或跌倒 □ 配合执行探视及陪伴制度 □ 接受疾病及用药等相关知识指导	□ 接受出院宣教 □ 办理出院手续 □ 获取出院携带药品 □ 知道药品的服用方法、注意事项 □ 知道病历复印流程
饮食	□ 视病情予低盐、低脂及优质蛋白饮食	□ 视病情予低盐、低脂及优质蛋白饮食	□ 视病情予低盐、低脂及优质蛋白饮食
排泄	□ 正常排尿便，监测尿量，有异常随时告知护士	□ 正常排尿便，监测尿量，有异常随时告知护士	□ 正常排尿便，监测尿量，有异常随时告知护士
活动	□ 卧床休息	□ 视病情卧床或适量活动	□ 视病情适量活动
患者监护人签名			

附：原表单（2016年版）

肾病综合征临床路径表单

适用对象：第一诊断为肾病综合征（ICD-10：N04.900）（初发）

患者姓名：	性别：　　年龄：　　门诊号：	住院号：
住院日期：　　年　月　日	出院日期：　　年　月　日	标准住院日：7～14天

时间	住院第1天	住院第2～13天	住院第8～14天（出院日）
主要诊疗工作	□ 询问病史及体格检查 □ 完成病历书写 □ 开化验单 □ 上级医师查房，初步确定诊断 □ 对症支持治疗 □ 向患者及家属交代病情及其注意事项，病重或病危时签署病重或病危通知书	□ 上级医师查房 □ 完成入院检查 □ 完成必要的相关科室会诊 □ 完成上级医师查房记录等病历书写 □ 向患者及家属交代病情及其注意事项	□ 上级医师查房，同意其出院 □ 完成出院小结 □ 出院宣教：向患儿家属交代出院注意事项，如随访项目、间隔时间、观察项目等
重点医嘱	**长期医嘱：** □ 肾病综合征护理常规 □ 低盐低脂高生物价蛋白饮食 □ 视病情通知病重或病危 □ 其他医嘱 **临时医嘱：** □ 血常规、尿常规、便常规、24小时尿蛋白定量、尿蛋白/尿肌酐 □ 肝肾功能、电解质、血糖、血浆蛋白、血脂、免疫球蛋白、补体、ASO、凝血功能 □ 乙肝、丙肝、HIV □ PPD试验 □ 胸片、心电图、B超 □ 自身免疫系统疾病筛查 □ 合并感染者积极控制感染	**长期医嘱：** □ 肾病综合征护理常规 □ 低盐低脂高生物价蛋白饮食 □ 利尿剂 □ 抗凝治疗 □ 抗感染治疗（必要时） □ 激素治疗 □ 钙剂及维生素D **临时医嘱：** □ 患者既往基础用药 □ 其他医嘱 □ 根据患者的疾病表现决定是否肾活检及相关的检查	**出院医嘱：** □ 出院带药 □ 门诊随诊 □ 密切随访尿常规
主要护理工作	□ 介绍病房环境、设施和设备 □ 入院护理评估 □ 宣教	□ 观察患者病情变化	□ 出院宣教
病情变异记录	□ 无　□ 有，原因： 1. 2.	□ 无　□ 有，原因： 1. 2.	□ 无　□ 有，原因： 1. 2.
护士签名			
医师签名			

第二十二章

儿童急性淋巴细胞白血病临床路径释义

一、儿童急性淋巴细胞白血病编码

疾病名称及编码：儿童急性淋巴细胞白血病（ICD-10：C91.0）

二、临床路径检索方法

C91.0，1 个月至 18 岁的儿童病例

三、儿童急性淋巴细胞白血病临床路径标准住院流程

（一）适用对象

第一诊断为儿童急性淋巴细胞白血病（ICD-10：C91.0）的标危、中危组患者。

释义

■ 急性淋巴细胞白血病（acute lymphoblastic leukemia，ALL）是急性白血病的一种，主要起源于 B 系或 T 系淋巴祖细胞，白血病细胞在骨髓异常增生和聚集并抑制正常造血，导致贫血、血小板减少和中性粒细胞减少。白血病细胞也可侵及髓外组织，如脑膜、性腺、胸腺、肝、脾或淋巴结等，引起相应病变。ALL 是儿童最常见的恶性肿瘤，占儿童血液系统恶性肿瘤的 80%。

■ 高危组 ALL 是指必须满足下列条件之一的：

1. 泼尼松反应不良（第 8 天外周血白血病细胞 $>1\times10^9/L$）。
2. t（9；22）或 BCR/ABL 融合基因阳性。
3. t（4；11）或 MLL/AF4 融合基因阳性。
4. 中危诱导缓解治疗第 15 天骨髓呈 M_3。
5. 第 33 天骨髓形态学未缓解（>5%），呈 M_2/M_3。
6. 如有条件进行 MRD 检测，则第 33 天 MRD$\geqslant10^{-2}$，或第 12 周 MRD$\geqslant10^{-3}$。

除外上述高危因素的儿童 ALL 符合标危、中危 ALL 可进入该临床路径。

（二）诊断依据

根据《临床诊疗指南·小儿内科分册》（中华医学会编著，人民卫生出版社），《诸福棠实用儿科学》（第 7 版）（人民卫生出版社），《血液病诊断及疗效标准》（第 3 版）（张之南、沈悌主编著，科学出版社）。

1. 体检：可有发热、皮肤黏膜苍白、皮肤出血点及淤斑、淋巴结及肝脾肿大、胸骨压痛等。
2. 血细胞计数及分类。
3. 骨髓检查：形态学（包括组化检查）。
4. 免疫分型。
5. 细胞遗传学：核型分析，FISH。

6. 白血病相关基因。

释义

■ 上述依据为儿童急性淋巴细胞白血病诊断标准诊查项目。

■ 发热、贫血、出血和白血病细胞脏器浸润是急性淋巴细胞白血病重要的临床特征。由于原始幼稚淋巴细胞异常增殖抑制正常造血，可出现由于血红蛋白、血小板、中性粒细胞减少引起的一项或两项以上的临床症状、体征，如血红蛋白减少出现贫血、乏力。血小板减少引起皮肤黏膜出血点、淤斑，鼻出血、龈血等。中性粒细胞减少可出现感染、发热。淋巴细胞异常增生同样可引起骨痛及局部器官肿大，如淋巴结、肝脾大。

■ 实验室检查是诊断急性白血病的重要手段，包括外周血细胞计数及分类、骨髓形态学，细胞化学染色、免疫学及细胞遗传学、分子生物学检测。

1. 外周血细胞计数及分类：多数患者在确诊时会有不同程度的贫血，红细胞数也会相应减少，贫血一般属于正细胞正色素性。大部分患者会出现血小板减少，甚至低于 10×10^9/L，极少数患者血小板数可正常，甚至增加。白细胞数常增加，多在（30～50）$\times10^9$/L，少数可到达 100×10^9/L 以上，部分患者初诊时白细胞正常或减低。血涂片中可见数量不等原始及幼稚淋巴细胞。白细胞计数减少者外周血不易见到幼稚细胞。

2. 骨髓形态学：典型的骨髓液无油滴及小粒，骨髓增生明显或极度活跃，少数可呈增生活跃或减低，增生减低者常伴有骨髓纤维化。骨髓中原始及幼稚淋巴细胞大量增生，比例明显增加。粒细胞系、红细胞系及巨核细胞系三系明显减低甚至缺如。按照 FAB 分型，根据细胞大小、核浆比例、核仁大小及数目、胞质嗜碱程度，将急性淋巴细胞白血病分为 L_1～L_3 三型。

（1）第一型（L_1）：原始和幼稚淋巴细胞以小细胞（直径<12μm）为主，核圆形，偶有凹陷与折叠，染色质较粗，结构较一致，核仁少而小不清楚，胞质少，轻或中度嗜碱，过氧化物酶或苏丹黑染色阳性的原始细胞一般不超过 3%。

（2）第二型（L_2）：原始和幼稚细胞以大细胞（直径可大于正常小淋巴细胞 2 倍以上，>12μm）为主，核形不规则，凹陷和折叠可见，染色质较疏松，结构较不一致，核仁较清楚，一个或多个；胞质量常较多，轻或中度嗜碱，有些细胞深染。

（3）第三型（L_3）：似 Burkitt 型，原始和幼稚淋巴细胞大小较一致，以大细胞为主，核型较规则，染色质呈均匀细点状，核仁明显，一个或多个，呈小泡状；胞质量较多，深蓝色，空泡常明显，呈蜂窝状。

因上述分型与 ALL 疗效及预后无明显相关性，现临床上已忽略。

3. 组化检查：过氧化酶染色（POX）和苏丹黑染色（SB）阴性，糖原染色（PAS）常±～+++，多为粗大颗粒或呈小珠、团块状。酸性磷酸酶（ACP）染色，T 淋巴细胞白血病常阳性。

4. 免疫学：目前 ALL 主要分为 T 细胞系和 B 细胞系两大类，儿童 ALL 主要以 B 细胞型为主，占 80%。根据白血病细胞分化阶段不同，B 细胞型 ALL 主要分为早期前 B、普通 B、前 B、成熟 B4 种类型，具体免疫表型特征见表 1。T 细胞型免疫表型特征见表 2。

5. 细胞遗传学：90% 以上的 ALL 具有克隆性染色体异常。染色体异常主要包括数量异常和结构异常。

（1）数量异常：①超二倍体：>50 条染色体，约占 ALL 的 1/4，以 ProB-ALL 多见，多以4、6、10、14、17、18、20、21X染色体异常多见；②假二倍体：伴有结构异常的46条染色体，常表现为染色体异位；③亚二倍体：较少见，常为45条染色体，多见20号染色体缺失。

（2）结构异常：常见的染色体结构异常包括t（1；19）、t（12；21）、t（9；22）、11q23等。急性淋巴细胞白血病具体细胞遗传学及分子生物学特征见表3。

6. 白血病相关基因：目前急性淋巴细胞白血病常见基因包括TEL/AML1、E2A/PBX1、Bcr/ABL1、MLL、SIL/TAL1、TCRα、TCRβ等。

表1　急性B细胞型淋巴细胞白血病免疫表型特征

型别	HLA-DR	CD19	CD10	Cyu	SmIg
Ⅰ（早期前B）	+	+	−	−	−
Ⅱ（普通B）	+	+	+	−	−
Ⅲ（前B）	+	+	+	+	−
Ⅳ（成熟B）	+	+	+	−	+

表2　急性T细胞型淋巴细胞白血病免疫表型特征

型别	HLA-DR	CD7	CD5	CD2	CD3	CD4	CD8	CD1	CyCD3
Ⅰ	−	+	+	+	−	−	−	−	+
Ⅱ	−	+	+	+	−	+	+	+	+
Ⅲ	−	+	+	+	+	+/−	+/−	−	+

注：Ⅰ，幼稚胸腺细胞型；Ⅱ，普通胸腺细胞型；Ⅲ，成熟胸腺细胞型

表3　急性淋巴细胞白血病细胞遗传学及分子遗传学特征

分型	细胞遗传学	分子遗传学
急性前体B淋巴细胞白血病	t（9；22）（q34；q11）	BCR/ABL
	t（v；11q23）；	AF4/MLL重排
	t（1；19）（q23；p13）	PBX1/TCF3（E2A）
	t（12；21）（p12；q22）	ETV6（TEL）/RUNX1（AML1）
	染色体数目>50	
急性前体T淋巴细胞白血病	t（1；7）（p32；q35）	TAL1/TCRB
	t（1；14）（p32；q11）	TAL1/TCRA
	t（1；14）（p34；q11）	LCK/TCRD
	t（7；7）（p15；q11）	TCRG
	t（7；9）（q34-35；q32）	TCRB/TAL2
	t（7；11）（q35；p13）	TCRB/LOM2
	t（7；14）（q34-35；q11）	TCRB/TCRD
	t（7；19）（q34-35；p13）	TCRB/LYL1
	t（8；14）（q24；q11）	MYC/TCRA
	del（9p），t（9p）	CDKN2A
	t（10；14）（q24；q11）	HOX11/TCRA
	t（11；14）（p13；q21）	LOM2/TCRA
	t（11；14）（p15；q21）	LOM1/TCRA
	inv（14）（q11q32）	TCRA/IGH
	inv（14）（q11q32）	TCRA/TCL1
	t（14；14）（q11；q32）	TCRA/IGH

续　表

分型	细胞遗传学	分子遗传学
Burkitt 细胞白血病	t（8；14）（q24；q32） t（2；8）（p12；q24） t（8；22；q24；q11）	MYC/IGH IGK/MYC MYC/IGL

（三）危险度分组标准

1. 标危组：必须同时满足以下所有条件

（1）年龄≥1 岁且<10 岁。

（2）WBC<50×10^9/L。

（3）泼尼松反应良好（第 8 天外周血白血病细胞<1×10^9/L）。

（4）非 T-ALL。

（5）非成熟 B-ALL。

（6）无 t（9；22）或 BCR/ABL 融合基因；无 t（4；11）或 MLL/AF4 融合基因；无 t（1；19）或 E2A/PBX1 融合基因。

（7）治疗第 15 天骨髓呈 M_1（原幼淋细胞<5%）或 M_2（原幼淋细胞 5%～25%），第 33 天骨髓完全缓解。

2. 中危组：必须同时满足以下 4 个条件

（1）无 t（9；22）或 BCR/ABL 融合基因。

（2）泼尼松反应良好（第 8 天外周血白血病细胞<1×10^9/L）。

（3）标危诱导缓解治疗第 15 天骨髓呈 M_3（原幼淋细胞>25%）或中危诱导缓解治疗第 15 天骨髓呈 M_1/M_2。

（4）如有条件进行微小残留病（MRD）检测，则第 33 天 MRD<10^{-2}。

同时至少符合以下条件之一：

（5）WBC≥50×10^9/L。

（6）年龄≥10 岁。

（7）T-ALL。

（8）t（1；19）或 E2A/PBX1 融合基因阳性。

（9）年龄<1 岁且无 MLL 基因重排。

3. 高危组：必须满足下列条件之一

（1）泼尼松反应不良（第 8 天外周血白血病细胞>1×10^9/L）。

（2）t（9；22）或 BCR/ABL 融合基因阳性。

（3）t（4；11）或 MLL/AF4 融合基因阳性。

（4）中危诱导缓解治疗第 15 天骨髓呈 M_3。

（5）第 33 天骨髓形态学未缓解（>5%），呈 M_2/M_3。

（6）如有条件进行 MRD 检测，则第 33 天 MRD≥10^{-2}或第 12 周 MRD≥10^{-3}。

释义

■ 对于初诊儿童急性淋巴细胞白血病根据年龄，初诊白细胞数，免疫表型，融合基因及激素预治疗反应，15 天骨髓形态学，33 天微小残留病（MRD）可分为标危组、中危组及高危组。上述分组对治疗选择极为重要。

（四）治疗方案的选择

根据《临床诊疗指南·小儿内科分册》（中华医学会编著，人民卫生出版社），《诸福棠实用儿科学》（第 7 版）（人民卫生出版社）

1. 初始诱导化疗方案：

（1）VDLP（D）方案：

长春新碱（VCR）1.5mg/(m^2·d)，每周 1 次，共 4 次，每次最大绝对量不超过 2mg；

柔红霉素（DNR）30mg/(m^2·d)，每周 1 次，共 2~4 次；

左旋门冬酰胺酶（L-asp）5000~10000μ/(m^2·d)，共 6~10 次；

泼尼松（PDN）45~60mg/(m^2·d)，第 1~28 天，第 29~35 天递减至停；或者 PDN 45~60mg/(m^2·d)，第 1~7 天；地塞米松（DXM）6~8mg/(m^2·d)，第 8~28 天，第 29~35 天递减至停。

PDN 试验第 1~7 天，从足量的 25% 用起，根据临床反应逐渐加至足量，7 天内累积剂量>210mg/m^2，对于肿瘤负荷大的患者可减低起始剂量 0.2~0.5mg/(kg·d)，以免发生肿瘤溶解综合征，第 8 天评估。

2. 缓解后巩固治疗：

（1）CAM 方案：

环磷酰胺（CTX）800~1000mg/(m^2·d)，1 次；

阿糖胞苷（Ara-C）75~100mg/(m^2·d)，共 7~8 天；

6-巯基嘌呤（6-MP）60~75mg/(m^2·d)，共 7~14 天。

中危组患者重复一次 CAM 方案。

（2）MM 方案：

大剂量甲氨蝶呤（MTX）3~5g/(m^2·d)，每 2 周 1 次，共 4~5 次；

四氢叶酸钙（CF）15mg/m^2，6 小时 1 次，3~8 次，根据 MTX 血药浓度给予调整；

6-MP 25mg/(m^2·d)，不超过 56 天，根据 WBC 调整剂量。

上述方案实施期间需要进行水化、碱化。

3. 延迟强化治疗：

（1）VDLP（D）方案：

VCR 1.5mg/(m^2·d)，每周 1 次，共 3 次，每次最大绝对量不超过 2mg；

DNR 或阿霉素（ADR）25~30mg/(m^2·d)，每周 1 次，共 1~3 次；

L-asp 5000~10000U/(m^2·d)，共 4~8 次；

PDN 45~60mg/(m^2·d) 或 DXM 6~8mg/(m^2·d)，第 1~7 天，第 15~21 天。

（2）CAM 方案：

CTX 800~1000mg/(m^2·d)，1 次；

Ara-C 75~100mg/(m^2·d)，共 7~8 天；

6-MP 60~75mg/(m^2·d)，共 7~14 天。

中危组患者插入 8 周维持治疗（即用 8 周 6-MP+MTX 方案，具体方案见下）。

中危组患者重复一次上述 VDLP（D）和 CAM 方案。

4. 维持治疗方案：

（1）6-MP+MTX 方案：

6-MP 50mg/(m^2·d)，持续睡前空腹口服；

MTX 15～30mg/m^2，每周 1 次，口服或肌注，持续至终止治疗（男 2.5～3 年，女 2～2.5 年）。

根据 WBC 调整方案中的药物剂量。

（2）VD 方案（6-MP+MTX 方案期间每 4～8 周插入）：

VCR 1.5mg/(m^2·d)，1 次，每次最大绝对量不超过 2mg；

DXM 6～8mg/(m^2·d)，第 1～7 天。

5. 中枢神经白血病（CNSL）的防治：腰穿及鞘内注射至少 16～24 次。根据危险度分组可单用 MTX 或三联鞘注，具体药物剂量如下：

MTX：年龄<12 月 6mg，年龄 12～36 月 9mg，年龄>36 月 12.5mg；

Ara-C：年龄<12 月 15mg，年龄 12～36 月 25mg，年龄>36 月 35mg；

DXM：年龄<12 月 2.5mg，年龄 12～36 月 2.5mg，年龄>36 月 5mg。

初诊时即诊断 CNSL 的患儿，年龄<1 岁不放疗，年龄≥1 岁者，需接受相应剂量头颅放疗。

释义

■ 近年来，儿童急性淋巴细胞白血病疗效取得显著提高，平均无事件生存率（EFS）可达到 75%～80%，治疗上主要根据危险度分组采用适度治疗，既可以提高儿童急性淋巴细胞白血病 EFS 和总生存率（OS），减低化疗药物相关毒性，治疗相关死亡率，又提高了患儿生活质量。

儿童急性淋巴细胞白血病治疗主要包括诱导缓解治疗，巩固强化治疗及口服维持治疗。期间行腰穿鞘内注射预防中枢神经系统白血病。

（五）标准住院日

根据疾病治疗的阶段不同，标准住院日不同（见后不同危险度不同治疗阶段标准住院日）。

（六）进入路径标准

初治儿童 ALL 临床路径和完全缓解（CR）的儿童 ALL 临床路径（附后）。

（七）住院期间检查项目

初治儿童 ALL 临床路径和完全缓解（CR）的儿童 ALL 检测项目（见后）。

（八）标准药物治疗方案

初治儿童 ALL 临床路径和完全缓解（CR）的儿童 ALL 检测项目（见后）。

（九）出院标准

初治儿童 ALL 临床路径和完全缓解（CR）的儿童 ALL 检测项目（见后）。

（十）变异及原因分析

初治儿童 ALL 临床路径和完全缓解（CR）的儿童 ALL 检测项目（见后）。

四、儿童急性淋巴细胞白血病给药方案

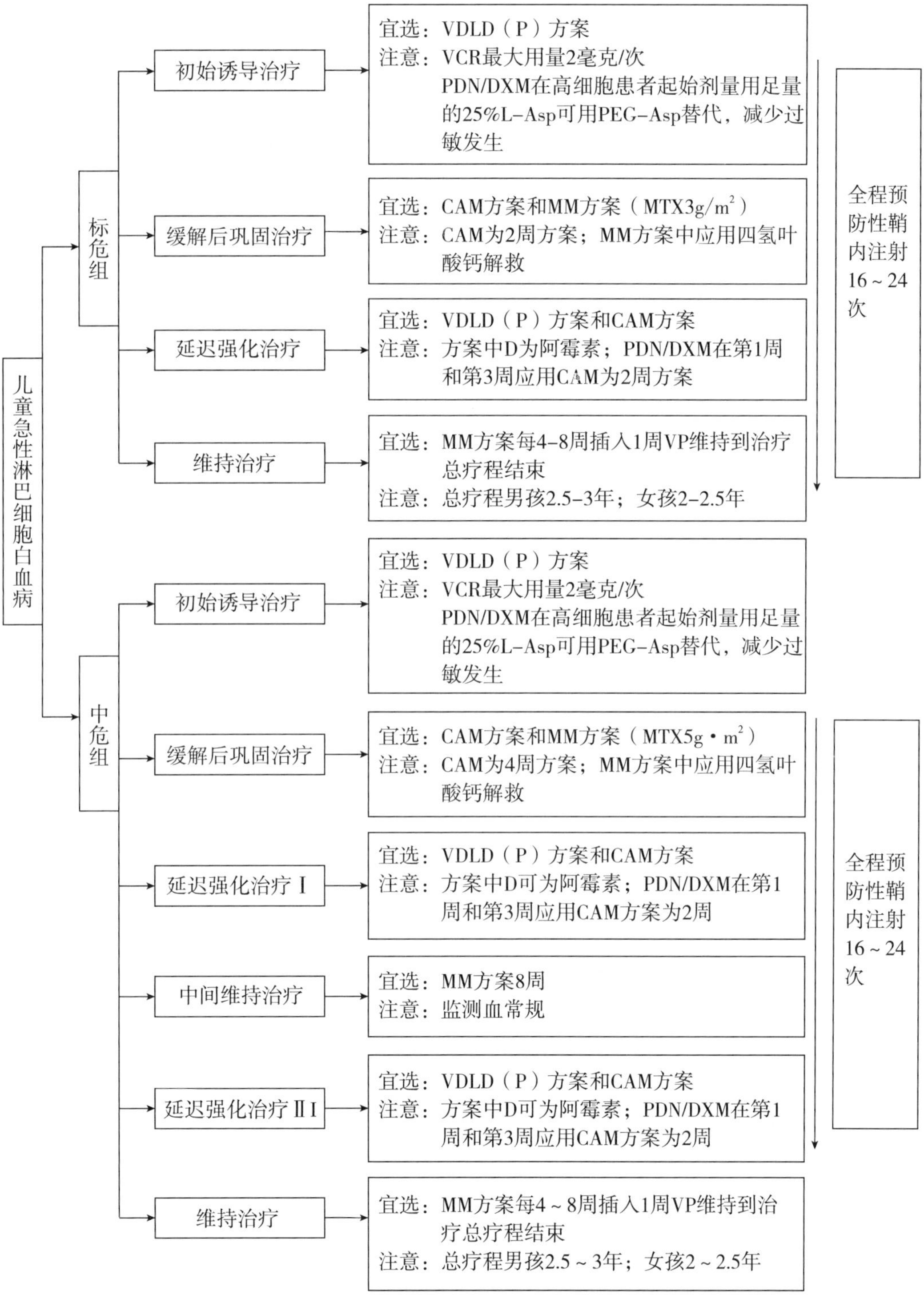

【用药选择】

1. 糖皮质激素（PDN/DXM）在诊断骨髓标本取材之前禁用或慎用。糖皮质激素（甚至退热剂量）可使白血病细胞（淋巴细胞白血病）消失，造成取材困难，免疫分型及分子遗传学分析失败，难以进行精确的危险度分层确定化疗强度。而白血病患儿常常以发热、贫血、出血起病，退热、血制品输注前预防过敏反应时应禁用或慎用糖皮质激素，以免干扰诊断。

2. 长春新碱（VCR）过程中如出现神经末梢毒副作用，可将长春新碱更换为长春地辛。

3. 柔红霉素治疗过程中应注意监测心功能指标，可酌情给予保护心功能药物预防脏器功能损害，如输注柔红霉素前30分钟可快速滴注右雷佐生（右丙亚胺），其可以减轻蒽环类药物对心脏毒性，右雷佐生与柔红霉素剂量为10∶1。

4. 左旋门冬酰胺酶可诱导其抗体的产生，一线使用培门冬酰胺酶（P-asp）可减少延迟强化时门冬酰胺酶过敏反应的发生。

【药学提示】

1. 伊曲康唑有阻碍肝细胞色素P-4503A的作用，长春新碱通过肝细胞染色素P-4503A代谢，合用可使长春新碱代谢受抑制。

2. 长春新碱与苯妥英钠合用，降低苯妥英钠吸收，或使代谢亢进。

3. 长春新碱与L-天冬酰胺酶合用，可能增强神经系统及血液系统的障碍。为将毒性控制到最小，可将硫酸长春新碱在L-天冬酰胺酶给药前12~24小时以前使用。

4. 6-巯基嘌呤与别嘌呤同时服用时，由于后者抑制了巯嘌呤的代谢，明显地增加巯嘌呤的效能与毒性。

【注意事项】

1. 门冬酰胺酶副作用主要为过敏和凝血异常，急性胰腺炎是发生率不高但可能会威胁生命的并发症，临床用药过程中应密切注意临床症状并限制高脂肪食物摄入。

2. 激素预治疗时口服泼尼松7天，从足量的25%始，按25%→50%→75%逐渐加量至100%，7天累计剂量>210mg/(m^2·d)，如遇到特殊情况不能口服，可予静点甲泼尼龙（泼尼松剂量的80%）。对于肿瘤负荷大的病人可减低起始用量0.2~0.5mg/(kg·d)，避免肿瘤溶解综合征的发生。大剂量激素治疗过程中同时应注意患儿电解质、血糖及血压变化。

初治儿童 ALL 临床路径释义

一、初治儿童 ALL 编码

疾病名称及编码：儿童急性淋巴细胞白血病（ICD-10：C91.000）

二、临床路径检索方法

C91.000，1 个月至 18 岁的儿童病例

三、初治儿童 ALL 临床路径标准住院流程

（一）标准住院日为 35 天内

释义

■ 初诊儿童急性淋巴细胞白血病 VDLP 诱导缓解治疗第 29 天激素治疗逐渐减量过程中，患儿血象逐渐恢复，无明显感染可考虑出院。因此标准住院日一般可控制在 35 天之内。

（二）进入路径标准

1. 第一诊断必须符合儿童急性淋巴细胞白血病（ALL）疾病编码（ICD10：C91.002）的标危、中危组患者。
2. 当患者同时具有其他疾病诊断时，但在住院期间不需要特殊处理也不影响第一诊断的临床路径流程实施时，可以进入路径。

释义

■ 患者同时具有其他疾病影响第一诊断的临床路径流程实施时均不适合进入临床路径。

■ 高危组儿童急性淋巴细胞白血病患者不适合进入临床路径。

（三）住院期间检查项目（需 3～5 天工作日）

1. 必需的检查项目：
（1）血常规、尿常规、大便常规。
（2）肝肾功能、电解质、凝血功能、血型、输血前检查。
（3）胸部 X 线片、心电图、超声检查（包括颈、纵隔、心脏和腹部、睾丸等）、眼底检查。
（4）发热或疑有感染者可选择：病原微生物培养、影像学检查。
（5）骨髓检查（形态学包括组化）、免疫分型、细胞遗传学、白血病相关基因检测。
（6）脑脊液常规、生化和细胞形态学检查，在治疗开始 4 天内鞘内注射化疗药物。
2. 根据情况可选择的检查项目：头颅、颈胸部 MRI 或 CT、脊柱侧位片、脑电图、血气分析等。
3. 患者及家属签署以下同意书：病重或病危通知书、骨穿同意书、腰穿及鞘内注射同意书、化疗知情同意书、输血知情同意书、静脉插管同意书（有条件时）。

释义

■ 骨髓检查和脑脊液常规检查是明确诊断、了解中枢神经系统状态重要的检测手段。

■ 血尿便三大常规，肝肾功能及心电图，X 线胸片及 B 超是患者入院常规检查及化疗前脏器功能评估必要的检测项目。

■ 根据患者临床症状可酌情行头颅、胸腹部 CT、MRI 等相关检查。

■ 进行有创性操作或化疗前，病情交代解释等均需要患者及家属签署知情同意书。

（四）化疗前准备

1. 发热患者建议立即进行病原微生物培养并使用抗菌药物，可选用头孢类（或青霉素类）抗感染治疗，发热 3 天未控制者可考虑更换为碳青霉烯类和（或）糖肽类和（或）抗真菌治疗。有明确脏器感染患者应根据感染部位及病原微生物培养结果选用相应抗菌药物。
2. 对于 Hb<80g/L、PLT<20×10^9/L 或有活动性出血的患者，分别输浓缩红细胞、单采或多采血小板，若存在弥散性血管内凝血（DIC）倾向、PLT<50×10^9/L 即应输注单采或多采血小板，并使用肝素等其他 DIC 治疗药物。有心功能不全者可放宽输血指征。
3. 有凝血功能异常的患者输注相关血液制品。纤维蛋白原<1.5g/L，输新鲜血浆或浓缩纤维蛋白原。

释义

■ 发热患者应该进行多部位病原微生物培养及 G 实验、GM 实验。发热 3 天体温未控制者应注意深部脏器的感染，尤其是真菌感染。

■ 对于婴幼儿严重贫血患儿，输注红细胞时应注意红细胞量及输注速度，避免短时间内容量负荷增大引起心功能不全。

（五）标准药物治疗方案

化疗开始于诊断第 1～5 天。

VDLP（D）方案：

长春新碱（VCR）1.5mg/(m^2·d)，每周 1 次，共 4 次，每次最大绝对量不超过 2mg；

柔红霉素（DNR）30mg/(m^2·d)，每周 1 次，共 2～4 次；

左旋门冬酰胺酶（L-asp）5000～10000U/(m^2·d)，共 6～10 次；

泼尼松（PDN）45～60mg/(m^2·d)，第 1～28 天，第 29～35 天递减至停；或者 PDN 45～60mg/(m^2·d)，第 1～7 天；地塞米松（DXM）6～8mg/(m^2·d)，第 8～28 天，第 29～35 天递减至停。

PDN 试验第 1～7 天，从足量的 25% 用起，根据临床反应逐渐加至足量，7 天内累积剂量>210mg/m^2，对于肿瘤负荷大的患者可减低起始剂量 0.2～0.5mg/(kg·d)，以免发生肿瘤溶解综合征，第 8 天评估。

释义

■ 使用长春新碱（VCR）过程中如出现神经末梢毒副作用，可将长春新碱更换为长春地辛（VDS）3mg/(m^2·d)，每周1次，共4次，最大量不超过5mg。

■ 柔红霉素治疗过程中应注意监测心功能指标，可酌情给予保护心功能药物预防脏器功能损害，如输注柔红霉素前30分钟可快速滴注右雷佐生（右丙亚胺），其可以减轻蒽环类药物对心脏毒性，右雷佐生与柔红霉素剂量为10∶1。

■ 左旋门冬酰胺酶可诱导其抗体的产生，亦可一线使用培门冬酰胺酶（P-asp）2500U/(m^2·d)，肌内注射，共2次。门冬酰胺酶副作用主要为过敏和凝血异常，急性胰腺炎是发生率不高但可能会威胁生命的并发症，临床用药过程中应密切注意临床症状并限制高脂肪食物摄入。

■ 激素诱导化疗过程中首先口服泼尼松7天，从足量的25%始，按25～50～75%逐渐加量至100%，7天累计剂量>210mg/(m^2·d)，如遇到特殊情况不能口服，可予静点甲基泼尼松龙（泼尼松剂量的80%）。对于肿瘤负荷大的病人可减低起始用量0.2～0.5mg/(kg·d)，避免肿瘤溶解综合征的发生。大剂量激素治疗过程中同时应注意患儿电解质、血糖及血压变化。

■ 激素预治疗第8天结束后、VDLD诱导化疗前，应行外周血涂片检查评估患者激素预治疗反应，幼稚细胞>1.0×10^9/L，为ALL高危组，退出路径。

■ 肿瘤溶解综合征发生后应中断化疗，加强水化、碱化尿液，监测患儿生命体征、电解质、肾功能变化，注意积极处理高钾血症及肾功能衰竭，必要时予透析治疗。

（六）化疗后必需复查的检查项目

1. 血常规、尿常规、大便常规。
2. 化疗第8天外周血涂片中幼稚细胞计数。
3. 化疗第15天和第33天骨髓形态学，有条件者做微小残留病变检测。
4. 脑脊液检查。
5. 肝肾功能、电解质和凝血功能。
6. 脏器功能评估。
7. 治疗前有白血病细胞浸润改变的各项检查。
8. 出现感染时，需多次重复各种体液或分泌物培养、病原学检查、相关影像学检查。

释义

■ 化疗完成后应行血尿便、肝肾功能、电解质、出凝血功能等相关检查，评估化疗后脏器功能。

■ 化疗后行骨穿、脑脊液相关检查，了解骨髓缓解情况及中枢神经系统化疗后状态。

■ 如果化疗中或化疗后出现感染时，应多部位细菌学培养及影像学检查，尽早明确病原微生物种类及性质。

（七）化疗中及化疗后治疗

1. 感染防治：

（1）给予复方磺胺异噁唑预防卡氏肺孢子菌肺炎。

（2）发热患者建议立即进行病原微生物培养并使用抗菌药物，可选用头孢类（或青霉素类）抗感染治疗，发热3天仍不缓解者可考虑更换碳青霉烯类和（或）糖肽类和（或）抗真菌治疗；有明确脏器感染的患者，应根据感染部位及病原微生物培养结果选用相应抗菌药物。

（3）严重感染时可静脉输注丙种球蛋白。

2. 脏器功能损伤的相应防治：止吐、保肝、水化、碱化、防治尿酸肾病（别嘌呤醇）、抑酸剂等。

3. 成分输血：适用于Hb<80g/L，PLT<20×10^9/L或有活动性出血的患者，分别输浓缩红细胞、单采或多采血小板，若存在DIC倾向，则PLT<50×109/L即应输注血小板，并使用肝素等其他DIC治疗药物。有心功能不全者可放宽输血指征。

4. 造血生长因子：化疗后中性粒细胞绝对值（ANC）≤1.0×10^9/L，可使用粒细胞集落刺激因子（G-CSF）5μg/(kg·d)。

释义

■ 化疗中或化疗后发热患者应该进行多部位病原微生物培养及G实验、GM实验。3天发热不缓解的应注意行影像学检查明确是否存在深部感染，尤其应注意深部脏器真菌感染的发生。大剂量化疗后骨髓抑制期发热患儿可给予G-CSF升高白细胞，根据血常规酌情予血制品输注对症支持治疗，应注意预防卡氏肺孢子菌感染。

■ 化疗中或化疗后患者可根据临床症状酌情予止吐，碱化水化尿液，抑制胃酸异常分泌，保护脏器功能。

■ 化疗过程中及化疗后应密切注意凝血功能，根据监测结果酌情予纤维蛋白原和（或）血浆输注。

（八）出院标准

1. 一般情况良好。

2. 没有需要住院处理的并发症和（或）合并症。

释义

■ 患儿血象恢复，无明显并发症和（或）并发症可准予出院，如果出现并发症，是否需要住院处理，由主管医师具体决定。

（九）变异及原因分析

1. 治疗前、中、后有感染、贫血、出血及其他合并症者，需进行相关的诊断和治疗，可能延长住院时间并致费用增加。

2. 诱导缓解治疗未达完全缓解者退出路径。

释义

■ 微小变异：因为医院检验项目的及时性，不能按照要求完成检查。因为节假日不能按照要求完成检查。患者不愿配合完成相应检查，短期不愿按照要求出院随诊。

■ 重大变异：因诱导缓解治疗未缓解退出路径者。因基础疾病需要进一步诊断和治疗。因治疗前、中、后合并严重并发症需要其他治疗措施。医院与患者或家属发生医疗纠纷，患者要求离院或转院。不愿按照要求出院随诊而导致入院时间明显延长。

四、推荐表单

（一）医师表单

初治儿童 ALL 临床路径医师表单

适用对象：第一诊断为初治儿童急性淋巴细胞白血病（ICD-10：C91.002）拟行诱导化疗

患者姓名：	性别：　　年龄：　　门诊号：	住院号：
住院日期：　　年　月　日	出院日期：　　年　月　日	标准住院日35天内

时间	住院第1天	住院第2天
主要诊疗工作	□ 询问病史及体格检查 □ 完成病历书写 □ 开化验单 □ 上级医师查房与化疗前评估 □ 根据血象及凝血功能决定是否成分输血 □ 向家属发病重或病危并签署病重或病危通知书 □ 患者家属签署骨穿同意书、腰穿同意书、输血知情同意书、静脉插管同意书（条件允许时）	□ 上级医师查房 □ 完成入院检查 □ 骨穿：骨髓形态学检查、免疫分型、细胞遗传学和预后相关基因突变检测（有条件时） □ 根据血象及凝血工作决定是否成分输血 □ 控制感染等对症支持治疗 □ 完成必要的相关科室会诊 □ 完成上级医师查房记录等病历书写
重要医嘱	**长期医嘱：** □ 儿科血液病护理常规 □ 饮食 □ 抗菌药物（必要时） □ 补液治疗（水化、碱化） □ 其他医嘱 **临时医嘱：** □ 血常规、尿常规、大便常规 □ 肝肾功、电解质、凝血功能、血型、输血前检查 □ 胸部X线片、心电图、B超（多部位） □ 头颅、颈胸部MRI或CT、脊柱侧位片、脑电图、血气分析（必要时） □ 静脉插管术（条件允许时） □ 病原微生物培养（必要时） □ 输血医嘱（必要时） □ 眼底检查 □ 其他医嘱	**长期医嘱：** □ 患者既往基础用药 □ 防治尿酸肾病（别嘌呤醇） □ 抗菌药物（必要时） □ 补液治疗（水化、碱化） □ 其他医嘱 **临时医嘱：** □ 骨穿 □ 骨髓形态学、免疫分型、细胞遗传学、和预后相关基因突变检测（有条件时） □ 血常规 □ 输血医嘱（必要时） □ 其他医嘱
病情变异记录	□ 无　□ 有，原因： 1. 2.	
医师签名		

<table>
<tr><td>时间</td><td colspan="2">住院第 3～5 天</td></tr>
<tr><td>主要诊疗工作</td><td>□ 根据初步骨髓结果制订治疗方案
□ 患者家属签署化疗知情同意书
□ 完成病程记录
□ 上级医师查房</td><td>□ 化疗
□ 重要脏器保护
□ 止吐</td></tr>
<tr><td>重要医嘱</td><td colspan="2">长期医嘱：
□ 化疗医嘱（以下方案选一）
□ VDLP：VCR1.5mg/(m^2·d)，qw，共 4 次，每次最大绝对量不超过 2mg
DNR30mg/(m^2·d)，qw，共 2～4 次
L-asp 5000～10000U/(m^2·d)，共 6～10 次
PDN 45～60mg/(m^2·d)，第 1～28 天，第 29～35 天递减至停
(PDN 试验第 1～7 天，第 8 天评估)
□ VDLD：VCR 1.5mg/(m^2·d)，qw，共 4 次，每次最大绝对量不超过 2mg
DNR 30mg/(m^2·d)，qw，共 2～4 次
L-asp 5000～10000U/(m^2·d)，共 6～10 次
PDN 45～60mg/(m^2·d)，第 1～7 天
DXM 6～8mg/(m^2·d)，第 8～28 天，第 29～35 天递减至停
(PDN 试验第 1～7 天，第 8 天评估)
□ 止吐、抗感染等对症支持治疗医嘱
□ 补液治疗（水化、碱化）
□ 重要脏器功能保护：防治尿酸肾病（别嘌呤醇）、保肝、抑酸等
□ 复方磺胺异噁唑
□ 其他医嘱
临时医嘱：
□ 输血医嘱（必要时）
□ 心电监护（必要时）
□ 复查肝肾功、电解质
□ 隔日复查血常规（必要时可每天复查）
□ 血培养（高热时）
□ 出现感染时，需多次重复各种体液或分泌物病原学检查及相关影像学检查
□ 静脉插管护理、换药
□ 腰穿，鞘内注射（具体剂量见住院流程）
□ 脑脊液常规、生化和细胞形态学检查
□ 其他医嘱</td></tr>
<tr><td>病情变异记录</td><td colspan="2">□ 无　□ 有，原因：
1.
2.</td></tr>
<tr><td>医师签名</td><td colspan="2"></td></tr>
</table>

时间	住院第6～34天	出院日
主要诊疗工作	□ 上级医师查房，注意病情变化 □ 住院医师完成病历书写 □ 复查血常规 □ 注意观察体温、血压、体重等，防治并发症 □ 成分输血、抗感染等支持治疗（必要时） □ 造血生长因子（必要时） □ 骨髓检查 □ 腰穿，鞘内注射	□ 上级医师查房，进行化疗（根据骨穿）评估，确定有无并发症情况，明确是否出院 □ 完成出院记录、病案首页、出院证明书等 □ 向患者交代出院后的注意事项，如返院复诊的时间、地点，发生紧急情况时的处理等
重要医嘱	**长期医嘱：** □ 洁净饮食 □ 抗感染等支持治疗（必要时） □ 其他医嘱 **临时医嘱：** □ 血常规、尿常规、大便常规 □ 肝肾功、电解质、凝血功能 □ 输血医嘱（必要时） □ 第8天查外周血涂片中幼稚细胞计数 □ 第15天和第33天查骨髓形态学 □ 腰穿，鞘内注射（具体剂量见住院流程） □ 脑脊液常规、生化和细胞形态学检查 □ 复查治疗前有白血病细胞浸润改变的各项检查 □ G-CSF 5μg/(kg·d)（必要时） □ 影像学检查（必要） □ 病原微生物培养（必要时） □ 血培养（高热时） □ 静脉插管维护、换药 □ 其他医嘱	**出院医嘱：** □ 出院带药 □ 定期门诊随访 □ 监测血常规、肝肾功、电解质等
病情变异记录	□ 无　□ 有，原因： 1. 2.	□ 无　□ 有，原因： 1. 2.
医师签名		

（二）护士表单

初治儿童 ALL 临床路径护士表单

适用对象：第一诊断为初治儿童急性淋巴细胞白血病（ICD-10：C91.002）拟行诱导化疗

患者姓名：	性别：　　年龄：　　门诊号：	住院号：
住院日期：　　年　月　日	**出院日期：**　　年　月　日	**标准住院日：35 天内**

时间	住院第 1 天	住院第 2 天
健康宣教	□ 入院宣教：介绍病房环境、设施、医院相关制度、主管医师和护士 □ 告知各项检查、化验的目的及注意事项 □ 指导饮食、卫生、活动等 □ 指导漱口和坐浴的方法 □ 安全宣教 □ PICC 置管介绍 □ 化疗宣教 □ 口服化疗药物的作用、副作用 □ 做好心理安慰，减轻患者入院后焦虑、紧张的情绪	□ 宣教疾病知识 □ 指导预防感染和 □ PICC 维护宣教 □ 介绍骨穿的目的、方法和注意事项 □ 做好用药指导 □ 化疗宣教
护理处置	□ 入院护理评估：询问病史、相关查体、血常规、检查皮肤黏膜有无出血、营养状况、血管情况等 □ 监测和记录生命体征 □ 建立护理记录（病危、重患者） □ 卫生处置：剪指（趾）甲、沐浴（条件允许时），更换病号服 □ 完成各项化验检查的准备（加急化验及时采集标本并送检） □ PICC 置管术（条件允许时），术前签署 PICC 置管知情同意书	□ 完成各项化验标本的留取并及时送检 □ 遵医嘱完成相关检查 □ PICC 导管维护 □ 遵医嘱准确记录 24 小时出入量
基础护理	□ 根据患者病情和生活自理能力确定护理级别（遵医嘱执行） □ 晨晚间护理 □ 安全护理 □ 口腔护理 □ 肛周护理	□ 执行分级护理 □ 晨晚间护理 □ 安全护理 □ 口腔护理 □ 肛周护理
专科护理	□ 执行血液病护理常规 □ 观察病情、用药后的副作用 □ 填写患者危险因素评估表（需要时） □ 感染、出血护理 □ 输血护理（需要时） □ 化疗护理 □ 心理护理	□ 观察患者病情变化，重点观察有无出血倾向、化疗副作用 □ 感染、出血护理 □ 输血护理（需要时） □ 化疗护理 □ 心理护理
重点医嘱	□ 详见医嘱执行单	□ 详见医嘱执行单
病情变异记录	□ 无　□ 有，原因： 1. 2.	□ 无　□ 有，原因： 1. 2.
护士签名		

时间	住院第3~5天
健康宣教	□ 化疗宣教 □ 告知用药及注意事项 □ 化疗期间患儿饮食、卫生 □ 化疗期间嘱患儿适当多饮水 □ 对陪伴家属健康指导 □ 指导预防感染和出血 □ 介绍药物作用、副作用 □ 心理指导
护理处置	□ 遵医嘱完成相关化验检查 □ 遵照医嘱及时给予对症治疗 □ PICC 导管维护 □ 遵医嘱准确记录 24 小时出入量 □ 执行保护性隔离措施
基础护理	□ 一级护理 □ 晨晚间护理 □ 安全护理 □ 口腔护理 □ 肛周护理
专科护理	□ 观察患儿病情变化，重点观察有无出血倾向、化疗副作用 □ 感染、出血护理 □ 输血护理（需要时） □ 化疗护理 □ 心理护理
重点医嘱	□ 详见医嘱执行单
病情变异记录	□ 无　□ 有，原因： 1. 2.
护士签名	

时间	住院第 6 ~34 天	出院日
健康宣教	□ 宣教预防感染和出血 □ 指导进高压饮食和低脂饮食 □ 介绍腰穿、鞘内注射的目的、方法和注意事项 □ 心理指导	□ 出院宣教：用药、饮食、卫生、休息、监测血常规、生化等 □ PICC 院外维护宣教 □ 指导患儿家长办理出院手续 □ 告知家属科室联系电话 □ 定期门诊随访
护理处置	□ 遵医嘱完成相关化验检查 □ 遵照医嘱及时给予对症治疗 □ PICC 导管维护 □ 执行保护性隔离措施	□ 为患儿领取出院带药 □ 协助整理患儿用物 □ 发放 PICC 院外维护手册 □ 床单位终末消毒
基础护理	□ 一级护理 □ 晨晚间护理 □ 安全护理 □ 口腔护理 □ 肛周护理	□ 安全护理（护送出院）
专科护理	□ 密切观察病情观察 □ 感染、出血护理 □ 输血护理（需要时） □ 化疗护理 □ 心理护理	□ 预防感染和出血指导 □ 心理护理
重点医嘱	□ 详见医嘱执行单	□ 详见医嘱执行单
病情变异记录	□ 无　□ 有，原因： 1. 2.	□ 无　□ 有，原因： 1. 2.
护士签名		

（三）患者表单

初治儿童 ALL 临床路径患者表单

适用对象：第一诊断为初治儿童急性淋巴细胞白血病（ICD-10：C91.002）拟行诱导化疗

患者姓名：	性别：　年龄：　门诊号：	住院号：
住院日期：　年　月　日	**出院日期：**　年　月　日	**标准住院日：35 天内**

时间	住院第 1 天	住院第 2 天
医患配合	□ 接受询问病史、收集资料，请家属务必详细告知既往史、用药史、过敏史 □ 请明确告知既往用药情况 □ 配合进行体格检查 □ 有任何不适请告知医师 □ 配合进行相关检查 □ 签署相关知情同意书	□ 配合完成相关检查（B 超、心电图、X 线胸片等） □ 配合完成化验：血常规、生化等 □ 配合骨穿、活检等 □ 配合用药 □ 有任何不适请告知医师
护患配合	□ 配合测量体温、脉搏、呼吸、血压、身高体重 □ 配合完成入院护理评估（简单询问病史、过敏史、用药史） □ 接受入院宣教（环境介绍、病室规定、探视陪伴制度、送餐订餐制度、贵重物品保管等） □ 配合护士选择静脉通路 □ 接受 PICC 置管介绍 □ 接受用药指导 □ 接受化疗知识指导 □ 接受预防感染和出血指导 □ 接受安全教育 □ 有任何不适请告知护士	□ 配合测量体温、脉搏、呼吸，询问排便 □ 配合各项检查（需要空腹的请遵照执行） □ 配合采集血标本 □ 接受疾病知识介绍 □ 接受骨穿、活检宣教 □ 接受用药指导 □ 接受 PICC 置管宣教 □ 接受 PICC 置管 □ 接受化疗知识指导 □ 接受预防感染和出血指导 □ 接受心理护理 □ 接受基础护理 □ 接受安全教育 □ 有任何不适请告知护士
饮食	□ 遵照医嘱饮食	□ 遵照医嘱饮食
排泄	□ 便尿异常时及时告知医护人员	□ 便尿异常时及时告知医护人员
活动	□ 根据病情适当活动 □ 有出血倾向的卧床休息，减少活动，注意安全	□ 根据病情适当活动 □ 有出血倾向的卧床休息，减少活动，注意安全

时间	住院第 3～5 天
医患配合	□ 配合相关检查 □ 配合用药 □ 配合化疗 □ 有任何不适请告知医师
护患配合	□ 配合定时测量生命体征、每日询问排便 □ 配合各种相关检查 □ 配合采集血标本 □ 接受疾病知识介绍 □ 接受用药指导 □ 接受 PICC 维护 □ 接受化疗知识指导 □ 接受预防感染和出血指导 □ 接受保护性隔离措施 □ 接受心理护理 □ 接受基础护理 □ 接受安全教育 □ 有任何不适请告知护士
饮食	□ 洁净饮食
排泄	□ 便尿异常时及时告知医护人员
活动	□ 根据病情适当活动 □ 有出血倾向的卧床休息，减少活动，注意安全

时间	住院第 6 ~34 天	出院日
医患配合	□ 配合相关检查 □ 配合用药 □ 配合各种治疗 □ 配合腰穿 □ 有任何不适请告知医师	□ 接受出院前指导 □ 遵医嘱出院后用药 □ 家属知道复查时间 □ 获取出院诊断书
护患配合	□ 配合定时测量生命体征、每日询问排便 □ 配合各种相关检查 □ 配合采集血标本 □ 接受疾病知识介绍 □ 接受用药指导 □ 接受 PICC 维护 □ 接受腰穿、鞘内注射宣教 □ 接受预防感染和出血指导 □ 接受保护性隔离措施 □ 接受心理护理 □ 接受基础护理 □ 接受安全教育 □ 有任何不适请告知护士	□ 接受出院宣教 □ 家属办理出院手续 □ 获取出院带药 □ 家属或患儿熟悉服药方法、作用、注意事项 □ 家属或患儿掌握预防感染、出血措施 □ 家属或患儿知道复印病历方法 □ 接受 PICC 院外维护指导 □ 签署 PICC 院外带管协议
饮食	□ 洁净饮食	□ 普通饮食 □ 避免进生、冷、硬、辛辣和刺激饮食
排泄	□ 尿便异常时及时告知医护人员	□ 尿便异常（出血时）及时就诊
活动	□ 根据病情适当活动 □ 有出血倾向的卧床休息，减少活动，注意安全	□ 适当活动，避免疲劳 □ 注意保暖，避免感冒 □ 注意安全，减少出血

附：原表单（2011 年版）

初治儿童 ALL 临床路径表单

适用对象：第一诊断为初治儿童急性淋巴细胞白血病（ICD-10：C91.002）拟行诱导化疗

患者姓名：	性别： 年龄： 门诊号：	住院号：
住院日期： 年 月 日	出院日期： 年 月 日	标准住院日：35 天内

时间	住院第 1 天	住院第 2 天
主要诊疗工作	□ 询问病史及体格检查 □ 完成病历书写 □ 开化验单 □ 上级医师查房与化疗前评估 □ 根据血象及凝血功能决定是否成分输血 □ 向家属发病重或病危并签署病重或病危通知书 □ 患者家属签署骨穿同意书、腰穿同意书、输血知情同意书、静脉插管同意书（条件允许时）	□ 上级医师查房 □ 完成入院检查 □ 骨穿：骨髓形态学检查、免疫分型、细胞遗传学、和预后相关基因突变检测（有条件时） □ 根据血象及凝血工作决定是否成分输血 □ 控制感染等对症支持治疗 □ 完成必要的相关科室会诊 □ 完成上级医师查房记录等病历书写
重要医嘱	**长期医嘱：** □ 儿科血液病护理常规 □ 饮食 □ 抗菌药物（必要时） □ 补液治疗（水化、碱化） □ 其他医嘱 **临时医嘱：** □ 血常规、尿常规、大便常规 □ 肝肾功、电解质、凝血功能、血型、输血前检查 □ 胸部 X 线片、心电图、B 超（多部位） □ 头颅、颈胸部 MRI 或 CT、脊柱侧位片、脑电图、血气分析（必要时） □ 静脉插管术（条件允许时） □ 病原微生物培养（必要时） □ 输血医嘱（必要时） □ 眼底检查 □ 其他医嘱	**长期医嘱：** □ 患者既往基础用药 □ 防治尿酸肾病（别嘌呤醇） □ 抗菌药物（必要时） □ 补液治疗（水化、碱化） □ 其他医嘱 **临时医嘱：** □ 骨穿 □ 骨髓形态学、免疫分型、细胞遗传学和预后相关基因突变检测（有条件时） □ 血常规 □ 输血医嘱（必要时） □ 其他医嘱
主要护理工作	□ 介绍病房环境、设施和设备 □ 入院护理评估	□ 宣教（血液病知识）
病情变异记录	□ 无 □ 有，原因： 1. 2.	□ 无 □ 有，原因： 1. 2.
护士签名		
医师签名		

时间	住院第3~5天	
主要诊疗工作	□ 根据初步骨髓结果制订治疗方案 □ 患者家属签署化疗知情同意书 □ 住院医师完成病程记录 □ 上级医师查房	□ 化疗重要脏器保护 □ 止吐
重要医嘱	**长期医嘱：** □ 化疗医嘱（以下方案选一） VDLP：VCR 1.5mg/(m^2·d)，qw，共4次，每次最大绝对量不超过2mg DNR 30mg/(m^2·d)，qw，共2~4次 L-asp 5000~10000U/(m^2·d)，共6~10次 PDN 45~60mg/(m^2·d)，第1~2天，第29~35天递减至停 （PDN试验第1~7天，第8天评估） □ VDLD：VCR 1.5mg/(m^2·d)，qw，共4次，每次最大绝对量不超过2mg DNR 30mg/(m^2·d)，qw，共2~4次 L-asp 5000~10000U/(m^2·d)，共6~10次 PDN 45~60mg/(m^2·d)，第1~7天 DXM 6~8mg/(m^2·d)，第8~28天，第29~35天递减至停 （PDN试验第1~7天，第8天评估） □ 止吐、抗感染等对症支持治疗医嘱 □ 补液治疗（水化、碱化） □ 重要脏器功能保护：防治尿酸肾病（别嘌呤醇）、保肝、抑酸等 □ 复方磺胺异噁唑 □ 其他医嘱 **临时医嘱：** □ 输血医嘱（必要时） □ 心电监护（必要时） □ 复查肝肾功、电解质 □ 隔日复查血常规（必要时可每天复查） □ 血培养（高热时） □ 出现感染时，需多次重复各种体液或分泌物病原学检查及相关影像学检查 □ 静脉插管护理、换药 □ 腰穿，鞘内注射（具体剂量见住院流程） □ 脑脊液常规、生化和细胞形态学检查 □ 其他医嘱	
主要护理工作	□ 观察患者病情变化 □ 心理与生活护理 □ 化疗期间嘱患者多饮水	
病情变异记录	□ 无 □ 有，原因： 1. 2.	
护士签名		
医师签名		

时间	住院第 6～34 天	出院日
主要诊疗工作	□ 上级医师查房，注意病情变化 □ 住院医师完成病历书写 □ 复查血常规 □ 注意观察体温、血压、体重等，防治并发症 □ 成分输血、抗感染等支持治疗（必要时） □ 造血生长因子（必要时） □ 骨髓检查 □ 腰穿，鞘内注射	□ 上级医师查房，进行化疗（根据骨穿）评估，确定有无并发症情况，明确是否出院 □ 完成出院记录、病案首页、出院证明书等 □ 向患者交代出院后的注意事项，如：返院复诊的时间、地点，发生紧急情况时的处理等
重要医嘱	**长期医嘱：** □ 洁净饮食 □ 抗感染等支持治疗（必要时） □ 其他医嘱 **临时医嘱：** □ 血常规、尿常规、大便常规 □ 肝肾功、电解质、凝血功能 □ 输血医嘱（必要时） □ 第 8 天查外周血涂片中幼稚细胞计数 □ 第 15 天和第 33 天查骨髓形态学 □ 腰穿，鞘内注射（具体剂量见住院流程） □ 脑脊液常规、生化和细胞形态学检查 □ 复查治疗前有白血病细胞浸润改变的各项检查 □ G-CSF 5μg/(kg・d)（必要时） □ 影像学检查（必要） □ 病原微生物培养（必要时） □ 血培养（高热时） □ 静脉插管维护、换药 □ 其他医嘱	**出院医嘱：** □ 出院带药 □ 定期门诊随访 □ 监测血常规、肝肾功、电解质等
主要护理工作	□ 观察患者情况 □ 心理与生活护理 □ 化疗期间嘱患者多饮水	□ 指导患者办理出院手续
病情变异记录	□ 无　□ 有，原因： 1. 2.	□ 无　□ 有，原因： 1. 2.
护士签名		
医师签名		

完全缓解的儿童 ALL 临床路径释义

一、完全缓解的儿童 ALL 编码

疾病名称及编码：急性淋巴细胞白血病，完全缓解（ICD-10：C91.006）

二、临床路径检索方法

Z51.1 伴 C91.006，1 个月至 18 岁的儿童病例

三、完全缓解的 ALL 临床路径标准住院流程

（一）标准住院日为 21 天内

释义

■ 如果患者血象恢复，无明显感染可准予出院。临床路径可控制在 21 天内。

（二）进入路径标准

1. 第一诊断必须符合儿童急性淋巴细胞白血病（ALL）疾病编码（ICD-10：C91.002）的标危、中危组患者。

2. 经诱导化疗达完全缓解（CR）。

3. 当患者同时具有其他疾病诊断时，但在住院期间不需要特殊处理也不影响第一诊断的临床路径流程实施时，可以进入路径。

释义

■ 患者同时具有其他疾病影响第一诊断的临床路径流程实施时均不适合进入临床路径。

■ 高危组儿童急性淋巴细胞白血病患者不适合进入临床路径。诱导化疗不缓解者不适合进入临床路径。

（三）住院检查项目（需 2 天工作日）

1. 必需的检查项目：

（1）血常规、尿常规、大便常规。

（2）肝肾功能、电解质、凝血功能、血型、输血前检查。

（3）胸部 X 线片、心电图、腹部 B 超。

（4）发热或疑有某系统感染者可选择：病原微生物培养、影像学检查。

（5）骨髓涂片和（或）活检（必要时）、微小残留病变检测（有条件时）。

2. 复查治疗前有白血病细胞浸润改变的各项检查。

3. 患者及家属签署以下同意书：化疗知情同意书、骨穿同意书、腰穿及鞘内注射同意书、输血知情同意书、静脉插管知情同意书。

释义

■ 血尿便三大常规、肝肾功能及心电图、X 线胸片及 B 超是患者入院常规检查及化疗前脏器功能评估必要的检测项目。

■ 根据患者临床症状可酌情行病原微生物、胸腹部 CT、MRI 等相关检查。

■ 根据临床症状，必要时可行骨穿了解骨髓缓解情况及微小残留病。

■ 进行有创性操作或化疗前，病情交代解释等均需要患者及家属签署知情同意书。

（四）标准药物治疗方案

治疗开始于入院第 3 天内。

1. 缓解后巩固治疗：

（1）CAM 方案：

环磷酰胺（CTX）800～1000mg/(m^2·d)，1 次；

阿糖胞苷（Ara-C）75～100mg/(m^2·d)，共 7～8 天；

6-巯基嘌呤（6-MP）60～75mg/(m^2·d)，共 7～14 天。

中危组患者重复一次 CAM 方案。

（2）mM 方案：

大剂量甲氨蝶呤（MTX）3～5g/(m^2·d)，每 2 周 1 次，共 4～5 次；

四氢叶酸钙（CF）15mg/m^2，6 小时 1 次，3～8 次，根据 MTX 血药浓度给予调整；

6-MP 25mg/(m^2·d)，不超过 56 天，根据 WBC 调整剂量。

上述方案实施期间需要进行水化、碱化。

2. 延迟强化治疗：

（1）VDLP（D）方案：

VCR 1.5mg/(m^2·d)，每周 1 次，共 3 次，每次最大绝对量不超过 2mg；

DNR 或阿霉素（ADR）25～30mg/(m^2·d)，每周 1 次，共 1～3 次；

L-asp 5000～10000U/(m^2·d)，共 4～8 次；

PDN 45～60mg/(m^2·d）或 DXM 6～8mg/(m^2·d)，第 1～7 天，第 15～21 天。

（2）CAM 方案：

CTX 800～1000mg/(m^2·d)，1 次；

Ara-C 75～100mg/(m^2·d)，共 7～8 天；

6-MP 60～75mg/(m^2·d)，共 7～14 天。

中危患者可插入 8 周维持治疗（即用 8 周 6-MP+MTX 方案，具体方案见下）。

中危组患者重复一次上述 VDLP（D）和 CAM 方案。

3. 维持治疗方案：

（1）6-MP+MTX 方案：

6-MP 50mg/(m^2·d)，持续睡前空腹口服；

MTX 15～30mg/m^2，每周 1 次，口服或肌注，持续至终止治疗（男 2.5～3 年，女 2～2.5 年）。

根据 WBC 调整方案中的药物剂量。

（2）VD 方案（6-MP+MTX 方案期间每 4～8 周插入）：

VCR 1.5mg/(m^2·d)，1 次，每次最大绝对量不超过 2mg；

DXM 6～8mg/(m^2·d)，第 1～7 天。

4. 中枢神经白血病（CNSL）的防治：腰穿及鞘内注射至少 16～24 次。根据危险度分组可单用 MTX 或三联鞘注，具体药物剂量如下：

MTX：年龄<12 月 6mg，年龄 12～36 月 9mg，年龄>36 月 12.5mg；

Ara-C：年龄<12 月 15mg，年龄 12～36 月 25mg，年龄>36 月 35mg；

DXM：年龄<12 月 2.5mg，年龄 12～36 月 2.5mg，年龄>36 月 5mg。

初诊时即诊断 CNSL 的患儿，年龄<1 岁不放疗，年龄≥1 岁者，需接受相应剂量头颅放疗。

释义

■ 根据危险度分组进行适度治疗。标危组患儿通过采用减低化疗强度，最大程度降低了化疗的毒副作用，提高患儿生活质量。

■ 中枢神经系统白血病防治根据年龄不同，腰穿鞘内注射药物剂量不同。一般标危组患儿给予一联甲氨蝶呤鞘内注射，中危组患儿采用三联联合鞘内注射。CNSL >1 岁患儿同时采用颅脑放疗。

■ 血象恢复后，符合以下条件开始 CAM 方案化疗：白细胞≥2.0×10^9/L；粒细胞≥0.5×10^9/L；血小板≥50×10^9/L。环磷酰胺（CTX）使用过程中逐渐监测 24 小时出入量，碱化水化尿液，CTX≥1g，予美司钠解救，分别于 CTX 输注 0 小时、3 小时、6 小时、9 小时。对于年龄<3 岁患儿应密切注意出入量变化，避免水中毒发生。开始给予 Ara-c 后最好不要中断，如果 Ara-c 延迟使用或中断，则也应同时停用 6-MP，减用的 6-MP 剂量应在后面补足，使累计剂量达到 840mg/m^2。

■ 生命体征平稳，肝功能 ALT/AST≤10 倍正常上限值。胆红素≤3 倍正常上限值。血象呈上升趋势。白细胞≥1.5×10^9/L，粒细胞≥0.5×10^9/L，血小板≥50×10^9/L 可开始 mM 方案化疗。使用大剂量 MTX 同时口服 6-MP，并给予 CF 解救及腰穿鞘内注射。MTX 24 小时静点，其中 1/10 量于 30 分钟内给入，9/10 量持续静点 23.5 小时。输注 MTX 过程中注意水化、碱化尿液，保证尿 pH 7.0～8.0，监测 24 小时出入量，如入量>出量 400ml/(m^2·12h)，给予呋塞米 0.5mg/kg（最大 20mg）静推。CF 解救原则：15mg/(m^2·次）静推，MTX 输注开始后 42 小时开始解救，每 6 小时解救 1 次，42 小时同时检测 MTX 浓度（每 24 小时检测 1 次浓度），根据 MTX 浓度解救。

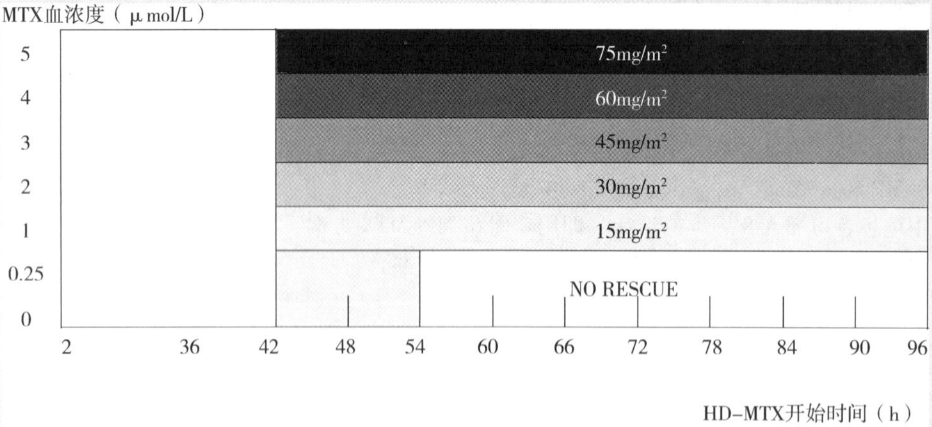

HD-MTX治疗时四氢叶酸钙解救表

■ 中危患者完成延迟强化治疗后开始 6-MP/MTX 中间维持治疗。符合以下条件可以进行：一般情况良好，血象呈上升趋势：白细胞≥1×10^9/L，粒细胞≥0.2×10^9/L，血小板≥50×10^9/L。化疗过程中注意监测血常规及肝肾功能，根据白细胞计数及中粒细胞绝对值调整化疗药物剂量。下列情况下中止维持治疗。感染，肝脏损伤，ALT/AST>10 倍正常上限值，胆红素>3 倍正常上限值，中性粒细胞<0.5×10^9/L。

（五）治疗后恢复期复查的检查项目

1. 血常规、肝肾功能、电解质。
2. 脏器功能评估。
3. 骨髓检查（必要时）。
4. 微小残留病变检测（必要时）。

释义

■ 化疗完成后应行血尿便、肝肾功能、电解质、心电图、腹部 B 超等相关检查，评估化疗后脏器功能。必要时可根据病情行胸腹部 CT、MRI 检查。

■ 应创造条件开展微小残留病监测指导治疗。

（六）化疗中及化疗后治疗

1. 感染防治：

（1）给予复方磺胺异噁唑预防卡氏肺孢子菌肺炎。

（2）发热患者建议立即进行病原微生物培养并使用抗菌药物，可选用头孢类（或青霉素类）抗感染治疗，3 天后发热不缓解者，可考虑更换碳青霉烯类和（或）糖肽类和（或）抗真菌治疗。有明确脏器感染患者应根据感染部位及病原微生物培养结果选用相应抗菌药物。

（3）严重感染时可静脉输注丙种球蛋白。

2. 脏器功能损伤的相应防治：止吐、保肝、水化、碱化。

3. 成分输血：适用于 Hb<80g/L，PLT<20×10^9/L 或有活动性出血的患者，分别输浓缩红细胞、单采或多采血小板。有心功能不全者可放宽输血指征。

4. 造血生长因子：化疗后中性粒细胞绝对值（ANC）≤1.0×10^9/L，可使用 G-CSF 5μg/(kg·d)。

释义

■ 化疗中或化疗后发热患者应该进行多部位病原微生物培养及 G 实验、GM 实验。3 天发热不缓解的应注意行影像学检查明确是否存在深部感染，尤其应注意深部脏器真菌感染的发生。大剂量化疗后骨髓抑制期发热患儿可给予 G-CSF 升高白细胞，根据血常规酌情予血制品输注对症支持治疗，应注意预防卡氏肺孢子菌感染。

■ 化疗中或化疗后患者可根据临床症状酌情予止吐，碱化水化尿液，保护脏器功能。

（七）出院标准

1. 一般情况良好。
2. 没有需要住院处理的并发症和（或）合并症。

释义

■ 患儿血象恢复，无明显并发症和（或）并发症可准予出院，如果出现并发症，是否需要住院处理，由主管医师具体决定。

（八）有无变异及原因分析

1. 治疗中、后有感染、贫血、出血及其他合并症者，进行相关的诊断和治疗，可能延长住院时间并致费用增加。
2. 若治疗过程中出现 CNSL，退出此路径，进入相关路径。
3. 治疗期间髓内和（或）髓外复发者退出此路径。

释义

■ 微小变异：因为医院检验项目的及时性，不能按照要求完成检查。因为节假日不能按照要求完成检查。患者不愿配合完成相应检查，短期不愿按照要求出院随诊。

■ 重大变异：因治疗过程中出现 CNSL 退出路径者。因治疗期间出现髓内和（或）髓外复发退出路径者。因基础疾病需要进一步诊断和治疗。因治疗前、中、后合并严重并发症需要其他治疗措施。医院与患者或家属发生医疗纠纷，患者要求离院或转院。不愿按照要求出院随诊而导致入院时间明显延长。因治疗中或出现严重并发症明显延长住院时间并致费用增加者。

四、推荐表单

（一）医师表单

完全缓解的儿童 ALL 临床路径医师表单

适用对象：第一诊断为儿童急性淋巴细胞白血病达 CR 者（ICD-10：C91.002）拟行缓解后续化疗

患者姓名：	性别：　　年龄：　　门诊号：	住院号：
住院日期：　　年　月　日	出院日期：　　年　月　日	标准住院日：21 天内

时间	住院第 1 天	住院第 2 天
主要诊疗工作	□ 询问病史及体格检查 □ 完成病历书写 □ 开化验单 □ 上级医师查房与化疗前评估 □ 患者家属签署输血同意书、骨穿同意书、腰穿同意书、静脉插管同意书	□ 上级医师查房 □ 完成入院检查 □ 骨穿（骨髓形态学检查、微小残留病变检测） □ 腰穿+鞘内注射 □ 根据血象决定是否成分输血 □ 完成必要的相关科室会诊 □ 完成上级医师查房记录等病历书写 □ 确定化疗方案和日期
重要医嘱	**长期医嘱：** □ 儿科血液病护理常规 □ 饮食：普食 □ 抗菌药物（必要时） □ 其他医嘱 **临时医嘱：** □ 血常规、尿常规、大便常规 □ 肝肾功能、电解质、血型、凝血功能、输血前检查 □ 胸部 X 线片、心电图、腹部 B 超 □ 头颅、颈胸部 MRI 或 CT、脊柱侧位片、脑电图、血气分析、超声心动（视患者情况而定） □ 复查治疗前有白血病细胞浸润改变的各项检查 □ 静脉插管术（有条件时） □ 病原微生物培养（必要时） □ 输血医嘱（必要时） □ 其他医嘱	**长期医嘱：** □ 患者既往基础用药 □ 抗菌药物（必要时） □ 其他医嘱 **临时医嘱：** □ 骨穿（需要时） □ 骨髓形态学、微小残留病检测（有条件并需要时） □ 腰穿，鞘内注射（具体剂量见住院流程） □ 脑脊液常规、生化、细胞形态 □ 输血医嘱（必要时） □ 其他医嘱
病情变异记录	□ 无　□ 有，原因： 1. 2.	□ 无　□ 有，原因： 1. 2.
医师签名		

<table>
<tr><td>时间</td><td>住院第 3 天</td></tr>
<tr><td>主要
诊疗
工作</td><td>□ 患者家属签署化疗知情同意书
□ 上级医师查房，制定化疗方案
□ 住院医师完成病程记录
□ 化疗
□ 重要脏器保护
□ 止吐</td></tr>
<tr><td>重
要
医
嘱</td><td>长期医嘱：
□ 化疗医嘱（以下方案选一）
□ VDLP：
VCR 1.5mg/（m^2·d），qw，共 3 次
DNR 或 ADR 25～30mg/(m^2·d)，qw，共 1～3 次
L-asp 5000～10000U/(m^2·d)，共 4～8 次
PDN 45～60mg/(m^2·d)，第 1～7 天，第 15～21 天
□ CAM：
CTX 800～1000mg/(m^2·d)，1 次
Ara-C 75～100mg/(m^2·d)，共 7～8 天
6-MP 60～75mg/(m^2·d)，共 7～14 天
□ VDLD：
VCR 1.5mg/(m^2·d)，qw，共 3 次
DNR 或 ADR 25～30mg/(m^2·d)，qw，共 1～3 次
L-asp 5000～10000U/(m^2·d)，共 4～8 次
DXM 6～8mg/(m^2·d)，第 1～7 天，第 15～21 天
□ MM：
MTX 3～5g/(m^2·d)，2 周一次，共 4～5 次
CF 15mg/m^2，6 小时 1 次，3～8 次，根据 MTX 血药浓度给予调整
6-MP 25mg/(m^2·d)，不超过 56 天，根据 WBC 调整剂量
□ 补液治疗（水化、碱化）
□ 止吐、保肝、抗感染等医嘱
□ 复方磺胺异噁唑
□ 其他医嘱
临时医嘱：
□ 输血医嘱（必要时）
□ 心电监护（必要时）
□ 血常规
□ 血培养（高热时）
□ 静脉插管维护、换药
□ 其他医嘱</td></tr>
<tr><td>病情
变异
记录</td><td>□ 无 □ 有，原因：
1.
2.</td></tr>
<tr><td>医师
签名</td><td></td></tr>
</table>

时间	住院第 4 ~20 天	出院日
主要诊疗工作	□ 上级医师查房，注意病情变化 □ 住院医师完成常规病历书写 □ 复查血常规、肝肾功能、电解质、凝血功能 □ 注意血药浓度监测（必要时） □ 注意观察体温、血压、体重等，防治并发症 □ 成分输血、抗感染等支持治疗（必要时） □ 造血生长因子（必要时）	□ 上级医师查房，确定有无并发症情况，明确是否出院 □ 完成出院记录、病案首页、出院证明书等，向患者交代出院后的注意事项，如返院复诊的时间、地点，发生紧急情况时的处理等
重要医嘱	**长期医嘱：** □ 洁净饮食 □ 抗感染等支持治疗 □ 其他医嘱 **临时医嘱：** □ 血常规、尿常规、大便常规 □ 肝肾功能、电解质 □ 输血医嘱（必要时） □ G-CSF 5μg/(kg·d)（必要时） □ 血培养（高热时） □ 出现感染时，需多次重复各种体液或分泌物病原学检查及相关影像学检查 □ 血药浓度监测（必要时） □ 静脉插管维护、换药 □ 腰穿，鞘内注射（具体剂量见住院流程） □ 脑脊液常规、生化、细胞形态 □ 其他医嘱	**出院医嘱：** □ 出院带药 □ 定期门诊随访 □ 监测血常规、肝肾功能、电解质等
病情变异记录	□ 无　□ 有，原因： 1. 2.	□ 无　□ 有，原因： 1. 2.
医师签名		

（二）护士表单

完全缓解的儿童 ALL 临床路径护士表单

适用对象：第一诊断为儿童急性淋巴细胞白血病达 CR 者（ICD-10：C91.002）拟行缓解后续化疗

患者姓名：	性别： 年龄： 门诊号：	住院号：
住院日期： 年 月 日	出院日期： 年 月 日	标准住院日 21 天内

时间	住院第 1 天	住院第 2 天
健康宣教	□ 入院宣教：介绍病房环境、设施、医院相关制度、主管医师、护士 □ 告知各项检查、化验的目的及注意事项 □ 安全宣教：避免患儿跌倒、坠床 □ 指导患儿饮食、卫生 □ 指导患儿活动与休息，规范患儿作息、限制陪伴 □ 指导漱口和坐浴的方法 □ 讲解疾病相关知识、用药知识 □ 预防感染、出血知识宣教 □ PICC 置管介绍（如入院时带管，进行 PICC 导管评价和宣教） □ 做好心理安慰，消除恐惧，稳定情绪	□ 宣教疾病知识 □ 介绍骨穿的目的、方法和注意事项 □ 介绍腰穿、鞘内注射目的、方法和注意事项 □ 预防感染、出血知识宣教 □ 指导患儿活动与休息 □ 规范患儿作息、限制陪伴 □ PICC 置管宣教（置管前）；PICC 维护宣教（带管者）
护理处理	□ 入院护理评估：询问病史、相关查体、血常规、检查皮肤黏膜有无出血、营养状况、血管情况等 □ 监测和记录生命体征 □ 建立护理记录（病危、重患儿） □ 卫生处置：剪指（趾）甲、理发、沐浴，更换病号服 □ 完成各项化验检查的准备 □ PICC 导管维护（带管者）	□ 完成各项化验检查的标准留取 □ 遵医嘱完成相关检查 □ PICC 置管术（条件允许时），术前签署 PICC 置管知情同意书（带管者进行 PICC 导管维护）
基础护理	□ 一级护理 □ 晨晚间护理 □ 安全护理 □ 口腔护理 □ 肛周护理	□ 一级护理 □ 晨晚间护理 □ 安全护理 □ 口腔护理 □ 肛周护理
专科护理	□ 执行儿科血液病护理常规 □ 病情观察 □ 填写患儿危险因素评估表（需要时） □ 感染、出血护理（必要时） □ 输血护理（需要时） □ 心理护理	□ 观察患儿病情变化 □ 感染、出血护理（必要时） □ 输血护理（需要时） □ 化疗护理 □ 心理护理
重点医嘱	□ 详见医嘱执行单	□ 详见医嘱执行单
病情变异记录	□ 无 □ 有，原因： 1. 2.	□ 无 □ 有，原因： 1. 2.
护士签名		

时间	住院第 3 天
健康宣教	□ 化疗宣教 □ 告知用药及注意事项 □ 化疗期间患儿饮食、卫生 □ 化疗期间嘱患儿适当多饮水 □ 按时输入碱化利尿液体，防止尿酸性肾病 □ 对陪伴家属健康指导 □ 指导预防感染和出血 □ 介绍药物作用、副作用 □ 指导患儿休息与活动 □ 心理指导
护理处理	□ 遵医嘱完成相关化验检查 □ 遵照医嘱及时给予对症治疗 □ PICC 导管维护 □ 执行保护性隔离措施
基础护理	□ 一级护理 □ 晨晚间护理 □ 安全护理 □ 口腔护理 □ 肛周护理
专科护理	□ 观察患儿病情变化，注意观察体温、血压、体重等，防止并发症发生 □ 观察化疗药副作用 □ 感染、出血护理 □ 输血护理（需要时） □ 化疗护理 □ 心理护理
重点医嘱	□ 详见医嘱执行单
病情变异记录	□ 无　□ 有，原因： 1. 2.
护士签名	

时间	住院第4~20天	出院日
健康宣教	□ 骨髓抑制期宣教：预防感染和出血，维护病室环境清洁、整齐 □ 指导进洁净饮食 □ 心理指导	□ 出院宣教：用药、饮食、卫生、休息、监测血常规、生化等 □ PICC带出院外宣教 □ 指导办理出院手续 □ 告知患儿科室联系电话 □ 定期门诊随访
护理处理	□ 遵医嘱完成相关化验检查 □ 遵照医嘱及时给予对症治疗 □ PICC导管维护 □ 执行保护性隔离措施	□ 为患儿领取出院带药 □ 协助整理患儿用物 □ 床单位终末消毒
基础护理	□ 一级护理 □ 晨晚间护理 □ 安全护理 □ 口腔护理 □ 肛周护理	□ 安全护理（护送出院）
专科护理	□ 观察患儿病情变化，注意观察体温、血压、体重等，防止并发症发生 □ 感染、出血护理 □ 输血护理（需要时） □ 化疗护理 □ 心理护理	□ 预防感染和出血指导 □ 心理护理
重点医嘱	□ 详见医嘱执行单	□ 详见医嘱执行单
病情变异记录	□ 无 □ 有，原因： 1. 2.	□ 无 □ 有，原因： 1. 2.
护士签名		

（三）患者表单

完全缓解的儿童 ALL 临床路径患者表单

适用对象：第一诊断为儿童急性淋巴细胞白血病达 CR 者（ICD-10：C91.002）拟行缓解后续化疗

患者姓名：	性别：　年龄：　门诊号：	住院号：
住院日期：　年　月　日	**出院日期：**　年　月　日	**标准住院日：21 天内**

时间	住院第 1 天	住院第 2 天
医患配合	□ 接受询问病史、收集资料，请家属务必详细告知既往史、用药史、过敏史 □ 请明确告知既往用药情况 □ 配合进行体格检查 □ 有任何不适请告知医师 □ 配合进行相关检查 □ 签署相关知情同意书	□ 配合完成相关检查（B 超、心电图、胸片等） □ 配合完成化验：血常规、生化等 □ 配合骨穿、活检等 □ 配合腰穿、鞘内注射 □ 配合用药 □ 有任何不适请告知医师
护患配合	□ 配合测量体温、脉搏、呼吸、血压、身高体重 □ 配合完成入院护理评估（简单询问病史、过敏史、用药史） □ 接受入院宣教（环境介绍、病室规定、探视陪伴制度、送餐订餐制度、贵重物品保管等） □ 配合护士选择静脉通路 □ 接受 PICC 导管评价、宣教与维护（带管者） □ 接受用药指导 □ 接受预防感染和出血指导 □ 接受安全教育 □ 有任何不适请告知护士	□ 配合测量体温、脉搏、呼吸，询问排便 □ 配合各项检查（需要空腹的请遵照执行） □ 配合采集血标本 □ 接受疾病知识介绍 □ 接受骨穿、活检知识宣教 □ 接受腰穿、鞘内注射知识宣教 □ 接受用药指导 □ 接受 PICC 宣教与置管（预置管者） □ 接受 PICC 维护（带管者） □ 接受化疗知识指导 □ 接受预防感染和出血指导 □ 接受心理护理 □ 接受基础护理 □ 接受安全教育 □ 有任何不适请告知护士
饮食	□ 遵照医嘱饮食	□ 遵照医嘱饮食
排泄	□ 大、小便异常时及时告知医护人员	□ 大、小便异常时及时告知医护人员
活动	□ 根据病情适当活动 □ 有出血倾向的卧床休息，减少活动，注意安全	□ 根据病情适当活动 □ 有出血倾向的卧床休息，减少活动，注意安全

时间	住院第3天
医患配合	□ 配合相关检查 □ 配合用药 □ 配合化疗 □ 有任何不适请告知医师
护患配合	□ 配合定时测量生命体征、每日询问大便 □ 配合各种相关检查 □ 配合采集血标本 □ 接受疾病知识介绍 □ 接受用药指导 □ 接受 PICC 维护 □ 接受化疗知识指导 □ 接受预防感染和出血指导 □ 接受保护性隔离措施 □ 接受心理护理 □ 接受基础护理 □ 接受安全教育 □ 有任何不适请告知护士
饮食	□ 洁净饮食
排泄	□ 尿便异常时及时告知医护人员
活动	□ 根据病情适当活动 □ 有出血倾向的卧床休息，减少活动，注意安全

时间	住院第 4 ~20 天	出院日
医患配合	□ 配合相关检查 □ 配合用药 □ 配合各种治疗 □ 有任何不适请告知医师	□ 接受出院前指导 □ 遵医嘱出院后用药 □ 家长知道复查时间 □ 获取出院诊断书
护患配合	□ 配合定时测量生命体征、每日询问大便 □ 配合各种相关检查 □ 配合采集血标本 □ 接受疾病知识介绍 □ 接受用药指导 □ 接受 PICC 维护 □ 接受预防感染和出血指导 □ 接受保护性隔离措施 □ 接受心理护理 □ 接受基础护理 □ 接受安全教育 □ 有任何不适请告知护士	□ 接受出院宣教 □ 家属办理出院手续 □ 获取出院带药 □ 知道服药方法、作用、注意事项 □ 知道预防感染、出血措施 □ 知道复印病历方法 □ 接受 PICC 院外维护指导 □ 签署 PICC 院外带管协议
饮食	□ 洁净饮食	□ 普通饮食 □ 避免进生、冷、硬、辛辣和刺激饮食
排泄	□ 尿便异常时及时告知医护人员	□ 尿便异常（出血时）及时就诊
活动	□ 根据病情适当活动 □ 有出血倾向的卧床休息，减少活动，注意安全	□ 适当活动，避免疲劳 □ 注意保暖，避免感冒 □ 注意安全，减少出血

附：原表单（2011 年版）

完全缓解的儿童 ALL 临床路径表单

适用对象：第一诊断为儿童急性淋巴细胞白血病达 CR 者（ICD-10：C91.002）拟行缓解后续化疗

患者姓名：	性别： 年龄： 门诊号：	住院号：	
住院日期： 年 月 日	**出院日期：** 年 月 日	**标准住院日：21 天内**	

时间	住院第 1 天	住院第 2 天
主要诊疗工作	□ 询问病史及体格检查 □ 完成病历书写 □ 开化验单 □ 上级医师查房与化疗前评估 □ 患者家属签署输血同意书、骨穿同意书、腰穿同意书、静脉插管同意书	□ 上级医师查房 □ 完成入院检查 □ 骨穿（骨髓形态学检查、微小残留病变检测） □ 腰穿+鞘内注射 □ 根据血象决定是否成分输血 □ 完成必要的相关科室会诊 □ 完成上级医师查房记录等病历书写 □ 确定化疗方案和日期
重要医嘱	**长期医嘱：** □ 儿科血液病护理常规 □ 饮食：普食 □ 抗菌药物（必要时） □ 其他医嘱 **临时医嘱：** □ 血常规、尿常规、大便常规 □ 肝肾功能、电解质、血型、凝血功能、输血前检查 □ 胸部 X 线片、心电图、腹部 B 超 □ 头颅、颈胸部 MRI 或 CT、脊柱侧位片、脑电图、血气分析、超声心动（视患者情况而定） □ 复查治疗前有白血病细胞浸润改变的各项检查 □ 静脉插管术（有条件时） □ 病原微生物培养（必要时） □ 输血医嘱（必要时） □ 其他医嘱	**长期医嘱：** □ 患者既往基础用药 □ 抗菌药物（必要时） □ 其他医嘱 **临时医嘱：** □ 骨穿（需要时） □ 骨髓形态学、微小残留病检测（有条件并需要时） □ 腰穿，鞘内注射（具体剂量见住院流程） □ 脑脊液常规、生化、细胞形态 □ 输血医嘱（必要时） □ 其他医嘱
主要护理工作	□ 介绍病房环境、设施和设备 □ 入院护理评估	□ 宣教（血液病知识）
病情变异记录	□ 无 □ 有，原因： 1. 2.	□ 无 □ 有，原因： 1. 2.
护士签名		
医师签名		

<table>
<tr><td>时间</td><td colspan="2">住院第 3 天</td></tr>
<tr><td>主要诊疗工作</td><td>□ 患者家属签署化疗知情同意书
□ 上级医师查房，制定化疗方案
□ 住院医师完成病程记录</td><td>□ 化疗
□ 重要脏器保护
□ 止吐</td></tr>
<tr><td>重要医嘱</td><td colspan="2">长期医嘱：
□ 化疗医嘱（以下方案选一）
□ VDLP：
VCR 1.5mg/（m^2・d），qw，共 3 次
DNR 或 ADR 25～30mg/(m^2・d)，qw，共 1～3 次
L-asp 5000～10000U/(m^2・d)，共 4～8 次
PDN 45～60mg/(m^2・d)，第 1～7 天，第 15～21 天
□ CAM：
CTX 800～1000mg/(m^2・d)，1 次
Ara-C 75～100mg/(m^2・d)，共 7～8 天
6-MP 60～75mg/(m^2・d)，共 7～14 天
□ VDLD：
VCR 1.5mg/(m^2・d)，qw，共 3 次
DNR 或 ADR 25～30mg/(m^2・d)，qw，共 1～3 次
L-asp 5000～10000U/(m^2・d)，共 4～8 次
DXM 6～8mg/(m^2・d)，第 1～7 天，第 15～21 天
□ MM：
MTX 3～5g/(m^2・d)，2 周 1 次，共 4～5 次
CF 15mg/m^2，6 小时 1 次，3～8 次，根据 MTX 血药浓度给予调整。
6-MP 25mg/(m^2・d)，不超过 56 天，根据 WBC 调整剂量
□ 补液治疗（水化、碱化）
□ 止吐、保肝、抗感染等医嘱
□ 复方磺胺异噁唑
□ 其他医嘱
临时医嘱：
□ 输血医嘱（必要时）
□ 心电监护（必要时）
□ 血常规
□ 血培养（高热时）
□ 静脉插管维护、换药
□ 其他医嘱</td></tr>
<tr><td>主要护理工作</td><td colspan="2">□ 观察患者病情变化
□ 心理与生活护理
□ 化疗期间嘱患者多饮水</td></tr>
<tr><td>病情变异记录</td><td colspan="2">□ 无　□ 有，原因：
1.
2.</td></tr>
<tr><td>护士签名</td><td colspan="2"></td></tr>
<tr><td>医师签名</td><td colspan="2"></td></tr>
</table>

时间	住院第4~20天	出院日
主要诊疗工作	□ 上级医师查房，注意病情变化 □ 住院医师完成常规病历书写 □ 复查血常规、肝肾功能、电解质、凝血功能 □ 注意血药浓度监测（必要时） □ 注意观察体温、血压、体重等，防治并发症 □ 成分输血、抗感染等支持治疗（必要时） □ 造血生长因子（必要时）	□ 上级医师查房，确定有无并发症情况，明确是否出院 □ 完成出院记录、病案首页、出院证明书等，向患者交代出院后的注意事项，如：返院复诊的时间、地点，发生紧急情况时的处理等
重要医嘱	**长期医嘱：** □ 洁净饮食 □ 抗感染等支持治疗 □ 其他医嘱 **临时医嘱：** □ 血常规、尿常规、大便常规 □ 肝肾功能、电解质 □ 输血医嘱（必要时） □ G-CSF 5μg/(kg·d)（必要时） □ 血培养（高热时） □ 出现感染时，需多次重复各种体液或分泌物病原学检查及相关影像学检查 □ 血药浓度监测（必要时） □ 静脉插管维护、换药 □ 腰穿，鞘内注射（具体剂量见住院流程） □ 脑脊液常规、生化、细胞形态 □ 其他医嘱	**出院医嘱：** □ 出院带药 □ 定期门诊随访 □ 监测血常规、肝肾功能、电解质等
主要护理工作	□ 观察患者情况 □ 心理与生活护理 □ 化疗期间嘱患者多饮水	□ 指导患者办理出院手续
病情变异记录	□ 无 □ 有，原因： 1. 2.	□ 无 □ 有，原因： 1. 2.
护士签名		
医师签名		

第二十三章

儿童急性早幼粒细胞白血病临床路径释义

一、儿童急性早幼粒细胞白血病编码

疾病名称及编码：儿童急性早幼粒细胞白血病（ICD-10：C92.4，M9866/3）

二、临床路径检索方法

（ICD-10：C92.4，M9866/3），1个月至18岁的儿童病例

三、儿童急性早幼粒细胞白血病（APL）临床路径标准住院流程

（一）适用对象

第一诊断为儿童急性早幼粒细胞白血病（ICD-10：C92.4，M9866/3）。

释义

■ 儿童急性早幼粒细胞白血病（acute promyelocytic leukemia，APL）是急性髓系白血病的一类特殊亚型，FAB协作组根据其形态特点，定义为M_3，即骨髓形态学以颗粒增多的早幼粒细胞增多为主，占有核细胞的30%以上，同时分子生物学具有融合基因PML/RARα或其变异型阳性为必要条件。细胞遗传学出现染色体核型t（15；17）等。

（二）诊断依据

根据《World Health Organization Classification of Tumors. Pathology and Genetic of Tumors of Haematopoietic and Lymphoid Tissue》（2016），《血液病诊断及疗效标准》（张之南、沈悌主编，第3版，科学出版社）。

1. 体检有或无以下体征：发热、皮肤黏膜苍白、皮肤出血点及淤斑、淋巴结及肝脾肿大、胸骨压痛等。
2. 血细胞计数及分类。
3. 骨髓检查：形态学（包括细胞组织化学染色）。
4. 免疫分型。
5. 细胞遗传学：核型分析t（15；17）及其变异型及FISH检测。
6. 白血病相关基因（PML/RARα及其变异型）（必要检测）。

释义

■ 发热、贫血、出血、浸润等是急性白血病的四大主征，发热原因一般不能用感染来解释。疾病早期即可出现贫血，随病程进展贫血可进行性加重，可出现与贫血

相关的临床症状，如面色苍白、乏力、心悸等，且急性早幼粒细胞白血病常常以出血作为首发症状，而早期死亡原因通常也是由于出血所致，常见的出血部位为皮肤、黏膜，偶有颅内及消化道的致命性出血。白血病细胞大量增生，使骨髓腔内压力增高或浸润破坏骨皮质引起骨痛。白血病细胞可浸润多脏器引起相应的临床症状和体征，如肝、脾及淋巴结大。

■ 血细胞计数及分类：可有不同程度的贫血，多为正细胞正色素性贫血。约半数以上患儿血小板<50×10^9/L，外周血白细胞多数在（1～500）$\times10^9$/L，约20%患儿诊断时白细胞>100×10^9/L。周血中幼稚细胞比例不定，低白细胞者周血中可无幼稚细胞。

■ 细胞形态学显示：骨髓增生程度多为活跃及明显活跃，骨髓中以多颗粒的早幼粒细胞为主>30%。胞质粗黑颗粒，常覆盖细胞核，核不规则，呈折叠或肾形，含束捆状Auer小体，MPO强阳性。M3v的形态学特征是细胞呈双叶状或胞质呈肾型，细胞质内以细颗粒为主，与典型的M_3型细胞一样，MPO和SBB强阳性。M3v与M_3型细胞的免疫表型也完全相同，且具有相同的染色体异常t（15；17）。

■ APL免疫学分型特点：HLA-DR阴性，均一性$CD33^+$，CD13强弱不一，CD34表达呈异质性。通常$CD14^-$、$CD15^-$，可以$CD34^-CD15^-$/$CD34^-CD15^+$/$CD34^+CD15^-$。单一群体细胞CD34，CD15表达异质性，结合CD13异质性表达，高度提示存在PML/RARa重排。

■ 细胞遗传学和分子生物学：约85%的急性早幼粒细胞白血病患者可检出t（15；17）（q22；q21），是其高度特异性的细胞遗传学标志，该易位导致17q21的RARa基因与15q22的PML基因相互易位融合。约5%的APL染色体核型正常。文献也有报道部分APL患者在染色体检查中表现为非典型的t（15；17）变异易位，如PLZF（11q23）/RARa，提示这部分患者对ATRA不敏感。染色体荧光原位杂交技术（FISH）可作为染色体核型异常的重要辅助检测技术，其快速检测结果有利于尽早实施靶向药物实现精准治疗。

■ 白血病相关基因：通常采取PCR技术对急性早幼粒细胞白血病的特异性的标志-PML/RARa重排，定性及定量的检测不仅有助于疾病的诊断，对其后期治疗后MRD的监测也有积极的意义。

（三）治疗方案的选择

根据《中国急性早幼粒细胞白血病诊疗指南（2014年版）》（中华医学会血液学分会、中国医师协会血液科医师分会），NCCN，National Comprehensive Cancer Network：NCCN Clinical Practice Guidelines in Oncology：Acute Myeloid Leukemia（Version 2. 2014、Version 2. 2016）。

1. 诱导治疗：

（1）单独使用全反式维甲酸（ATRA）或联合使用柔红霉素（DNR）：

ATRA：20～30mg/（m^2·d）×28～40天。

如联合DNR，应在ATRA治疗后第4天开始，最大量可达135mg/m^2，至少拆分为3天给予。

（2）ATRA联合三氧化二砷（ATO）：

ATRA：20～30mg/（m^2·d）×28～40天；

ATO：0. 2mg/（kg·d）×28～35天。

可根据治疗过程中白细胞数量变化适量加用DNR、羟基脲等细胞毒药物。

释义

■ ATRA应用的过程中可能发生维甲酸综合征，表现为原因不明的发热、气促、原因不明的低血压、低氧血症、肺部浸润、急性肾衰竭、胸膜或心包周围渗出，因此注意监测咳嗽、胸痛、呼吸困难、体重增加等症状。ATRA诱导分化治疗过程中多出现高白细胞综合征，“假性脑瘤”引起的高颅压症状，应给予相应的对症处理。

联合应用DNR时一般在ATRA后4天，目的是降低ATRA治疗过程中的高白细胞，但应根据凝血功能从低剂量开始应用，以免因肿瘤细胞大量破坏加重凝血异常而发生致命性出血。

■ 砷剂不良反应的监测：心电图的监测（注意有无QT间期的延长），同时注意电解质、肌酐等的变化。

■ 若诱导时出现维甲酸（砷剂）副作用，经相应处理（加用DEX、脱水剂、镇痛药等）仍不能耐受，可在上级医师指导下将维甲酸（砷剂）减量或停用，待原症状、体征消失经评估后恢复原剂量。

■ 监测凝血功能，预防DIC，PLT维持在50×10^9/L以上，纤维蛋白原维持在1～1.5g/L以上。

■ DIC和维甲酸综合征是早期死亡和诱导治疗失败的主要原因，初诊白细胞计数是危险因素之一，积极控制白细胞数是有效手段之一。

■ 若初诊白细胞计数高，建议选择方案2进行诱导治疗。

■ 诱导治疗40天后，通过骨髓穿刺检查评价疗效。诱导治疗的时间最长到60天。若未缓解，则退出路径。

2. 缓解后巩固治疗，根据危险度分组选择。
低危组患者可取消细胞毒药物（蒽环类及阿糖胞苷）治疗代之以砷剂和维甲酸联合治疗；
高危组患者可行3疗程化疗，可供选择的方案如下：单用DNR，单用MTZ，ATO联合ATRA：
（1）单用DNR：DNR 40～45mg/(m^2·d)×3天。
（2）单用MTZ：MTZ 6～10mg/(m^2·d)×3天。
（3）ATRA联合ATO：ATRA 20～30mg/(m^2·d)×28天，ATO 0.2mg/(kg·d)×28天。

释义

■ 根据NCCN指南（2014/2016），低危组患者缓解后治疗采用砷剂、全反式维甲酸联合或交替进行，剂量同诱导治疗；高危组患者采用蒽环类药物联合砷剂和全反式维甲酸治疗。每3个月复查骨髓，并监测MRD结果。

■ 巩固治疗结束后PML/RARα仍阳性及骨髓/分子遗传学（PML/RARα在2周内连续检测2次阳性）复发的患儿，则退出路径，建议行造血干细胞移植。

3. 中枢神经白血病（CNSL）的防治：腰穿及鞘内注射至少4次，确诊CNSL退出本路径。
鞘内注射方案如下：
甲氨蝶呤（MTX）：年龄<12月6mg，年龄12～36月9mg，年龄>36月12.5mg；
Ara-C：年龄<12月15mg，年龄12～36月25mg，年龄>36月35mg；

地塞米松（DXM）：年龄<12 月 2.5mg，年龄 12～36 月 2.5mg，年龄>36 月 5mg。

释义

■ 诱导缓解后行腰穿及鞘内注射，以筛查 CNSL。若无异常，缓解后巩固治疗时，可与化疗同时行腰穿鞘内注射（可和化疗同一天进行）。

4. 缓解后维持治疗，序贯应用 ATO、ATRA、6-巯基嘌呤（6-MP）+甲氨蝶呤（MTX）共 5 周期：

（1）ATO 0.2mg/(kg·d) ×14～28 天。

（2）ATRA 20～30mg/(m^2·d) ×14-28d。

（3）6-MP+MTX 或 6-TG+Ara-C：

6-MP+MTX：6-MP 50～100mg/(m^2·d)，持续 12 周口服；MTX 20mg/m^2，每周 1 次，持续 12 周。

释义

■ 维持治疗期间，注意监测血常规及肝肾功能等。

■ 若中性粒细胞小于 0.5×10^9/L 建议停药，血象回升后继续用药。

■ 期间出现发热等感染合并症，建议停药。

■ 注意观察相关药物副作用，必要时停药。

（四）根据患者的疾病状态选择路径

初治儿童 APL 临床路径和完全缓解（CR）的儿童 APL 临床路径（附后）。

（五）参考费用标准

平均全程参考费用标准控制在 8 万元。

四、儿童急性早幼粒细胞白血病给药方案

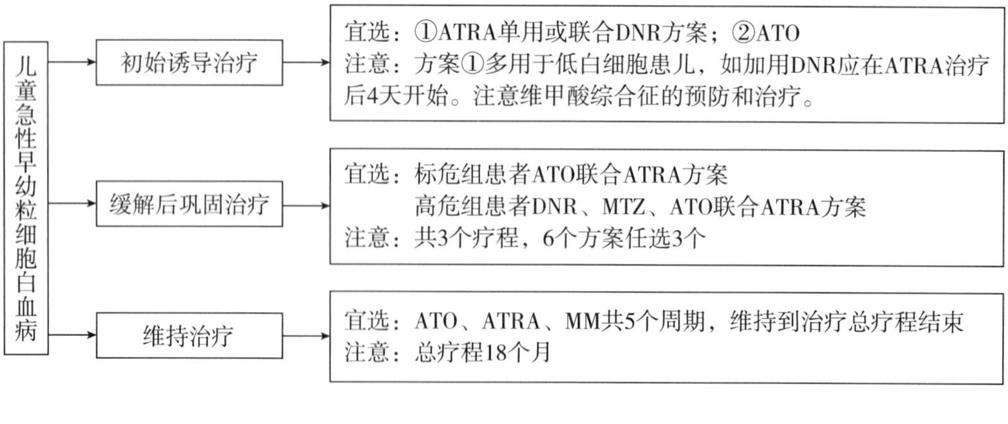

【用药选择】

1. ATRA 为低白细胞患儿诱导治疗的首选药物。ATRA 诱导分化治疗过程中多出现高白细胞综合征，“假性脑瘤”引起的高颅压症状，应给予相应的对症处理。

2. 高白细胞患儿诱导治疗时应首选 ATO。
3. 蒽环类药物在诱导、缓解后巩固治疗中不可缺少，对提高无复发生存极为重要。
4. 蒽环类药物用于高危 APL 的缓解后巩固治疗。
5. 糖皮质激素用于维甲酸综合征的预防和治疗。
6. 维持治疗除 ATRA、ATO 外，可以选用 6-MP 或 6-TG。

【药学提示】

ATO 治疗 APL 可引起白细胞增高，出现类似维甲酸综合征的表现。因白细胞过多引起 DIC 加重或加重 DIC、纤溶亢进、脑血管栓塞引起脑出血、肺血管栓塞导致呼吸窘迫综合征、浸润症状加重，如出现视力下降、骨关节疼痛及尿酸肾病、体重增加、胸膜渗出、心包渗出及颜面水肿等，心脏毒性有 PR 间期延长或完全性房室传导阻滞，但多为可逆的。QT 间期延长及在此基础上的室性心律失常已有多次报道。

【注意事项】

联合应用 DNR 时一般在 ATRA 后 4 天，目的是降低 ATRA 治疗过程中的高白细胞，但应根据凝血功能从低剂量开始应用，以免因肿瘤细胞大量破坏加重凝血异常而发生致命性出血。若诱导时出现维甲酸（砷剂）副作用，经相应处理（加用 DEX、脱水剂、镇痛药等）仍不能耐受，可在上级医师指导下将维甲酸（砷剂）减量或停用，待原症状、体征消失后，经评估后恢复原剂量。

初治儿童APL临床路径释义

一、初治儿童APL编码

疾病名称及编码：儿童急性淋巴细胞白血病（ICD-10：C91.000）

二、临床路径检索方法

C91.000，1个月至18岁的儿童病例

三、初治儿童APL临床路径标准住院流程

（一）标准住院日为40天内

释义

■ APL患者诱导缓解治疗疗程为40天，疗程结束时大部分患者可获得完全血液学反应，期间主要并发症为凝血异常，无明显并发症者可出院，因此标准住院日为40天内。

（二）进入路径标准

1. 第一诊断必须符合儿童急性早幼粒细胞白血病（APL）疾病编码（ICD-10：C92.401，M9866/3）。

2. 当患者同时具有其他疾病诊断时，但在住院期间不需要特殊处理，也不影响第一诊断的临床路径流程实施时，可以进入路径。

释义

■ 患者同时具有其他疾病影响第一诊断的临床路径流程实施时均不适合进入临床路径。

（三）明确诊断及入院常规检查需3~5天（指工作日）

1. 必需的检查项目：

（1）血常规、尿常规、大便常规。

（2）肝肾功能、电解质、凝血功能、血型、输血前检查。

（3）胸部X线片、心电图、腹部B超、眼底检查。

2. 发热或疑有感染者可选择：病原微生物培养、影像学检查。

3. 骨髓检查（形态学包括组化）、免疫分型、细胞遗传学、白血病相关基因（PML/RARα及其变异型）检测。

4. 患者及家属签署以下同意书：病重或病危通知书、骨穿同意书、腰穿及鞘内注射同意书、化疗知情同意书、输血知情同意书、静脉插管同意书（有条件时）。

释义

■ 部分检查可以在门诊完成。

■ 病原学检查根据情况标本来源不限于痰液，可包括血液等，可进行涂片、培养、药物敏感实验，也包括血清抗体检测。

■ 根据病情可选择与疾病处置密切相关部分项目进行检查。

■ 静脉插管应注意患者凝血功能状况。

（四）化疗前准备

1. 发热患者建议立即进行病原微生物培养并经验性使用抗菌药物，可选用头孢类（或青霉素类）抗感染治疗，发热 3 天未控制者可考虑更换碳青霉烯类和（或）糖肽类和（或）抗真菌治疗；有明确感染灶者根据感染部位及病原学结果选用相应抗菌药物。
2. 对于 Hb<80g/L，PLT<30×10^9/L 或有活动性出血的患者，分别输浓缩红细胞、单采或多采血小板，若存在弥散性血管内凝血（DIC）倾向，则 PLT<50×10^9/L 即应输注单采或多采血小板，并使用肝素等相关 DIC 治疗药物。有心功能不全者可放宽输血指征。
3. 凝血异常者，输相关血液制品。纤维蛋白原<1. 5g/L，输新鲜血浆或浓缩纤维蛋白原。

释义

■ 急性白血病患者为特殊人群，发热患者的治疗原则应遵循免疫低下人群或中性粒细胞减少伴发热的治疗原则。

■ 在疾病早期，APL 患者的凝血功能的监测和纠正尤为重要，应高度重视。需多次复查，及时应对。

（五）化疗开始于诊断明确第 1 天。

（六）化疗方案

可选用下列方案之一进行诱导治疗：
1. ATRA：ATRA 20～30mg/(m^2·d) ×28～40 天。
2. ATRA+DNR：ATRA 20～30mg/(m^2·d) ×28～40 天；DNR 在 ATRA 治疗后第 4 天开始，最大量可达 135mg/m^2，至少拆分为 3 天给予。
3. ATRA+ATO：ATRA 25～45mg/(m^2·d) ×28～40 天；ATO 0. 2mg/(kg·d) ×28～35 天，可根据治疗过程中白细胞数量变化适量加用 DNR、羟基脲等细胞毒药物。

释义

■ ATRA 应用的过程中可能发生维甲酸综合征，表现为原因不明的发热、气促、原因不明的低血压、低氧血症、肺部浸润、急性肾衰竭、胸膜或心包周围渗出，因此注意监测咳嗽、胸痛、呼吸困难、体重增加等症状。ATRA 诱导分化治疗过程中多出现高白细胞综合征、“假性脑瘤”引起的高颅压症状，应给予相应的对症处理。

■ 联合应用DNR时一般在ATRA后4天，目的是降低ATRA治疗过程中的高白细胞，但应根据凝血功能从低剂量开始应用，以免因肿瘤细胞大量破坏加重凝血异常而发生致命性出血。

■ 砷剂不良反应的监测：心电图的监测（注意有无QT间期的延长），同时注意电解质、肌酐等的变化。

■ 若诱导时出现维甲酸（砷剂）副作用，经相应处理（加用DEX、脱水剂、镇痛药等）仍不能耐受，可在上级医师指导下将维甲酸（砷剂）减量或停用，待原症状、体征消失经评估后恢复原剂量。

■ 监测凝血功能，预防DIC，PLT维持在50×10^9/L以上，纤维蛋白原维持在1~1.5g/L以上。

■ DIC和维甲酸综合征是早期死亡和诱导治疗失败的主要原因，初诊白细胞计数是危险因素之一，积极控制白细胞数是有效手段之一。

■ 若初诊白细胞计数高，建议选择方案2进行诱导治疗。

■ 诱导治疗40天后，根据外周血血液学反应结果，一般白细胞、血小板正常后行骨穿检查，评价疗效。诱导治疗的时间最长到60天。若未缓解，则出路径。

（七）治疗后30天内必需复查的检查项目

1. 血常规、肝肾功能、电解质、凝血功能。
2. 脏器功能评估。
3. 骨髓检查（如30天时血液学反应不充分，可延长至出院日之前）。
4. 微小残留病变检测（有条件时）。

释义

■ 应为诱导治疗疗程结束，观察血液学反应是否充分，决定是否复查。

■ 诱导治疗40天后，根据血液学反应（白细胞、血小板正常后）行骨穿检查，评价疗效。诱导治疗的时间最长到60天。若未缓解，则出路径。

■ 微小残留白血病监测十分必要，不但决定预后，还可指导下一步治疗方案的选择。

■ 若化疗期间出现相关并发症或合并症，可适当延长化疗时间。

（八）化疗中及化疗后治疗

1. 感染防治：发热患者建议立即进行病原微生物培养并经验性使用抗菌药物，可选用头孢类（或青霉素类）抗感染治疗。发热3天仍未控制者考虑更换碳青霉烯类和（或）糖肽类和（或）抗真菌药物治疗。有明确脏器感染者，应根据感染部位及病原学结果选用相应抗菌药物。

2. 防治脏器功能损伤：止吐、保肝、水化、碱化、防治尿酸肾病（别嘌呤醇）、治疗诱导分化综合征（地塞米松）、抑酸剂等。

3. 成分输血：适用于Hb<80g/L，PLT<30×10^9/L或有活动性出血的患者，分别输浓缩红细胞、血小板，若存在DIC倾向，则PLT<50×10^9/L即应输注血小板并使用肝素等DIC治疗药

物。有心功能不全者可放宽输血指征。

4. 造血生长因子：化疗后中性粒细胞绝对值（ANC）$\leqslant 1.0\times10^9/L$，可使用粒细胞集落刺激因子（G-CSF）5μg/(kg·d)。

释义

■ 急性白血病患者为特殊人群，发热的治疗原则应遵循免疫低下人群或中性粒细胞减少伴发热的治疗原则。

■ 在疾病早期，APL 患者的凝血功能的监测和纠正尤为重要，需多次复查，及时应对。

■ 注意儿童患者的特殊性，输注液体的速度、如何补液应遵循其治疗原则。

（九）出院标准

1. 一般情况良好。
2. 没有需要住院处理的并发症和（或）合并症。

释义

■ 患儿血象恢复，无明显需住院处理的并发症可准予出院，如果出现并发症，是否需要住院处理，由主管医师具体决定。

（十）变异及原因分析

1. 治疗前、中、后有感染、贫血、出血及其他合并症者，需进行相关的诊断和治疗，可能延长住院时间并致费用增加。
2. 诱导分化治疗 40 天未达完全缓解者退出路径。
3. 腰椎穿刺后脑脊液检查确诊 CNSL，退出此路径，进入相关路径。

释义

■ 微小变异：因为医院检验项目的不及时性，不能按照要求完成检查；因为节假日不能按照要求完成检查；患者不愿配合完成相应检查，短期不愿按照要求出院随诊。

■ 重大变异：因诱导缓解治疗未缓解退出路径者；因基础疾病需要进一步诊断和治疗；因治疗前、中、后合并严重并发症需要其他治疗措施；医院与患者或家属发生医疗纠纷，患者要求离院或转院；不愿按照要求出院随诊而导致入院时间明显延长。

四、推荐表单

（一）医师表单

初治儿童 APL 临床路径医师表单

适用对象：第一诊断为初治儿童急性早幼粒细胞白血病（ICD-10：C92.401，M9866/3）拟行诱导化疗

患者姓名：	性别： 年龄： 门诊号：	住院号：
住院日期： 年 月 日	**出院日期：** 年 月 日	**标准住院日：40 天内**

时间	住院第 1 天	住院第 2 天
主要诊疗工作	□ 询问病史及体格检查 □ 完成病历书写 □ 开化验单 □ 上级医师查房与化疗前评估 □ 根据血象及凝血功能决定是否成分输血 □ 确定治疗方案和日期 □ 向家属告知病重或病危，并签署病重或病危通知书 □ 患者家属签署骨穿同意书、腰穿同意书、输血知情同意书、静脉插管同意书（必要时）	□ 上级医师查房 □ 完成入院检查 □ 骨穿：骨髓形态学检查、免疫分型、细胞遗传学、白血病相关基因（PML/RARα 及其变异型）检测 □ 根据血象及凝血象决定是否成分输血 □ 完成必要的相关科室会诊 □ 住院医师完成上级医师查房记录等病历书写
重要医嘱	**长期医嘱：** □ 儿科血液病护理常规 □ 饮食 □ 抗菌药物（必要时） □ 补液治疗（水化、碱化） □ ATRA 20～30mg/(m^2·d)，ATO 0.2mg/(kg·d)（可选） □ 重要脏器功能保护 □ 其他医嘱 **临时医嘱：** □ 血常规、尿常规、大便常规 □ 肝肾功能、电解质、凝血功能、血型、输血前检查 □ 胸部 X 线片、心电图、腹部 B 超 □ 超声心动图（视患者情况而定） □ 静脉插管术（条件允许时） □ 病原微生物培养（必要时） □ 输血医嘱（必要时） □ 眼科会诊（眼底检查） □ 其他医嘱	**长期医嘱：** □ 患者既往基础用药 □ 抗菌药物（必要时） □ 补液治疗（水化、碱化） □ ATRA 20～30mg/(m^2·d) □ ATO 0.2mg/(kg·d)（可选） □ 重要脏器功能保护：防治尿酸肾病（别嘌呤醇）、保肝等 □ 其他医嘱 **临时医嘱：** □ 骨穿 □ 骨髓形态学、免疫分型、染色体核型、FISH（必要时）、白血病相关基因（PML/RARα 及其变异型）检测 □ 血常规 □ 输血医嘱（必要时） □ 其他医嘱
病情变异记录	□ 无 □ 有，原因： 1. 2.	□ 无 □ 有，原因： 1. 2.
医师签名		

时间	住院第 3 ~7 天	住院第 8 ~21 天
主要诊疗工作	□ 上级医师查房 □ 根据初步骨髓结果制订治疗方案 □ 患者家属签署化疗知情同意书 □ 化疗 □ 复查血常规、凝血功能 □ 住院医师完成病程记录 □ 重要脏器保护 □ 止吐	□ 上级医师查房，注意病情变化 □ 住院医师完成病历书写 □ 每日复查血常规 □ 复查凝血功能、肝肾功能、电解质 □ 注意观察体温、血压、体重等 □ 成分输血、抗感染等支持治疗（必要时） □ 造血生长因子（必要时）
重要医嘱	**长期医嘱：** □ DNR 在 ATRA 治疗后第 4 天开始，最大量可达 $135mg/m^2$，至少拆分为 3 天（可选） □ 羟基脲（可选） □ 重要脏器功能保护：止吐、保肝等 □ 其他医嘱 **临时医嘱：** □ 输血医嘱（必要时） □ 心电监护（必要时） □ 根据需要复查肝肾功、电解质、凝血功能 □ 每天复查血常规 □ 影像学检查（必要时） □ 血培养（高热时） □ 病原微生物培养（必要时） □ 静脉插管护理、换药 □ 其他医嘱	**长期医嘱：** □ 洁净饮食 □ 羟基脲（可选） □ 地塞米松（治疗诱导分化综合征） □ 重要脏器功能保护：保肝、抑酸等 □ 抗感染等支持治疗（必要时） □ 其他医嘱 **临时医嘱：** □ 输血医嘱（必要时） □ 血常规、尿常规、大便常规 □ 肝肾功能、电解质、凝血功能 □ G-CSF 5μg/(kg·d)（必要时） □ 影像学检查（必要时） □ 血培养（高热时） □ 病原微生物培养（必要时） □ 静脉插管护理、换药 □ 其他医嘱
病情变异记录	□ 无　□ 有，原因： 1. 2.	□ 无　□ 有，原因： 1. 2.
医师签名		

时间	住院第22~39天	出院日
主要诊疗工作	□ 上级医师查房 □ 住院医师完成常规病历书写 □ 根据血常规情况，决定复查骨穿	□ 上级医师查房，进行化疗（根据骨穿）评估，确定有无并发症情况，明确是否出院 □ 完成出院记录、病案首页、出院证明书等 □ 向患者交代出院后的注意事项，如返院复诊的时间、地点，发生紧急情况时的处理等
重要医嘱	**长期医嘱：** □ 洁净饮食 □ 停抗菌药物（根据体温及症状、体征及影像学） □ 其他医嘱 **临时医嘱：** □ 骨穿 □ 骨髓形态学、微小残留病检测 □ 血常规、尿常规、大便常规 □ 肝肾功能、电解质 □ 心电图 □ 输血医嘱（必要时） □ G-CSF 5μg/(kg·d)（必要时） □ 完全缓解后可行腰穿，鞘内注射（具体剂量见住院流程） □ 脑脊液常规、生化、甩片（有条件时） □ 其他医嘱	**出院医嘱：** □ 出院带药 □ 定期门诊随访 □ 监测血常规、肝肾功能、电解质等
病情变异记录	□ 无 □ 有，原因： 1. 2.	□ 无 □ 有，原因： 1. 2.
医师签名		

（二）护士表单

初治儿童 APL 临床路径护士表单

适用对象：第一诊断为初治儿童急性早幼粒细胞白血病（ICD-10：C92.401，M9866/3）拟行诱导化疗

患者姓名：	性别：　　年龄：　　门诊号：	住院号：
住院日期：　　年　月　日	出院日期：　　年　月　日	标准住院日：40 天内

时间	住院第 1 天	住院第 2 天
健康宣教	□ 入院宣教：介绍病房环境、设施、医院相关制度、主管医师、护士 □ 告知各项检查、化验的目的及注意事项 □ 安全宣教：避免患儿跌倒、坠床 □ 指导患儿饮食、卫生 □ 指导患儿活动与休息，规范患儿作息、限制陪伴 □ 指导漱口和坐浴的方法 □ 讲解疾病相关知识、用药知识 □ 化疗宣教 □ 预防感染、出血知识宣教 □ PICC 置管介绍 □ 做好心理安慰，消除恐惧，稳定情绪	□ 宣教疾病知识 □ 介绍骨穿的目的、方法和注意事项 □ 讲解口服维甲酸的重要性 □ 告知维甲酸、三氧化二砷不良反应 □ 鼓励患儿多饮水，预防尿酸性肾病 □ PICC 置管宣教
护理处置	□ 入院护理评估：询问病史、相关查体、血常规、检查皮肤黏膜有无出血、营养状况、血管情况等 □ 监测和记录生命体征 □ 建立护理记录（病危、重患儿） □ 卫生处置：剪指（趾）甲、理发、沐浴，更换病号服 □ 完成各项化验检查的准备	□ 完成各项化验标本的留取并及时送检 □ 遵医嘱完成相关检查 □ PICC 置管术（条件允许时），术前签署 PICC 置管知情同意书 □ 遵医嘱准确记录 24 小时出入量
基础护理	□ 一级护理 □ 晨晚间护理 □ 安全护理 □ 口腔护理 □ 肛周护理	□ 一级护理 □ 晨晚间护理 □ 安全护理 □ 口腔护理 □ 肛周护理
专科护理	□ 执行儿科血液病护理常规 □ 病情观察 □ 填写患儿危险因素评估表（需要时） □ 感染、出血护理 □ 输血护理（需要时） □ 化疗护理 □ 心理护理	□ 观察患儿病情变化，重点观察有无出血倾向、化疗副作用 □ 感染、出血护理 □ 输血护理（需要时） □ 化疗护理 □ 心理护理
重点医嘱	□ 详见医嘱执行单	□ 详见医嘱执行单
病情变异记录	□ 无　□ 有，原因： 1. 2.	□ 无　□ 有，原因： 1. 2.
护士签名		

时间	住院第3~7天	住院第8~21天
健康宣教	□ 化疗宣教 □ 告知用药及注意事项 □ 化疗期间患儿饮食、卫生 □ 化疗期间嘱患儿适当多饮水 □ 对陪伴家属健康指导 □ 指导预防感染和出血 □ 介绍药物作用、副作用 □ 心理指导	□ 骨髓抑制期宣教：预防感染和出血，维护病室环境清洁、整齐 □ 指导进洁净饮食 □ 心理指导
护理处置	□ 遵医嘱完成相关化验检查 □ 遵照医嘱及时给予对症治疗 □ PICC 导管维护 □ 遵医嘱准确记录24小时出入量 □ 执行保护性隔离措施	□ 遵医嘱完成相关化验检查 □ 遵照医嘱及时给予对症治疗 □ PICC 导管维护 □ 执行保护性隔离措施
基础护理	□ 一级护理 □ 晨晚间护理 □ 安全护理 □ 口腔护理 □ 肛周护理	□ 一级护理 □ 晨晚间护理 □ 安全护理 □ 口腔护理 □ 肛周护理
专科护理	□ 观察患儿病情变化，重点观察有无出血倾向、化疗副作用 □ 感染、出血护理 □ 输血护理（需要时） □ 化疗护理 □ 心理护理	□ 观察患儿病情变化，观察有无感染、出血倾向，防止并发症发生 □ 感染、出血护理 □ 输血护理（需要时） □ 化疗护理 □ 心理护理
重点医嘱	□ 详见医嘱执行单	□ 详见医嘱执行单
病情变异记录	□ 无 □ 有，原因： 1. 2.	□ 无 □ 有，原因： 1. 2.
护士签名		

时间	住院第 22 ~39 天	出院日
健康宣教	□ 宣教预防感染和出血 □ 指导进高压饮食 □ 介绍腰穿、鞘内注射的目的、方法和注意事项 □ 心理指导	□ 出院宣教：用药、饮食、卫生、休息、监测血常规、生化等 □ PICC 院外维护宣教 □ 指导患儿家属办理出院手续 □ 告知家属科室联系电话 □ 定期门诊随访
护理处置	□ 遵医嘱完成相关化验检查 □ 遵照医嘱及时给予对症治疗 □ PICC 导管维护 □ 执行保护性隔离措施	□ 为患儿领取出院带药 □ 协助整理患儿用物 □ 发放 PICC 院外维护手册 □ 床单位终末消毒
基础护理	□ 一级护理 □ 晨晚间护理 □ 安全护理 □ 口腔护理 □ 肛周护理	□ 安全护理（护送出院）
专科护理	□ 密切观察病情观察 □ 感染、出血护理 □ 输血护理（需要时） □ 化疗护理 □ 心理护理	□ 预防感染和出血指导 □ 心理护理
重点医嘱	□ 详见医嘱执行单	□ 详见医嘱执行单
病情变异记录	□ 无　□ 有，原因： 1. 2.	□ 无　□ 有，原因： 1. 2.
护士签名		

（三）患者表单

儿童初治 APL 临床路径患者表单

适用对象：第一诊断为儿童初治急性早幼粒细胞白血病（ICD-10：C92.4，M9866/3）行诱导化疗

患者姓名：	性别：　年龄：　门诊号：	住院号：	
住院日期：　年　月　日	**出院日期：**　年　月　日	**标准住院日：40 天内**	

时间	入院第 1 天	入院第 2 天
医患配合	□ 接受询问病史、收集资料，请家属务必详细告知既往史、用药史、过敏史 □ 请明确告知既往用药情况 □ 配合进行体格检查 □ 有任何不适请告知医师 □ 配合进行相关检查 □ 签署相关知情同意书	□ 配合完成相关检查（B 超、心电图、X 线胸片等） □ 配合完成化验：血常规、生化等 □ 配合骨穿、活检等 □ 配合用药 □ 有任何不适请告知医师
护患配合	□ 配合测量体温、脉搏、呼吸、血压、身高体重 □ 配合完成入院护理评估（简单询问病史、过敏史、用药史） □ 接受入院宣教（环境介绍、病室规定、探视陪伴制度、送餐订餐制度、贵重物品保管等） □ 配合护士选择静脉通路 □ 接受 PICC 置管介绍 □ 接受用药指导 □ 接受化疗知识指导 □ 接受预防感染和出血指导 □ 接受安全教育 □ 有任何不适请告知护士	□ 配合测量体温、脉搏、呼吸，询问排便 □ 配合各项检查（需要空腹的请遵照执行） □ 配合采集血标本 □ 接受疾病知识介绍 □ 接受骨穿、活检宣教 □ 接受用药指导 □ 接受 PICC 置管宣教 □ 接受 PICC 置管 □ 接受化疗知识指导 □ 接受预防感染和出血指导 □ 接受心理护理 □ 接受基础护理 □ 接受安全教育 □ 有任何不适请告知护士
饮食	□ 遵照医嘱饮食	□ 遵照医嘱饮食
排泄	□ 便尿异常时及时告知医护人员	□ 便尿异常时及时告知医护人员
活动	□ 根据病情适当活动 □ 有出血倾向的卧床休息，减少活动，注意安全	□ 根据病情适当活动 □ 有出血倾向的卧床休息，减少活动，注意安全

时间	入院第 3～7 天	入院第 8～21 天
医患配合	□ 配合相关检查 □ 配合用药 □ 配合化疗 □ 有任何不适请告知医师	□ 配合相关检查 □ 配合用药 □ 配合各种治疗 □ 有任何不适请告知医师
护患配合	□ 配合定时测量生命体征、每日询问排便 □ 配合各种相关检查 □ 配合采集血标本 □ 接受疾病知识介绍 □ 接受用药指导 □ 接受 PICC 维护 □ 接受化疗知识指导 □ 接受预防感染和出血指导 □ 接受保护性隔离措施 □ 接受心理护理 □ 接受基础护理 □ 接受安全教育 □ 有任何不适请告知护士	□ 配合定时测量生命体征、每日询问排便 □ 配合各种相关检查 □ 配合采集血标本 □ 接受疾病知识介绍 □ 接受用药指导 □ 接受 PICC 维护 □ 接受预防感染和出血指导 □ 接受保护性隔离措施 □ 接受心理护理 □ 接受基础护理 □ 接受安全教育 □ 有任何不适请告知护士
饮食	□ 洁净饮食	□ 洁净饮食
排泄	□ 便尿异常时及时告知医护人员	□ 便尿异常时及时告知医护人员
活动	□ 根据病情适当活动 □ 有出血倾向的卧床休息，减少活动，注意安全	□ 根据病情适当活动 □ 有出血倾向的卧床休息，减少活动，注意安全

时间	入院第22～39天	出院日
医患配合	□ 配合相关检查 □ 配合用药 □ 配合各种治疗 □ 配合腰穿 □ 有任何不适请告知医师	□ 接受出院前指导 □ 遵医嘱出院后用药 □ 家属知道复查时间 □ 获取出院诊断书
护患配合	□ 配合定时测量生命体征、每日询问排便 □ 配合各种相关检查 □ 配合采集血标本 □ 接受疾病知识介绍 □ 接受用药指导 □ 接受 PICC 维护 □ 接受腰穿、鞘内注射宣教 □ 接受预防感染和出血指导 □ 接受保护性隔离措施 □ 接受心理护理 □ 接受基础护理 □ 接受安全教育 □ 有任何不适请告知护士	□ 接受出院宣教 □ 家属办理出院手续 □ 获取出院带药 □ 家属或患儿熟悉服药方法、作用、注意事项 □ 家属或患儿掌握预防感染、出血措施 □ 家属或患儿知道复印病历方法 □ 接受 PICC 院外维护指导 □ 签署 PICC 院外带管协议
饮食	□ 洁净饮食	□ 普通饮食 □ 避免进生、冷、硬、辛辣和刺激饮食
排泄	□ 尿便异常时及时告知医护人员	□ 尿便异常（出血时）及时就诊
活动	□ 根据病情适当活动 □ 有出血倾向的卧床休息，减少活动，注意安全	□ 适当活动，避免疲劳 □ 注意保暖，避免感冒 □ 注意安全，减少出血

附：原表单（2010 年版）

初治儿童 APL 临床路径表单

适用对象：**第一诊断为**初治儿童急性早幼粒细胞白血病（ICD-10：C92.401，M9866/3）拟行诱导化疗

患者姓名：	性别：　年龄：　门诊号：	住院号：
住院日期：　年　月　日	**出院日期：**　年　月　日	**标准住院日：40 天内**

时间	住院第 1 天	住院第 2 天
主要诊疗工作	□ 询问病史及体格检查 □ 完成病历书写 □ 开化验单 □ 上级医师查房与化疗前评估 □ 根据血象及凝血功能决定是否成分输血 □ 确定治疗方案和日期 □ 向家属告知病重或病危，并签署病重或病危通知书 □ 患者家属签署骨穿同意书、腰穿同意书、输血知情同意书、静脉插管同意书（必要时）	□ 上级医师查房 □ 完成入院检查 □ 骨穿：骨髓形态学检查、免疫分型、细胞遗传学、白血病相关基因（PML/RARα 及其变异型）检测 □ 根据血象及凝血象决定是否成分输血 □ 完成必要的相关科室会诊 □ 住院医师完成上级医师查房记录等病历书写
重要医嘱	**长期医嘱：** □ 儿科血液病护理常规 □ 饮食 □ 抗菌药物（必要时） □ 补液治疗（水化、碱化） □ ATRA 20～30mg/(m^2·d)，ATO 0.2mg/(kg·d)（可选） □ 重要脏器功能保护 □ 其他医嘱 **临时医嘱：** □ 血常规、尿常规、大便常规 □ 肝肾功能、电解质、凝血功能、血型、输血前检查 □ 胸部 X 线片、心电图、腹部 B 超 □ 超声心动图（视患者情况而定） □ 静脉插管术（条件允许时） □ 病原微生物培养（必要时） □ 输血医嘱（必要时） □ 眼科会诊（眼底检查） □ 其他医嘱	**长期医嘱：** □ 患者既往基础用药 □ 抗菌药物（必要时） □ 补液治疗（水化、碱化） □ ATRA 20～30mg/(m^2·d) □ ATO 0.2mg/(kg·d)（可选） □ 重要脏器功能保护：防治尿酸肾病（别嘌呤醇）、保肝等 □ 其他医嘱 **临时医嘱：** □ 骨穿 □ 骨髓形态学、免疫分型、染色体核型、FISH（必要时）、白血病相关基因（PML/RARα 及其变异型）检测 □ 血常规 □ 输血医嘱（必要时） □ 其他医嘱
主要护理工作	□ 介绍病房环境、设施和设备 □ 入院护理评估	□ 宣教（血液病知识）
病情变异记录	□ 无　□ 有，原因： 1. 2.	□ 无　□ 有，原因： 1. 2.
护士签名		
医师签名		

时间	住院第3~7天	住院第8~21天
主要诊疗工作	□ 上级医师查房 □ 根据初步骨髓结果制定治疗方案 □ 患者家属签署化疗知情同意书 □ 化疗 □ 复查血常规、凝血功能 □ 住院医师完成病程记录 □ 重要脏器保护 □ 止吐	□ 上级医师查房，注意病情变化 □ 住院医师完成病历书写 □ 每日复查血常规 □ 复查凝血功能、肝肾功能、电解质 □ 注意观察体温、血压、体重等 □ 成分输血、抗感染等支持治疗（必要时） □ 造血生长因子（必要时）
重要医嘱	**长期医嘱：** □ DNR在ATRA治疗后第4天开始，最大量可达135mg/m^2，至少拆分为3天（可选） □ 羟基脲（可选） □ 重要脏器功能保护：止吐、保肝等 □ 其他医嘱 **临时医嘱：** □ 输血医嘱（必要时） □ 心电监护（必要时） □ 根据需要复查肝肾功、电解质、凝血功能 □ 每天复查血常规 □ 影像学检查（必要时） □ 血培养（高热时） □ 病原微生物培养（必要时） □ 静脉插管护理、换药 □ 其他医嘱	**长期医嘱：** □ 洁净饮食 □ 羟基脲（可选） □ 地塞米松（治疗诱导分化综合征） □ 重要脏器功能保护：保肝、抑酸等 □ 抗感染等支持治疗（必要时） □ 其他医嘱 **临时医嘱：** □ 输血医嘱（必要时） □ 血常规、尿常规、大便常规 □ 肝肾功能、电解质、凝血功能 □ G-CSF 5μg/(kg·d)（必要时） □ 影像学检查（必要时） □ 血培养（高热时） □ 病原微生物培养（必要时） □ 静脉插管护理、换药 □ 其他医嘱
主要护理工作	□ 观察患者病情变化 □ 心理与生活护理 □ 化疗期间嘱患者多饮水	□ 观察患者情况 □ 心理与生活护理
病情变异记录	□ 无 □ 有，原因： 1. 2.	□ 无 □ 有，原因： 1. 2.
护士签名		
医师签名		

时间	住院第 22～39 天	出院日
主要诊疗工作	□ 上级医师查房 □ 住院医师完成常规病历书写 □ 根据血常规情况，决定复查骨穿	□ 上级医师查房，进行化疗（根据骨穿）评估，确定有无并发症情况，明确是否出院 □ 完成出院记录、病案首页、出院证明书等 □ 向患者交代出院后的注意事项，如返院复诊的时间、地点，发生紧急情况时的处理等
重要医嘱	**长期医嘱：** □ 洁净饮食 □ 停抗菌药物（根据体温及症状、体征及影像学） □ 其他医嘱 **临时医嘱：** □ 骨穿 □ 骨髓形态学、微小残留病检测 □ 血常规、尿常规、大便常规 □ 肝肾功能、电解质 □ 心电图 □ 输血医嘱（必要时） □ G-CSF 5μg/(kg·d)（必要时） □ 完全缓解后可行腰穿，鞘内注射（具体剂量见住院流程） □ 脑脊液常规、生化、甩片（有条件时） □ 其他医嘱	**出院医嘱：** □ 出院带药 □ 定期门诊随访 □ 监测血常规、肝肾功能、电解质等
主要护理工作	□ 观察患者情况 □ 心理与生活护理 □ 指导患者生活护理	□ 指导患者办理出院手续
病情变异记录	□ 无　□ 有，原因： 1. 2.	□ 无　□ 有，原因： 1. 2.
护士签名		
医师签名		

完全缓解的儿童 APL 临床路径

一、编码

疾病名称及编码：急性淋巴细胞白血病，完全缓解（ICD-10：C91.006）

二、检索方法

Z51.1 伴 C91.006，1 个月至 18 岁的儿童病例

三、完全缓解的儿童 APL 临床路径标准住院流程

（一）标准住院日为 28 天内

释义

■ 如果患者血象恢复，无明显并发症可准予出院。临床路径可控制在 28 天内。

（二）进入路径标准

1. 第一诊断必须符合儿童急性早幼粒细胞白血病（APL）疾病编码（ICD-10：C92.402，M9866/3）。
2. 经诱导化疗达完全缓解（CR）。
3. 当患者同时具有其他疾病诊断，但在住院期间不需要特殊处理，也不影响第一诊断的临床路径流程实施时，可以进入路径。

释义

■ 患者同时具有其他疾病影响第一诊断的临床路径流程实施时均不适合进入临床路径。

■ 经诱导化疗未达完全缓解者，不适合再进入临床路径。

（三）完善入院常规检查需 2 天（指工作日）

1. 必需的检查项目：
（1）血常规、尿常规、大便常规。
（2）肝肾功能、电解质、凝血功能、血型、输血前检查。
（3）胸部 X 线片、心电图、腹部 B 超。
2. 发热或疑有某系统感染者可选择：病原微生物培养、影像学检查。
3. 骨髓涂片检查或（及）活检（必要时）、微小残留病变检测。
4. 患者及家属签署以下同意书：化疗知情同意书、骨穿同意书、腰穿及鞘内注射同意书、输血知情同意书、静脉插管知情同意书。

释义

■ 血尿便三大常规、肝肾功能及心电图、X 线胸片及 B 超是患者入院常规检查及化疗前脏器功能评估必要的检测项目。

■ 发热患者根据其临床症状可酌情行病原微生物、胸腹部 CT、MRI 等相关检查。

■ 骨髓涂片检查及微小残留病检测对于疾病的治疗及预后，有特殊意义。

■ 进行有创性操作或化疗前，病情交代解释等均需要患者及家属签署知情同意书。

（四）化疗开始于入院第3天内

释义

■ 如无特殊情况，如发热、感染等化疗可在入院第3日开始。

（五）化疗方案

1. 缓解后巩固治疗：低危组患者可取消细胞毒药物（蒽环类及阿糖胞苷）治疗，代之以砷剂和维甲酸联合治疗；高危组患者可行3疗程化疗，可供选择的方案如下：单用 DNR、单用 MTZ、ATRA 联合 ATO。

（1）单用 DNR：40～45mg/（m^2·d）×3 天。

（2）单用 MTZ：6～10mg/（m^2·d）×3 天。

（3）ATRA 联合 ATO：ATRA 20～30mg/（m^2·d）×28 天，ATO 0.2mg/（kg·d）×28 天。

释义

■ 根据 NCCN 指南（2014/2016），低危组患者缓解后治疗采用砷剂、全反式维甲酸联合或交替进行，剂量同诱导治疗；高危组患者采用蒽环类药物联合砷剂和全反式维甲酸治疗。每3个月复查骨髓，并监测 MRD 结果。

■ 巩固治疗结束后，PML/RARα 仍阳性及骨髓/分子遗传学（PML/RARα 在2周内连续检测2次阳性）复发的患儿则退出路径，建议行造血干细胞移植。

2. 中枢神经白血病（CNSL）的防治：腰穿及鞘内注射至少4次，确诊 CNSL 退出本路径。鞘内注射方案如下：

MTX：年龄<12 月 6mg，年龄 12～36 月 9mg，年龄>36 月 12.5mg。

Ara-C：年龄<12 月 15mg，年龄 12～36 月 25mg，年龄>36 月 35mg。

DXM：年龄<12 月 2.5mg，年龄 12～36 月 2.5mg，年龄>36 月 5mg。

释义

■ 诱导缓解后行腰穿及鞘内注射，以筛查 CNSL。若无异常，缓解后巩固治疗时，可与化疗同时行腰穿鞘内注射（可和化疗同一天进行）。

3. 缓解后维持治疗，序贯应用 ATO、ATRA、6-MP+MTX，共5周期。

（1）ATO 0.2mg/(kg·d)×14~28天。
（2）ATRA 20~30mg/(m^2·d)×14~28天。
（3）6-MP+MTX或6-TG+Ara-C：
6-MP+MTX：6-MP 50~100mg/(m^2·d)，持续12周口服，MTX 20mg/m^2，每周1次，持续12周。

释义

■ 维持治疗期间，注意监测血常规及肝肾功能等。

■ 若中性粒细胞小于0.5×10^9/L，建议停药。血象回升后继续用药。

■ 期间出现发热等感染合并症，建议停药。

■ 注意观察相关药物副作用，必要时停药。

（六）化疗后恢复期复查的检查项目

1. 血常规、肝肾功能、电解质。
2. 脏器功能评估。
3. 骨髓检查（必要时）。
4. 微小残留病变检测（必要）。

释义

■ 患者缓解后第一年每个疗程监测MRD结果，第二年可每3~6个月监测MRD结果，第三年可每6个月监测MRD结果。其目的为早期发现分子生物学复发，及时处理。

（七）化疗中及化疗后治疗

1. 感染防治：发热患者建议立即进行病原微生物培养并使用抗菌药物，可选用头孢类（或青霉素类）抗感染治疗；发热3天仍未控制者，可考虑更换碳青霉烯类和（或）糖肽类和（或）抗真菌治疗；有明确感染病灶者，应根据感染部位及病原学结果选用相应抗菌药物。
2. 防治脏器功能损伤：止吐、保肝、水化、碱化。
3. 成分输血：适用于Hb<80g/L，PLT<20×10^9/L或有活动性出血的患者，分别输浓缩红细胞、单采或多采血小板。有心功能不全者可放宽输血指征。
4. 造血生长因子：化疗后中性粒细胞绝对值（ANC）≤1.0×10^9/L，可使用G-CSF 5μg/(kg·d)。

释义

■ 急性白血病患者为特殊人群，发热患者的治疗原则应遵循免疫低下人群或中性粒细胞减少伴发热的治疗原则。

■ 在疾病早期，APL患者的凝血功能的监测和纠正尤为重要，应高度重视。需多次复查，及时应对。

■ 注意儿童患者的特殊性，输注液体的速度、如何补液应遵循其治疗原则。

（八）出院标准

1. 一般情况良好。
2. 没有需要住院处理的并发症和（或）合并症。

释义

■ 患儿血象恢复，无明显并发症和（或）合并症可准予出院，如果出现并发症，是否需要住院处理，由主管医师具体决定。

（九）变异及原因分析

1. 治疗中、后有感染、贫血、出血及其他合并症者进行相关的诊断和治疗，可能延长住院时间并致费用增加。
2. 若腰椎穿刺后脑脊液检查诊断 CNSL 需退出此路径，进入相关路径。
3. 若治疗过程中出现复发，退出路径。

释义

■ 微小变异：因为医院检验项目的不及时性，不能按照要求完成检查；因为节假日不能按照要求完成检查；患者不愿配合完成相应检查，短期不愿按照要求出院随诊。

■ 重大变异：存在 CNSL 者退出路径，因治疗期间出现髓内和（或）髓外复发退出路径者；因基础疾病需要进一步诊断和治疗；因治疗前、中、后合并严重并发症需要其他治疗措施；医院与患者或家属发生医疗纠纷，患者要求离院或转院；不愿按照要求出院随诊而导致入院时间明显延长。治疗中出现严重并发症明显延长住院时间并致费用增加。

四、推荐表单

（一）医师表单

完全缓解的儿童 APL 临床路径医师表单

适用对象：第一诊断为儿童急性早幼粒细胞白血病 CR 者（ICD-10：C92.402，M9866/3）拟行巩固化疗

患者姓名：	性别：　　年龄：　　门诊号：	住院号：
住院日期：　　年　月　日	**出院日期：**　　年　月　日	**标准住院日：28 天内**

时间	住院第 1 天	住院第 2 天
主要诊疗工作	□ 询问病史及体格检查 □ 完成病历书写 □ 开化验单 □ 上级医师查房与化疗前评估 □ 患者家属签署输血同意书、骨穿同意书、腰穿同意书、静脉插管同意书	□ 上级医师查房 □ 完成入院检查 □ 骨穿（骨髓形态学检查、微小残留病变检测） □ 腰穿+鞘内注射 □ 根据血象决定是否成分输血 □ 完成必要的相关科室会诊 □ 住院医师完成上级医师查房记录等病历书写 □ 确定化疗方案和日期
重要医嘱	**长期医嘱：** □ 儿科血液病护理常规 □ 饮食 □ 抗菌药物（必要时） □ 其他医嘱 **临时医嘱：** □ 血常规、尿常规、大便常规 □ 肝肾功能、电解质、凝血功能、血型、输血前检查 □ X 线胸片、心电图、腹部 B 超 □ 超声心动（视患者情况而定） □ 静脉插管术（有条件时） □ 病原微生物培养（必要时） □ 输血医嘱（必要时） □ 其他医嘱	**长期医嘱：** □ 患者既往基础用药 □ 抗菌药物（必要时） □ 其他医嘱 **临时医嘱：** □ 骨穿（必要时） □ 骨髓形态学、微小残留病检测（必要时） □ 腰穿，鞘内注射（具体剂量见住院流程） □ 脑脊液常规、生化、细胞形态（有条件时） □ 输血医嘱（必要时） □ 其他医嘱
病情变异记录	□ 无　□ 有，原因： 1. 2.	□ 无　□ 有，原因： 1. 2.
医师签名		

时间	住院第 3 天
主要诊疗工作	□ 患者家属签署化疗知情同意书 □ 化疗 □ 上级医师查房，制定化疗方案 □ 重要脏器功能保护 □ 住院医师完成病程记录 □ 止吐
重要医嘱	**长期医嘱：** □ 化疗医嘱（低危组患者） □ ATRA 20～30mg/(m^2·d) ×28 天 □ ATO 0.2mg/(kg·d) ×28 天 □ 化疗医嘱（高危组患者下列方案选一） □ 单用 DNR：40～45mg/(m^2·d) ×3 天 □ 单用 MTZ：6～10mg/(m^2·d) ×3 天 □ 补液治疗（水化、碱化） □ 止吐、保肝、抗感染等医嘱 □ 其他医嘱 **临时医嘱：** □ 输血医嘱（必要时） □ 心电监护（必要时） □ 血常规 □ 血培养（高热时） □ 静脉插管维护、换药 □ 其他医嘱
病情变异记录	□ 无　□ 有，原因： 1. 2.
医师签名	

时间	住院第4～27天	出院日
主要诊疗工作	□ 上级医师查房，注意病情变化 □ 住院医师完成常规病历书写 □ 复查血常规 □ 注意观察体温、血压、体重等 □ 成分输血、抗感染等支持治疗（必要时） □ 造血生长因子（必要时）	□ 上级医师查房，确定有无并发症情况，明确是否出院 □ 完成出院记录、病案首页、出院证明书等，向患者交代出院后的注意事项，如返院复诊的时间、地点，发生紧急情况时的处理等
重要医嘱	**长期医嘱：** □ 洁净饮食 □ 抗感染等支持治疗 □ 其他医嘱 **临时医嘱：** □ 血常规、尿常规、大便常规 □ 肝肾功能、电解质 □ 输血医嘱（必要时） □ G-CSF 5μg/(kg·d)（必要时） □ 影像学检查（必要时） □ 血培养（高热时） □ 病原微生物培养（必要时） □ 静脉插管护理、换药 □ 其他医嘱	**出院医嘱：** □ 出院带药 □ 定期门诊随访 □ 监测血常规、肝肾功能、电解质等
病情变异记录	□ 无 □ 有，原因： 1. 2.	□ 无 □ 有，原因： 1. 2.
医师签名		

（二）护士表单

完全缓解的儿童 APL 临床路径护士表单

适用对象：第一诊断为儿童急性早幼粒细胞白血病 CR 者（ICD-10：C92.402，M9866/3）拟行巩固化疗

患者姓名：	性别： 年龄： 门诊号：	住院号：
住院日期： 年 月 日	出院日期： 年 月 日	标准住院日：28 天内

时间	住院第 1 天	住院第 2 天
健康宣教	□ 入院宣教：介绍病房环境、设施、医院相关制度、主管医师、护士 □ 告知各项检查、化验的目的及注意事项 □ 安全宣教：避免患儿跌倒、坠床 □ 指导患儿饮食、卫生 □ 指导患儿活动与休息，规范患儿作息、限制陪伴 □ 指导漱口和坐浴的方法 □ 讲解疾病相关知识、用药知识 □ 预防感染、出血知识宣教 □ PICC 置管介绍（如入院时带管，进行 PICC 导管评价和宣教） □ 做好心理安慰，消除恐惧，稳定情绪	□ 宣教疾病知识 □ 介绍骨穿的目的、方法和注意事项 □ 介绍腰穿、鞘内注射目的、方法和注意事项 □ 预防感染、出血知识宣教 □ 指导患儿活动与休息 □ 规范患儿作息、限制陪伴 □ PICC 置管宣教（置管前）；PICC 维护宣教（带管者）
护理处置	□ 入院护理评估：询问病史、相关查体、血常规、检查皮肤黏膜有无出血、营养状况、血管情况等 □ 监测和记录生命体征 □ 建立护理记录（病危、重患儿） □ 卫生处置：剪指（趾）甲、理发、沐浴，更换病号服 □ 完成各项化验检查的准备 □ PICC 导管维护（带管者）	□ 完成各项化验检查的标准留取 □ 遵医嘱完成相关检查 □ PICC 置管术（条件允许时），术前签署 PICC 置管知情同意书。（带管者进行 PICC 导管维护）
基础护理	□ 一级护理 □ 晨晚间护理 □ 安全护理 □ 口腔护理 □ 肛周护理	□ 一级护理 □ 晨晚间护理 □ 安全护理 □ 口腔护理 □ 肛周护理
专科护理	□ 执行儿科血液病护理常规 □ 病情观察 □ 填写患儿危险因素评估表（需要时） □ 感染、出血护理（必要时） □ 输血护理（需要时） □ 心理护理	□ 观察患儿病情变化 □ 感染、出血护理（必要时） □ 输血护理（需要时） □ 化疗护理 □ 心理护理
重点医嘱	□ 详见医嘱执行单	□ 详见医嘱执行单

续 表

时间	住院第 1 天	住院第 2 天
病情变异记录	□ 无 □ 有，原因： 1. 2.	□ 无 □ 有，原因： 1. 2.
护士签名		

时间	住院第3天
健康宣教	□ 化疗宣教 □ 告知用药及注意事项 □ 化疗期间患儿饮食、卫生 □ 化疗期间嘱患儿适当多饮水 □ 按时输入碱化利尿液体，防止尿酸性肾病 □ 对陪伴家属健康指导 □ 指导预防感染和出血 □ 介绍药物作用、副作用 □ 指导患儿休息与活动 □ 心理指导
护理处置	□ 遵医嘱完成相关化验检查 □ 遵照医嘱及时给予对症治疗 □ PICC 导管维护 □ 执行保护性隔离措施
基础护理	□ 一级护理 □ 晨晚间护理 □ 安全护理 □ 口腔护理 □ 肛周护理
专科护理	□ 观察患儿病情变化，注意观察体温、血压、体重等，防止并发症发生 □ 观察化疗药副作用 □ 感染、出血护理 □ 输血护理（需要时） □ 化疗护理 □ 心理护理
重点医嘱	□ 详见医嘱执行单
病情变异记录	□ 无　□ 有，原因： 1. 2.
护士签名	

时间	住院第 4～27 天	出院日
健康宣教	□ 骨髓抑制期宣教：预防感染和出血，维护病室环境清洁、整齐 □ 指导进洁净饮食 □ 心理指导	□ 出院宣教：用药、饮食、卫生、休息、监测血常规、生化等 □ PICC 带出院外宣教 □ 指导办理出院手续 □ 告知患儿科室联系电话 □ 定期门诊随访
护理处置	□ 遵医嘱完成相关化验检查 □ 遵照医嘱及时给予对症治疗 □ PICC 导管维护 □ 执行保护性隔离措施	□ 为患儿领取出院带药 □ 协助整理患儿用物 □ 床单位终末消毒
基础护理	□ 一级护理 □ 晨晚间护理 □ 安全护理 □ 口腔护理 □ 肛周护理	□ 安全护理（护送出院）
专科护理	□ 观察患儿病情变化，注意观察体温、血压、体重等，防止并发症发生 □ 感染、出血护理 □ 输血护理（需要时） □ 化疗护理 □ 心理护理	□ 预防感染和出血指导 □ 心理护理
重点医嘱	□ 详见医嘱执行单	□ 详见医嘱执行单
病情变异记录	□ 无 □ 有，原因： 1. 2.	□ 无 □ 有，原因： 1. 2.
护士签名		

（三）患者表单

完全缓解的儿童 APL 临床路径患者表单

适用对象：第一诊断为儿童急性早幼粒细胞白血病 CR 者（ICD-10：C92.402，M9866/3）拟行巩固化疗

患者姓名：	性别： 年龄： 门诊号：		住院号：
住院日期： 年 月 日	出院日期： 年 月 日		标准住院日：28 天内

时间	住院第 1 天	住院第 2 天
医患配合	□ 接受询问病史、收集资料，请家属务必详细告知既往史、用药史、过敏史 □ 请明确告知既往用药情况 □ 配合进行体格检查 □ 有任何不适请告知医师 □ 配合进行相关检查 □ 签署相关知情同意书	□ 配合完成相关检查（B 超、心电图、X 线胸片等） □ 配合完成化验：血常规、生化等 □ 配合骨穿、活检等 □ 配合腰穿、鞘内注射 □ 配合用药 □ 有任何不适请告知医师
护患配合	□ 配合测量体温、脉搏、呼吸、血压、身高体重 □ 配合完成入院护理评估（简单询问病史、过敏史、用药史） □ 接受入院宣教（环境介绍、病室规定、探视陪伴制度、送餐订餐制度、贵重物品保管等） □ 配合护士选择静脉通路 □ 接受 PICC 导管评价、宣教与维护（带管者） □ 接受用药指导 □ 接受预防感染和出血指导 □ 接受安全教育 □ 有任何不适请告知护士	□ 配合测量体温、脉搏、呼吸，询问排便 □ 配合各项检查（需要空腹的请遵照执行） □ 配合采集血标本 □ 接受疾病知识介绍 □ 接受骨穿、活检知识宣教 □ 接受腰穿、鞘内注射知识宣教 □ 接受用药指导 □ 接受 PICC 宣教与置管（预置管者） □ 接受 PICC 维护（带管者） □ 接受化疗知识指导 □ 接受预防感染和出血指导 □ 接受心理护理 □ 接受基础护理 □ 接受安全教育 □ 有任何不适请告知护士
饮食	□ 遵照医嘱饮食	□ 遵照医嘱饮食
排泄	□ 大、小便异常时及时告知医护人员	□ 大、小便异常时及时告知医护人员
活动	□ 根据病情适当活动 □ 有出血倾向的卧床休息，减少活动，注意安全	□ 根据病情适当活动 □ 有出血倾向的卧床休息，减少活动，注意安全

时间	住院第 3 天
医患配合	□ 配合相关检查 □ 配合用药 □ 配合化疗 □ 有任何不适请告知医师
护患配合	□ 配合定时测量生命体征、每日询问大便 □ 配合各种相关检查 □ 配合采集血标本 □ 接受疾病知识介绍 □ 接受用药指导 □ 接受 PICC 维护 □ 接受化疗知识指导 □ 接受预防感染和出血指导 □ 接受保护性隔离措施 □ 接受心理护理 □ 接受基础护理 □ 接受安全教育 □ 有任何不适请告知护士
饮食	□ 洁净饮食
排泄	□ 尿便异常时及时告知医护人员
活动	□ 根据病情适当活动 □ 有出血倾向的卧床休息，减少活动，注意安全

时间	住院第 4 ~27 天	出院日
医患配合	□ 配合相关检查 □ 配合用药 □ 配合各种治疗 □ 有任何不适请告知医师	□ 接受出院前指导 □ 遵医嘱出院后用药 □ 家长知道复查时间 □ 获取出院诊断书
护患配合	□ 配合定时测量生命体征、每日询问大便 □ 配合各种相关检查 □ 配合采集血标本 □ 接受疾病知识介绍 □ 接受用药指导 □ 接受 PICC 维护 □ 接受预防感染和出血指导 □ 接受保护性隔离措施 □ 接受心理护理 □ 接受基础护理 □ 接受安全教育 □ 有任何不适请告知护士	□ 接受出院宣教 □ 家属办理出院手续 □ 获取出院带药 □ 知道服药方法、作用、注意事项 □ 知道预防感染、出血措施 □ 知道复印病历方法 □ 接受 PICC 院外维护指导 □ 签署 PICC 院外带管协议
饮食	□ 洁净饮食	□ 普通饮食 □ 避免进生、冷、硬、辛辣和刺激饮食
排泄	□ 尿便异常时及时告知医护人员	□ 尿便异常（出血时）及时就诊
活动	□ 根据病情适当活动 □ 有出血倾向的卧床休息，减少活动，注意安全	□ 适当活动，避免疲劳 □ 注意保暖，避免感冒 □ 注意安全，减少出血

附：原表单（2010 年版）

完全缓解的儿童 APL 临床路径表单

适用对象：第一诊断为儿童急性早幼粒细胞白血病 CR 者（ICD-10：C92.402，M9866/3）拟行巩固化疗

患者姓名：	性别：　年龄：　门诊号：	住院号：
住院日期：　年　月　日	出院日期：　年　月　日	标准住院日：28 天内

时间	住院第 1 天	住院第 2 天
主要诊疗工作	□ 询问病史及体格检查 □ 完成病历书写 □ 开化验单 □ 上级医师查房与化疗前评估 □ 患者家属签署输血同意书、骨穿同意书、腰穿同意书、静脉插管同意书	□ 上级医师查房 □ 完成入院检查 □ 骨穿（骨髓形态学检查、微小残留病变检测） □ 腰穿+鞘内注射 □ 根据血象决定是否成分输血 □ 完成必要的相关科室会诊 □ 住院医师完成上级医师查房记录等病历书写 □ 确定化疗方案和日期
重要医嘱	**长期医嘱：** □ 儿科血液病护理常规 □ 饮食 □ 抗菌药物（必要时） □ 其他医嘱 **临时医嘱：** □ 血常规、尿常规、大便常规 □ 肝肾功能、电解质、凝血功能、血型、输血前检查 □ X 线胸片、心电图、腹部 B 超 □ 超声心动（视患者情况而定） □ 静脉插管术（有条件时） □ 病原微生物培养（必要时） □ 输血医嘱（必要时） □ 其他医嘱	**长期医嘱：** □ 患者既往基础用药 □ 抗菌药物（必要时） □ 其他医嘱 **临时医嘱：** □ 骨穿（必要时） □ 骨髓形态学、微小残留病检测（必要时） □ 腰穿，鞘内注射（具体剂量见住院流程） □ 脑脊液常规、生化、细胞形态（有条件时） □ 输血医嘱（必要时） □ 其他医嘱
主要护理工作	□ 介绍病房环境、设施和设备 □ 入院护理评估	□ 宣教（血液病知识）
病情变异记录	□ 无　□ 有，原因： 1. 2.	□ 无　□ 有，原因： 1. 2.
护士签名		
医师签名		

时间	住院第 3 天
主要诊疗工作	□ 患者家属签署化疗知情同意书 □ 化疗 □ 上级医师查房，制定化疗方案 □ 重要脏器功能保护 □ 住院医师完成病程记录 □ 止吐
重要医嘱	**长期医嘱：** □ 化疗医嘱（以下方案选一） □ DA： DNR 40～45mg/(m^2·d) ×3 天 Ara-C 100～200mg/(m^2·d) ×7 天 □ MA： MTZ 6～10mg/(m^2·d) ×3 天 Ara-C 100～200mg/(m^2·d) ×7 天 □ HA： HHT 2.0～4.0mg/(m^2·d) ×7～9 天 Ara-C 100-200mg/(m^2·d) ×5～7 天 □ 单用 DNR： DNR 40～45mg/(m^2·d) ×3 天 □ 单用 MTZ： MTZ 6～10mg/(m^2·d) ×3 天 □ DA（中剂量 Ara-C）（高危患者）： DNR 40～45mg/(m^2·d) ×3 天 Ara-C 1～2g/m^2，q12h×3 天 □ MA（中剂量 Ara-C）（高危患者）： MTZ 6-10mg/(m^2·d) ×3 天 Ara-C 1～2g/m^2，q12h×3 天 □ ATRA+ATO： □ ATRA 20～30mg/(m^2·d) ×28 天 ATO 0.2mg/(kg·d) ×28 天 ATO： ATO 0.2mg/(kg·d) ×14～28 天 □ 6-TG+Ara-C： 6-TG 75mg/(m^2·d) ×7 天 Ara-C 100mg/(m^2·d) ×7 天 □ 补液治疗（水化、碱化） □ 止吐、保肝、抗感染等医嘱 □ 其他医嘱 **临时医嘱：** □ 输血医嘱（必要时） □ 心电监护（必要时） □ 血常规 □ 血培养（高热时） □ 静脉插管维护、换药 □ 其他医嘱
主要护理工作	□ 观察患者病情变化 □ 心理与生活护理 □ 化疗期间嘱患者多饮水
病情变异记录	□ 无　□ 有，原因： 1. 2.
护士签名	
医师签名	

时间	住院第 4～27 天	出院日
主要诊疗工作	□ 上级医师查房，注意病情变化 □ 住院医师完成常规病历书写 □ 复查血常规 □ 注意观察体温、血压、体重等 □ 成分输血、抗感染等支持治疗（必要时） □ 造血生长因子（必要时）	□ 上级医师查房，确定有无并发症情况，明确是否出院 □ 完成出院记录、病案首页、出院证明书等，向患者交代出院后的注意事项，如返院复诊的时间、地点，发生紧急情况时的处理等
重要医嘱	**长期医嘱：** □ 洁净饮食 □ 抗感染等支持治疗 □ 其他医嘱 **临时医嘱：** □ 血常规、尿常规、大便常规 □ 肝肾功能、电解质 □ 输血医嘱（必要时） □ G-CSF 5μg/(kg·d)（必要时） □ 影像学检查（必要时） □ 血培养（高热时） □ 病原微生物培养（必要时） □ 静脉插管护理、换药 □ 其他医嘱	**出院医嘱：** □ 出院带药 □ 定期门诊随访 □ 监测血常规、肝肾功能、电解质等
主要护理工作	□ 观察患者情况 □ 心理与生活护理 □ 化疗期间嘱患者多饮水	□ 指导患者办理出院手续
病情变异记录	□ 无　□ 有，原因： 1. 2.	□ 无　□ 有，原因： 1. 2.
护士签名		
医师签名		

第二十四章

儿童病毒性脑炎临床路径释义

一、儿童病毒性脑炎编码

1. 国家卫计委原编码：

疾病名称及编码：儿童病毒性脑炎（轻中度）（ICD-10：A86. x00）

2. 修改编码：

疾病名称及编码：肠病毒性脑炎（ICD-10：A85. 0+G05. 1 * ）
腺病毒性脑炎（ICD-10：A85. 1+G05. 1 * ）
风疹病毒性脑炎（ICD-10：B06. 0+G05. 1 * ）
脊髓灰质炎病毒性脑炎（ICD-10：A80. 901+G05. 1 * ）
病毒性脑炎，其他特指的（ICD-10：A85. 8）
疱疹病毒性脑炎（ICD-10：B00. 4+G05. 1 * ）
带状疱疹病毒性脑炎（ICD-10：B02. 0+G05. 1 * ）
水痘脑炎（ICD-10：B01. 1+G05. 1 * ）
麻疹并发脑炎（ICD-10：B05. 0+G05. 1 * ）
流行性腮腺炎（ICD-10：B26. 2G05. 1 * ）
流行感冒伴脑炎（具体病毒未证实）（ICD-10：J11. 801+G05. 1 * ）
流行感冒伴脑炎（具体病毒已证实）（ICD-10：J10. 801+G05. 1 * ）
巨细胞病毒性脑炎（ICD-10：B25. 801+G05. 1 * ）

二、临床路径检索方法

A85. 0/A85. 1/B06. 0/A80. 901/A85. 8/A86/B00. 4/B25. 801/B02. 0B01. 1/B05. 0/B26. 2/J11. 8/J10. 8 住院科别为儿科

三、儿童病毒性脑炎临床路径标准住院流程

（一）适用对象

第一诊断为病毒性脑炎（轻中度）ICD-A86. x00。

释义

■ 适用对象编码参见第一部分。

■ 本路径适用对象为临床诊断为轻中度病毒性脑炎的患者，如重症病毒性脑炎、深昏迷、呼吸肌麻痹需要机械通气治疗、癫痫持续状态，以及非病毒直接侵袭所致脑损伤，如急性播散性脑脊髓炎、免疫性脑炎等，均不属于本路径范畴。

（二）诊断依据

根据《诸福棠实用儿科学》（第 8 版，人民卫生出版社）及《儿科学》（第 8 版，人民卫生出版社）等国内、外临床诊疗指南。

1. 急性或亚急性起病。

2. 主要表现为发热、头痛、喷射性呕吐、抽搐、嗜睡、意识障碍和（或）神经系统定位体征等脑实质受损征象。
3. 脑电图（EEG）可显示局灶性或弥散性异常。
4. 头颅 CT/MRI 检查可显示脑水肿、局灶性或弥漫性病变。
5. 抗生素治疗前腰穿检查脑脊液压力正常或升高，白细胞和蛋白质正常或轻到中度增高，糖和氯化物正常。无细菌、结核菌和真菌感染依据。

释义

■ 本路径制订主要参考国内权威参考书和诊疗指南。

■ 病史、临床症状和神经系统定位体征是诊断病毒性脑炎的初步依据。多数患者为急性或亚急性起病，有前驱呼吸道或消化道感染史，后出现发热、头痛、喷射性呕吐、嗜睡、昏迷、抽搐等症状。多数患者存在神经系统定位体征，如意识障碍、颈抵抗、球结膜水肿、脑膜刺激征阳性、肌张力改变、腱反射活跃或亢进、病理征阳性等。部分轻症患者也可无明确神经系统定位体征，头颅影像学及脑脊液常规、生化正常。

（三）治疗方案的选择

根据《诸福棠实用儿科学》（第 8 版，人民卫生出版社）。
1. 一般治疗：精心护理、密切观察病情，必要时需持续监测生命体征。
2. 对症治疗：高热时降温，惊厥时止惊、降颅压防止脑水肿、维持水电解质平衡。
3. 抗病毒治疗。
4. 必要时糖皮质激素治疗。
5. 必要时应用保护脏器功能、营养神经药物。
6. 必要时针灸、康复等综合治疗。

释义

■ 本病确诊后即应开始综合性治疗，包括早期内科基本治疗和药物治疗，后期可选择康复、针灸等综合治疗，目的在于消除病原，缓解临床中枢神经系统症状，防止病情恶化和减少并发症的发生。

■ 早期内科基本治疗包括监测生命体征，尤其是呼吸、血压情况。限制全天液体入量及输液速度，严密监测每天出入量平衡。积极治疗或预防脑水肿、颅高压（可抬高床头 30°和冰帽低温疗法），监测球结膜水肿、双侧瞳孔大小和对光反射是否灵敏，必要时给予甘露醇脱水降颅压治疗。积极降温、止惊治疗。监测血电解质水平，积极补钠、补钾等对症治疗。

■ 所有疑似病毒性脑炎患者，需尽早使用阿昔洛韦初始抗病毒治疗。根据不同的病毒类型，选择合适的抗病毒药物，具体治疗方案释义参见“（七）选择用药”。

■ 糖皮质激素在病毒性脑炎中的治疗效果，国内尚未有统一定论，临床中建议根据患者实际情况（如脑水肿严重程度），适当应用糖皮质激素治疗。

（四）标准住院日轻中症2～3周

释义

■ 高度怀疑病毒性脑炎的患者入院后，常规抗病毒治疗疗程2～3周，主要观察临床症状恢复情况以及有无后期并发症（如脱髓鞘脑病、免疫性脑炎以及肢体运动功能障碍等），有无药物副作用，总住院时限不超过3周符合本路径要求。若合并免疫力缺陷的患者建议延长治疗时限。

（五）进入临床路径标准

1. 第一诊断必须符合卫生部疾病编码 ICD-A86.x00 病毒性脑炎。
2. 具有其他疾病诊断，但住院期间不需要特殊处理也不影响第一诊断临床路径流程。

释义

■ 进入本路径的患者为第一临床诊断为轻中度病毒性脑炎的患者，需除外急性播散性脑脊髓炎（ADEM）、脱髓鞘脑病、免疫性脑炎等合并症。对伴有昏迷、呼吸肌麻痹、惊厥持续状态或频繁发作的重症病毒性脑炎，不进入路径。

■ 入院后常规化验检查发现有基础疾病，如高血压、心脏病、糖尿病、肝肾功能不全、免疫力缺陷等，经系统评估后对病毒性脑炎的诊断治疗无特殊影响者可进入临床路径。但可能增加医疗费用，延长住院时间。

（六）住院期间检查项目

1. 必需的检查项目：
（1）血常规、尿常规、大便常规。
（2）肝肾功能、电解质、血糖、血沉、C反应蛋白、ASO、支原体抗体、单胞病毒抗体 IgM、EB病毒五项、TORCH-IgM及IgG等病原学检查。
（3）心电图和X线胸片，并根据病情复查。
（4）脑电图。
（5）头颅 CT/MRI。
（6）脑脊液常规、生化及病原学检查（涂片、培养、病毒性抗体）。
2. 根据患者病情可选择的检查项目：
（1）血气分析、血乳酸、血氨、自身抗体、甲状腺相关抗体。
（2）血、脑脊液自身免疫性相关抗体。
（3）并发其他感染患者行分泌物或排泄物细菌/真菌培养及药敏试验。
（4）血串联质谱分析及尿代谢筛查。

释义

■ 血常规、尿常规、大便常规是最基本三大常规检查，进入路径患者均需完成。肝肾功能、电解质、血糖、血沉、心电图、X线胸片可评估有无基础疾病，是否影响住院时间、费用及其治疗预后。单疱病毒抗体 IgM、EB病毒五项、TORCH-IgM及

IgG 明确病原。头颅 CT/MRI 协助评估患者颅内是否存在病变及其严重程度以及确定是否存在脑疝（若存在脑疝，则禁行腰椎穿刺）。脑电图可协助评估脑神经元电活动情况，尤其是合并抽搐的患者，脑电图可明确颅内异常放电程度和部位，对于抗癫痫药物选择有决定性意义。无腰穿禁忌证患者，应尽早行腰椎穿刺，脑脊液常规、生化及病原学检查有助于明确感染程度及病毒类型，可进一步制订治疗方案。

■ 本病需与其他可引起中枢神经系统病变的疾病相鉴别，如怀疑先天遗传代谢病，需完善血气分析、血乳酸、血氨、血串联质谱分析及尿代谢筛查。怀疑结缔组织病或自身免疫性疾病，需完善自身抗体、甲状腺相关抗体。怀疑免疫性脑炎，需完善血及脑脊液自身免疫性抗体。怀疑合并其他感染者，需完善相应血、尿、便、呼吸道分泌物细菌、真菌、结核菌培养及药敏试验。

（七）选择用药

1. 抗病毒药物：阿糖腺苷、阿昔洛韦或更昔洛韦、利巴韦林等。
2. 合并细菌感染时应用抗菌药物。
3. 渗透性脱水利尿药物：甘露醇、甘油果糖和呋塞米等。
4. 抗癫痫药物：频繁痫样发作者依据癫痫发作类型选用。
5. 糖皮质激素：地塞米松或甲基泼尼松龙等。
6. 保护脏器功能、营养神经药物。
7. 对症治疗和防治并发症相关药物。

释义

■ 所有疑似病毒性脑炎患者，需尽早使用阿昔洛韦初始抗病毒治疗；对于有肾功能损害的患者，应减少阿昔洛韦给药剂量。若合并免疫力低下或缺陷患者，应延长抗病毒疗程。单纯疱疹病毒性脑炎、水痘-带状疱疹病毒性脑炎推荐使用阿昔洛韦。巨细胞病毒性脑炎推荐使用更昔洛韦联合膦甲酸治疗。肠道病毒性脑炎可使用普来可那立（本药目前国内尚未上市）。人疱疹病毒（HHV-6）感染，可以使用更昔洛韦联合膦甲酸治疗。EB 病毒感染不推荐使用阿昔洛韦治疗，糖皮质激素类药物可能对其治疗有益。

（八）出院标准

1. 病情平稳，神经功能缺损表现有所好转或基本恢复。
2. 并发症得到有效控制。

释义

■ 患者出院前应完成所有必须检查项目，并且抗病毒治疗足疗程，临床症状减轻，并发症有效控制，神经功能损害有所好转，无明显药物相关不良反应。

（九）变异及原因分析

重症病毒性脑炎或合并严重并发症，患者出现呼吸肌麻痹，需机械通气治疗。频繁癫痫持续发作、深昏迷、严重感染等并发症须进入 ICU 治疗。

释义

■ 按标准治疗方案患者病情恢复不理想、病情进行性加重，出现意识障碍、昏迷、频繁抽搐发作、惊厥持续状态呼吸肌麻痹考虑为重症病毒性脑炎，或发现其他严重基础疾病，需延长药物治疗时限或继续其他基础疾病的治疗，则中止本路径。合并严重并发症，如呼吸肌麻痹，需机械通气支持治疗。频繁抽搐发作，或癫痫持续状态，抗癫痫药物控制不佳，合并严重感染等上述情况，均需要中止本路径，延长治疗时间，增加治疗费用，医师需在表单中明确说明。

■ 因患者方面的主观原因导致执行临床路径出现变异，需医师在表单中予以说明。

四、病毒性脑炎给药方案

【用药选择】

1. 抗病毒药物：所有疑似病毒性脑炎患者均应使用阿昔洛韦进行初始治疗，对于有肾功能损害的患儿，应减少阿昔洛韦的给药剂量。
（1）单纯疱疹病毒性脑炎推荐使用阿昔洛韦。
（2）水痘-带状疱疹病毒性脑炎使用阿昔洛韦。
（3）巨细胞病毒性脑炎推荐采用更昔洛韦治疗。
（4）肠道病毒所致的严重感染可使用普来可那立（本药尚未在国内市场上市）。
（5）EB 病毒感染建议使用伐昔洛韦治疗，更昔洛韦或阿昔洛韦作为备选。
（6）人疱疹病毒（HHV6）感染者，可以采用更昔洛韦治疗。
（7）EB 病毒感染不推荐使用阿昔洛韦治疗。
2. 糖皮质激素：
（1）对于单纯疱疹病毒性脑炎患儿不推荐使用糖皮质激素。
（2）对于水痘-带状疱疹病毒性脑炎患儿推荐使用糖皮质激素，糖皮质激素类药物可能对治疗有益。
3. 丙种球蛋白：对于肠道病毒所致严重性的病毒性脑炎患儿可使用丙种球蛋白治疗。

【药学提示】

1. 阿昔洛韦主要通过肾脏代谢，肾脏损害者接受阿昔洛韦治疗时可造成死亡。用药前或用药期间应检查肾功能。免疫功能不全的患者接受阿昔洛韦治疗时，可发生血栓形成、血小板减少性紫癜、溶血、尿毒症，并可导致死亡。
2. 更昔洛韦主要通过肾脏代谢，并可导致粒细胞减少、贫血、血小板减少，故需监测血常规、肾功能、凝血功能，肾功能不全者应根据其肌酐清除率酌情减量。

【注意事项】

1. 及时诊断病毒性脑炎，积极寻找病毒类型，尽早给予针对性抗病毒治疗，合理护理避免并发症，有助于改善预后。
2. 抗病毒治疗要足疗程，以免出现病情复发。

五、推荐表单

（一）医师表单

病毒性脑炎临床路径医师表单

适用对象：第一诊断为病毒性脑炎（ICD- A86. x00）

患者姓名：	性别： 年龄： 门诊号：	住院号：
住院日期： 年 月 日	**出院日期：** 年 月 日	**标准住院日：2～3周**

时间	住院第1天	住院第2天
主要诊疗工作	□ 询问病史及体格检查 □ 完善辅助检查 □ 评估既往腰穿、影像学结果及脑电图等结果，进行首次腰穿并确定复查时间 □ 初步确定治疗方案 □ 向患者及其家属告知病情、检查结果及治疗方案，签署各种检查知情同意书 □ 完成首次病程记录等病历书写 □ 主治医师查房意见，必要时主任医师查房，指导诊断，治疗 □ 完成上级医师查房记录 □ 必要时向患者及家属介绍病情变化及相关检查结果	□ 上级医师查房 □ 书写病程记录 □ 继续观察病情变化，并及时与患者家属沟通 □ 尽快完善必要检查如头颅MRI
重点医嘱	**长期医嘱：** □ 一/二级护理 □ 抗病毒药物 □ 抗生素药物（不能排除或合并细菌感染时） □ 糖皮质激素治疗等（必要时） □ 脱水降颅压等（必要时） □ 保护脏器功能（必要时） □ 其他用药依据病情下达 **临时医嘱：** □ 血常规、尿常规、大便常规 □ 血肝肾功能、血糖、心肌酶、电解质、凝血功能、血培养加药敏、C反应蛋白、ASO、支原体抗体、单胞病毒抗体IgM、EB病毒五项、TORCH-IgM及IgG等病原学检查 □ 心电图、X线胸片 □ 脑电图 □ 头颅CT或头颅MRI □ 腰椎穿刺脑脊液检查 □ 其他检查（酌情）：血气分析、血氨、血乳酸、血串联质谱、尿代谢筛查、自身抗体、甲状腺抗体、脑脊液免疫学检查	**长期医嘱：** □ 一/二级护理 □ 抗病毒药物 □ 抗生素药物（不能排除或合并细菌感染时） □ 糖皮质激素治疗等（必要时） □ 脱水降颅压等（必要时） □ 保护脏器功能（必要时） □ 其他用药依据病情下达 **临时医嘱：** □ 根据化验结果调整用药
病情变异记录	□ 无 □ 有，原因： 1. 2.	□ 无 □ 有，原因： 1. 2.
医师签名		

时间	住院第 3～7 天	住院第 8～13 天	住院第 14～21 天（出院日）
主要诊疗工作	□ 三级医师查房 □ 予以抗病毒及对症治疗 □ 根据患者病情调整治疗方案和检查项目 □ 完成上级医师查房记录 □ 向患者及家属介绍病情及相关检查结果 □ 必要时请相关科室会诊 □ 复查结果异常的化验检查	□ 上级医师查房 □ 根据患者病情调整治疗方案和检查项目 □ 神经科查体，评价神经功能状态 □ 完成上级医师查房记录 □ 向患者及家属介绍病情及相关检查结果 □ 复查结果异常的化验检查	□ 向患者家属介绍患者出院后注意事项 □ 将出院证明书交患者家属办理出院手续
重点医嘱	**长期医嘱：** □ 一/二级护理 □ 抗病毒药物 □ 抗生素药物（不能排除或合并细菌感染时） □ 糖皮质激素治疗等（必要时） □ 脱水降颅压等（必要时） □ 保护脏器功能（必要时） □ 必要时护脑营养神经药物 **临时医嘱：** □ 根据病情变化必要时调整用药 □ 依据病情变化必要时进一步完善相关检查（自身免疫性脑炎等） □ 复查异常化验	**长期医嘱：** □ 一/二级护理 □ 抗病毒药物 □ 抗生素药物（不能排除或合并细菌感染时） □ 护脑营养神经药物（必要时） □ 保护脏器功能（必要时） **临时医嘱：** □ 依据病情变化必要时进一步完善相关检查（如自身免疫性脑炎等）	□ 出院带药 □ 嘱患者在医生指导下服药
病情变异记录	□ 无　□ 有，原因： 1. 2.	□ 无　□ 有，原因： 1. 2.	□ 无　□ 有，原因： 1. 2.
医师签名			

（二）护士表单

病毒性脑炎临床路径护士表单

适用对象：第一诊断为病毒性脑炎（ICD- A86. x00）

患者姓名：	性别：　　年龄：	门诊号：	住院号：
住院日期：　　年　月　日	出院日期：　　年　月　日		标准住院日：2～3 周

时间	住院第 1 天	住院第 2 天
健康宣教	□ 入院宣教 □ 介绍主管医师、护士 □ 介绍环境、设施 □ 介绍住院注意事项 □ 介绍探视和陪伴制度 □ 介绍贵重物品制度	□ 主管护士与患者及家属沟通 □ 宣教疾病知识、用药知识及特殊检查操作过程
护理处置	□ 核对患者，佩戴腕带 □ 建立入院护理病历 □ 测量血压及体重 □ 严记出入量	□ 随时观察患者病情变化 □ 测量血压 □ 记录出入量 □ 遵医嘱正确使用药物 □ 协助医师完成各项检查、化验
基础护理	□ 二/一级护理 □ 晨晚间护理 □ 患者安全管理	□ 二/一级护理 □ 晨晚间护理 □ 患者安全管理
专科护理	□ 护理查体 □ 病情观察 □ 意识状态观察 □ 抽搐发作观察并记录 □ 需要时，填写跌倒及压疮防范表 □ 需要时，请家属陪伴 □ 书写护理病历 □ 协助行视频脑电图或脑电监测患者做好检查前准备	□ 病情观察 □ 意识状态观察 □ 体温监测 □ 观察并记录抽搐发作情况 □ 发作时的对症处理及安全护理 □ 观察并记录头痛、肢体活动、尿便情况 □ 遵医嘱完成相关检查 □ 督导服药
重点医嘱	□ 详见医嘱执行单	□ 详见医嘱执行单
病情变异记录	□ 无　□ 有，原因： 1. 2.	□ 无　□ 有，原因： 1. 2.
护士签名		

时间	住院第 3～7 天	住院第 8～13 天	住院第 14～21 天（出院日）
健康宣教	□ 疾病知识宣教 □ 给予患者及家属心理支持 □ 指导退热药物的使用及物理降温方法 □ 指导抽搐发作时的处理方法及注意事项	□ 疾病知识宣教 □ 指导退热药物的使用及物理降温方法 □ 指导抽搐发作时的处理方法及注意事项 □ 指导康复肢体的护理方法	□ 出院宣教 □ 复查时间 □ 服药方法 □ 指导康复肢体的护理方法 □ 指导办理出院手续
护理处置	□ 随时观察患者病情变化 □ 测量血压 □ 记录出入量 □ 遵医嘱正确使用药物 □ 协助医师完成各项检查、化验	□ 随时观察患者病情变化 □ 测量血压 □ 记录出入量 □ 遵医嘱正确使用药物 □ 协助医师完成各项检查、化验	□ 办理出院手续 □ 书写出院小结
基础护理	□ 二/一级护理 □ 晨晚间护理 □ 患者安全管理	□ 二级护理 □ 晨晚间护理 □ 患者安全管理	□ 三级护理 □ 晨晚间护理 □ 患者安全管理
专科护理	□ 病情观察 □ 意识状态观察 □ 体温监测 □ 观察并记录抽搐发作情况 □ 发作时的对症处理及安全护理 □ 观察并记录头痛、肢体活动、尿便情况 □ 遵医嘱完成相关检查 □ 督导服药	□ 病情观察 □ 意识状态观察 □ 体温监测 □ 观察并记录抽搐发作情况 □ 发作时的对症处理及安全护理 □ 观察并记录头痛、肢体活动、尿便情况 □ 遵医嘱完成相关检查 □ 督导服药	□ 病情观察 □ 意识状态观察 □ 体温监测 □ 观察并记录抽搐发作情况 □ 发作时的对症处理及安全护理 □ 观察并记录头痛、肢体活动、尿便情况 □ 遵医嘱完成相关检查 □ 督导服药 □ 健康教育：针对具体情况做个体化指导
重点医嘱	□ 详见医嘱执行单	□ 详见医嘱执行单	□ 详见医嘱执行单
病情变异记录	□ 无　□ 有，原因： 1. 2.	□ 无　□ 有，原因： 1. 2.	□ 无　□ 有，原因： 1. 2.
护士签名			

（三）患者表单

病毒性脑炎临床路径患者表单

适用对象：第一诊断为病毒性脑炎（ICD- A86. x00）

患者姓名：	性别： 年龄： 门诊号：	住院号：	
住院日期： 年 月 日	**出院日期：** 年 月 日	**标准住院日：2～3周**	

时间	入院当日	住院期间（住院第2～13天）	住院第14～21天（出院日）
医患配合	□ 配合询问病史、收集资料，请务必详细告知既往史、用药史、过敏史 □ 配合进行体格检查 □ 有任何不适告知医师	□ 接受相关化验检查宣教，正确留取标本，配合检查 □ 必要时配合康复训练 □ 有任何不适告知医师 □ 接受疾病及用药等相关知识指导	□ 办理出院手续 □ 知道出院注意事项 □ 知道复印病历方法 □ 知道门诊复诊时间、复查内容
护患配合	□ 配合测量体温、脉搏、呼吸、血压、出入量、体重 □ 配合完成入院护理评估单 □ 接受入院宣教 □ 有任何不适告知护士	□ 配合测量体温、脉搏、呼吸、血压、出入量，回答每日抽搐发作情况 □ 接受相关化验检查宣教，正确留取标本，配合检查 □ 有任何不适告知护士 □ 接受输液、服药治疗 □ 注意安全，避免坠床或跌倒 □ 配合执行探视及陪伴制度	□ 接受出院宣教 □ 获取出院带药 □ 知道药品的服用方法、作用、不良反应、注意事项
饮食	□ 遵医嘱饮食	□ 遵医嘱饮食	□ 遵医嘱饮食
活动	□ 适量活动	□ 适量活动	□ 适量活动
患者监护人签名			

附：原表单（2016 年版）

病毒性脑炎临床路径表单

适用对象：第一诊断为病毒性脑炎（ICD- A86. x00）

患者姓名：	性别：　　年龄：　　门诊号：	住院号：	
住院日期：　　年　月　日	**出院日期：**　　年　月　日	**标准住院日：2 ~3 周**	

时间	住院第 1 天	住院第 2 天
主要诊疗工作	□ 询问病史及体格检查 □ 完善辅助检查 □ 评估既往腰穿、影像学结果及脑电图等结果，进行首次腰穿并确定复查时间 □ 初步确定治疗方案 □ 向患者及其家属告知病情、检查结果及治疗方案，签署各种检查知情同意书 □ 完成首次病程记录等病历书写 □ 主治医师查房意见，必要时主任医师查房，明确诊断，指导治疗 □ 完成上级医师查房记录 □ 必要时向患者及家属介绍病情变化及相关检查结果	□ 上级医师查房 □ 书写病程记录 □ 继续观察病情变化，并及时与患者家属沟通 □ 患者复查抽血项目中异常的检查
重点医嘱	**长期医嘱：** □ 一/二级护理 □ 抗病毒药物 □ 抗生素药物（不能排除或合并细菌感染时） □ 糖皮质激素治疗等（必要时） □ 脱水降颅压等（必要时） □ 保护脏器功能（必要时） □ 其他用药依据病情下达 **临时医嘱：** □ 血常规、尿常规、大便常规 □ 血肝肾功能、血糖、心肌酶、电解质、凝血功能、血培养加药敏 □ 心电图、X 线胸片 □ 脑电图 □ 头颅 CT 或头颅 MRI □ 腰椎穿刺脑脊液检查	**长期医嘱：** □ 一/二级护理 □ 抗病毒药物 □ 抗生素药物（不能排除或合并细菌感染时） □ 糖皮质激素治疗等（必要时） □ 脱水降颅压等（必要时） □ 保护脏器功能（必要时） □ 其他用药依据病情下达 **临时医嘱：** □ 根据化验结果调整用药 □ 依据病情需要下达
主要护理工作	□ 入院宣教及护理评估 □ 正确执行医嘱 □ 严密观察患者病情变化	□ 观察病情变化同前 □ 按时评估病情，相应护理措施到位 □ 特殊用药护理同前
病情变异记录	□ 无　□ 有，原因： 1. 2.	□ 无　□ 有，原因： 1. 2.
护士签名		
医师签名		

时间	住院第3~7天	住院第8~13天	住院第14~21天（出院日）
主要诊疗工作	□ 三级医师查房 □ 根据患者病情调整治疗方案和检查项目 □ 完成上级医师查房记录 □ 向患者及家属介绍病情及相关检查结果 □ 相关科室会诊 □ 复查结果异常的化验检查	□ 上级医师查房 □ 根据患者病情调整治疗方案和检查项目 □ 神经科查体，评价神经功能状态 □ 完成上级医师查房记录 □ 向患者及家属介绍病情及相关检查结果 □ 相关科室会诊 □ 复查结果异常的化验检查	□ 再次向患者及家属介绍病人出院后注意事项 □ 将出院证明书交患者或其家属办理出院手续
重点医嘱	**长期医嘱：** □ 一/二级护理 □ 抗病毒药物 □ 抗生素药物（不能排除或合并细菌感染时） □ 糖皮质激素治疗等（必要时） □ 脱水降颅压等（必要时） □ 保护脏器功能（必要时） □ 必要时护脑营养神经药物 □ 其他用药依据病情下达 **临时医嘱：** □ 根据病情变化必要时调整用药 □ 依据病情变化必要时进一步完善相关检查（自身免疫性脑炎等） □ 复查异常化验 □ 依据病情需要下达	**长期医嘱：** □ 一/二级护理 □ 抗病毒药物 □ 抗生素药物（不能排除或合并细菌感染时） □ 护脑营养神经药物（必要时） □ 保护脏器功能（必要时） □ 其他用药依据病情下达 **临时医嘱：** □ 依据病情变化必要时进一步完善相关检查（如自身免疫性脑炎等）	□ 出院带药 □ 嘱患者在医师指导下服药
主要护理工作	□ 观察病情变化同前 □ 按时评估病情，相应护理措施到位 □ 特殊用药护理同前	□ 观察病情变化同前 □ 按时评估病情，相应护理措施到位 □ 特殊用药护理同前	□ 出院带药服用指导 □ 特殊护理指导 □ 告知复诊时间和地点 □ 交代常见的药物不良反应，嘱其定期门诊复诊
病情变异记录	□ 无 □ 有，原因： 1. 2.	□ 无 □ 有，原因： 1. 2.	□ 无 □ 有，原因： 1. 2.
护士签名			
医师签名			

第二十五章

癫痫临床路径释义

一、癫痫编码

疾病名称及编码：癫痫（ICD-10：G40）

二、临床路径检索方法

G40

三、癫痫临床路径标准住院流程

（一）适用对象

第一诊断为癫痫（ICD-10：G40）。

释义

■ 癫痫（epilepsy）是一种脑部疾患，其特点是容易出现反复癫痫发作，并具有一定的神经生物、认知、心理及社会学后果。

■ 癫痫发作（epileptic seizure）是由于大脑神经元异常过度或同步化的活动所引起的一过性的体征和（或）症状。

（二）诊断依据

根据国际抗癫痫联盟（ILAE）2014 年癫痫的实用性定义及 2011 年发作与综合征分类，《临床诊疗指南·癫痫病分册》（中华医学会编著，人民卫生出版社，2015 年）。

癫痫诊断层次：

1. 是否为癫痫：

（1）临床上至少 2 次非诱发（或反射性）发作，间隔 24 小时以上。

（2）1 次非诱发（或反射性）发作，且存在较高的再发风险（未来 10 年内再次出现相似发作的可能性大于 60%，包括遗传、外伤等因素）。

（3）诊断为某个癫痫综合征。

2. 癫痫发作类型：

（1）全面性发作：强直-阵挛发作、失神发作、肌阵挛发作、强直发作、阵挛发作、失张力发作。

（2）局灶性发作：根据有无意识损伤进行分类（2011 年 ILAE），局灶感觉性发作、局灶运动性发作、继发全面性发作等（2001 年 ILAE）。

（3）发作类型不明：癫痫性痉挛。

3. 病因：

（1）遗传性：如 Dravet 综合征、Angelman 综合征。

（2）结构性：如局灶皮层发育不良、围生期脑损伤（缺血缺氧、低血糖）、脑血管病变及肿瘤。

（3）代谢性：如吡哆醇依赖症、脑叶酸缺乏症、甲基丙二酸血症以及线粒体脑病。
（4）感染性：如病毒性脑炎、化脓性脑膜炎等。
（5）免疫性：如 Rasmussen 脑炎、自身免疫性癫痫。
（6）其他或不明原因。
4. 癫痫综合征：由一组特定的临床表现和脑电图改变组成，临床上结合发病年龄、病因、发作类型、脑电图、家族史、治疗反应及转归等进行诊断。
5. 合并症及精神心理损伤：评估患儿智力、运动发育状态，有无合并烦躁、多动、抑郁等精神心理疾患，是否共患孤独症、精神运动发育迟滞、多动症等。

释义

■ 癫痫的诊断分为5个层次，首先应明确是否为癫痫，注意与有明确诱因的发作如低钙性手足搐搦及非痫性发作如晕厥、抽动症等相鉴别。

■ 其次，应判断发作类型，此为指导治疗、判断预后的重要依据，主要根据发作时有无意识丧失及脑电图检查结果进行区别。

1. 全面性发作（general seizure）：伴有意识丧失、起始时为双侧大脑半球同时放电，又可具体分为强直-阵挛发作、失神发作、肌阵挛发作等。

2. 部分性发作（partial seizure）：亦称局灶性发作（focal seizure），脑电图异常电活动起源于一侧大脑半球或局部区域，其中简单部分性发作包括运动性、感觉性、自主神经发作等。复杂部分性发作伴有不同程度的意识障碍，可有自动症。部分性发作继发全面性发作。同期视频脑电图结合肌电图监测有助于明确发作类型及起源。

3. 无法分类的发作：癫痫性痉挛。

■ 第三，应完善检查寻找病因，如查血氨、乳酸、维生素 B_{12}、同型半胱氨酸及血、尿代谢筛查等了解有无遗传代谢性疾病。查脑脊液糖与血糖比值除外Ⅰ型葡萄糖转运体缺乏症。静注维生素 B_6 观察癫痫发作控制情况以除外吡多醇依赖症。行头颅 MRI 了解有无皮层发育不良、胼胝体发育不良、软化灶形成等结构性异常，行头颅 MRA+MRV 了解有无脑血管病变。查脑脊液抗 NMDA-R 抗体、CASPAR 抗体等自身免疫性抗体，协诊自身免疫性脑炎及免疫性癫痫。可行染色体核型分析及癫痫相关基因检测，协诊遗传性癫痫。

■ 根据临床表现及脑电图特点确定是否符合特定的癫痫综合征，对于指导治疗、判断预后具有重要意义。常见的症状性癫痫如婴儿痉挛症，特发性癫痫如儿童失神癫痫、儿童良性癫痫伴中央颞区棘波等。

（三）治疗方案的选择

《临床诊疗指南·癫痫病分册》（中华医学会编著，人民卫生出版社，2015 年），《新诊断儿童癫痫的初始单药治疗专家共识》（中华儿科杂志，2015 年）。
1. 药物治疗。
2. 生酮饮食治疗。
3. 外科手术治疗或神经调控治疗（如迷走神经刺激术）。

（四）临床路径标准住院日为 7～14 天

释义

■ 完善检查、明确诊断后，加用抗癫痫药物治疗者一般住院时间为 7～14 天或更短。如需应用 ACTH、生酮饮食等疗法，可致住院时间延长，必要时可退出路径。

（五）进入路径标准

1. 第一诊断必须符合 ICD-10：G40 癫痫疾病编码。
2. 当患者同时具有其他疾病诊断，但在住院期间不需要特殊处理也不影响第一诊断的临床路径流程实施时，可以进入路径。

释义

■ 如合并重症感染，或癫痫持续状态难以控制及其他情况需转入 ICU 等影响第一诊断的临床路径流程实施时，均不适合进入临床路径。

（六）住院后所必需的检查项目

1. 血常规、尿常规、大便常规。
2. 肝肾功能、电解质、血糖、骨代谢、血清镁，必要时行血乳酸、血氨、维生素 B12、叶酸、同型半胱氨酸、肌酶、血脂，内分泌如甲状腺功能，自身免疫性抗体如 ANA、感染性疾病筛查及相关抗癫痫药物血药浓度测定、毒物筛查。
3. 普通/视频脑电图、心电图。
4. 头颅 MRI（包括 Flair 像）和（或）CT，心脏彩超。
5. 必要时行智力测试、孤独症测查、多动症测试、血和（或）尿代谢病筛查、肌酸代谢筛查，血及脑脊液糖比值测定、脑脊液叶酸测定、癫痫相关基因检测等。

释义

■ 血电解质、心电图检查及心脏彩超等，有助于与电解质紊乱、阿斯发作引起的抽搐、晕厥等非痫性发作相鉴别。

■ 血清学、脑脊液、内分泌、自身抗体、代谢筛查、头颅影像、基因等检查有助于寻找病因。

■ 视频脑电图监测有助于明确发作类型及综合征，或排除痫性发作。

（七）治疗原则及药物选择

1. 治疗时机：一般在第二次无诱因发作之后开始抗癫痫药物治疗，特殊情况下可考虑首次发作后开始治疗如癫痫持续状态。
2. 药物治疗原则：
（1）根据发作类型和综合征选药，并考虑患者年龄、意愿、共患病、合并用药等进行个体化治疗。

（2）尽可能单药治疗，仅在单药治疗没有达到无发作时方考虑联合治疗。
（3）若合理使用一线抗癫痫药物后仍有发作，需严格评估癫痫诊断。
（4）因不同药物制剂在生物利用度和药代动力学方面存在差异，建议患者尽量固定使用同一厂家及剂型的药物。
3. 常用抗癫痫药物：
（1）全面性发作：首选药物，丙戊酸。一线药物，左乙拉西坦、拉莫三嗪、托吡酯。
（2）局灶性发作：首选药物，奥卡西平、卡马西平。一线药物，丙戊酸、左乙拉西坦、拉莫三嗪。
（3）特殊发作类型及综合征：
1）婴儿痉挛症：首选药物，ACTH。一线药物，托吡酯、丙戊酸、苯二氮䓬类及氨己烯酸。
2）吡哆醇依赖症：维生素 B_6。
3）葡萄糖转运体 I 缺乏症：生酮饮食。
4）Dravet 综合征：丙戊酸、托吡酯、左乙拉西坦。禁用拉莫三嗪、奥卡西平、卡马西平。
4. 药物选择时还需要考虑以下因素：禁忌证、可能的副作用、药物之间的相互作用以及药物来源和费用等。
（1）肝功能损害患者：慎用丙戊酸钠、苯巴比妥。
（2）肾功能损害患者：根据患者血清肌酐清除率适当减少抗癫痫药物用量，如左乙拉西坦、托吡酯。
（3）使用卡马西平前有条件者建议行 HLA-B1502 基因检测，阳性者禁用卡马西平，慎用奥卡西平、拉莫三嗪等药物。如果没有条件检测，使用卡马西平前应充分评估患者的获益及风险。

释义

■ 药物难治性癫痫：合理应用 2 种适宜且可耐受的抗癫痫药物（单用或联合）无法控制发作，此时需再次评估，并考虑非药物治疗，建议退出路径。

■ 抗癫痫药疗效欠佳、耐受不良时，可考虑联合薄芝糖肽等，调节免疫功能，提高抗癫痫药治疗有效率。

（八）出院标准

1. 诊断明确，药物治疗方案确定，频繁发作者病情控制稳定，可出院，于门诊随访。
2. 药物控制不满意，可酌情选择生酮饮食。
3. 有手术指征者转入神经外科接受手术治疗。
4. 酌情选择迷走神经刺激术治疗。

释义

■ 后 3 种情况可致住院时间延长，必要时应退出路径。

（九）变异及原因分析

1. 抽搐发作/发作性事件可能为非癫痫性发作，经住院检查和观察确认后，终止抗癫痫药物治疗并让患者出院。

2. 患者在住院期间出现癫痫持续状态，转入癫痫持续状态临床路径。

释义

■ 微小变异：因为医院检验项目的及时性，不能按照要求完成检查；因为节假日不能按照要求完成检查；患者不愿配合完成相应检查，短期不愿按照要求出院随诊。

■ 重大变异：诊断为特殊病因或癫痫综合征，需特定的治疗方案及较长的疗程，如自身免疫性脑炎/癫痫需应用丙种球蛋白及激素冲击治疗，婴儿痉挛症需应用ACTH治疗，有手术指征者需完善术前评估、转入神经外科进一步治疗；因合并重症感染等需要其他治疗措施，致住院时间延长；医院与患者或家属发生医疗纠纷，患者要求离院或转院；不愿按照要求出院随诊而导致入院时间明显延长，或应用抗癫痫药物出现过敏等严重不良反应，需抗过敏等其他治疗等。

四、儿童癫痫给药方案

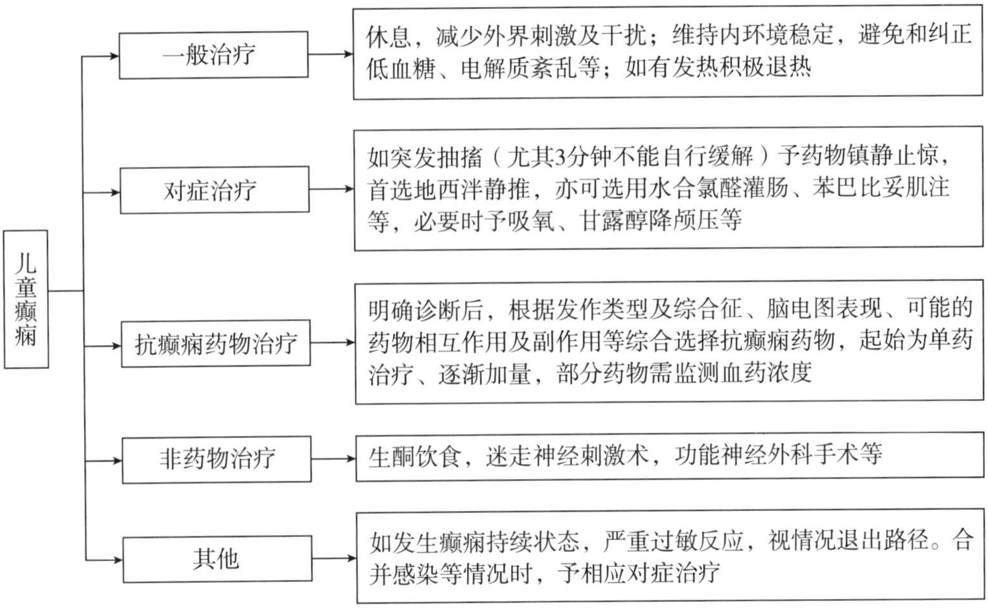

【用药选择】

1. 如突发抽搐，可予临时短效镇静止惊药物，首选地西泮静推，亦可选用水合氯醛灌肠、苯巴比妥肌注等。
2. 如发生癫痫持续状态，可予咪达唑仑泵维持，需密切监护生命体征，必要时需二线药物如丙戊酸钠静点、丙泊酚诱导昏迷、激素及丙种球蛋白等，需转入ICU进一步治疗，应退出路径。
3. 确诊癫痫后，应根据发作类型及综合征、脑电图表现、可能的药物相互作用及副作用等综合选择抗癫痫药物，起始为单药治疗、逐渐加量，部分药物需监测血药浓度。
4. 药物难治性癫痫及某些特殊类型的癫痫，应考虑非药物治疗，如生酮饮食、迷走神经刺激术，功能神经外科手术等，需再次综合评估，可致住院时间延长，必要时退出路径。

【药学提示】

1. 丙戊酸钠、苯巴比妥主要在肝脏代谢，对肝脏细胞色素 P450 酶等代谢酶有一定影响，故需监测血常规、肝功能、凝血功能及血药浓度，应注意与其他药物的相互作用，并有一定过敏风险。

2. 托吡酯、左乙拉西坦主要通过肾脏代谢，肾功能不全者应根据其肌酐清除率酌情减量。

3. 汉族人群 HLA-B1502 基因突变阳性率相对较高，该基因与卡马西平过敏有明确相关性，故使用前有条件者建议行该基因检测，阳性者禁用卡马西平，慎用奥卡西平、拉莫三嗪。

【注意事项】

对于癫痫的病因学、治疗方法等方面的研究近年来进展很快，及时的诊断、准确的判断发作类型及综合征、积极寻找病因、合理的选择治疗方案，有助于改善预后。

五、推荐表单

（一）医师表单

癫痫临床路径医师表单

适用对象：第一诊断为癫痫（ICD-10：G40）

患者姓名：	性别： 年龄： 门诊号：	住院号：
住院日期： 年 月 日	**出院日期：** 年 月 日	**标准住院日：7～14 天**

时间	住院第 1 天	住院第 2 天	住院第 3～4 天
主要诊疗工作	□ 询问病史，体格检查 □ 查看既往辅助检查：血电解质、骨代谢、心电图、心脏彩超、头颅影像学、脑电图等 □ 初步诊断，初步明确发作形式 □ 向患者及家属交代病情，与患者家长沟通，了解其治疗目的 □ 开化验单及相关检查单 □ 确定抗癫痫药物治疗方案 □ 完成首次病程记录等病历书写	□ 上级医师查房，书写上级医师查房记录 □ 明确癫痫诊断和癫痫发作类型、癫痫综合征 □ 分析引起癫痫的病因 □ 向患者及家长介绍病情变化及相关检查 □ 记录并分析发作形式和发作频率 □ 根据患者病情、既往辅助检查结果等确认或修正治疗方案	□ 上级医师查房，书写上级医师查房记录 □ 记录并分析发作形式和发作频率 □ 必要时修正诊断和治疗方案 □ 根据患者病情及辅助检查结果等决定是否请神经外科会诊 □ 必要时向患者及家长介绍病情变化及相关检查结果
重点医嘱	**长期医嘱：** □ 神经科护理常规 □ 二级护理 □ 饮食 □ 口服药物 **临时医嘱：** □ 血常规、尿常规、大便常规 □ 肝肾功能、电解质、骨代谢、血糖、必要时行乳酸、血氨、维生素 B_{12}、叶酸、肌酶、血脂、传染性疾病筛查 □ 脑电图，心电图 □ 头颅 MRI 或 CT、心脏彩超 □ 有条件者可行血药浓度测定 □ 必要时行血和（或）尿代谢病筛查、肌酸代谢筛查，血及脑脊液糖比值测定、脑脊液叶酸测定等	**长期医嘱：** □ 神经科护理常规 □ 二级护理 □ 饮食 □ 口服药物	**长期医嘱：** □ 神经科护理常规 □ 二级护理 □ 饮食 □ 口服药物 **临时医嘱：** □ 必要时神经外科会诊 □ 必要时酌情进行智力测试、孤独症测查、多动症测试等
疾病变异记录	□ 无 □ 有，原因： 1. 2.	□ 无 □ 有，原因： 1. 2.	□ 无 □ 有，原因： 1. 2.
医师签名			

时间	住院第5～12天	住院第6～13天	住院第7～14天 （出院日）
主要诊疗工作	□ 三级医师查房，完成病程记录和查房记录 □ 观察患儿癫痫发作情况及病情变化，评价药物治疗效果以及是否需要调整药物 □ 必要时向患儿及家长介绍病情变化及相关检查结果 □ 必要时需与神经外科协商有否具有手术指征 □ 记录会诊意见 □ 必要时生酮饮食治疗	□ 对内科治疗者，根据发作类型和综合征分类调整抗癫痫药物，拟行出院，癫痫门诊随诊 □ 向患儿家长介绍病情及出院后注意事项 □ 书写病程记录及出院小结 □ 确定为难治性局灶性癫痫患者，致痫灶定位明确，可转入神经外科 □ 转科病人书写转科记录	□ 再次向患儿家长介绍病情出院后注意事项 □ 患者办理出院手续，出院 □ 转科患儿办理转科手续
重点医嘱	**长期医嘱：** □ 神经科护理常规 □ 二级护理 □ 饮食 □ 口服药物 **临时医嘱** □ 必要时神经外科会诊 □ 必要时生酮饮食治疗	**长期医嘱：** □ 神经科护理常规 □ 二级护理 □ 饮食 □ 口服药物 **临时医嘱：** □ 明日出院或转科	**出院医嘱：** □ 出院带药 □ 针对具体情况作个体化指导（如生酮饮食的制作等） □ 门诊随诊
病情变异记录	□ 无 □ 有，原因： 1. 2.	□ 无 □ 有，原因： 1. 2.	□ 无 □ 有，原因： 1. 2.
医师签名			

（二）护士表单

癫痫临床路径护士表单

适用对象：第一诊断为癫痫（ICD-10：G40）

患者姓名：	性别：　　年龄：　　门诊号：	住院号：
住院日期：　　年　月　日	出院日期：　　年　月　日	标准住院日：7～14 天

时间	住院第 1 天	住院第 2 天	住院第 3～4 天
健康宣教	□ 介绍主管医师、护士 □ 介绍环境、设施 □ 介绍住院注意事项 □ 向患者宣教饮食、合理作息、规律服药的重要性	□ 指导患者正确留取检查标本 □ 主管护士与患儿及家长沟通 □ 宣教疾病知识、用药知识及特殊检查操作过程 □ 告知检查及操作前后饮食、活动及探视注意事项及应对方式	□ 疾病及用药知识宣教 □ 抽搐发作时的处理方法及注意事项
护理处置	□ 核对患者、佩戴腕带 □ 建立入院护理病历 □ 卫生处置：剪指甲、洗澡、更换病号服	□ 随时观察患者病情变化 □ 遵医嘱正确使用药物 □ 协助医生完成各项检查化验	□ 随时观察患者病情变化 □ 遵医嘱正确使用药物 □ 协助医生完成各项检查化验
基础护理	□ 二级护理 □ 晨晚间护理 □ 患者安全管理	□ 二级护理 □ 晨晚间护理 □ 患者安全管理	□ 二级护理 □ 晨晚间护理 □ 患者安全管理
专科护理	□ 护理查体 □ 抽搐发作记录 □ 需要时填写跌倒及压疮防范表 □ 需要时请家属陪伴 □ 书写护理病历 □ 协助行视频脑电图或脑电监测的患者做好检查前准备	□ 观察并记录抽搐发作情况 □ 发作时的对症处理及安全护理 □ 遵医嘱完成相关检查 □ 督导服药，避免自行减药及停药	□ 观察并记录抽搐发作情况 □ 发作时的对症处理及安全护理 □ 遵医嘱完成相关检查 □ 督导服药，避免自行减药及停药 □ 健康教育：针对具体情况作个体化指导
重点医嘱	□ 详见医嘱执行单	□ 详见医嘱执行单	□ 详见医嘱执行单
病情变异记录	□ 无　□ 有，原因： 1. 2.	□ 无　□ 有，原因： 1. 2.	□ 无　□ 有，原因： 1. 2.
护士签名			

时间	住院第 5～12 天	住院第 13～14 天 （出院日）
健康宣教	□ 疾病及用药知识宣教 □ 抽搐发作时的处理方法及注意事项	□ 规律服用抗癫痫药物宣教 □ 门诊复诊及复查宣教
护理处置	□ 随时观察患者病情变化 □ 遵医嘱正确使用药物 □ 协助医师完成各项检查化验	□ 办理出院手续 □ 书写出院小结
基础护理	□ 二级护理 □ 晨晚间护理 □ 患者安全管理	□ 二级护理 □ 晨晚间护理 □ 患者安全管理
专科护理	□ 观察并记录抽搐发作情况 □ 发作时的对症处理 □ 预防意外伤害 □ 遵医嘱完成相关检查 □ 督导服药，避免自行减药及停药 □ 健康教育：针对具体情况作个体化指导	□ 出院带药服用指导 □ 告知复诊时间和地点 □ 交代常见的药物不良反应，嘱其定期癫痫门诊复诊
重点医嘱	□ 详见医嘱执行单	□ 详见医嘱执行单
病情变异记录	□ 无 □ 有，原因： 1. 2.	□ 无 □ 有，原因： 1. 2.
护士签名		

（三）患者表单

癫痫临床路径患者表单

适用对象：第一诊断为癫痫（ICD-10：G40）

患者姓名：	性别：　年龄：　门诊号：	住院号：
住院日期：　年　月　日	**出院日期：**　年　月　日	**标准住院日：7～14天**

时间	入院当日	住院期间（第2～6天）	住院第7～14天（出院日）
护患配合	□配合测量体温、脉搏、呼吸、血压、出入量、体重 □配合完成入院护理评估单（简单询问病史、过敏史、用药史） □接受入院宣教（环境介绍、病室规定、订餐制度、贵重物品保管等） □有任何不适告知护士	□配合测量体温、脉搏、呼吸，询问每日抽搐发作情况 □接受相关化验检查宣教，正确留取标本，配合检查 □有任何不适告知护士 □接受输液、服药治疗 □注意安全，避免坠床或跌倒 □配合执行探视及陪伴 □接受疾病及用药等相关知识指导	□接受出院宣教 □办理出院手续 □获取出院带药 □知道服药方法、作用、不良反应、注意事项 □知道复印病历方法 □知道门诊复诊时间、复查内容
饮食	□无特殊	□无特殊	□无特殊
活动	□适量活动	□适量活动	□适量活动

附：原表单（2010年版）

癫痫临床路径表单

适用对象：第一诊断为癫痫（ICD-10：G40）

患者姓名：	性别： 年龄： 门诊号：	住院号：
住院日期： 年 月 日	**出院日期：** 年 月 日	**标准住院日：4~7天**

时间	住院第1天
主要诊疗工作	□ 询问病史及体格检查 □ 完成病历书写 □ 开化验单 □ 初步诊断，初步明确发作形式 □ 向患者家属交代病情，与患者家属沟通，了解其治疗目的
重点医嘱	**长期医嘱：** □ 神经科护理常规 □ 二级护理 □ 饮食 □ 口服药物 **临时医嘱：** □ 血常规、尿常规、大便常规 □ 肝肾功能、电解质、血糖、血氨、血乳酸、感染性疾病筛查 □ 脑电图，心电图，智力测定 □ 头颅 MRI 或 CT □ 酌情行血药浓度测定
主要护理工作	□ 介绍病房环境、设施和设备 □ 入院护理评估 □ 指导患者家属相关注意事项 □ 书写护理病历 □ 宣教
病情变异记录	□ 无 □ 有，原因： 1. 2.
护士签名	
医师签名	

时间	住院第 2～3 天	住院第 4～7 天 （出院日）
主要诊疗工作	□ 上级医师查房， □ 完成入院检查 □ 明确癫痫诊断和癫痫发作类型或癫痫综合征 □ 分析引起癫痫的病因 □ 制订或调整治疗方案，交代常见的药物不良反应 □ 整理送检项目报告，有异常者应当及时向上级医师汇报，并予相应处理 □ 向患儿家属交代病情及其注意事项	□ 三级医师查房，完成病程记录和查房记录 □ 观察病情变化，评价治疗效果 □ 酌情调整药物 □ 上级医师查房，进行评估，同意其出院 □ 完成出院小结、病案首页等 □ 出院宣教：向患儿家属交代出院注意事项，如复诊时间、随访项目、发生紧急情况时的处理等
重点医嘱	**长期医嘱：** □ 神经科护理常规 □ 二级护理 □ 饮食 □ 口服药物	**出院医嘱：** □ 出院带药 □ 定期门诊随诊
主要护理工作	□ 做好安全护理 □ 根据医嘱督导服药，避免自行减药及停药 □ 书写护理记录 □ 观察患者病情变化，记录发作情况 □ 健康教育：针对具体情况作个体化指导	□ 出院宣教 □ 出院带药服用指导 □ 特殊护理指导
病情变异记录	□ 无　□ 有，原因： 1. 2.	□ 无　□ 有，原因： 1. 2.
护士签名		
医师签名		

第二十六章

热性惊厥临床路径释义

一、热性惊厥编码

疾病名称及编码：热性惊厥（ICD-10：R56.0）

二、临床路径检索方法

R56.0

三、热性惊厥临床路径标准住院流程

（一）适用对象

第一诊断为热性惊厥（febrile seizure，FS）（ICD-10：R56.0）。

（二）诊断依据

根据2016年中华医学会儿科学分会神经学组制定《热性惊厥诊断治疗与管理专家共识2016》中参考美国儿科学会2011年标准热性惊厥诊断标准（中华儿科杂志，2016年第54卷第10期）。

1. 初次发作在6个月至5岁之间。
2. 发热（通常腋温≥38℃，肛温≥38.5℃以上）时突然出现惊厥。
3. 排除颅内感染和其他导致惊厥的器质性或代谢性异常。
4. 既往没有无热惊厥史。

（三）临床分型：单纯型FS与复杂型FS

1. 单纯型热性惊厥（simple febrile seizure）符合以下所有标准：

（1）惊厥持续时间在15分钟以内。

（2）惊厥发作类型为全面性发作。

（3）惊厥发生的次数为单次。

2. 复杂型热性惊厥（complex febrile seizure）符合一项或多项：

（1）惊厥持续时间在15分钟以上。

（2）惊厥发作类型为局灶性发作。

（3）24小时内或一次热程中惊厥发生的次数≥2次。

释义

■ 除上述主要特征外，复杂型FS还可具有以下表现：起病年龄<6个月或>5岁。发作前后有神经系统检查异常更常见。

（四）治疗方案的选择

根据2016年中华医学会儿科学分会神经学组制定《热性惊厥诊断治疗与管理专家共识2016》中参考美国儿科学会2011年标准热性惊厥诊断标准（中华儿科杂志，2016年第54卷第10期）。

热性惊厥的治疗分为急性发作期治疗、间歇性预防治疗及长期预防治疗。

1. 急性发作期治疗：惊厥持续5分钟以上进行止惊药物治疗，首选苯二氮䓬类静脉注射。如难以立即建立静脉通路，可咪达唑仑肌内注射或水合氯醛灌肠。

2. 预防治疗：

（1）间歇性预防治疗指征：①短时间内频繁惊厥发作（6个月内≥3次或1年内≥4次）；②发生惊厥持续状态，需止惊药物治疗才能中止发作。

（2）长期预防治疗：单纯性热性惊厥远期预后良好，不推荐长期抗癫痫药物治疗。热性惊厥持续状态、复杂性热性惊厥等具有复发或存在继发癫痫高风险的患儿，可考虑长期抗癫痫治疗。

3. 抗感染及对症治疗：合并呼吸道、消化道等感染时，予相应抗感染治疗。保持呼吸道通畅、给氧；监护生命体征；降温。

释义

■ 高热患儿应及早退热，避免高热对神经系统的损伤。对于口服药依从性差或伴有呕吐的高热患儿，可应用右旋布洛芬栓置肛。

（五）标准住院日为3～5天。

（六）进入路径标准

1. 第一诊断必须符合ICD-10：R56.0热性惊厥疾病编码。

2. 住院指征：

（1）首次发热惊厥发作。

（2）惊厥持续时间较长。

（3）反复热性惊厥发作，就诊时处于急性期。

（4）惊厥缓解后伴有精神状况欠佳者。

3. 当患者同时具有其他疾病诊断，但在住院期间不需要特殊处理，也不影响第一诊断的临床路径流程实施时，可以进入路径。

释义

■ 热性惊厥持续状态：指热性惊厥发作持续≥30分钟，或30分钟内反复发作、间期意识状态不能恢复至基线水平，可导致脑损伤及神经系统后遗症，必要时需退出路径。

■ 热性惊厥附加症：指热性惊厥发展为典型癫痫之前出现无热抽搐，或在6岁之后仍有热性惊厥，应退出路径。

（七）明确诊断及入院常规检查需2～3天（工作日）

1. 必需的检查项目：

（1）血常规+CRP、尿常规、大便常规。

（2）肝肾功能、电解质、骨代谢、血清镁、血糖、血氨、血乳酸、血气分析、肌酶检测。

（3）心电图。

2. 可选项目：

（1）脑电图检查（一般建议于热退10天至2周后）：不作为常规检查。对于神经系统发育正常的单纯型FS，不推荐；对于局灶性发作的患儿，脑电图局灶性放电与继发癫痫有一定相关性，推荐。

（2）头颅CT和（或）MRI检查：首次发病，尤其对于惊厥发作为部分性发作，有局灶性神经系统体征，有明显的发育迟滞，头围异常，有咖啡牛奶斑、色素脱失斑等神经皮肤综合征表现等可考虑。

（3）脑脊液检查：排除脑炎/脑膜炎最重要的工作辅助检查，既不能遗漏检查，也不能过度进行。有脑膜刺激征或病理征阳性者，强烈推荐；6～12月龄未接种流感疫苗、肺炎链球菌疫苗或预防接种史不详者，推荐；已使用抗生素治疗，特别是小于18月龄者，推荐。

释义

■ 疑有中枢神经系统感染或其他颅内病变者可完善病原微生物检查、头颅MRI检查等影像学检查，一旦确诊后应退出路径。

■ 疑有遗传代谢性疾病者可完善血及尿代谢筛查，一旦确诊后应退出路径。

■ FS无特征性脑电图异常，脑电图不能预测将来是否发展为癫痫，亦不影响治疗，故非常规检查。

（八）治疗开始于诊断第1天。

（九）选择用药

1. 急性发作治疗：

（1）一般治疗：保持呼吸道通畅、给氧；监护生命体征；建立静脉输液通路。对症治疗：退热药退热（体温>38℃即可用药），物理降温，维持内环境稳定等。

（2）终止发作：惊厥持续5分钟以上不能自行缓解者，给予止惊药物治疗。

1）苯二氮䓬类：为一线药物。地西泮0.3～0.5mg/kg，缓慢静脉推注，一次最大剂量不超过10mg；或地西泮溶液灌肠/栓剂或咪达仑肌内注射。

2）水合氯醛：10%水合氯醛0.5ml/kg保留灌肠，一次最大剂量10ml。

3）苯巴比妥钠：惊厥未能控制或再次发作，负荷量8～10mg/(kg·次)，肌注，一次最大剂量0.2～0.3g。

4）FS持续状态可用咪达唑仑静脉用药，通常1～8ug/(kg·min)。

2. 抗感染治疗：合并呼吸道、消化道等感染者应予相应抗感染治疗。

3. 预防治疗：没有统一方案，效果亦不确定，应根据具体情况和家长协商决定，长期预防用药主要适用于高危患者。

（1）间歇性预防治疗指征：短时间内频繁惊厥发作（6个月内≥3次或1年内≥4次），或发生惊厥持续状态。可选用左乙拉西坦间歇性用药。

（2）长期预防治疗：热性惊厥持续状态、复杂性热性惊厥等具有复发或存在继发癫痫高风险的患儿，可考虑长期抗癫痫治疗。虽然研究证实长期口服苯巴比妥与丙戊酸对防止热性惊厥复发有效，但临床应权衡其利益与药物不良反应的风险。

释义

■ 循证医学研究表明，退热治疗（最好选择布洛芬）不能降低再次发生热性惊厥的概率。

■ 一些疫苗（如肺炎链球菌、百白破、麻风腮、三价灭活流感疫苗）接种后可能会引起发热并导致惊厥，但不必因此禁忌接种。

（十）出院标准

惊厥控制、无再发，病情稳定。

（十一）变异及原因分析

1. 若明确惊厥的其他病因，则退出该路径。
2. 住院期间合并感染（肺部、泌尿系、消化道等），导致住院时间延长、费用增加。

四、热性惊厥给药方案

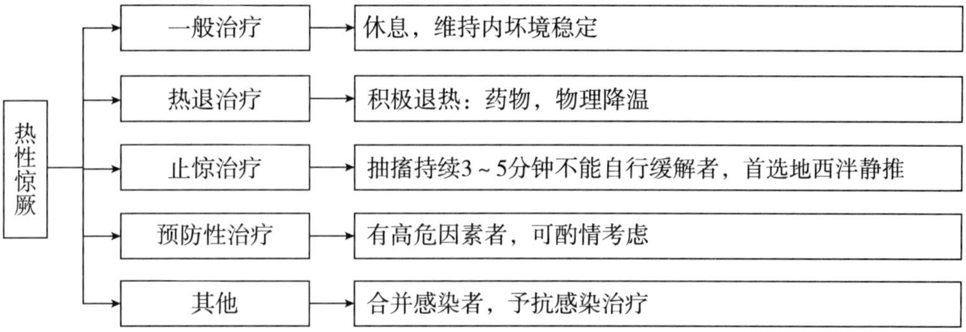

【用药选择】

1. 对症止惊药物应选择起效快者，故首选为地西泮静推。若无静脉通道，可选择地西泮肛栓、水合氯醛灌肠、咪达唑仑肌注等。
2. 少数具有高危因素的患儿可考虑长期应用抗癫痫药物预防性治疗，应选择广谱抗癫痫药如丙戊酸、左乙拉西坦，应单药治疗，剂量可偏小，疗程一般比癫痫患者短。

【药学提示】

1. 若曾应用苯巴比妥，应注意复查血常规、肝功、凝血功能，注意与其他药物的相互作用，以及可能出现过敏反应。
2. 应用苯二氮䓬类药物应注意呼吸抑制。

【注意事项】

热性惊厥为儿童期最常发生的抽搐类型，其发病率3%～7%，多数患儿预后良好。但需注意的是，某些癫痫，尤其是特发性/遗传性癫痫综合征常以热性惊厥为首发表现，如Dravet综合征、Doose综合征等，故需注意有无低热抽搐、部分性发作、抽搐时间长、一次热程中反复发作、起病年龄过早/过迟、阳性家族史等高危因素，以早期识别、及时干预。

五、推荐表单

（一）医师表单

热性惊厥临床路径医师表单

适用对象：第一诊断为热性惊厥（FS）（ICD-10：R56.0）

患者姓名：	性别： 年龄： 门诊号：	住院号：
住院日期： 年 月 日	**出院日期：** 年 月 日	**标准住院日：5 天**

时间	住院第 1 天	住院第 2 天	住院第 3 天
主要诊疗工作	□ 询问病史及体格检查 □ 完善检查 □ 做出初步诊断 □ 告知患儿家属该病一般情况 □ 完成首次病程记录和病历资料 □ 根据患者病情制定治疗方案	□ 上级医师查房，完成上级医师查房记录 □ 实施检查项目并评估检查结果 □ 根据患者病情制订治疗方案	□ 主任医师查房，完成上级医师查房记录 □ 实施检查项目并评估检查结果 □ 根据患者病情制订治疗方案 □ 向患儿家属告知病情、检查结果及治疗方案 □ 对家属进行健康宣教
重点医嘱	**长期医嘱：** □ 神经科护理常规 □ 一（<3 岁）/二级护理 □ 饮食 □ 积极抗感染治疗 □ 对症药物治疗 **临时医嘱：** □ 血常规、尿常规、大便常规 □ 肝肾功能、电解质、血糖、肌酶、乳酸、血氨、血气分析、感染性疾病筛查 □ X 线胸片、心电图、头颅 CT、必要时预约脑电图 □ 鉴别诊断需要时，可行脑脊液检查、头颅 MRI □ 酌情选用退热药、镇静药	**长期医嘱：** □ 神经科护理常规 □ 一（<3 岁）/二级护理 □ 饮食 □ 积极抗感染治疗 □ 对症药物治疗 **临时医嘱：** □ 酌情可选用退热药、镇静药	**长期医嘱：** □ 神经科护理常规 □ 一（<3 岁）/二级护理 □ 饮食 □ 积极抗感染治疗 □ 对症药物治疗 **临时医嘱：** □ 酌情可选用退热药、镇静药
病情变异记录	□ 无 □ 有，原因： 1. 2.	□ 无 □ 有，原因： 1. 2.	□ 无 □ 有，原因： 1. 2.
医师签名			

时间	住院第 4 天	住院第 5 天（出院日）
主要诊疗工作	□ 三级医师查房，完成上级医师查房记录 □ 通知患儿及其家属明天出院 □ 如果患儿不能出院，在病程记录中说明原因和继续治疗的方案	□ 告知患儿家属出院后监测指标及相关注意事项 □ 预约复诊日期 □ 通知出院处办理出院 □ 开具出院诊断书 □ 完成出院记录
重点医嘱	**长期医嘱：** □ 神经科护理常规 □ 二级护理 □ 饮食 **临时医嘱：** □ 辅助药物治疗 □ 复查异常化验指标 □ 通知患者明日出院	**临时医嘱：** □ 出院带药 □ 门诊随诊
病情变异记录	□ 无 □ 有，原因： 1. 2.	□ 无 □ 有，原因： 1. 2.
医师签名		

（二）护士表单

热性惊厥临床路径护士表单

适用对象：第一诊断为热性惊厥（FS）（ICD-10：R56.0）

患者姓名：	性别：　年龄：　门诊号：	住院号：
住院日期：　年　月　日	**出院日期：**　年　月　日	**标准住院日：5天**

时间	住院第1天	住院第2天	住院第3天
健康宣教	□ 介绍主管医师、护士 □ 介绍环境、设施 □ 介绍住院注意事项	□ 指导患者正确留取检查标本 □ 主管护士与患儿及家属沟通 □ 宣教特殊检查操作过程 □ 告知检查及操作前后饮食、活动及探视注意事项及应对方式	□ 疾病知识宣教 □ 指导退热药物的使用及物理降温方法 □ 抽搐发作时的处理方法及注意事项
护理处置	□ 核对患者、佩戴腕带 □ 建立入院护理病历 □ 卫生处置：剪指甲、洗澡、更换病号服 □ 遵医嘱正确使用药物及退热处理 □ 协助医师完成各项检查化验	□ 随时观察患者病情变化 □ 遵医嘱正确使用药物及退热处理 □ 协助医师完成各项检查化验	□ 随时观察患者病情变化 □ 遵医嘱正确使用药物及退热处理 □ 协助医师完成各项检查化验
基础护理	□ 一（<3岁）/二级护理 □ 晨晚间护理 □ 患者安全管理	□ 一（<3岁）/二级护理 □ 晨晚间护理 □ 患者安全管理	□ 一（<3岁）/二级护理 □ 晨晚间护理 □ 患者安全管理
专科护理	□ 护理查体 □ 观察一般情况及生命体征 □ 抽搐发作记录 □ 需要时填写跌倒防范表 □ 需要时请家属陪伴 □ 书写护理病历 □ 协助患者做好检查前准备	□ 观察并记录抽搐发作情况 □ 发作时的对症处理及安全护理 □ 遵医嘱应用退热药物，协助物理降温 □ 遵医嘱完成相关检查	□ 观察并记录抽搐发作情况 □ 发作时的对症处理及安全护理 □ 遵医嘱应用退热药物，协助物理降温 □ 遵医嘱完成相关检查
重点医嘱	□ 详见医嘱执行单	□ 详见医嘱执行单	□ 详见医嘱执行单
病情变异记录	□ 无　□ 有，原因： 1. 2.	□ 无　□ 有，原因： 1. 2.	□ 无　□ 有，原因： 1. 2.
护士签名			

时间	住院第 4 天	住院第 5 天 （出院日）
健康宣教	□ 疾病知识宣教 □ 指导退热药物的使用及物理降温方法 □ 抽搐发作时的处理方法及注意事项	□ 发热及抽搐时的应对方法、注意事项 □ 门诊复诊及复查宣教
护理处置	□ 随时观察患者病情变化 □ 遵医嘱正确使用药物及退热处理 □ 协助医师完成各项检查化验	□ 办理出院手续 □ 书写出院小结
基础护理	□ 二级护理 □ 晨晚间护理 □ 患者安全管理	□ 二级护理 □ 晨晚间护理 □ 患者安全管理
专科护理	□ 观察并记录抽搐发作情况 □ 发作时的对症处理及安全护理 □ 遵医嘱应用退热药物，协助物理降温 □ 遵医嘱完成相关检查	□ 出院带药服用指导 □ 告知复诊时间和地点 □ 告知定期复查内容
重点医嘱	□ 详见医嘱执行单	□ 详见医嘱执行单
病情变异记录	□ 无　□ 有，原因： 1. 2.	□ 无　□ 有，原因： 1. 2.
护士签名		

（三）患者表单

热性惊厥临床路径患者表单

适用对象：第一诊断为热性惊厥（FS）（ICD-10：R56.0）

患者姓名：	性别： 年龄： 门诊号：	住院号：
住院日期： 年 月 日	**出院日期：** 年 月 日	**标准住院日：5 天**

时间	入院当日	住院期间（第2~4天）	住院第5天 （出院日）
护患配合	□ 配合测量体温、脉搏、呼吸、血压、出入量、体重 □ 配合完成入院护理评估单（简单询问病史、过敏史、用药史） □ 接受入院宣教（环境介绍、病室规定、订餐制度、贵重物品保管等） □ 有任何不适告知护士	□ 配合测量体温、脉搏、呼吸，询问每日抽搐发作情况 □ 接受相关化验检查宣教，正确留取标本，配合检查 □ 有任何不适告知护士 □ 接受输液、服药治疗 □ 配合物理降温 □ 注意安全，避免坠床或跌倒 □ 配合执行探视及陪伴 □ 接受疾病及用药等相关知识指导	□ 接受出院宣教 □ 办理出院手续 □ 获取出院带药 □ 了解服药方法、作用、不良反应、注意事项 □ 了解发热及抽搐时的应对方法和注意事项 □ 知道复印病历方法 □ 知道门诊复诊时间、复查内容
饮食	□ 无特殊	□ 无特殊	□ 无特殊
活动	□ 可适量活动	□ 可适量活动	□ 适量活动

附：原表单（2010年版）

热性惊厥临床路径表单

适用对象：第一诊断为热性惊厥（ICD-10：R56.0）

患者姓名：	性别： 年龄： 门诊号：	住院号：
住院日期： 年 月 日	出院日期： 年 月 日	标准住院日：5天内

时间	住院第1天	住院第2天
主要诊疗工作	□ 询问病史及体格检查 □ 完成病历书写 □ 开化验单 □ 上级医师查房，初步确定诊断 □ 寻找发热病因，对症支持治疗	□ 上级医师查房 □ 完成入院检查 □ 继续对症支持治疗 □ 完成上级医师查房记录等病历书写 □ 向患者家属交代病情及其他注意事项
重点医嘱	**长期医嘱：** □ 神经科护理常规 □ 二级护理 □ 饮食 □ 病因治疗 □ 其他医嘱 **临时医嘱：** □ 血常规、尿常规、大便常规 □ 肝肾功能、电解质、血糖 □ 脑电图 □ 腰穿脑脊液检查（有指征时） □ 病原微生物检查、影像学检查	**长期医嘱：** □ 病因治疗 □ 其他医嘱 **临时医嘱：** □ 其他医嘱
主要护理工作	□ 介绍病房环境、设施和设备 □ 入院护理评估 □ 宣教	□ 观察患者病情变化
病情变异记录	□ 无 □ 有，原因： 1. 2.	□ 无 □ 有，原因： 1. 2.
护士签名		
医师签名		

时间	住院第3~5天	出院日
主要诊疗工作	□ 上级医师查房 □ 根据体检、检查结果和既往资料，进行鉴别诊断和确定诊断 □ 根据临床分型和既往发作情况，决定是否进行预防治疗 □ 完成病程记录	□ 上级医师查房，进行评估，明确是否出院 □ 完成出院记录、病案首页、出院证明书等 □ 向患者交代出院后的注意事项，如返院复诊的时间、地点，发生紧急情况时的处理等
重点医嘱	**长期医嘱：** □ 病因治疗 □ 其他医嘱 **临时医嘱：** □ 对症支持 □ 其他医嘱	**出院医嘱：** □ 出院带药 □ 定期门诊随访
主要护理工作	□ 观察患者病情变化	□ 指导患者办理出院手续
病情变异记录	□ 无 □ 有，原因： 1. 2.	□ 无 □ 有，原因： 1. 2.
护士签名		
医师签名		

第二十七章

1 型糖尿病临床路径释义

一、1 型糖尿病编码

疾病名称及编码：1 型糖尿病（ICD-10：E10.2-E10.9）

二、临床路径检索方法

E10.2-E10.9，1 个月至 18 岁的儿童病例

三、1 型糖尿病临床路径标准住院流程

（一）适用对象

第一诊断为 1 型糖尿病的患者（不伴急性并发症）（ICD-10：E10.2-E10.9）。

释义

■ 1 型糖尿病（type 1 diabetes mellitus，T1DM）是指在遗传易感性的基础上，外界因素的影响下引起的胰岛 B 细胞的自身免疫性破坏所致的胰岛素分泌绝对缺乏。

■ 1 型糖尿病的急性并发症包括糖尿病酮症酸中毒、高血糖高渗性昏迷、注射胰岛素之后的低血糖、感染。

（二）诊断依据

根据《儿科学》（王卫平主编，高等教育出版社，2004 版）、《诸福棠实用儿科学》（第 7 版）（人民卫生出版社）、《临床治疗指南・内分泌及代谢性疾病分册》（中华医学会编著，人民卫生出版社，2009 年），《临床技术操作规范・内分泌及代谢性疾病分册》（中华医学会编著，人民军医出版社，2009 年），《美国糖尿病学会关于糖尿病诊断和分型指南》（Diabetes Care，2010，33：S75-S81）。

1. 有糖尿病症状（典型症状包括多饮、多尿和不明原因的体重下降等）者满足以下标准中一项即可诊断糖尿病：

（1）任意时间血浆葡萄糖≥11.1mmol/L（200mg/dl）。

（2）空腹（禁食时间>8 小时）血浆葡萄糖≥7.0mmol/L（126mg/dl）。

（3）OGTT 试验后 2 小时血浆葡萄糖≥11.1mmol/L（200mg/dl）。

注：OGTT 试验必须按照 WHO 的规定施行，使用含糖量等于 75g 的葡萄糖水或含糖量等于 1.75g/kg（最多不超过 75g）。

（4）HbA1c≥6.5%（未经 National Glycohemoglobin Standardization Program，NGSP 认证一般不建议采用）。

2. 具备 1 型糖尿病特点：

（1）通常 15 岁以下起病，起病迅速，症状明显，中度至重度的临床症状，包括体重下降、多尿、烦渴、多饮、体型消瘦、酮尿或酮症酸中毒等。

（2）空腹或餐后的血清 C 肽水平低或缺乏；可出现免疫标记：胰岛素自身抗体（IAA）、胰

岛细胞抗体（ICA）、谷氨酸脱羧酶抗体（GAD）、蛋白酪氨酸磷酸酶抗体（IA-2A）、锌转运体8抗体（ZnT8A）；需要胰岛素治疗；可伴有其他自身免疫性疾病。

3. 分型：①免疫介导（ⅠA型）；②特发性（ⅠB型）。

释义

■ 上述诊断依据为1型糖尿病的临床特点，还需与2型糖尿病、特殊类型糖尿病相鉴别（表1）。

■ 儿童青少年糖尿病的诊断首先应鉴别是1型还是2型糖尿病，单基因遗传病也要鉴别。表1中是可供鉴别的临床特征。由于2型糖尿病的临床表现多样，仅从临床表现区分1型与2型糖尿病已经越来越缺乏可靠性，虽然如此，时至今日，国际指南依然以临床表现进行诊断。

■ 当患儿伴有以下表现时应注意考虑其他类型糖尿病可能：

1. 糖尿病家族史，发病呈常染色体显性遗传。
2. 伴有耳聋、视神经萎缩或其他综合征的特点。
3. 胰岛素抵抗显著或非部分缓解期需要极少或不需要胰岛素的治疗。
4. 有损害胰岛B细胞或导致胰岛素抵抗的用药史。

表1 儿童及青少年1型糖尿病、2型糖尿病和单基因糖尿病的临床特点

特点	1型	2型	单基因
遗传学	多基因的	多基因的	单基因
发病年龄	6个月至年轻的成年人	通常在青春期（或者更迟）	通常在青春期之后，除了葡萄糖激酶和新生儿糖尿病
临床表现	常常急性、迅速发病	差异较大；从缓慢（通常是隐匿的）到严重不等	差异较大（可能伴随葡萄糖激酶）
自身免疫性	是	否	否
酮症	常见	不常见	在新生儿糖尿病中常见；其他类型中少见
肥胖	与普通人群相同	较普通人群发病率高	与普通人群相同
黑棘皮	无	有	无
频率（在所有儿童糖尿病中占的比例%）	通常90%	多数国家<10%（日本60%~80%）	1%~4%
家族史	2%~4%	80%	90%

（三）治疗方案的选择

根据《临床治疗指南·内分泌及代谢性疾病分册》（中华医学会编著，人民卫生出版社，2009年）、《临床技术操作规范·内分泌及代谢性疾病分册》（中华医学会编著，人民军医出版社，2009年）、《WHO诊断标准及中国糖尿病防治指南》（2007年）。

1. 胰岛素治疗。
2. 饮食疗法。
3. 运动疗法。

4. 自我血糖监测、低血糖事件评估、定期随访。
5. 心理治疗。

释义

■ 1 型糖尿病的治疗是综合治疗。包括上述几个方面。强调应有一支专业治疗糖尿病的队伍，有内分泌医师、糖尿病护士、营养师和教育工作者对患儿进行长期的治疗和管理。

■ 胰岛素治疗：儿童 1 型糖尿病一经确诊常需终生依赖外源性胰岛素替代治疗。常见胰岛素包括速效、短效、中效和长效制剂。常用胰岛素方案：常规每日 2 次胰岛素皮下注射、基础餐时方案，多次皮下胰岛素注射（MDI）、胰岛素泵。糖尿病控制与并发症研究及其后续的糖尿病干预和并发症流行病学研究提出，强化治疗可以带来良好的血糖控制，从而减少或延缓 T1DM 并发症的发生，但研究发现不能盲目夸大胰岛素治疗方案的作用，更应该重视综合管理的意义，如每日严格的自我血糖监测，每日多次胰岛素注射或胰岛素泵，定期监测 HbA1c，积极地锻炼，良好的饮食控制，定期随诊及对糖尿病教育的良好依从性。儿童期因年龄、生理阶段和生活规律的不同，要求制订针对患儿的个体化胰岛素治疗方案，使患儿达到最佳血糖控制，而没有严重低血糖发生，并使患儿有良好的生长发育。

■ 饮食治疗是为了使血糖能控制在要求达到的范围内，饮食应基于个人口味和嗜好，饮食治疗必须与胰岛素治疗同步进行。患儿每日摄取的能量能满足正常生长发育需求，按下列公式计算所需能量 kcal：年龄×（70～100）+1000。

■ 运动可有助于降血糖，应坚持每天规律运动。在住院期间由于条件限制，运动治疗有限。

■ 自我血糖监测对糖尿病控制起着决定性作用，血糖平稳时每日监测 4 次，不平稳时需要增加监测频率，达每日 7 次或更多。

■ 心理治疗是糖尿病患儿综合治疗非常重要的一部分，是促进患儿健康成长的关键环节。社会、学校和家庭都应给予糖尿病儿童更多的关心和爱护。

（四）标准住院日为 28 天内

释义

■ 如果患者因某些原因，如合并感染或其他疾病而超过上述住院日需要退出本临床路径。

（五）进入路径标准

1. 第一诊断必须符合 1 型糖尿病（不伴急性并发症）疾病编码。
2. 当患者同时具有其他疾病诊断，但在住院期间不需要特殊处理也不影响第一诊断的临床路径流程实施时，可以进入路径。

释义

■ 进入本路径的患者为第一诊断为1型糖尿病，需除外糖尿病酮症酸中毒、高血糖高渗性昏迷、感染等糖尿病并发症。

■ 患者同时具有其他疾病，影响第一诊断的临床路径流程实施时，不适合进入本临床路径。

（六）住院期间检查项目

1. 必需的检查项目：

（1）血常规、尿常规+酮体、大便常规。

（2）全天毛细血管血糖谱（包括三餐前、三餐后2小时、睡前、3am等）。

（3）血气分析、肝肾功能、电解质、血脂。

（4）X线胸片、心电图、腹部B超（包括肝脾、胰腺等）。

（5）糖化血红蛋白（HbA1c），胰岛B细胞自身抗体（ICA、GAD、IAA），C肽激发试验（病情允许时），空腹胰岛素（未用胰岛素前）及C肽。

（6）内分泌腺体功能评估（甲状腺、垂体）：甲状腺功能，抗甲状腺过氧化物酶抗体，胰岛素样生长因子。

2. 根据患者病情可选的检查项目：

（1）血气分析，胰岛B细胞自身抗体（IAA、ICA、GAD等）、行动态血糖监测［血糖未达标和（或）血糖波动较大者］。

（2）相关免疫指标（血沉、CRP、RF、免疫球蛋白全套、补体全套、ANA、dsDNA和ENA）、自身抗体（抗甲状腺、抗肾上腺、抗卵巢、抗甲状旁腺抗体等）、内分泌腺体功能评估（甲状腺、肾上腺、性腺、甲状旁腺、垂体）。

（3）并发症相关检查（新诊断糖尿病和病程超过5年定期复诊者）：24小时尿微量白蛋白定量、眼底检查、慢性并发症倾向时超声心动图、颈动脉和下肢血管彩超等。

释义

■ 部分检查可以在门诊完成。

■ 5岁以下患儿可以根据情况选择C肽释放试验。

■ 本病需鉴别自身免疫多腺体病，需完善甲状腺功能和自身抗体检测，如有蛋白尿，应进一步查补体、免疫球蛋白、ANA、dsDNA和ENA除外系统性红斑狼疮。对于非新诊断糖尿病患者，如果近1年内曾进行过相关并发症筛查或者评估腺体功能，可以不筛查和评估。

■ 并发症筛查根据年龄、病程和青春期进行选择性筛查。

（七）治疗方案和药物选择

1. 胰岛素治疗方案选择：

（1）三餐前短效（或速效）和睡前中效（或长效/超长效类似物）胰岛素方案。

（2）早餐前短效和中效，晚餐前短效，睡前中效胰岛素方案。

（3）早餐前短效和中效，晚餐前短效和中效胰岛素方案。

（4）胰岛素泵持续皮下胰岛素注射（短效或速效）。
2. 胰岛素治疗剂量调整：
（1）初始剂量为0.5～1U/（kg·d）。全天剂量分配为：早餐前短效占30%～40%，中餐前短效占20%～30%，晚餐前短效占30%，睡前中效占10%。
（2）缓解后可减少胰岛素注射次数。
3. 对症治疗。

释义

■ 胰岛素治疗灵活，多种方案可以同时体现，个体化强，与家长的知识掌握程度有关。

■ 治疗方案可根据患者情况个体化。

（八）出院标准

1. 治疗方案确定，血糖控制趋于稳定。
2. 患者或其监护人得到基本技能培训并学会胰岛素注射、自我血糖监测。
3. 完成相关并发症的检查。
4. 没有需要住院处理的并发症和（或）合并症。

释义

■ 如果出现并发症，是否需要继续住院处理，由主管医师具体决定。

（九）变异及原因分析

1. 出现急性并发症（酮症酸中毒、低血糖昏迷、高渗性昏迷、乳酸酸中毒等），则按照相应路径或指南进行救治，退出本路径。
2. 反复发生低血糖，伴有增加控制血糖难度的合并症，延长住院时间，则按照相应路径或指南进行治疗。
3. 若必须同时服用对血糖或胰岛素作用有影响的药物，或患者对胰岛素制剂有过敏情况时，导致住院时间延长，住院费用增加。
4. 出现严重的糖尿病慢性并发症（糖尿病肾病、眼部、心血管、神经系统并发症、皮肤病变、糖尿病足），或合并感染，导致住院时间延长，住院费用增加。

释义

■ 按标准治疗方案如患者发生其他严重疾病，需调整药物治疗或继续其他基础疾病的治疗，则中止本路径。如出现糖尿病酮症酸中毒、反复低血糖或合并感染等导致住院时间延长时，需退出路径。

■ 认可的变异原因主要是指患者入选路径后，在检查及治疗过程中发现患者合并存在事前未预知的、对本路径治疗可能产生影响的情况，需要中止执行路径或延长治疗时间、增加治疗费用。医师需在表单中明确说明。

■ 因患者方面的主观原因导致执行路径出现变异，需医师在表单中予以说明。

四、1 型糖尿病给药方案

【用药选择】

一般来说，对新诊断的 1 型糖尿病患者，推荐选择胰岛素泵强化治疗，也可根据患者情况，选择每日两次（早餐前、晚餐前）短中效胰岛素混合注射，剂量 1U/(kg·d)。进入蜜月期后，改用早餐前短效和中效胰岛素，晚餐前短效和中效胰岛素，剂量小于 0.5U/(kg·d)。蜜月期过后患者的胰岛素需要量又会增加。青春期前的儿童胰岛素需要量一般维持在 0.8～1.0U/（kg·d），青春期患儿胰岛素需要量 1.0～1.5U/(kg·d)。对于长病程的永久期糖尿病患者，每日 2 次短中效胰岛素混合注射常常不能有效控制血糖，需要增加胰岛素注射次数，如每日 3 次及以上：三餐前短效（或速效）胰岛素和睡前中效（或长效）胰岛素方案；或早餐前短效和中效胰岛素，晚餐前短效胰岛素，睡前中效胰岛素；或者需要胰岛素泵治疗。

患者胰岛素治疗方案的选择应个体化。

【药学提示】

1. 儿童使用长效胰岛素类似物（甘精胰岛素）的安全性和有效性尚未评估。
2. 速效胰岛素中的门冬胰岛素，在 2 岁以下儿童中的应用尚未进行评估。赖脯胰岛素在 12 岁以下儿童中应用的安全性和有效性尚未评定。

【注意事项】

在选择速效和长效胰岛素类似物时，需要向家长充分告知药物使用的适应证，征得家长同意后尚可使用。

五、推荐表单

（一）医师表单

1 型糖尿病临床路径医师表单

适用对象：第一诊断为 1 型糖尿病（ICD-10：E10.2 – E10.9）

患者姓名：	性别：　　年龄：　　门诊号：	住院号：
住院日期：　　年　月　日	**出院日期：**　　年　月　日	**标准住院日：28 天内**

时间	住院第 1 天
主要诊疗工作	□ 询问病史及体格检查 □ 完成病历书写 □ 开化验单、完成实验室初步检查 □ 上级医师查房与病情评估 □ 初步确定治疗方案 □ 监测血糖谱或行动态血糖监测 □ 确定胰岛素注射方案，填写胰岛素治疗单
重点医嘱	**长期医嘱：** □ 糖尿病护理常规 □ 二级护理 □ 糖尿病饮食 □ 血糖测定×4 次/天或×7 次/天（胰岛素泵治疗时） □ 初步设定胰岛素皮下注射或胰岛素泵治疗的基础剂量及餐前胰岛素剂量 **临时医嘱：** □ 血常规、尿常规、大便常规及尿酮体 □ 血气分析、肝肾功能、电解质、血脂 □ 糖化血红蛋白、空腹胰岛素及 C 肽、1 型糖尿病相关自身抗体、甲状腺功能及相关自身抗体 □ 并发症相关检查 □ X 线胸片、心电图、腹部 B 超 □ 动态血糖监测（必要时）
病情变异记录	□ 无　□ 有，原因： 1. 2.
医师签名	

时间	住院第2~14天	住院第15~28天 （出院日）
主要诊疗工作	□ 上级医师查房 □ 完成相关科室会诊 □ 复查相关异常检查 □ 注意病情变化 □ 调整胰岛素剂量	□ 评估患儿是否进行缓解期，完成胰岛素-C肽释放试验 □ 上级医师查房，明确是否出院 □ 向患儿及家长进行糖尿病相关知识的健康教育指导 □ 完成出院记录、病案首页、出院小结等 □ 向患者交代出院后的注意事项，饮食、运动、血糖监测、胰岛素注射指导和复诊日期 □ 如果患者不能出院，在病程记录中说明原因和继续治疗的方案
重点医嘱	**长期医嘱：** □ 同前 □ 调整胰岛素剂量 □ 降糖药（一般不用） **临时医嘱：** □ 对异常化验检查的复查 □ 并发症相关检查 □ 免疫指标、其他自身抗体、内分泌腺功能评估（必要时） □ 并发症的相关处理	**出院医嘱：** □ 出院带药 □ 门诊随诊 □ 健康宣教
主要护理工作	□ 糖尿病及其并发症宣教 □ 胰岛素注射方法培训 □ 血糖监测培训 □ 营养及运动培训 □ 病情观察	□ 强化血糖监测、胰岛素注射方法知识 □ 指导患者办理出院手续
病情变异记录	□ 无 □ 有，原因： 1. 2.	□ 无 □ 有，原因： 1. 2.
护士签名		
医师签名		

（二）护士表单

1 型糖尿病临床路径护士表单

适用对象：第一诊断为 1 型糖尿病（ICD-10：E10.2 – E10.9）

患者姓名：	性别：　　年龄：　　门诊号	住院号：
住院日期：　　年　月　日	出院日期：　　年　月　日	标准住院日：28 天内

时间	住院第 1～3 天	住院第 4～14 天	住院第 15～28 天
健康宣教	□ 介绍主管医师、护士 □ 介绍环境、设施 □ 介绍住院注意事项 □ 向患者宣教饮食、血糖监测的重要性	□ 指导患者如何进行胰岛素注射部位的轮换 □ 主管护士与患者沟通，了解并指导心理应对 □ 宣教疾病知识、用药知识及特殊检查操作过程 □ 告知检查及操作前后饮食、活动，探视注意事项及应对方式	□ 康复和锻炼宣教 □ 嘱患者定时复查 □ 告知出院携带药品的服用方法 □ 饮食运动等注意事项指导 □ 讲解低血糖的概念及处理方法 □ 强化讲解胰岛素的注射方法和血糖监测方法
护理处置	□ 核对患者、佩戴腕带 □ 建立入院护理病历 □ 卫生处置：剪指甲、沐浴、更换病号服	□ 随时观察患者病情变化 □ 遵医嘱正确使用胰岛素方案 □ 协助医师完成各项检查化验	□ 办理出院手续 □ 书写出院小结
基础护理	□ 二级护理 □ 晨晚间护理 □ 患者安全管理	□ 二级护理 □ 晨晚间护理 □ 患者安全管理	□ 二级护理 □ 晨晚间护理 □ 患者安全管理
专科护理	□ 护理查体 □ 血糖监测 □ 需要时填写跌倒及压疮防范表 □ 需要时请家属陪伴 □ 心理护理	□ 血糖监测 □ 遵医嘱完成相关检查 □ 心理护理 □ 遵医嘱正确给药 □ 指导患者正确测定血糖、注射胰岛素 □ 提供并发症征象的依据	□ 病情观察：评估患者血糖 □ 心理护理
重点医嘱	□ 详见医嘱执行单	□ 详见医嘱执行单	□ 详见医嘱执行单
病情变异记录	□ 无　□ 有，原因： 1. 2.	□ 无　□ 有，原因： 1. 2.	□ 无　□ 有，原因： 1. 2.
护士签名			

（三）患者表单

1 型糖尿病临床路径患者表单

适用对象：第一诊断为 1 型糖尿病（ICD-10：E10.2 – E10.9）

患者姓名：	性别：　　年龄：　　门诊号：	住院号：
住院日期：　　年　月　日	**出院日期：**　　年　月　日	**标准住院日：28 天内**

时间	入院当日	住院期间（第 2 ~ 14 天）	住院第 15 ~ 28 天（出院日）
医患配合	□ 配合询问病史、收集资料，请务必详细告知既往史、用药史、过敏史 □ 配合进行体格检查 □ 有任何不适告知医师	□ 配合完善相关检查、化验，如采血、留尿、心电图、X 线胸片等 □ 医师向患者及家属介绍病情，如有异常检查结果需进一步检查 □ 配合用药及治疗 □ 配合医师调整用药 □ 有任何不适告知医师	□ 接受糖尿病健康教育指导 □ 完成胰岛素-C 肽释放试验 □ 接受出院前指导 □ 知道复诊程序 □ 获取出院诊断书
护患配合	□ 配合测量体温、脉搏、呼吸、血压、血氧饱和度、体重、血糖 □ 配合完成入院护理评估单（简单询问病史、过敏史、用药史） □ 接受入院宣教（环境介绍、病室规定、订餐制度、贵重物品保管等） □ 有任何不适告知护士	□ 配合测量体温、脉搏、呼吸，血糖，回答每日排便情况 □ 接受相关化验检查宣教，正确留取标本，配合检查 □ 有任何不适告知护士 □ 接受输液、服药、胰岛素注射治疗 □ 注意活动安全，避免坠床或跌倒 □ 配合执行探视及陪伴制度 □ 接受疾病及用药等相关知识指导	□ 接受出院宣教 □ 办理出院手续 □ 获取出院携带药品 □ 知道药品的服用方法、作用、注意事项 □ 知道复印病历方案
饮食	□ 糖尿病饮食	□ 糖尿病饮食	□ 糖尿病饮食
排泄	□ 正常排尿便	□ 正常排尿便	□ 正常排尿便
活动	□ 适量活动	□ 适量活动	□ 适量活动
患者监护人签字			

附：原表单（2010 年版）

1 型糖尿病临床路径表单

适用对象：第一诊断为 1 型糖尿病（ICD-10：E10.2 - E10.9）

患者姓名：	性别：　年龄：　门诊号：	住院号：
住院日期：　年　月　日	出院日期：　年　月　日	标准住院日：20 天内

时间	住院第 1 天
主要诊疗工作	□ 询问病史及体格检查 □ 完成病历书写 □ 开化验单、完成实验室初步检查 □ 上级医师查房与病情评估 □ 初步确定治疗方案 □ 监测血糖谱或行动态血糖监测 □ 确定胰岛素注射方案，填写胰岛素治疗单
重点医嘱	**长期医嘱：** □ 内科护理常规 □ 二级护理 □ 糖尿病饮食 □ 毛细血糖测定×4 次/天或×8 次/天（胰岛素泵治疗时） □ 初步设定多次胰岛素注射或胰岛素泵治疗的基础剂量及餐前胰岛素剂量 **临时医嘱：** □ 血常规、尿常规、大便常规及尿酮体 □ 血气分析、肝肾功能、电解质、血脂、蛋白电泳 □ 糖化血红蛋白、空腹胰岛素及 C 肽，胰岛 B 细胞自身抗体、甲状腺功能及相关自身抗体 □ 并发症相关检查 □ 胸片、心电图、腹部 B 超 □ 动态血糖监测（必要时）
主要护理工作	□ 介绍病房环境、设施和设备 □ 入院护理评估
病情变异记录	□ 无　□ 有，原因： 1. 2.
护士签名	
医师签名	

时间	住院第 2～10 天	住院第 10～20 天 （出院日）
主要诊疗工作	□ 上级医师查房 □ 完成相关科室会诊 □ 复查相关异常检查 □ 注意病情变化 □ 调整胰岛素剂量	□ 上级医师查房，明确是否出院 □ 完成出院记录、病案首页、出院小结等 □ 向患者交代出院后的注意事项，饮食、运动、血糖监测、胰岛素注射指导，和复诊日期 □ 如果患者不能出院，在病程记录中说明原因和继续治疗的方案
重点医嘱	**长期医嘱：** □ 同前 □ 调整胰岛素剂量 □ 降糖药（一般不用） **临时医嘱：** □ C 肽激发试验 □ 加测凌晨 0am、3am 毛细血管血糖（必要时） □ 发症相关检查 □ 免疫指标、其他自身抗体、内分泌腺功能评估（必要时） □ 并发症的相关处理	**出院医嘱：** □ 出院带药 □ 门诊随诊 □ 健康宣教
主要护理工作	□ 糖尿病及其并发症宣教 □ 胰岛素注射方法培训 □ 血糖监测培训 □ 营养及运动培训 □ 病情观察	□ 指导患者办理出院手续
病情变异记录	□ 无　□ 有，原因： 1. 2.	□ 无　□ 有，原因： 1. 2.
护士签名		
医师签名		

第二十八章

矮小症临床路径释义

一、矮小症编码

疾病名称及编码：矮小症（ICD-10：E34.3）

二、临床路径检索方法

E34.3

三、矮小症临床路径标准住院流程

（一）适用对象

第一诊断为矮小症（曾称侏儒症）（ICD-10：E34.3）。

释义

■ 本路径适用对象为身高低于同种族、同性别、同年龄正常儿童生长曲线第3百分位数（-1.88 SD）者，或低于正常人群平均身高2个标准差（-2SD）者。

（二）诊断依据

根据《儿科学》（王卫平主编，高等教育出版社，2004）、《中华医学会儿科学分会内分泌遗传代谢学组矮身材儿童诊治指南》（中华儿科杂志，2008，46：428-430）、《Pediatric Endocinology》（Mark A. Sperling主编，Saunders Elsevier出版社，2007）、《诸福棠实用儿科学》（第7版）（人民卫生出版社）、《小儿内分泌学》（颜纯、王慕逖主编，人民卫生出版社，2006）。

身高处于同种族、同年龄、同性别正常健康儿童生长曲线第3百分位数以下，或低于两个标准差者（身高标准参照2005年九省/市儿童体格发育调查数据研究制定的中国2~18岁儿童身高、体重标准差）。

释义

■ 本路径的制订主要参考国内权威参考书籍和诊疗指南（中华医学会儿科学分会内分泌遗传代谢学组. 基因重组人生长激素儿科临床规范应用的建议. 中华儿科杂志，2013，51：426-432）。

■ 矮小症的两个标准符合其中之一即可。

■ 矮小症根据体型是否匀称分为匀称性矮小和非匀称性矮小。非匀称性矮小的病因主要包括甲状腺功能减退症、佝偻病、黏多糖病、软骨发育不良、脊柱干骺端发育不良等疾病。匀称性矮小的病因包括全身性疾病、生长激素缺乏症、Turner综合征、宫内发育迟缓、特发性矮小（家族性矮小、体质性青春期发育延迟及其他原因不明的矮小)、生长激素神经分泌障碍和生长激素抵抗综合征等。在诊疗过程中发现有骨骼畸形的矮小患者，不宜进入本临床路径，以治疗原发病为主。

（三）治疗方案的选择

根据《儿科学》（王卫平主编，高等教育出版社，2004）、《中华医学会儿科学分会内分泌遗传代谢学组矮身材儿童诊治指南》（中华儿科杂志，2008，46：428-430）、《Pediatric Endocinology》（Mark A. Sperling 主编，Saunders Elsevier 出版社，2007）等。

1. 生长激素缺乏症药物治疗：生长激素替代治疗。
2. 甲状腺素功能减低症：甲状腺素替代疗法。
3. 先天性卵巢发育不全症：一般骨龄 12 岁（13~15 岁）前生长激素替代治疗，12 岁（13~15 岁）后联合或单独雌、孕激素治疗。
4. 联合垂体激素缺乏症：相应缺乏激素替代治疗。
5. 其他：对因、对症治疗。
6. 辅助治疗：运动、营养治疗。

释义

■ 治疗选择依据更新：中华医学会儿科学分会内分泌遗传代谢学组，《基因重组人生长激素儿科临床规范应用的建议》（中华儿科杂志，2013 年 6 月）以及《中华医学会儿科学分会内分泌遗传代谢学组矮身材儿童诊治指南》（中华儿科杂志，2008，46：428-430）。

■ 身材矮小因病因不同，其治疗方法不同。目前可用生长激素药物治疗的导致身材矮小的疾病：生长激素缺乏症（growth hormone deficiency，GHD）、Turner 综合征（Turner syndrome）、Prader-Willi 综合征（Prader-Willisyndrome）、小于胎龄儿（small for gestational age）、特发性矮身材（idiopathic short stature，ISS）、短肠综合征、SHOX 基因缺失、Noonan 综合征（Noonan syndrome）等。

（四）标准住院日≤3 天

释义

■ 矮小症患儿入院后积极完善生长激素刺激试验等相关检查，如果条件允许，住院时间可以低于 3 天。

（五）进入路径标准

1. 第一诊断必须符合 ICD-10：E34.3 矮小症（曾称侏儒症）疾病编码。
2. 没有明确的矮小病因。
3. 达到住院标准：符合矮小症诊断标准，并经内分泌专科或儿内科临床医师判断需要住院检查治疗。

4. 当患者同时具有其他疾病诊断，如在住院期间不需特殊处理也不影响第一诊断的临床路径流程实施时，可以进入路径。

释义

■ 患儿同时具有其他疾病且影响第一诊断的临床路径流程实施时不适合进入本临床路径。

（六）住院期间检查项目

1. 必需的检查项目：

（1）血常规、尿常规、大便常规。

（2）甲状腺功能（T_3、T_4、TSH、FT_3、FT_4）、乙肝两对半（乙肝五项）。

（3）肝肾功能、血脂、电解质、血糖。

（4）骨龄、垂体 MRI（怀疑肿瘤时需强化）。

（5）生长激素激发试验（包括精氨酸激发试验、胰岛素激发试验、可乐定激发试验、左旋多巴，必选 2 项，其中前两项必选一项）。

2. 根据患者病情可选择的检查项目：

（1）皮质醇、促肾上腺激素释放激素、胰岛素样生长因子 1（IGF-1）、胰岛素样生长因子结合蛋白 3（IGFBP3）。

（2）骨密度。

（3）25 羟维生素 D_3。

（4）头颅、胸部、脊柱、骨盆、四肢长骨 X 线摄片。

（5）血气分析。

（6）性激素：黄体生成素、卵泡刺激素、雌二醇、睾酮、催乳素、绒毛膜促性腺激素。

（7）戈那瑞林激发试验。

（8）绒毛膜促性腺激素试验。

（9）染色体核型分析。

（10）IGF-1 生成试验。

释义

■ 还可选做的检查有胰岛素、C 肽、糖化血红蛋白（HbA1c）、腹部超声。

■ 部分检查可以在门诊完成。

■ 两个生长激素激发试验，如果其中一项生长激素峰值已达到 10ng/ml，那么另一项激发试验可以不做。

■ 根据病情部分检查可以不进行。

■ 根据年龄和青春发育分期综合考虑选择性激素的检查。

（七）治疗方案与药物选择

1. 诊断生长激素缺乏症者给予生长激素治疗：生长激素粉剂或水剂，国内常用剂量是 0.1～0.15U/（kg·d），睡前皮下注射。

2. 对症治疗药物：根据患者情况选择。

（1）诊断甲状腺功能减低者给予甲状腺激素替代治疗：一般选用左甲状腺素钠片，剂量根据缺乏的程度而异，从小剂量开始，需晨起空腹口服给药，开始用药后2～4周复查激素水平并调整剂量。
（2）诊断肾上腺皮质功能减退者：选用氢化可的松治疗。
（3）其他：根据相应检查结果处理。

释义

■ 生长激素的剂量范围较大，应根据需要和观察到的疗效进行个体化调整。生长激素治疗矮身材的疗程视需要而定，通常不宜短于1～2年，过短时患儿的获益对其终身高的作用不大。

■ 生长激素治疗过程中可能出现甲状腺功能减低，可按需给予甲状腺素片纠正。疗程中应注意钙、微量元素等的补充，以供骨生长所需。

■ 治疗的患儿都应进行长期随访，注意观察性发育情况。

（八）出院标准

1. 患者完善相关检查以及病因评估。
2. 生长激素激发试验过程顺利，无不良反应。
3. 没有需要住院处理的并发症和（或）合并症。

释义

■ 患者生长激素激发试验过程出现不良反应，是否需要继续住院处理，由主管医生具体决定。

（九）变异及原因分析

检查发现存在较严重的内科系统性疾病如肾功能不全、先天性心脏病等，需进行积极对症处理，完善相关检查，向家属解释并告知病情，导致住院时间延长，增加住院费用的原因等，并按相应路径或指南进行救治，退出本路径。

释义

■ 微小变异：因为医院检查项目限制，不能及时按照要求完成检查；因为节假日不能按照要求完成检查；患者不愿配合完成相应检查，短期不愿按照要求出院随诊。

■ 重大变异：因基础疾病需要进一步诊断和治疗；因各种原因需要其他治疗措施；医院与患者或家属发生医疗纠纷，患者要求离院或转院；不愿按照要求出院随诊而导致入院时间明显延长。

■ 因为偶发感染，可脱离本临床路径。

四、矮小症给药方案

【用药选择】

1. 对于矮小症，应尽早进行病因治疗，生长激素缺乏症患者使用生长激素治疗。甲状腺功能减低症者使用甲状腺素片治疗，多发垂体功能减低症者根据病情使用左旋甲状腺素片、生长激素，必要时使用氢化可的松。
2. 在肾上腺危象时给予氢化可的松静脉注射，稳定后可给予口服替代治疗。多发垂体功能异常，多种激素替代用药的开始顺序需要注意个体化。

【药学提示】

1. 甲状腺素可使氢化可的松代谢清除率增加，故氢化可的松与甲状腺素合用时应适当调整剂量。
2. 氢化可的松与生长激素合用，可抑制后者的促生长作用。

【注意事项】

生长激素禁用于骨骺闭合、有肿瘤进展症状的患者。所有患者在使用生长激素之前，应充分向家长告知生长激素治疗的不良反应。

五、推荐表单

（一）医师表单

矮小症临床路径医师表单

适用对象：第一诊断为矮小症（ICD-10：E34.3）

患者姓名：	性别：　　年龄：　　门诊号：	住院号：
住院日期：　　年　月　日	**出院日期：**　　年　月　日	**标准住院日：≤3天**

时间	住院第1天	住院第2天	住院第3天（出院日）
主要诊疗工作	□ 完成询问病史和体格检查，按要求完成病历书写 □ 上级医师查房与病情评估 □ 化验单、完成实验室初步检查 □ 向患者家属初步交代病情	□ 上级医师查房，确定进一步的检查和治疗方案 □ 完成上级医师查房记录 □ 进行生长激素激发试验 □ 根据相应的检查结果调整检查方案 □ 激发试验过程中不良反应监测与治疗 □ 完成其他辅助检查 □ 有激发试验不良反应发生患者： □ 每1~2个小时测血压、血糖 □ 建立静脉通道 □ 吸氧、重症监护（必要时）	□ 上级医师查房 □ 完成三级查房记录 □ 完成生长激素激发试验 □ 激发试验过程中不良反应监测与治疗 □ 上级医师查房同意其出院 □ 完成出院小结
重点医嘱	**长期医嘱：** □ 儿内科疾病护理常规 □ 二级护理 □ 普通饮食 □ 健康宣教 **临时医嘱：** □ 血、尿、便常规 □ 肝肾功能、电解质、血糖、血脂、血气分析 □ 甲功五项、乙肝五项 □ 皮质醇、ACTH、IGF-1、IGFBP-3 □ 骨龄、垂体MRI/CT平扫 □ 激发试验方案 □ 其他检查（酌情）：骨密度、视病情增加检查项目	**长期医嘱：** □ 儿内科疾病护理常规 □ 二级护理 □ 普通饮食 **临时医嘱：** □ 激发试验方案（第二种药物激发）	**出院医嘱：** □ 出院带药 □ 健康宣教：营养和运动 □ 出院宣教：向患儿家属交代出院注意事项，如门诊随访项目、间隔时间、观察项目等
病情变异记录	□ 无　□ 有，原因： 1. 2.	□ 无　□ 有，原因： 1. 2.	□ 无　□ 有，原因： 1. 2.
医师签名			

（二）护士表单

矮小症临床路径护士表单

适用对象：第一诊断为矮小症（ICD-10：E34.3）

患者姓名：	性别：　　年龄：　　门诊号：	住院号：
住院日期：　　年　月　日	出院日期：　　年　月　日	标准住院日：≤3 天

时间	住院第 1 天	住院第 2 天	住院第 3 天（出院日）
健康宣教	□ 入院宣教 □ 介绍主管医师、护士 □ 介绍环境、设施 □ 介绍住院注意事项 □ 介绍探视和陪住制度 □ 介绍贵重物品制度 □ 入院护理评估 □ 矮小症住院检查流程教育	□ 与患者及家长沟通，消除患者紧张情绪 □ 告知检查后可能出现的情况及应对方式	□ 出院宣教 □ 复查时间 □ 活动休息 □ 指导饮食 □ 指导办理出院手续
护理处置	□ 核对患者，佩戴腕带 □ 建立入院护理病历 □ 协助患者留取各种标本 □ 测量体重	□ 协助医师完成生长激素激发试验 □ 观察病情并及向医师汇报 □ 发生不良反应患者的特殊处理	□ 协助医师完成生长激素激发试验 □ 观察病情并及时向医师汇报 □ 发生不良反应患者的特殊处理 □ 办理出院手续 □ 书写出院小结
基础护理	□ 二级护理 □ 晨晚间护理 □ 患者安全管理	□ 二级护理 □ 晨晚间护理 □ 患者安全管理	□ 二级护理 □ 晨晚间护理 □ 患者安全管理
专科护理	□ 护理查体 □ 病情观察 □ 需要时，请家属陪伴 □ 确定饮食种类 □ 心理护理	□ 病情观察 □ 遵医嘱完成相关检查 □ 心理护理	□ 出院指导 □ 心理护理
重点医嘱	□ 详见医嘱执行单	□ 详见医嘱执行单	□ 详见医嘱执行单
病情变异记录	□ 无　□ 有，原因： 1. 2.	□ 无　□ 有，原因： 1. 2.	□ 无　□ 有，原因： 1. 2.
护士签名			

（三）患者表单

矮小症临床路径患者表单

适用对象：第一诊断为矮小症（ICD-10：E34.3）

患者姓名：	性别：　　年龄：　　门诊号：	住院号：
住院日期：　　年　月　日	**出院日期：**　　年　月　日	**标准住院日：≤3天**

时间	入院	住院第2天	住院第3天（出院日）
医患配合	□配合询问病史、收集资料，请务必详细告知既往史、用药史、过敏史 □配合进行体格检查 □有任何不适请告知医师	□配合完善生长激素刺激试验 □医师与患者及家属介绍病情及试验	□配合完善生长激素刺激试验 □接受出院前指导 □知道复查程序 □获取出院诊断书
护患配合	□配合测量体温、脉搏、呼吸、血压、体重、身高等 □配合完成入院护理评估（简单 □询问病史、过敏史、用药史） □接受入院宣教（环境介绍、病室规定、订餐制度、贵重物品保管等） □配合执行探视和陪伴制度 □有任何不适请告知护士	□配合测量体温、脉搏、呼吸，询问大便、小便情况 □配合取血完善生长激素刺激试验	□接受出院宣教 □办理出院手续 □获取出院带药 □知道服药方法、作用、注意事项 □知道复印病历程序
饮食	□遵医嘱饮食	□遵医嘱饮食	□遵医嘱饮食
排泄	□正常排尿便	□正常排尿便	□正常排尿便
活动	□正常活动	□正常活动	□正常活动

附：原表单（2010 年版）

矮小症临床路径表单

适用对象：第一诊断为矮小症（ICD-10：E34.3）

患者姓名：	性别： 年龄： 门诊号：	住院号：
住院日期： 年 月 日	**出院日期：** 年 月 日	**标准住院日：≤3 天**

时间	住院第 1 天	住院第 2 天	住院第 3 天 （出院日）
主要诊疗工作	□ 询问病史与体格检查 □ 完成病历书写 □ 上级医师查房与病情评估 □ 初步确定治疗方案 □ 开化验单、完成实验室初步检查 □ 向患者家属初步交代病情	□ 上级医师查房，确定进一步的检查和治疗方案 □ 完成上级医师查房记录 □ 进行生长激素激发试验 □ 根据相应的检查结果调整检查方案 □ 激发试验过程中不良反应监测与治疗 □ 完成其他辅助检查 □ 有激发试验不良反应发生患者每 1 ~ 2 个小时测血压、血糖 □ 建立静脉通道 □ 吸氧、重症监护（必要时）	□ 上级医师查房 □ 完成上级医师查房记录 □ 完成生长激素激发试验 □ 激发试验过程中不良反应监测与治疗 □ 上级医师查房同意其出院 □ 完成出院小结
重点医嘱	**长期医嘱：** □ 儿内科疾病护理常规 □ 二级护理 □ 普通饮食 □ 健康宣教 **临时医嘱：** □ 血常规、尿常规、大便常规 □ 肝肾功能、血脂、电解质、血气分析 □ T_3、T_4、TSH、FT_3、FT_4、乙肝两对半 □ 皮质醇、ACTH、IGF-1、IGFBP-3 □ 骨龄、垂体 MRI/CT 平扫 □ 骨密度 □ 激发试验方案 □ 视病情增加检查项目	**长期医嘱：** □ 儿内科疾病护理常规 □ 二级护理 □ 普通饮食	**出院医嘱：** □ 出院带药 □ 健康宣教：营养和运动 □ 出院宣教：向患儿家属交代出院注意事项，如门诊随访项目、间隔时间、观察项目等
主要护理工作	□ 介绍病房环境、设施和设备 □ 入院护理评估 □ 矮小症住院检查流程教育	□ 执行医嘱 □ 观察病情并及时向医师汇报 □ 发生不良反应患者的特殊处理	□ 执行医嘱 □ 观察病情并及时向医师汇报 □ 发生不良反应患者的特殊处理 □ 指导患者办理出院手续

续　表

时间	住院第 1 天	住院第 2 天	住院第 3 天 （出院日）
病情变异记录	□ 无　□ 有，原因： 1. 2.	□ 无　□ 有，原因： 1. 2.	□ 无　□ 有，原因： 1. 2.
护士签名			
医师签名			

第二十九章

性早熟临床路径释义

一、性早熟编码

1. 国家卫计委原编码：

疾病名称及编码：性早熟（ICD-10：E30.100）

2. 修改编码：

疾病名称及编码：性早熟（ICD-10：E30.1）

中枢性性早熟（ICD-10：E22.802）

二、临床路径检索方法

E30.1/E22.802 住院科别为儿科

三、性早熟临床路径标准住院流程

（一）适用对象

第一诊断为性早熟（ICD：E30.100）。

释义

■ 性早熟是指女孩8岁前、男孩9岁前出现内外生殖器官快速发育及第二性征出现，女孩10岁前月经来潮。通常以女孩出现乳腺发育房结节，男孩睾丸容积增大为首发表现。

（二）诊断依据

根据《中枢性性早熟诊断与治疗共识（2015）》，［中华儿科杂志，2015，53（6）：412-418］。

临床表现：

1. 女孩8岁前、男孩9岁前出现第二性征。
2. 线性生长加速，年生长速率高于正常儿童。
3. 骨龄超前1年以上。
4. 性腺增大：女童在B超下见卵巢容积>1ml，并可见多个直径≥4ml卵泡；男童睾丸容积≥4ml，并随病程延长呈进行性增大。

释义

■ 性发育开始的时间与遗传、环境、营养等因素有关。性早熟的诊断标准来源于正常儿童青春期发育开始年龄的统计数据。随着经济发展，性发育呈现逐渐提前的趋势，故有学者提出修订性早熟的年龄界定。目前国内外仍广泛沿用既往年龄标准。

■ 性发育过程具有一定规律性。女孩青春期发育顺序通常为乳房发育，阴毛、外阴的改变，腋毛生长，月经来潮，皮下脂肪呈现女性分布。男孩性发育则首先表现为睾丸容积增大（≥4ml 时即标志青春期开始），继而阴茎增长增粗，阴毛、腋毛生长及声音低沉，长胡须，出现遗精，肌肉容积增加呈现成年男性。对于不同病因所致性早熟，性征出现的时间可能不符合这个规律。

■ 性发育的速度存在明显个体差异。一般性发育过程可持续 3 ~4 年，女孩每个 Tanner 分期的进展历时约 1 年。男孩 Tanner 分期进展与女孩类似，但从睾丸开始增大至遗精历时比女孩稍长。

■ 在重视性发育开始年龄的同时，还应考虑性发育的顺序及进程。性发育顺序或进程异常，可为性早熟的不同表现。性发育开始时间早，但是进程缓慢的孩子可能不需要治疗。但是性发育开始时间正常，而进展迅速的孩子需要进行治疗。

■ 性早熟按下丘脑-垂体-性腺轴（HPGA）功能是否提前启动分为中枢性性早熟（又称为 GnRH 依赖性、真性或完全性性早熟）、外周性性早熟（又称为非 GnRH 依赖性或假性性早熟）和不完全性性早熟（部分性性早熟）。

■ 诊断标准中有 2 条符合标准，可以进行 LHRH 激发试验。

（三）进入路径标准

1. 符合性早熟诊断标准。

2. 8 岁以后出现第二性征，但是骨龄进展过快，生长潜能受损。

释义

■ 如基础 LH≥5U/L，LH/FSH>0. 6，则提示 HPGA 已启动，无须住院行 LHRH 激发试验，可在门诊进行评估、治疗。

（四）标准住院日

标准住院日为 1 天。

（五）住院期间的检查项目

1. 必需的检查项目：LH（0’、30’、60’、90’）；FSH（0’、30’、60’、90’）。

2. 根据患者病情进行的检查项目（酌情选择）：雌二醇、睾酮、泌乳素、孕酮、OGTT、生化全项、皮质醇、ACTH、甲状腺功能、hCG、甲胎蛋白、癌胚抗原、骨龄、盆腔 B 超、垂体 MRI+增强。

释义

■ 还可选作的检查有糖化血红蛋白、胰岛素样生长因子-1（IGF-1）、胰岛素样生长因子结合蛋白 3（IGFBP3）。

■ 由于住院时间短，无法在住院期间完成影像学检查，可以在门诊完成。

■ 根据病情，部分检查可以不进行（如垂体 MRI 无明显异常，则可不进行垂体增强 MRI）。

（六）治疗方案的选择

注射用水 2ml+戈那瑞林 100μg/m^2 或曲普瑞林针 2.5μg/kg，普瑞林针（0.1 克/支，最大量 100ug）静脉推注或皮下注射，st。

释义

■ 应用不同的方法检测时诊断临界值不同。免疫化学发光法（ICMA），LH 峰值≥5.0U/L 提示性腺轴启动。免疫荧光法（IFMA）的诊断标准为 LH 峰值>9.6U/L（男孩）或>6.9U/L（女孩）。

■ 正确评估 LH 峰值/FSH 峰值：LH 峰值/FSH 峰值≥0.6，考虑青春期启动，但应注意同时要满足 LH 峰值≥5.0U/L。单纯以 LH 峰值/FSH 峰值>0.6 作为诊断指标，易造成误诊。LH 峰值/FSH 峰值还有助于快进展型与非进展型 CPP 的鉴别（快进展型 CPP 患儿的 LH 峰值/FSH 峰值比值较高）。

■ 在 GnRH 激发试验中，FSH 的基础值和峰值对性早熟诊断无明显临床意义。

■ 在判断结果时尚需结合患儿性发育状态、性征进展情况、身高和骨龄的变化等进行综合分析。

■ 对于部分病程较短的患儿，在乳房开始发育的早期、未出现明显的生长加速、骨龄未出现明显超前时，GnRH 激发试验可为假阴性。对此类患儿应密切随访性征发育情况、生长速率、骨龄等，必要时应重复进行 GnRH 激发试验。

（七）出院标准

完善 LHRH 激发试验后出院。

释义

■ 如果 LHRH 激发试验过程中出现不良反应，是否需要继续住院处理，由主管医师具体决定。

（八）变异及原因分析

出现发热等感染情况可能影响化验结果，需待体温正常以后才能进行上述检查。

释义

■ 微小变异：因为医院检验项目限制，不能及时按照要求完成检查；患者不愿配合完成相应检查，短期不愿按照要求出院随诊。

■ 重大变异：因基础疾病需要进一步诊断和治疗；因各种原因需要其他治疗措施；医院与患者或家属发生医疗纠纷，患者要求离院或转院；不愿按照要求出院随诊而导致入院时间明显延长。

四、推荐表单

（一）医师表单

性早熟临床路径医师表单

适用对象：第一诊断为性早熟（ICD-10：E30.100）

患者姓名：	性别：　　年龄：　　门诊号：	住院号：
住院日期：　　年　月　日	出院日期：　　年　月　日	标准住院日：≤2 天

时间	住院第 1 天	住院第 2 天
主要诊疗工作	□ 询问病史及体格检查 □ 开化验单 □ 上级医师查房与病情评估 □ 初步确定治疗方案 □ 完成病历书写，完成上级医师查房记录 □ 向患者家属初步交代病情	□ 进行 LHRH 激发试验 □ 激发试验过程中不良反应监测与治疗 □ 上级医师查房同意其出院 □ 完成出院小结
重点医嘱	**长期医嘱：** □ 二级护理 □ 儿科疾病护理常规 □ 浅静脉置管护理 **临时医嘱：** □ 明晨禁食水，行 LHRH 兴奋试验 □ 血清促黄体生成素测定（LH） □ 血清促卵泡刺激素测定（FSH） □ 雌二醇测定（E_2）、泌乳素、孕酮 □ 睾酮测定（T） □ 血清促黄体生成素测定 LH（30’） □ 血清促卵泡刺激素测定 FSH（30’） □ 血清促黄体生成素测定 LH（60’） □ 血清促卵泡刺激素测定 FSH（60’） □ 血清促黄体生成素测定 LH（90’） □ 血清促卵泡刺激素测定 FSH（90’） □ 注射用水 2ml+戈那瑞林 100μg/m^2 或曲普瑞林针 2.5μg/kg，普瑞林针（0.1 克/支，最大量 100μg）静脉推注或皮下注射，st □ 心电监护 2 小时，st □ 癌胚抗原、甲胎蛋白、人绒毛膜促性腺激素 □ 生化全项、ACTH、皮质醇、甲状腺功能、糖化血红蛋白、胰岛素样生长因子 1（IGF-1）、胰岛素样生长因子结合蛋白 3（IGFBP3）	**长期医嘱：** □ 二级护理 □ 儿科疾病护理常规 □ 浅静脉置管护理 **临时医嘱：** □ 今日出院
病情变异情况	□ 无　□ 有，原因： 1. 2.	□ 无　□ 有，原因： 1. 2.
医师签名		

（二）护士表单

性早熟临床路径护士表单

适用对象：第一诊断为性早熟（ICD-10：E30.100）

患者姓名：	性别：　　年龄：　　门诊号：	住院号：
住院日期：　　年　月　日	出院日期：　　年　月　日	标准住院日：≤2 天

时间	住院第 1 天	住院第 2 天
健康宣教	□ 入院宣教 □ 介绍主管医师、护士，介绍环境、设施 □ 介绍住院注意事项 □ 介绍探视和陪住制度 □ 介绍贵重物品及危险物品制度	□ 出院宣教 □ 向患儿家属交代出院注意事项，如门诊随访项目、时间、观察项目等
护理处置	□ 核对患者，佩戴腕带 □ 建立入院护理病历 □ 测量体重及生命体征 □ 叮嘱患儿卧床休息 □ 禁食水	□ 完成各种标本的留取 □ 执行医嘱 □ 观察病情并及时向医师汇报 □ 有激发试验不良反应发生患者 □ 每 1～2 个小时测血压、生命体征 □ 建立静脉通道 □ 吸氧、重症监护（必要时） □ 出院手续
基础护理	□ 二级护理 □ 定时测量体温 □ 患儿安全管理	□ 二级护理 □ 晨间护理 □ 患者安全管理
专科护理	□ 护理查体 □ 病情观察，有无发热、咳嗽等感染征象 □ 心理护理	□ 遵医嘱完成相关检查 □ 病情观察 □ 试验过程中有无恶心、呕吐、皮疹、皮肤瘙痒等 □ 心理护理 □ 出院指导
重点医嘱	□ 详见医嘱执行单	□ 详见医嘱执行单
病情变异情况	□ 无　□ 有，原因： 1. 2.	□ 无　□ 有，原因： 1. 2.
护士签名		

（三）患者表单

性早熟临床路径患者表单

适用对象：第一诊断为性早熟（ICD-10：E30.100）

患者姓名：	性别：　年龄：　门诊号：	住院号：
住院日期：　年　月　日	**出院日期：**　年　月　日	**标准住院日：≤2 天**

时间	入院及试验前	激发试验当天
医患配合	□ 配合询问病史、收集资料，请务必详细告知既往史、用药史、过敏史 □ 配合进行体格检查 □ 有任何不适请告知医师 □ 医生与患儿家属介绍病情及激发试验谈话、签字	□ 配合完善相关检查、化验 □ 配合完成激发试验
护患配合	□ 配合测量体温、脉搏、呼吸、血压、体重 □ 配合完成入院护理评估（简单询问病史、过敏史、用药史） □ 接受入院宣教（环境介绍、病室规定、贵重物品及危险物品制度等） □ 配合执行探视和陪护制度 □ 有任何不适请告知护士 □ 接受试验前宣教	□ 配合测量体温、脉搏、呼吸、血压 □ 配合完善相关检查、化验、标本留取 □ 配合完成药物注射，试验的顺利完成 □ 有任何不适，请告知护士
饮食	□ 遵医嘱饮食	□ 遵医嘱饮食
活动	□ 正常活动	□ 正常活动

附：原表单（2016年版）

性早熟临床路径执行表单

适用对象：第一诊断为性早熟（ICD-10：E30.100）

患者姓名：	性别：　　年龄：　　门诊号：	住院号：
住院日期：　　年　月　日	出院日期：　　年　月　日	标准住院日：≤2天

时间	住院第1天	住院第2天
诊疗工作	□ 询问病史及体格检查 □ 开化验单 □ 上级医师查房与病情评估 □ 初步确定治疗方案 □ 完成病历书写，完成上级医师查房记录 □ 向患者家属初步交代病情	□ 进行LHRH激发试验 □ 激发试验过程中不良反应监测与治疗 □ 上级医师查房同意其出院 □ 完成出院小结
重点医嘱	**长期医嘱：** □ 二级护理 □ 儿科疾病护理常规 □ 浅静脉置管护理 **临时医嘱：** □ 血清促黄体生成素测定（LH） □ 血清促卵泡刺激素测定（FSH） □ 雌二醇测定（E_2） □ 睾酮测定（T） □ 血清促黄体生成素测定LH（30'） □ 血清促卵泡刺激素测定FSH（30'） □ 血清促黄体生成素测定LH（60'） □ 血清促卵泡刺激素测定FSH（60'） □ 血清促黄体生成素测定LH（90'） □ 血清促卵泡刺激素测定FSH（90'） □ 注射用水5ml+戈那瑞林100μg/m^2或曲普瑞林针2.5μg/kg，普瑞林针（0.1克/支，最大量100μg）静脉推注或皮下注射，st □ 明日出院	
护理工作	□ 入院护理评估 □ 入院宣教 □ 叮嘱患儿卧床休息 □ 定时测量体温	□ 执行医嘱 □ 观察病情并及时向医师汇报 □ 有激发试验不良反应发生患者 □ 每1~2个小时测血压、生命体征 □ 建立静脉通道 □ 吸氧、重症监护（必要时） □ 出院宣教：向患儿家属交代出院注意事项：如门诊随访项目、时间、观察项目等 □ 出院手续

续　表

时间	住院第 1 天	住院第 2 天
病情变异情况	□ 无　□ 有，原因： 1. 2.	□ 无　□ 有，原因： 1. 2.
护士签名		
医师签名		

第三十章

苯丙酮尿症临床路径释义

一、苯丙酮尿症编码

1. 国家卫计委原编码：

疾病名称及编码：苯丙酮尿症（PKU）（ICD-10：E70.101）

2. 修改编码：

疾病名称及编码：典型的苯丙酮酸尿（ICD-10：E70.0）

其他高苯丙酮酸尿（ICD-10：E70.1）

二、临床路径检索方法

E70.0/E70.1 住院科别为儿科

三、苯丙酮尿症临床路径标准

（一）适用对象

第一诊断为苯丙酮尿症（PKU）（ICD-10：E70.101）。

释义

■ 苯丙酮尿症是指由于苯丙氨酸羟化酶缺乏导致血苯丙氨酸增高的氨基酸代谢病。

（二）诊断依据

中华医学会儿科分会内分泌遗传代谢学组及中华预防医学会出生缺陷预防与控制专业委员会新生儿筛查学组《高苯丙氨酸血症的诊治共识》［中华儿科杂志，2014 年，52（6）：420-425］、中华人民共和国卫生部《苯丙酮尿症和先天性甲状腺功能减低症诊治技术规范（2010 版）》［中国儿童保健杂志，2011，19（2）：190-191］。

1. 临床特点：头发黄，皮肤白，鼠臭味，智能发育落后。
2. 血苯丙氨酸（Phe）浓度>120μmol/L（>2mg/dl）及苯丙氨酸/酪氨酸（Phe/Tyr）>2.0。
3. 苯丙氨酸羟化酶基因（PAH）突变。
4. 尿蝶呤谱及红细胞二氢蝶啶还原酶（DHPR）活性正常。

释义

■ 新生儿期多无典型的临床表现，出生后 3～4 个月出现头发黄、皮肤白、尿液、汗液鼠臭味及智能发育落后。部分患者临床表现不典型，苯丙酮尿症的确诊依赖于生化及基因诊断。对于血苯丙氨酸及酪氨酸的测定建议采用定量法（荧光法或串联质谱法），测定时间应于生后 72 小时以后，蛋白质摄入不足可能导致血苯丙氨酸升高不明显，造成假阴性结果，而早产儿肝功能不成熟、发热、感染、肠外营养或输血可能造成假阳性结果，故必要时需复查血苯丙氨酸及酪氨酸水平。苯丙酮尿症为常染色体隐性遗传病，苯丙氨酸羟化酶基因的纯合或复合杂合突变可导致疾病。

（三）治疗方案的选择

《高苯丙氨酸血症的诊治共识》［中华儿科杂志，2014，52（6）：420-425］。

1. 治疗指征：血 Phe>360μmol/L。
2. 低或无 Phe 特殊饮食。
3. 对症处理。

释义

■ 苯丙酮尿症的治疗为终生治疗，正常蛋白质摄入下血苯丙氨酸浓度>360μmol/L，需给予治疗，越早越好。特殊饮食治疗是本病的主要治疗方法，根据 PAH 酶活性的不同，不同患儿对苯丙氨酸的耐受程度不同，治疗需个体化，定期监测血苯丙氨酸水平酌情调整治疗。婴儿期可选择无苯丙氨酸特殊奶粉，依据血苯丙氨酸浓度酌情增加少量天然乳品。婴儿期后患者特殊奶粉需求量减少，需按照食物成分表选择不同苯丙氨酸含量的天然食物进行搭配制作，满足蛋白质需要及血苯丙氨酸浓度控制。对于 BH4 负荷试验结果阳性的 PKU 患者可于口服 BH4 联合低苯丙氨酸饮食治疗，可提高患者对苯丙氨酸的耐受量，适当增加天然蛋白质的摄入，改善生活质量。

（四）进入路径标准

1. 第一诊断必须符合苯丙酮尿症疾病编码（ICD-10：E70.101）。
2. 当患者合并其他疾病，但不需要特殊处理，也不影响第一诊断的临床路径实施时可以进入路径。

释义

■ 患者同时具有其他疾病影响第一诊断的临床路径流程实施时不适合进入本临床路径。

（五）住院期间的检查项目

1. 必需检查的项目：

（1）血氨基酸分析。

（2）尿蝶呤谱。

（3）血依赖细胞膜二氢吡啶受体（DHPR）活性测定。

（4）PAH 基因分析。

2. 可选择的检查项目：

（1）四氢生物蝶呤（BH4）负荷试验。

（2）颅脑 MRI。

（3）智能测试。

释义

■ 由于检测周期长，部分检查可于门诊进行。对于确诊 PKU 的患者可进行 BH4 负荷试验，若血苯丙氨酸下降>30%，可确定为 BH4 反应型 PKU，治疗上可选择口服 BH4 联合低苯丙氨酸饮食治疗。

（六）治疗方案与药物选择

1. 无 Phe 饮食配伍母乳或天然低蛋白辅食。
2. 对症处理。

释义

■ 治疗方案需根据患儿情况个体化，治疗期间监测血苯丙氨酸水平及生长发育治疗，酌情调整治疗。苯丙氨酸为人体必需氨基酸，不能完全无苯丙氨酸饮食，需按照患者苯丙氨酸的耐受程度合理添加天然蛋白。随年龄增长，由于天然饮食的诱惑，患者饮食治疗的依从性逐渐降低，治疗同时还需做好患者的心理辅导工作。

（七）必需复查的检查项目

必需复查的检查项目：血 Phe 浓度。

释义

■ 我国对于血苯丙氨酸浓度的控制范围尚无统一标准。美国国立卫生研究院推荐患者血中苯丙氨酸水平的控制范围为：120～360μmol/L（2～6mg/dl）。我国 2014 年出版的《高苯丙氨酸血症的诊治共识》提出我国 PKU 女性患者在孕前 6 个月至整个孕期需将血苯丙氨酸水平需控制在 120～360μmol/L（2～6mg/dl）。

（八）出院标准

1. 完成检查项目。
2. 血 Phe 浓度下降接近理想范围。

（九）标准住院日

标准住院日：5 天。

释义

■ 如果出现并发症，是否需继续住院处理，由主管医师具体决定。

四、推荐表单

（一）医师表单

苯丙酮尿症临床路径医师表单

适用对象：第一诊断为苯丙酮尿症（ICD-10：E70.101）

患者姓名：	性别：　　年龄：　　门诊号：	住院号：
住院日期：　　年　月　日	出院日期：　　年　月　日	标准住院日：5天

时间	住院第1天	住院第2～3天	住院第4天	住院第5天 （出院日）
主要诊疗工作	□ 完成病历书写 □ 上级医师查房 □ 开具常规化验单 □ 开具必需检查项目 □ 制订食谱	□ 上级医师查房 □ 完成病程记录 □ 完成必须检查 □ 无或低Phe饮食	□ 上级医师查房 □ 根据检测结果诊断 □ 调整食谱 □ 基因分析	□ 出院小结 □ 随访计划，包括血Phe监测及发育评估
重点医嘱	**长期医嘱：** □ 儿内科护理常规 □ 二级护理 □ 普通饮食 **临时医嘱：** □ 常规检测项目 □ 血串联质谱分析 □ 尿蝶呤谱分析 □ DHPR活性测定 □ BH4负荷试验（必要时）	**长期医嘱：** □ 无Phe特殊饮食或配伍普通饮食	**长期医嘱：** □ 无Phe特殊饮食或配伍普通饮食 **临时医嘱：** □ 血Phe测定 □ 家系PAH基因分析	**出院医嘱：** □ 饮食配伍 □ 内分泌遗传代谢门诊随访
病情变异记录	□ 无　□ 有，原因： 1. 2.	□ 无　□ 有，原因： 1. 2.	□ 无　□ 有，原因： 1. 2.	
医师签名				

（二）护士表单

苯丙酮尿症临床路径护士表单

适用对象：第一诊断为苯丙酮尿症（ICD-10：E70.101）

患者姓名：	性别： 年龄： 住院号：	
住院日期： 年 月 日	出院日期： 年 月 日	标准住院日：5天

时间	住院第1天	住院第2~3天	住院第4天	住院第5天（出院日）
健康宣教	□ 入院宣教 □ 介绍主管医师、护士 □ 介绍环境、设施 □ 介绍住院注意事项 □ 介绍探视和陪伴制度 □ 介绍贵重物品制度	□ 告知检查后可能出现的情况及应对方式 □ 再次明确探视陪伴须知	□ 特殊饮食及配伍饮食的宣教 □ 给予患者及家属心理支持	□ 出院宣教 □ 内分泌遗传代谢科随诊
护理处置	□ 核对患者，佩戴腕带 □ 建立入院护理病历 □ 协助患者留取各种标本 □ 测量体重	□ 协助医师完成相关化验 □ 按医嘱给药 □ 记录不良反应 □ 血标本采集 □ 家系DNA采集	□ 配合医师制定食谱 □ 不良反应记录	□ 协助办理出院
基础护理	□ 二级护理 □ 晨晚间护理 □ 患者安全管理	□ 二级护理 □ 晨晚间护理 □ 患者安全管理	□ 二级护理 □ 晨晚间护理 □ 患者安全管理	□ 二级护理
专科护理	□ 护理查体 □ 病情观察 □ 特殊饮食耐受情况，药物不良反应 □ 需要时，填写跌倒及压疮防范表 □ 需要时，请家属陪伴 □ 确定饮食种类 □ 心理护理	□ 病情观察 □ 特殊饮食耐受情况，药物不良反应 □ 遵医嘱完成相关检查 □ 心理护理	□ 遵医嘱予补液 □ 病情观察 □ 特殊饮食耐受情况，药物不良反应 □ 心理护理	□ 病情观察 □ 出院指导 □ 饮食配伍宣教
重点医嘱	□ 详见医嘱执行单	□ 详见医嘱执行单	□ 详见医嘱执行单	□ 详见医嘱执行单
病情变异记录	□ 无 □ 有，原因： 1. 2	□ 无 □ 有，原因： 1. 2.	□ 无 □ 有，原因： 1. 2.	□ 无 □ 有，原因： 1. 2.
护士签名				

（三）患者表单

苯丙酮尿症临床路径患者表单

适用对象：第一诊断为苯丙酮尿症（ICD-10：E70.101）

患者姓名：	性别：　年龄：　住院号：	
住院日期：　年　月　日	出院日期：　年　月　日	标准住院日：5 天

时间	入院	住院期间	出院
医患配合	□ 配合询问病史、收集资料，请务必详细告知既往史、用药史、过敏史 □ 配合进行体格检查 □ 有任何不适请告知医师	□ 配合完善相关检查、化验 □ 医师与患者及家属介绍病情及检查谈话、签字	□ 配合医师办理出院 □ 明确下次就诊时间 □ 遵医嘱用药、饮食
护患配合	□ 配合测量体温、脉搏、呼吸、血压、体重 □ 配合完成入院护理评估（简单询问病史、过敏史、用药史） □ 接受入院宣教（环境介绍、病室规定、订餐制度、贵重物品保管等） □ 配合执行探视和陪伴制度 □ 有任何不适请告知护士	□ 配合测量体温、脉搏、呼吸、询问大便 □ 接受饮食宣教 □ 接受药物宣教 □ 有任何不适请告知护士	□ 接受出院宣教 □ 获取出院带药 □ 掌握饮食配伍原则 □ 有任何不适请告知护士
饮食	□ 遵医嘱饮食	□ 遵医嘱饮食	□ 遵医嘱饮食
排泄	□ 正常排尿便	□ 正常排尿便	□ 正常排尿便
活动	□ 正常活动	□ 正常活动	□ 正常活动

附：原表单（2016年版）

苯丙酮尿症临床路径表单

适用对象：第一诊断为苯丙酮尿症（ICD-10：E70.101）

患者姓名：	性别：　　年龄：　　门诊号：	住院号：	
住院日期：　　年　月　日	出院日期：　　年　月　日	标准住院日：5天	

时间	住院第1天	住院第2~3天	住院第4天	住院第5天（出院日）
主要诊疗工作	□ 完成病历书写 □ 上级医师查房 □ 开具常规化验单 □ 开具必需检查项目 □ 制订食谱	□ 上级医师查房 □ 完成病程记录 □ 完成必须检查 □ 无或低Phe饮食	□ 上级医师查房 □ 根据检测结果诊断 □ 调整食谱 □ 基因分析	□ 出院小结 □ 随访计划包括血Phe监测及发育评估
重点医嘱	**长期医嘱：** □ 儿内科护理常规 □ 二级护理 □ 普通饮食 **临时医嘱：** □ 常规检测项目 □ 血串联质谱分析 □ 尿蝶呤谱分析 □ DHPR活性测定 □ BH4负荷试验（必要时）	**长期医嘱：** □ 无Phe特殊饮食或配伍普通饮食	**长期医嘱：** □ 无Phe特殊饮食或配伍普通饮食 **临时医嘱：** □ 血Phe测定 □ 家系PAH基因分析	**出院医嘱：** □ 饮食配伍 □ 内分泌遗传代谢门诊随访
主要护理工作	□ 入院护理常规 □ 喂养指导 □ 执行医嘱	□ 完成检测 □ 饮食配伍及喂养 □ 记录不良反应	□ 执行医嘱 □ 饮食喂养纪录 □ 不良反应报告 □ 标本采集	□ 协助办理出院 □ 培训家长采血
病情变异记录	□ 无　□ 有，原因： 1. 2.	□ 无　□ 有，原因： 1. 2.	□ 无　□ 有，原因： 1. 2.	□ 无　□ 有，原因： 1. 2.
护士签名				
医师签名				

第三十一章

四氢生物蝶呤缺乏症临床路径释义

一、四氢生物蝶呤缺乏症编码

1. 卫计委原编码：

疾病名称及编码：四氢生物蝶呤（BH4）缺乏症（ICD-10：E70.1）

2. 修改编码：

疾病名称及编码：四氢生物蝶呤（BH4）缺乏症（ICD-10：E70.102）

二、临床路径检索方法

E70.102 住院科别为儿科

三、四氢生物蝶呤缺乏症临床路径标准

（一）适用对象

第一诊断为四氢生物蝶呤（BH4）缺乏症（ICD-10：E70.1）。

释义

■ 四氢生物蝶呤缺乏症是指由于苯丙氨酸等芳香族氨基酸羟化酶辅助因子-四氢生物蝶呤（BH4）其合成或代谢途径中某种酶的先天性缺陷导致一些芳香族氨基酸代谢障碍，影响脑内神经递质合成，从而出现严重的神经系统损害症状体征。

（二）诊断依据

根据中华医学会儿科分会内分泌遗传代谢学组及中华预防医学会出生缺陷预防与控制专业委员会新生儿筛查学组《高苯丙氨酸血症的诊治共识》[中华儿科杂志，2014，52（6）：420-425]、中华人民共和国卫生部《苯丙酮尿症和先天性甲状腺功能减低症诊治技术规范（2010版）》[中国儿童保健杂志，2011，19（2）：190-191]。

1. 典型特点：除PKU特点外，主要表现为肌张力低下。
2. 血苯丙氨酸（Phe）浓度>120μmol/L（>2mg/dl）及苯丙氨酸/酪氨酸（Phe/Tyr）>2.0。
3. 尿蝶呤谱分析：采用高效液相色谱仪进行尿新蝶呤（N）、生物蝶呤（B）定量分析，从而得出两者比例和生物蝶呤百分率。
4. 酶学分析：6-丙酮酰四氢蝶呤合成酶（PTPS）缺乏最多见，二氢蝶啶还原酶（DHPR）缺乏少见。
5. 四氢生物蝶呤（BH4）负荷试验可阳性。
6. 脑脊液蝶呤和神经递质代谢产物测定。
7. 头颅影像学检查：有助于BH4缺乏症患者脑损伤的评估。
8. 相关基因突变。

释义

■ 新生儿期的 BH4 缺乏症患儿，除了血 Phe 增高外，往往在生后 1~3 个月出现类似 PKU 的临床症状外，主要表现为儿茶酚胺及 5-羟色胺缺乏症状。多巴胺缺乏相关症状如运动障碍、嗜睡、肌张力减低、眼震、吞咽困难及口水增多等。5-羟色胺缺乏相关症状如面无表情、反应迟钝、抑郁、失眠等。去甲肾上腺素缺乏相关症状如躯干肌张力低下、眼睑下垂、小脑发育障碍等。部分患者临床表现不典型，BH4 缺乏症的确诊依赖于生化及基因诊断。尿蝶呤谱分析是目前世界上公认的 BH4 缺乏症筛查手段。PTPS 缺乏时尿新蝶呤明显增加，生物蝶呤明显降低，B% <10%（多<5%）。对于尿新蝶呤明显增高，生物蝶呤正常或略低，B% 介于 5% ~10%，需结合 BH4 负荷试验协诊。DHRP 缺乏时，尿新蝶呤可正常或稍高，生物蝶呤明显增加，但部分 DHRP 缺乏患者可有正常尿蝶呤谱。GTHCH 缺乏者，尿新蝶呤、生物蝶呤均极低。PCD 缺乏者在生物蝶呤峰后出现 7-生物蝶呤波峰。SR 缺乏症者尿蝶呤谱可正常。BH4 负荷试验是一种快速而可靠的 BH4 缺乏症辅助诊断实验，也是鉴别 BH4 反应性 PKU/HPA 的有效方法。脑脊液中加入维生素 C 以保存，其蝶呤分析方法与尿蝶呤相一致。

（三）治疗方案的选择

《高苯丙氨酸血症的诊治共识》［中华儿科杂志，2014，52（6）：420-425］。

1. 四氢生物蝶呤（BH4）。
2. 低/无苯丙氨酸特殊饮食。
3. 神经递质前质。
4. 叶酸（DHPR 缺乏）。
5. 对症处理。

释义

■ BH4 缺乏症的治疗主要取决于酶缺乏类型及脑脊液中神经递质缺乏程度。大多数 BH4 缺乏症都需要神经递质前质多巴（L-DOPA）及 5-羟色胺酸联合低苯丙氨酸饮食治疗。

（四）进入路径标准

1. 第一诊断必须符合四氢生物蝶呤缺乏症疾病编码（ICD-10：E70.1）。
2. 当患者同时具有其他疾病诊断，但在住院期间不需要特殊处理也不影响第一诊断的临床路径流程实施时，可以进入路径。

释义

■ 患者同时具有其他疾病影响第一诊断的临床路径流程实施时不适合进入本临床路径。

（五）住院期间的检查项目

1. 必需的检查项目：

（1）血氨基酸分析。

（2）尿蝶呤谱。

（3）血 DHPR 活性。

（4）基因突变分析。

2. 可选择的检查项目：

（1）BH4 负荷试验。

（2）颅脑 MRI。

（3）智能测试。

释义

■ 由于检测周期长，部分检查可于门诊进行。对于临床高危患者，常规进行串联质谱氨基酸分析以尽早诊断高苯丙氨酸血症（HPA），对所有诊断为 HPA 者，应在低 Phe 饮食治疗前常规进行尿蝶呤谱分析、干滤纸血片 DHRP 活性测定以进行 BH4 缺乏症鉴别诊断。BH4 负荷试验有助于 BH4 缺乏症的快速辅助诊断及鉴别 BH4 反应性 PKU/HPA。

（六）必需复查的检查项目

血苯丙氨酸浓度。

释义

■ 我国对于血苯丙氨酸浓度的控制范围尚无统一标准。美国国立卫生研究院推荐患者血中苯丙氨酸水平的控制范围为：120～360μmol/L（2～6mg/dl）。我国 2014 年出版的《高苯丙氨酸血症的诊治共识》提出我国 PKU 女性患者在孕前 6 个月至整个孕期需将血苯丙氨酸水平需控制在 120～360μmol/L（2～6mg/dl）。

（七）出院标准

1. 完成检查项目。

2. 无药物不良反应。

3. 血 Phe 浓度下降正常。

释义

■ 患者出院前应完成所有必需检查项目，且开始药物治疗，观察临床症状是否减轻或消失，有无明显药物相关不良反应。

（八）标准住院日

标准住院日：5天。

释义

■ 如果出现并发症，是否需继续住院处理，由主管医师具体决定。

四、推荐表单

（一）医师表单

四氢生物蝶呤缺乏症临床路径医师表单

适用对象：第一诊断为四氢生物蝶呤缺乏症（ICD-10：E70.1）

患者姓名：	性别： 年龄： 门诊号：	住院号：
住院日期： 年 月 日	出院日期： 年 月 日	标准住院日：5 天

时间	住院第 1 天	住院第 2～3 天	住院第 4 天	住院第 5 天（出院日）
主要诊疗工作	□ 完成病历书写 □ 开具常规化验单 □ 开具必须检测项目	□ 上级医师查房 □ 完成必需检测项目 □ 制订初步食谱	□ 上级医师查房 □ 根据检测结果诊断 □ 制订药物治疗方案 □ 基因检测	□ 上级医师查房，确定能否出院 □ 交代出院注意事项 □ 随访计划包括血 Phe 监测及发育评估及不良反应
重点医嘱	**长期医嘱：** □ 儿内科疾病护理常规 □ 二级护理 □ 普通饮食 **临时医嘱：** □ 常规检测项目 □ 血氨基酸分析 □ 尿蝶呤谱分析 □ DHPR 活性测定 □ BH4 负荷试验（必要时）	**长期医嘱：** □ 无 Phe 特殊饮食或配伍普通饮食	**长期医嘱：** □ BH4 或无 Phe 特殊饮食 □ 多巴丝肼或息宁 □ 5-羟色胺酸 □ 亚叶酸钙（DHPR 缺乏） **临时医嘱：** □ 血 Phe 测定 □ 家系基因检测	**出院医嘱：** □ 出院带药 □ 内分泌遗传代谢门诊随访
病情变异记录	□ 无 □ 有，原因： 1. 2.	□ 无 □ 有，原因： 1. 2.	□ 无 □ 有，原因： 1. 2.	
医师签名				

（二）护士表单

四氢生物蝶呤缺乏症临床路径护士表单

适用对象：第一诊断为四氢生物蝶呤缺乏症（ICD-10：E70.1）

患者姓名：	性别：　年龄：　门诊号：	住院号：	
住院日期： 年 月 日	**出院日期：** 年 月 日	**标准住院日：5 天**	

时间	住院第 1 天	住院第 2～3 天	住院第 4 天	住院第 5 天（出院日）
健康宣教	□ 入院宣教 □ 介绍主管医师、护士 □ 介绍环境、设施 □ 介绍住院注意事项 □ 介绍探视和陪伴制度 □ 介绍贵重物品制度	□ 药物宣教 □ 特殊饮食及配伍饮食的宣教	□ 特殊检查宣教 □ 给予患者及家属心理支持 □ 再次明确探视陪伴须知	□ 出院宣教 □ 指导办理出院手续
护理处置	□ 核对患者，佩戴腕带 □ 建立入院护理病历 □ 协助患者留取各种标本 □ 测量体重	□ 协助医师完成各项相关化验 □ 配合医师制订初步食谱 □ 不良反应记录	□ 按医嘱给药 □ 记录不良反应 □ 血标本采集 □ 家系 DNA 采集	□ 办理出院
基础护理	□ 二级护理 □ 晨晚间护理 □ 患者安全管理	□ 二级护理 □ 晨晚间护理 □ 患者安全管理	□ 二级护理 □ 晨晚间护理 □ 患者安全管理	□ 二级护理
专科护理	□ 护理查体 □ 病情观察 □ 特殊饮食耐受情况，药物不良反应 □ 需要时，填写跌倒及压疮防范表 □ 需要时，请家属陪伴 □ 确定饮食种类 □ 心理护理	□ 病情观察 □ 特殊饮食耐受情况，药物不良反应 □ 遵医嘱完成相关检查 □ 心理护理	□ 遵医嘱予补液 □ 病情观察 □ 特殊饮食耐受情况，药物不良反应 □ 心理护理	□ 病情观察 □ 协助办理出院
重点医嘱	□ 详见医嘱执行单	□ 详见医嘱执行单	□ 详见医嘱执行单	□ 详见医嘱执行单
病情变异记录	□ 无 □ 有，原因： 1. 2.	□ 无 □ 有，原因： 1. 2.	□ 无 □ 有，原因： 1. 2.	□ 无 □ 有，原因： 1. 2.
护士签名				

（三）患者表单

四氢生物蝶呤缺乏症临床路径患者表单

适用对象：第一诊断为四氢生物蝶呤缺乏症（ICD-10：E70.1）

患者姓名：	性别：　　年龄：　　门诊号：	住院号：
住院日期：　　年　月　日	出院日期：　　年　月　日	标准住院日：5 天

时间	入院	住院期间	出院
医患配合	□ 配合询问病史、收集资料，请务必详细告知既往史、用药史、过敏史 □ 配合进行体格检查 □ 有任何不适请告知医师	□ 配合完善常规检查、化验，如采血、留尿、心电图、X 线胸片等 □ 配合完善特殊化验，如血氨基酸分析、尿蝶呤谱、血 DHPR 活性、基因突变分析等 □ 医师与患者及家属介绍病情	□ 接受出院前指导 □ 指导复查程序 □ 获取出院诊断书
护患配合	□ 配合测量体温、脉搏、呼吸 3 次，血压、体重 1 次 □ 配合完成入院护理评估（简单 □ 询问病史、过敏史、用药史） □ 接受入院宣教（环境介绍、病室规定、订餐制度、贵重物品保管等） □ 配合执行探视和陪伴制度 □ 有任何不适请告知护士	□ 配合测量体温、脉搏、呼吸 3 次，询问大便 1 次 □ 接受检查前宣教 □ 接受饮食宣教 □ 接受药物宣教	□ 配合护士办理出院
饮食	□ 遵医嘱饮食	□ 遵医嘱饮食	□ 遵医嘱饮食
排泄	□ 正常排尿便	□ 正常排尿便	□ 正常排尿便
活动	□ 正常活动	□ 正常活动	□ 正常活动

附：原表单（2016年版）

四氢生物蝶呤缺乏症临床路径表单

适用对象：第一诊断为四氢生物蝶呤缺乏症（ICD-10：E70.1）

患者姓名：	性别： 年龄： 门诊号：	住院号：	
住院日期： 年 月 日	出院日期： 年 月 日	标准住院日：5天	

时间	住院第1天	住院第2~3天	住院第4天	住院第5天 （出院日）
主要诊疗工作	□ 完成病历书写 □ 上级医师查房 □ 开具常规化验单 □ 开具必需检测项目	□ 上级医师查房 □ 完成必须检测项目 □ 制订初步食谱	□ 上级医师查房 □ 根据检测结果诊断 □ 制订药物治疗方案 □ 基因检测	□ 出院小结 □ 随访计划包括血 Phe 监测及发育评估及不良反应
重点医嘱	**长期医嘱：** □ 儿内科疾病护理常规 □ 二级护理 □ 普通饮食 **临时医嘱：** □ 常规检测项目 □ 血氨基酸分析 □ 尿蝶呤谱分析 □ DHPR 活性测定 □ BH4 负荷试验（必要时）	**长期医嘱：** □ 无 Phe 特殊饮食或配伍普通饮食	**长期医嘱：** □ BH4 或无 Phe 特殊饮食 □ 多巴丝肼或息宁 □ 5-羟色氨酸 □ 亚叶酸钙（DHPR 缺乏） **临时医嘱：** □ 血 Phe 测定 □ 家系基因检测	**出院医嘱：** □ 药物剂量 □ 内分泌遗传代谢门诊随访
主要护理工作	□ 入院护理常规 □ 正常饮食喂养 □ 执行医嘱	□ 完成检测 □ 饮食喂养记录 □ 不良反应记录	□ 按医嘱给药 □ 记录不良反应 □ 血标本采集 □ 家系 DNA 采集	□ 协助办理出院 □ 培训家属采血
病情变异记录	□ 无 □ 有，原因： 1. 2.	□ 无 □ 有，原因： 1. 2.	□ 无 □ 有，原因： 1. 2.	□
护士签名				
医师签名				

第三十二章
自身免疫性溶血性贫血临床路径释义

一、自身免疫性溶血性贫血编码

疾病名称及编码：自身免疫性溶血性贫血（ICD-10：D59.103）

二、临床路径检索方法

D59.103，1 个月至 18 岁的儿童病例

三、自身免疫性溶血性贫血临床路径标准住院流程

（一）适用对象

1. 第一诊断为自身免疫性溶血性贫血（ICD-10：D59.102）。
2. 1 个月≤年龄<18 岁。
3. 温抗体型。
4. 免疫性。

释义

■ 儿童自身免疫性溶血性贫血（autoimmunehemolytic anemia，AIHA）是儿童常见的溶血性疾病，年发病率约为 2.6/10 万，46%～64% 的患儿病程在 2 年以内。AIHA 的发生是因患儿免疫功能紊乱，产生红细胞自身抗体（IgG、IgM、IgA）和（或）补体 C3 吸附于红细胞表面，导致红细胞过多过早地被肝脏、脾脏内的巨噬细胞识别和吞噬，使红细胞破坏加速而引起的一种溶血性贫血。

■ 根据病因不同 AIHA 分为原发性与继发性两大类。在儿童以原发性居多，无基础疾病，约占 70%，其病因不明。继发性 AIHA 常见病因包括以下几种：

1. 感染：由细菌、病毒、支原体、螺旋体或疫苗接种等引起。
2. 免疫性疾病：如系统性红斑狼疮、幼年特发性关节炎、皮肌炎、免疫缺陷等。
3. 恶性肿瘤：如白血病、淋巴瘤等。
4. 药物：如青霉素类、奎宁、奎尼丁、甲基多巴、左旋多巴等。

■ 根据抗体性质不同 AIHA 分为温抗体型、冷抗体型和混合型三类。温抗体在 37℃时作用最强，又分为温性不完全抗体和温性溶血素。温性不完全抗体为 IgG 型抗体，温性溶血素为 IgM 型抗体。冷抗体在 4℃时作用最强，是一种完全抗体，又分为冷凝集素和冷溶血素。冷凝集素是 IgM 型抗体，能引起冷凝集素综合征。冷溶血素是 IgG 型抗体，能引起阵发性寒冷性血红蛋白尿。温抗体型和冷抗体型两类又有相应的混合型。

■ 本临床路径适用对象为原发性温抗体型自身免疫性溶血性贫血。

（二）诊断依据

根据《血液病诊断和疗效标准》（张之南、沈悌主编，第3版，科学出版社，2008），《诸福棠实用儿科学》（胡亚美、江载芳，第7版，人民卫生出版社），《临床诊疗指南·血液病学分册》（中华医学会编著，人民卫生出版社，2007）。

1. 病史。
2. 临床表现：贫血、肝脾大、黄疸、血红蛋白尿。
3. 血常规：贫血程度不一。外周血涂片可见数量不等的球形红细胞、幼红细胞或红细胞碎片，网织红细胞增多。
4. 骨髓检查呈幼红细胞增生象，偶见红细胞轻度巨幼变。
5. 再生危象时，血象呈全血细胞减少，网织红细胞减少，骨髓象呈增生减低。
6. 抗球蛋白试验直接试验阳性，主要为抗 IgG 和抗补体 C3 型，偶有抗 IgA 型；间接试验可阳性或阴性。

释义

■《诸福棠实用儿科学》（胡亚美、江载芳，第8版，人民卫生出版社，2015）。

■病史采集应包括现病史、既往史、个人史、家族史及预防接种史等。现病史包括患儿起病缓急，主要临床表现（贫血、黄疸、血红蛋白尿、发热等）及持续时间、严重程度、治疗情况，有无寒冷环境接触史，有无消瘦、乏力、盗汗、脱发、皮疹、关节痛、口腔溃疡等伴随症状，有无感染等并发症。既往史、个人史、家族史、预防接种史应包括出生史、既往健康状况、家中有无类似病患、疫苗接种类别及反应，有无放射线、药物和化学试剂接触史，有无输血及肝炎、结核等传染病史，家族中有无贫血、自身免疫性疾病及肿瘤等患者。

■温抗体型 AIHA 表现多样，起病缓急不一，临床上可分为急性、亚急性及慢性三型。其中急性型最常见（占 70% ~80%），多见于婴幼儿，偶见于新生儿，发病高峰年龄3岁，男童更多见，病前1~2周常有急性感染病史。起病急，伴发热、寒战、进行性贫血、黄疸、脾大，常发生血红蛋白尿。疾病呈自限性（病程≤6个月），起病1~2周后溶血可自行停止，50%的病例3个月内完全康复，严重溶血者可发生急性肾衰竭，出现少尿、无尿、水肿和氮质血症等。亚急性型多见于9岁以下的儿童，病前1~2周常有流感或疫苗注射史，起病缓，主要表现为疲劳、贫血、黄疸、肝脾大，病程约2年，部分病例可能转为慢性型。慢性型多为学龄儿童，起病缓慢，呈进行性或间歇性溶血，感染可加重溶血。主要表现为贫血、黄疸、肝脾大，常伴血红蛋白尿，这些症状常反复发作，溶血持续数月或数年。少数 AIHA 患儿可合并血小板减少并出现皮肤、黏膜出血表现，称之为 Evans 综合征。

■与其他溶血性疾病一样，AIHA 贫血程度不一，外周血幼红细胞及网织红细胞增多，可有红细胞碎片等，需要注意的是患儿外周血可能同时出现球形红细胞增多，此需要与遗传性球形红细胞增多症进行鉴别，可通过酸化甘油溶血试验等方法鉴别。

■因溶血后代偿性增生反应，AIHA 患儿骨髓红系比例明显增高并可有病态造血现象，最常见的病态造血是幼红细胞巨幼样改变，应注意与巨幼细胞性贫血、急性髓细胞白血病 M6 型（AML-M6）及骨髓增生异常综合征（MDS）进行鉴别。根据病史、叶酸及维生素 B_{12} 测定、白血病细胞浸润证据及细胞遗传与分子生物学检查进行鉴别。

■ 在合并叶酸缺乏、严重感染等情况时 AIHA 可能发生溶血危象、再生障碍性贫血危象和巨幼细胞贫血危象，初诊病例即发生再生障碍性贫血危象时尤其要注意与真正的再生障碍性贫血、单纯红细胞再生障碍性贫血鉴别，通常溶血引起的再障危象会在溶血终止、感染等控制后短时内恢复正常血象。

■ 抗人球蛋白试验（Coombs test）是确诊 AIHA 的主要方法，有直接抗人球蛋白试验（DAT）和间接抗人球蛋白试验（IAT）两种。DAT 测定吸附在红细胞膜上的不完全抗体和补体，IAT 检测患儿血清中的游离抗体或补体。AIHA 患儿 DAT 多阳性，主要为抗 IgG 和抗补体 C3 型，提示每个红细胞上至少有 300～400 个 IgG 分子或 60～115 个补体 C3 分子。AIHA 患儿 IAT 可以阳性或阴性。采用流式细胞术检测红细胞膜结合的自身抗体 IgG 可以提高经典 DAT 的阳性率，从而提高 AIHA 的确诊率。对于 4 个月内无输血史或特殊药物服用史的患儿，如 DAT 阳性，结合临床表现和其他实验室检查可确定温抗体型 AIHA 的诊断。

（三）治疗方案的选择

根据《诸福棠实用儿科学》（第 7 版）（人民卫生出版社）、《临床诊疗指南·血液病学分册》（中华医学会编著，人民卫生出版社）。

1. 糖皮质激素作为首选治疗：可常规剂量或短疗程大剂量给药。
2. 红细胞输注：严重贫血或出现缺氧症状需要输红细胞。尽可能使用洗涤红细胞。
3. 静脉输注丙种球蛋白：对糖皮质激素效果差者。

释义

■《诸福棠实用儿科学》（第 8 版）（人民卫生出版社）。

■ 糖皮质激素是原发性温抗体型 AIHA 的一线首选治疗药物，对于发病相对平缓、贫血进展不快的病例可选择常规剂量给药。如果溶血发生急骤、贫血进展快速、出现休克或器官功能受损等情况应首先选用短疗程大剂量给药。对于接受糖皮质激素治疗的患儿应密切关注激素的不良反应并积极给予相应预防及治疗措施。静脉输注丙种球蛋白不推荐作为初治 AIHA 的常规疗法，但当糖皮质激素治疗效果不佳或病情严重时可合并使用。

■ 对于一线治疗效果不好的原发性温抗体型 AIHA，目前二线治疗推崇非细胞毒药物如环孢素 A 以及靶向药物 CD20 单克隆抗体（利妥昔单抗）等治疗。

■ 因红细胞膜上或血浆中存在相应抗体或补体，AIHA 患儿输血时有可能出现严重输血反应或使溶血加重，因此只有在贫血严重或出现缺氧症状时才考虑输注红细胞，根据患儿的一般状态、疾病进展速度等个体化情况决定是否输血。必须输血时应选择输注洗涤红细胞，而且输注速度不要太快。

（四）标准住院日为 14 天内

（五）进入路径标准

1. 第一诊断必须符合 ICD-10 D59.102 自身免疫性溶血性贫血（AIHA）疾病编码，且 1 个月≤年龄<18 岁。

2. 血液检查指标符合需要住院指征：血红蛋白<70g/L，或伴有明显缺氧症状，或血红蛋白下降过快。
3. 当患者同时具有其他疾病诊断，但在住院期间不需要特殊处理，也不影响第一诊断的临床路径流程实施时，可以进入路径。

释义

■ 本路径适用对象为原发性温抗体型自身免疫性溶血性贫血（ICD-10 D59.102）。

■ 起病缓慢、进展不快、一般状况良好的 AIHA 患儿可以在门诊治疗，而血红蛋白<70g/L，或伴有明显缺氧症状，或血红蛋白下降过快的需住院患儿可纳入本临床路径。

■ 患儿入院后经详细检查可能发现过去未诊断的其他疾病，如果这些疾病不需要特殊处理可按本临床路径对 AIHA 进行治疗。而一旦发现这些疾病较 AIHA 更严重或对 AIHA 治疗有影响，则不宜进入本路径。如原有疾病经治疗后已达稳定或者虽还需要持续用药，但不影响第一诊断预后和路径实施的也可进入路径，只是可能因此延长住院时间并增加医疗费用。

（六）明确诊断及入院常规检查需2~3天（工作日）

1. 必需检查的项目：
（1）血常规（包括网织红细胞计数）、尿常规、便常规+潜血。
（2）抗球蛋白试验、冷凝集素试验。
（3）肝肾功能、电解质、凝血功能、溶血全套、输血前检查、红细胞沉降率、血涂片、血型、自身免疫疾病筛查。
2. 根据患者情况可选择的检查项目：
（1）感染相关病原检查。
（2）相关影像学检查。
（3）骨髓形态学检查。

释义

■ 血、尿、大便常规是住院基础检查，获取的信息量大。通过血常规检查可以判断是否为单纯贫血或合并血小板减少，如同时有血小板减少则应甄别是否为 Evans 综合征。如果白细胞数量或分类或形态明显改变，有助于判断感染或其他血液疾病。网织红细胞计数可以了解贫血属于增生性还是增生不良性，这对溶血的诊断意义重大。尿常规检查可以确定尿胆原、尿胆素水平，有无脓尿、血尿、管型尿等，这有助于判断患儿有无溶血、泌尿道感染或肾脏受损，对查找溶血病因及溶血后肾损伤的确定有指导作用。便常规+潜血可判断有无肠道感染或出血，有助于某些继发性溶血性贫血的病因寻找。外周血红细胞形态学检查可以帮助急性溶血的诊断，对遗传性球形红细胞增多症、β-珠蛋白生成障碍性贫血的诊断有决定或辅助作用。

■ 抗人球蛋白试验、冷凝集素试验是确诊 AIHA 的必需检查。抗人球蛋白试验中 DAT 是诊断温抗体型 AIHA 的经典实验方法，约 90% 的患儿 DAT 阳性，所测抗体主要是抗 IgG 和抗 C3 型，偶见抗 IgA 型，罕见抗 IgM 型。IAT 则可阳性或阴性。冷凝集素试验（CAT）有助于鉴别冷抗体型 AIHA。

■ 肝肾功能、电解质检查对溶血病因及严重程度的判断极其重要，肝酶异常对肝豆状核变性、病毒性肝炎等诊断意义重大，间接胆红素升高有助于判断是否溶血。肾功能异常是溶血引起的肾损害的重要指标，也是疾病严重程度的重要指征。乳酸脱氢酶（LDH）水平可以了解红细胞破坏程度。凝血功能检查对监测有无弥散性血管内溶血（DIC）及病情危重程度有重要的参考价值。溶血全套检测包括酸热糖水试验、异丙醇试验、红细胞渗透脆性试验、葡萄糖-6-磷酸脱氢酶（G6PD）活性测定等，有助于查明溶血病因，对除外阵发性睡眠性血红蛋白尿症（PNH）、遗传性球形红细胞增多症、遗传性葡萄糖-6-磷酸脱氢酶（G6PD）缺乏症（蚕豆病）、珠蛋白生成障碍性贫血及急性溶血危象等有重要的指导作用。血型及输血前检查（乙型肝炎、丙型肝炎、艾滋病、梅毒）为患儿住院期间可能需要紧急输血做准备，或为需要急诊输血的必备项目。其他如血浆游离血红蛋白（FHb）和结合珠蛋白（HP）测定对判断血管内溶血价值较大。

■ 自身免疫性疾病筛查主要包括抗可溶性抗原（ENA）全套、抗链球菌溶血素O、红细胞沉降率等，用于除外可能导致继发性溶血性贫血的自身免疫性疾病，以避免误诊。

■ 骨髓细胞形态学检查是国内诊断 AIHA 的依据之一，患儿骨髓红系多呈增生状态。对于全血细胞减少者则有助于判断是否合并再障危象、排除其他血液系统疾病。

■ 胸部 CT 或 X 线检查可明确肺部情况，了解有无肺部感染、心脏大小等情况；腹部 B 超可明确患儿有无肝脾肿大、肝脾包块及其他腹腔脏器异常或包块；心电图及超声心动图对确定心脏病变有帮助；其他影像学检查及脏器检查需根据溶血伴发症状决定。

■ 对发病前或治疗过程中有感染症状的患儿应做病原微生物检查，根据具体情况选择不同的体液培养，血涂片找疟原虫，不同病原体的抗原、抗体检测或 DNA 检测。根据确定的病原体感染情况尽可能快地控制病情。

（七）治疗开始于诊断后第 1 天

（八）治疗方案与药物选择

1. 糖皮质激素作为首选治疗：注意观察糖皮质激素的副作用并对症处理。

（1）常规剂量：泼尼松 1～2mg/(kg·d)，分次口服，用药 2～4 周后，逐渐减停。

（2）短疗程大剂量给药：甲泼尼龙 15～30mg/(kg·d)，或地塞米松 0.5～1.0mg/(kg·d)，3～5天后减量或停药。

2. 红细胞输注：尽可能输洗涤红细胞，每次 10～15ml/kg。

3. 静脉输注丙种球蛋白：0.4～2.0g/(kg·d) ×1～5 天，糖皮质激素效果不佳时使用或病情严重时合并使用。

4. 病情极其严重或糖皮质激素、丙种球蛋白效差的病例可考虑环孢素 A 或其他免疫抑制剂（如环磷酰胺）治疗。

释义

■ 糖皮质激素是原发性温抗体型 AIHA 患儿的一线首选治疗药物，对于发病相对平缓、贫血进展不快的病例可选择常规剂量给药，泼尼松 1~2mg/(kg·d)，分次给药。初治患儿或不能服药的患儿也可采用同等效价的甲泼尼龙、氢化可的松、地塞米松等静脉给药，病情稳定、溶血终止或贫血基本纠正后改为口服给药并逐渐减量，一般达最小有效剂量后维持用药至少3~6个月，停药前复查抗人球蛋白试验及肝肾功能检查，建议在抗人球蛋白试验阴转后再完全停药。溶血发生急骤、贫血进展快速、出现休克或器官功能受损等情况时应首先选用短疗程大剂量给药，甲泼尼龙 15~30mg/(kg·d)，或地塞米松 0.5~1.0mg/(kg·d)，静脉给药 3~5 天后，根据病情逐渐减量，注意疗程不宜过长，以减少或避免不良反应的发生。患儿一般情况好转后改为等效药物口服给药并逐渐减量、停药。若糖皮质激素治疗 3~4 周无效或维持用药剂量过大（泼尼松每天用量 10mg 以上才能控制溶血）应考虑更换其他治疗方案。

■ 对于病情进展快速、溶血严重、贫血程度达重度的危重症患儿或糖皮质激素初始治疗效果不佳者可同时给予静脉输注丙种球蛋白，使用方案包括 0.4g/(kg·d)，共 5 天，1.0g/(kg·d)，共 2 天，或 2.0g/(kg·d)，共 1 天，部分患者有效但疗效不能长期维持。

■ 一线治疗药物糖皮质激素及丙种球蛋白治疗效果不好或糖皮质激素维持剂量过大的患儿可以应用二线治疗药物，如环孢素 A、利妥昔单抗治疗。

■ 因贫血严重可能造成缺氧、休克等，需要通过“替代性”输血措施迅速改善重症贫血患儿的缺血缺氧症状和体征，维持重要脏器（心、肺、脑、肾上腺等）功能，为控制溶血赢得时间。

■ 儿童重度贫血在不同年龄有不同的参考值，一般血红蛋白水平低于 70g/L 时应考虑输血。对于急性溶血或心肺功能不全者，因患儿对缺血耐受程度差可放宽输血指征，此时血红蛋白水平在 70g/L 以上患儿也可能耐受不了，必须通过输血改善症状。慢性溶血患儿因长期处于贫血状态，机体通过代偿已经适应贫血及慢性缺氧状态，此时血红蛋白水平低于 70g/L 也不一定需要输血，但血红蛋白低于 30g/L 属于紧急输血指征，患儿随时可能因为缺氧出现惊厥、休克等，此时无论患儿一般情况如何都应采用紧急输血措施。目前，紧急输血指征包括暴发性 AIHA、溶血危象、可能危及生命的极重度贫血。

■ 温抗体型 AIHA 患儿自身抗体效价高时，抗体覆盖红细胞增加了血型鉴定的难度，需要做反向 ABO 血型鉴定：即用患儿的血清与已知血型的标准红细胞做凝集试验，由此判断患儿血清中含有抗 A 或抗 B 抗体，并据此“反向”判定患儿的 ABO 血型。

（九）出院标准

不输红细胞情况下，血红蛋白≥70g/L 且无缺氧症状，并且持续 3 天以上。

释义

■ 患儿精神、食欲等一般情况良好，溶血得到控制，没有血红蛋白尿等异常，也没有需要继续住院治疗的并发症，连续 3 天查血红蛋白稳定在 70g/L 以上且无任何缺氧症状，说明患儿出院后在短期内没有生命威胁，准予出院。

■ 如住院期间有并发症，由主管医师提出并报请上级医师决定是否继续住院治疗。

■ 出院后需要继续糖皮质激素治疗，多数患儿可能痊愈，部分患者可能复发。达到出院标准后，主管医师应告知患儿激素使用方法并强调逐渐减量的重要性，尽量在3~6个月内减停，严密监测激素的不良反应，停激素前应常规做器官功能评估及免疫状态评估。

（十）变异及原因分析

1. 经治疗后，血红蛋白<70g/L并大于2周，退出该路径。
2. 治疗过程中出现溶血危象或再生障碍危象，退出该路径。
3. 最终诊断冷抗体型自身免疫性溶血性贫血，退出该路径。
4. 最终诊断继发性自身免疫性溶血性贫血，退出该路径。

释义

■ 如患儿用糖皮质激素等治疗后血红蛋白仍低于70g/L并持续2周以上，说明激素抵抗，提示疗效不好，疗程已超出路径设定标准，患儿应退出本临床路径并重新评估病情。此时应进一步明确病因诊断，积极寻找溶血原因并积极治疗原发病。

■ 治疗过程中如果出现溶血危象或再障危象，说明患儿病情危重，不可能在2周内完成治疗过程，治疗费用也将超过预算，此时患儿应退出本临床路径。

■ 住院后经系统检查确定患儿属于继发性自身免疫性溶血性贫血，其治疗重点是原发病的诊治，预计治疗时间不低于2周，患儿已不符合本临床路径诊治条件，应该退出本临床路径。同理，如果患儿最终确定为冷抗体型自身免疫性溶血性贫血，不属于本临床路径（温抗体型AIHA）的范畴，也应退出本临床路径。

■ 患儿诊疗过程中如出现严重的合并症或并发症，干扰了AIHA诊疗进程，延长了住院时间，应退出本临床路径。

■ 微小变异：因为医院资质或过于繁忙不能及时完成要求的检查项目，或因为节假日延缓了检查的实施，或因患儿家属的原因不能配合完成相应的检查，或短期不愿按照要求出院随访，这些情况不会对临床路径的最终结果产生重大影响，也不会大幅增加住院时间和住院费用，可不退出本临床路径。

■ 重大变异：因患儿存在的其他基础疾病或诊疗过程中出现并发症、合并症需要额外的诊断和治疗，或虽经积极治疗但效果不理想，医院与患儿家属发生医疗纠纷，或患儿因各种原因要求离院或转院，以及其他对临床路径实施造成重大影响的因素，均应退出本临床路径。

四、温抗体型自身免疫性溶血性贫血给药方案

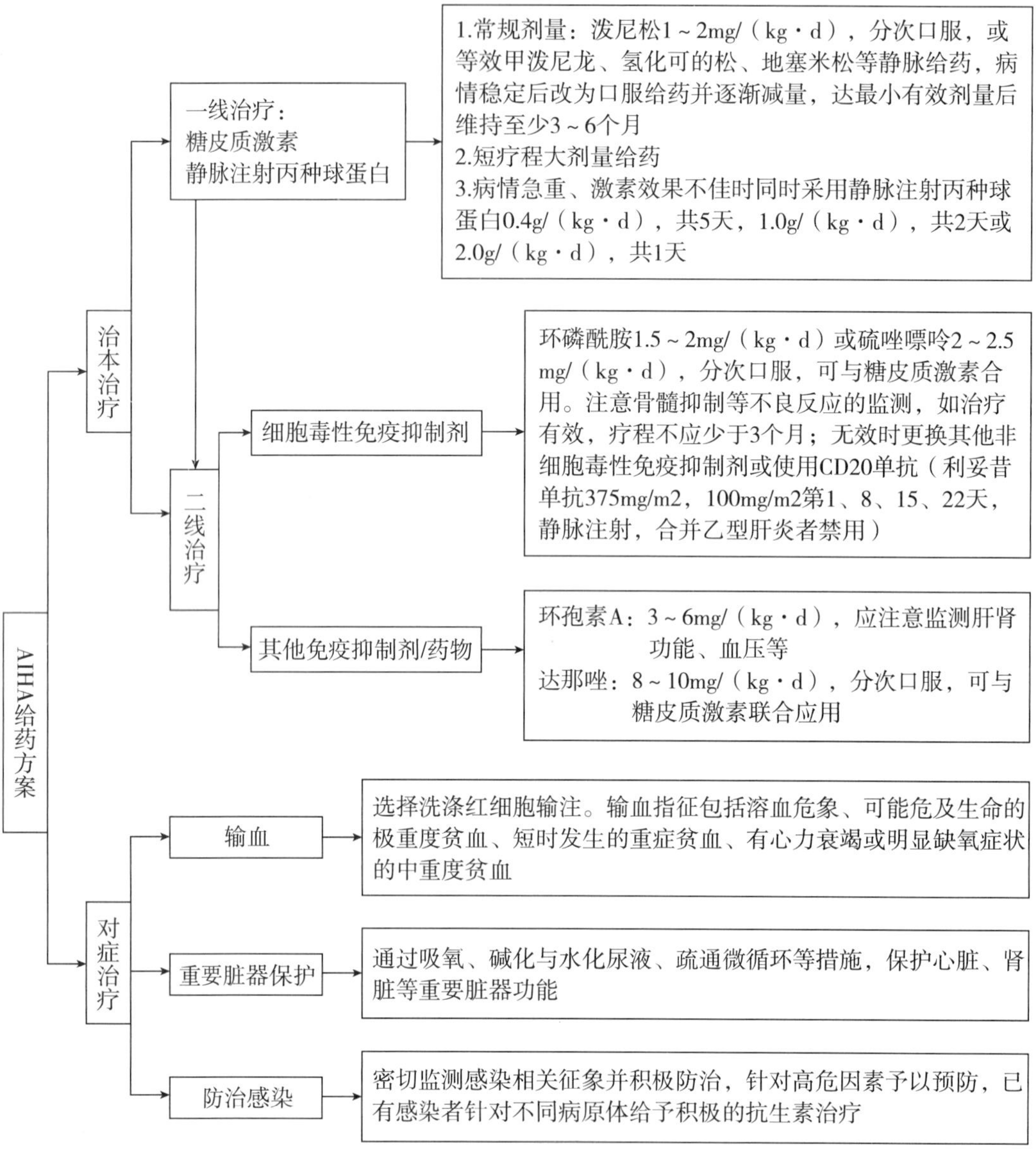

【用药选择】

1. 糖皮质激素是 AIHA 患儿的一线首选治疗药物，如果糖皮质激素治疗 3～4 周仍无效时应考虑其他治疗方案。

2. 如果糖皮质激素及静脉注射丙种球蛋白治疗效果仍差或需要大剂量糖皮质激素才能维持疗效，应选择环孢素 A 或其他免疫抑制剂（如环磷酰胺）治疗，可巩固糖皮质激素疗效并减少激素用量。

3. 利妥昔单抗对成人 AIHA 疗效较好，但儿童使用的安全性及疗效需要进一步论证。

4. 因价格高昂，静脉注射丙种球蛋白主要用于溶血严重的重症患者、糖皮质激素治疗效果差或难治性 AIHA 患儿。

【药学提示】

1. 糖皮质激素：长期或大量应用可引起体型改变、多毛、生长发育迟缓、高血压、高血糖、低血钾、消化道溃疡、骨质脱钙等不良反应，并易继发感染，应给予相应的防治措施。
2. 环磷酰胺、硫唑嘌呤等细胞毒药物可引起骨髓抑制、肝肾功能损伤等；大剂量环磷酰胺还可造成性腺损伤、出血性膀胱炎等严重不良反应。
3. 环孢素 A 的主要不良反应是毛发与牙龈增生、高血压、肝肾损伤等，使用过程中应密切监测肝肾功能、环孢素 A 血药浓度等。
4. 利妥昔单抗治疗儿童 AIHA，目前国内仍属超适应证使用。

五、推荐表单

（一）医师表单

自身免疫性溶血性贫血临床路径医师表单（温抗体型、免疫性）

适用对象：第一诊断为自身免疫性溶血性贫血（ICD-10：D59.102）

患者姓名：	性别：　　年龄：　　门诊号：	住院号：
住院日期：　　年　月　日	**出院日期：**　　年　月　日	**标准住院日：14天内**

时间	住院第1天
主要诊疗工作	□ 询问病史及体格检查 □ 完成病历书写 □ 开化验单 □ 上级医师查房，初步确定诊断 □ 对症支持及各项治疗 □ 向患者家属发病重或病危通知，并签署病重或病危通知书（必要时） □ 患者家属签署输血知情同意书、骨髓穿刺同意书（必要时）
重点医嘱	**长期医嘱：** □ 血液病护理常规 □ 一级护理 □ 饮食 □ 视病情通知病重或病危 □ 其他 **临时医嘱：** □ 血常规（包括网织红细胞计数）、尿常规、便常规+潜血 □ 抗人球蛋白试验、冷凝集素试验 □ 肝肾功能、电解质、红细胞沉降率、凝血功能、血涂片、血型、输血前检查、自身免疫性疾病筛查 □ 病原微生物检查（必要时） □ X线胸片、腹部B超、头颅CT等影像学检查（必要时） □ 输注红细胞（有指征且有供应时） □ 其他
病情变异记录	□ 无　□ 有，原因： 1. 2.
护士签名	
医师签名	

时间	住院第 2 天	住院第 3～13 天	住院第 14 天 （出院日）
主要诊疗工作	□ 上级医师查房 □ 完成入院各项辅助检查 □ 继续各项治疗 □ 完成相关科室会诊（必要时） □ 完成上级医师查房记录等病历书写 □ 向患者及家属交代病情及其注意事项	□ 上级医师查房 □ 复查血常规（包括网织红细胞计数） □ 观察血红蛋白等变化 □ 根据体检、骨髓检查结果和既往资料，进行鉴别诊断并确定诊断 □ 根据其他检查结果进行鉴别诊断，判断是否合并其他疾病 □ 开始治疗 □ 保护重要脏器功能 □ 注意观察糖皮质激素的不良反应，并对症处理 □ 完成病程记录	□ 上级医师查房，进行评估，确定有无并发症情况，明确是否出院 □ 完成出院记录、病案首页、出院证明书等 □ 向患者交代出院后的注意事项，如用药方法，返院复诊的时间、地点，发生紧急情况时的处理等
重点医嘱	**长期医嘱：** □ 患者既往用药 □ 其他 **临时医嘱：** □ 血常规 □ 骨髓穿刺及骨髓形态学检查（必要时） □ 输注红细胞（有指征且有供应时） □ 其他	**长期医嘱（视情况可第 2 天起开始治疗）：** □ 糖皮质激素 □ 重要脏器保护、碱化尿液、疏通微循环等 □ 其他 **临时医嘱：** □ 复查血常规 □ 复查血生化、电解质 □ 静脉输注丙种球蛋白或红细胞（有指征且有供应时） □ 对症支持治疗 □ 其他	**出院医嘱：** □ 出院带药 □ 定期门诊随访 □ 监测血常规
病情变异记录	□ 无 □ 有，原因： 1. 2.	□ 无 □ 有，原因： 1. 2.	□ 无 □ 有，原因： 1. 2.
护士签名			
医师签名			

（二）护士表单

自身免疫性溶血性贫血临床路径护士表单（温抗体型、免疫性）

适用对象：第一诊断为自身免疫性溶血性贫血（ICD-10：D59.102）

患者姓名：	性别： 年龄： 门诊号：	住院号：	
住院日期： 年 月 日	**出院日期：** 年 月 日	**标准住院日：14 天内**	

时间	住院第 1 天	住院第 2 天
健康宣教	□ 介绍主管医师、护士 □ 介绍环境、设施 □ 介绍住院注意事项	□ 主管护士与患儿或家属沟通，了解并指导心理应对 □ 宣教疾病知识、用药知识及特殊检查操作过程 □ 告知检查及操作前后饮食、活动及探视注意事项
护理处置	□ 核对患者、佩戴腕带 □ 建立入院护理病历 □ 卫生处置：剪指甲、沐浴、更换病号服	□ 随时观察患儿病情变化 □ 遵医嘱正确使用激素、丙种球蛋白等 □ 协助医师完成各项检查化验
基础护理	□ 一级护理 □ 晨晚间护理 □ 患儿安全管理	□ 一级护理 □ 晨晚间护理 □ 患儿安全管理
专科护理	□ 护理查体 □ 呼吸、脉搏、体温、血氧饱和度监测 □ 体重、血压测量 □ 需要时填写跌倒及压疮防范表 □ 需要时请家属陪伴 □ 心理护理	□ 呼吸、脉搏、体温、血氧饱和度监测 □ 遵医嘱完成相关检查 □ 心理护理 □ 必要时吸氧 □ 遵医嘱正确给药
病情变异记录	□ 无 □ 有，原因： 1. 2.	□ 无 □ 有，原因： 1. 2.
护士签名		

时间	住院第3~13天	出院日
健康宣教	□ 饮食、休息等注意事项指导 □ 指导尿色的观察及报告 □ 讲解增强体质的方法，减少感染的机会	□ 告知患者出院携带药品的服用方法 □ 告知患者复诊时间 □ 讲解减少感染和溶血的注意事项
护理处置	□ 随时观察患儿病情变化 □ 遵医嘱完成相关治疗 □ 协助医师完成各项检查、化验	□ 办理出院手续 □ 书写出院小结
基础护理	□ 一/二级护理 □ 晨晚间护理 □ 患者安全管理	
专科护理	□ 病情观察：评估患儿生命体征，特别是呼吸、脉搏、血压、尿色、血氧饱和度 □ 心理护理	
病情变异记录	□ 无 □ 有，原因： 1. 2.	□ 无 □ 有，原因： 1. 2.
护士签名		

（三）患者表单

自身免疫性溶血性贫血临床路径患者表单（温抗体型、免疫性）

适用对象：第一诊断为自身免疫性溶血性贫血（ICD-10：D59.102）

患者姓名：	性别：　　年龄：　　门诊号：		住院号：
住院日期：　　年　月　日	**出院日期：**　　年　月　日		**标准住院日：14 天内**

时间	住院第 1 天	住院第 2 天
医患配合	□ 配合询问病史、收集资料，请务必详细告知既往史、用药史、过敏史、预防接种史等 □ 配合进行体格检查 □ 有任何不适告知医师	□ 配合完善相关检查、化验，如采血、留尿、心电图、超声心动图等 □ 医师向患儿及家属介绍病情，如有异常检查结果需进一步检查 □ 配合用药及治疗 □ 配合医师调整用药 □ 有任何不适告知医师
护患配合	□ 配合测量体温、脉搏、呼吸、血压、体重、血氧饱和度 □ 配合完成入院护理评估单（简单询问病史、过敏史、用药史） □ 接受入院宣教（环境介绍、病室规定、订餐制度、贵重物品保管等） □ 有任何不适告知护士	□ 配合测量体温、脉搏、呼吸，回答排便、排尿情况 □ 接受相关化验、检查宣教，正确留取标本，配合检查 □ 有任何不适告知护士 □ 接受输液、服药治疗 □ 注意活动安全，避免坠床或跌倒 □ 配合执行探视及陪伴制度 □ 接受疾病及用药等相关知识指导
饮食	□ 正常普食	□ 正常普食
排泄	□ 正常排尿便	□ 正常排尿便
活动	□ 适量活动	□ 适量活动
患者监护人签名		

时间	住院第 3～13 天	出院日
医患配合	□ 知道复查程序 □ 配合进行体格检查 □ 有任何不适告知医师	□ 接受出院前指导 □ 获取出院诊断书
护患配合	□ 知道药品的服用方法、作用、注意事项 □ 有任何不适告知护士 □ 接受输液、服药治疗	□ 接受出院宣教 □ 办理出院手续 □ 获取出院携带药品 □ 知道复印病历的方法
饮食	□ 正常普食	
排泄	□ 正常排尿便	
活动	□ 适量活动	
患者监护人签名		

附：原表单（2010年版）

自身免疫性溶血性贫血临床路径表单（温抗体型、免疫性）

适用对象：第一诊断为自身免疫性溶血性贫血（ICD-10：D59.102）

患者姓名：	性别：　年龄：　门诊号：	住院号：
住院日期：　年　月　日	**出院日期：**　年　月　日	**标准住院日：14天内**

时间	住院第1天
主要诊疗工作	□ 询问病史及体格检查 □ 完成病历书写 □ 开化验单 □ 上级医师查房，初步确定诊断 □ 对症支持及各项治疗 □ 向患者家属发病重或病危通知，并签署病重或病危通知书（必要时） □ 患者家属签署输血知情同意书、骨穿同意书（必要时）
重点医嘱	**长期医嘱：** □ 血液病护理常规 □ 一级护理 □ 饮食 □ 视病情通知病重或病危 □ 其他医嘱 **临时医嘱：** □ 血常规（包括网织红细胞计数）、尿常规、便常规+潜血 □ 抗人球蛋白试验、冷凝集素试验 □ 肝肾功能、电解质、红细胞沉降率、凝血功能、血涂片、血型、输血前检查、自身免疫疾病筛查 □ 病原微生物检查（必要时） □ X线胸片、腹部B超、头颅CT等影像学检查（必要时） □ 输注红细胞（有指征且有供应时） □ 其他医嘱
主要护理工作	□ 介绍病房环境、设施和设备 □ 入院护理评估 □ 宣教
病情变异记录	□ 无　□ 有，原因： 1. 2.
护士签名	
医师签名	

时间	住院第2天	住院第3～13天	住院第14天 （出院日）
主要诊疗工作	□ 上级医师查房 □ 完成入院各项辅助检查 □ 继续各项治疗 □ 完成相关科室会诊（必要时） □ 完成上级医师查房记录等病历书写 □ 向患者及家属交代病情及其注意事项	□ 上级医师查房 □ 复查血常规（包括网织红细胞计数） □ 观察血红蛋白等变化 □ 根据体检、骨髓检查结果和既往资料，进行鉴别诊断和确定诊断 □ 根据其他检查结果进行鉴别诊断，判断是否合并其他疾病 □ 开始治疗 □ 保护重要脏器功能 □ 注意观察皮质激素的不良反应，并对症处理 □ 完成病程记录	□ 上级医师查房，进行评估，确定有无并发症情况，明确是否出院 □ 完成出院记录、病案首页、出院证明书等 □ 向患者交代出院后的注意事项，如：用药方法，返院复诊的时间、地点，发生紧急情况时的处理等
重点医嘱	**长期医嘱：** □ 患者既往用药 □ 其他医嘱 **临时医嘱：** □ 血常规 □ 骨髓穿刺及骨髓形态学（必要时） □ 输注红细胞（有指征且有供应时） □ 其他医嘱	**长期医嘱（视情况可第2天起开始治疗）：** □ 糖皮质激素 □ 重要脏器保护、碱化尿液、疏通微循环等 □ 其他医嘱 **临时医嘱：** □ 复查血常规 □ 复查血生化、电解质 □ 静脉输丙种球蛋白或红细胞（有指征且有供应时） □ 对症支持 □ 其他医嘱	**出院医嘱：** □ 出院带药 □ 定期门诊随访 □ 监测血常规
主要护理工作	□ 观察患者病情变化	□ 观察患者病情变化	□ 指导患者办理出院手续
病情变异记录	□ 无 □ 有，原因： 1. 2.	□ 无 □ 有，原因： 1. 2.	□ 无 □ 有，原因： 1. 2.
护士签名			
医师签名			

第三十三章

过敏性紫癜临床路径释义

一、过敏性紫癜编码

疾病名称及编码：过敏性紫癜（ICD-10：D69.004）

二、临床路径检索方法

D69.004，1个月至~18岁的儿童病例

三、过敏性紫癜临床路径标准住院流程

（一）适用对象

第一诊断为过敏性紫癜（ICD-10：D69.004）。

释义

■ 适用对象编码参见第一部分。

■ 本路径适用对象为临床诊断为过敏性紫癜的患者，如合并过敏性紫癜性肾炎、严重消化道出血等并发症，需进入其他相应路径。

■ 过敏性紫癜（Henoch-Schonlein purpura，HSP）是指以非血小板减少性紫癜、关节炎或关节痛、腹痛、胃肠道出血及肾炎为主要临床表现的血管炎。

（二）诊断依据

根据《临床诊疗指南·小儿内科分册》（中华医学会编著，人民卫生出版社）、《诸福棠实用儿科学》（第7版）（人民卫生出版社）。

1. 病史：多见于儿童和青少年，尤其5~10岁儿童；常无明确诱发因素，但病初1~3周可有上呼吸道感染。

2. 体征：高出皮面可触及紫癜为典型表现，皮疹常为对称性，四肢为主，伸侧面为多。可伴关节、消化道或肾脏症状。

3. 实验室检查：血常规白细胞正常或轻度升高，血小板正常或增高。免疫球蛋白IgA部分病例可增高，血清补体正常。

释义

■ 本路径的制定主要参考国内权威参考文献和诊疗指南。建议参考《诸福棠实用儿科学》（江载芳、申昆玲、沈颖主编，人民卫生出版社，2015年，第8版）、《临床诊疗指南·小儿内科分册》（中华医学会编著，人民卫生出版社，2005）、《欧洲风湿病联盟和儿童风湿病国际研究组织及儿童风湿病联盟共同制定的过敏性紫癜诊断标准.2010》。

■ 病史和临床皮疹特征是诊断过敏性紫癜的重要依据，以上4条中第1条为必要条件，大多数患者以皮肤紫癜为首发症状。

■ 多数患者可伴有轻度腹部症状，可表现有腹痛、呕吐等，少部分病人可有消化道出血，表现为黑便。重者伴发严重消化道出血、肠道急腹症，如肠套叠、肠穿孔等并发症，需要退出此路径进入其他相应路径。

■ 肾脏受累可为肉眼血尿或镜下血尿及蛋白尿，或管型尿。可发生于过敏性紫癜病程的任何时期，但多数于紫癜后2~4周出现，也可出现于皮疹消退后或疾病静止期。病情轻重不等，重症可出现肉眼血尿、大量蛋白尿、高血压或肾功能衰竭，需要退出此路径进入其他相应路径。

■ 关节症状多是大关节如膝关节、踝关节为最常受累部位，其他关节如腕关节、肘关节及指关节也可受累，表现为关节及关节周围肿胀、疼痛及触痛，可同时伴有活动受限。关节病变常为一过性，多在数日内消失而不留关节畸形。

■ 实验室检查无特异性，但需要与其他疾病如血小板减少性紫癜，必要时需进一步检查与自身免疫性疾病如系统性红斑狼疮等进行鉴别。

（三）治疗方案的选择

根据《临床诊疗指南·小儿内科分册》（中华医学会编著，人民卫生出版社）、《诸福棠实用儿科学》（第7版）（人民卫生出版社）。

1. 普通型紫癜（单纯皮肤紫癜）：注意休息及对症治疗（可用抗血小板凝聚药物如双嘧达莫片、维生素C、维生素P等）。

2. 如合并关节或腹部症状：首选糖皮质激素治疗。

3. 如合并肾脏症状：按过敏性紫癜肾炎治疗（判断临床类型，必要时行肾组织活检判断病理类型作分型治疗）。

释义

■ 过敏性紫癜病情轻重不等，轻症如仅表现单纯皮肤紫癜，无特殊治疗，对症治疗并注意休息。但需密切观察后期有无消化道及肾脏受累症状及相应的实验室异常。

■ 过敏性紫癜主要病理变化是全身性小血管炎，血管壁可有纤维素样坏死，微血管可发生血栓，故急性期应用抗血小板凝聚药物治疗，注意监测出凝血情况。

■ 过敏性紫癜临床病情多样，轻重不等，病情累及消化道和肾脏时需要根据病情轻重缓急对症处理，可参照相关系统疾病治疗规范，重者需要退出此路径进入其他相应路径。

（四）标准住院日

普通型3~5天，关节型或腹型一般7~10天。

释义

■ 如果患者皮肤症状为主，无明显关节症状、腹部症状，病情无加重，住院时间可以较短。

■ 有严重消化道症状、肾脏损害严重或持续进展住院时间可能延长。

（五）进入路径标准

1. 第一诊断必须符合 ICD-10：D69.004 过敏性紫癜疾病编码。

2. 当患者同时具有其他疾病诊断，但在住院期间不需要特殊处理也不影响第一诊断的临床路径流程实施时，可以进入路径。

释义

■ 患者伴有消化道、血尿蛋白尿等肾脏受累时，需要相应检查及对症治疗，可能增加医疗费用，延长住院时间。

■ 患者有明显消化道出血、肠道急腹症或肾脏功能受累等严重并发症时，需要专科紧急治疗时均不适合进入本临床路径。

■ 需要入住 ICU 的患者不适合进入本临床路径。

（六）入院后第 1~2 天

1. 必需的检查项目：

（1）血常规、尿常规、大便常规和大便潜血。

（2）C 反应蛋白（CRP）、血沉。

（3）肝肾功能、血电解质。

（4）免疫球蛋白、补体。

2. 根据患者病情可选择：尿微量蛋白系列、抗核抗体、抗中性粒细胞抗体、X 线胸片、B 超等。

释义

■ 血常规、尿常规、便常规+潜血是最基本的三大常规检查，进入路径的患者均需完成。便潜血试验和血红蛋白检测可以进一步了解患者有无急性或慢性失血；肝肾功能、电解质、凝血功能、心电图、X 线胸片、超声等可评估患儿病情，同时了解有无基础疾病，是否影响住院时间、费用及其治疗预后。

■ 抗核抗体、抗中性粒细胞抗体主要是与自身免疫性疾病、ANCA 相关性小血管炎进行初步鉴别，此类疾病常可引起多系统损害，肾脏受累明显。

■ 根据病情，有消化道、关节、肾脏等并发症时需要酌情进行相关系统检查已明确病情、受累脏器和调整治疗。

（七）治疗开始于诊断第1天

释义

■ 入院后详细询问病史及体格检查、进行病情初步评估，初步诊断后评估各系统受累的情况，进行初始对症治疗，根据消化道症状可予禁食、软食或普食。

■ 视病情急缓可做调整，开具相应医嘱。

（八）治疗方案与药物选择

1. 普通型紫癜（单纯皮肤紫癜）：可用抗血小板凝聚药物如双嘧达莫片［3～5mg/(kg·d)］（不超过150mg/d）、维生素C、维生素P等。

2. 合并关节或腹部症状：首选糖皮质激素治疗，静脉使用效果较佳，症状缓解后逐步减量并停用。注意观察和预防糖皮质激素副作用。

3. 消化道出血者作为急诊处理并注意密切观察病情变化。

4. 出现尿检异常等肾脏损伤为过敏性紫癜性肾炎：明确临床类型，必要时行肾组织活检判断病理类型做进一步分型治疗。

释义

■ 过敏性紫癜临床表现多样，轻重缓急不同，部分患者病情反复迁延，临床尚无特效疗法，主要采取支持和对症治疗。

■ 口服双嘧达莫主要用于抗血小板聚集，用于预防血管炎致血管内血栓形成。剂量为3～5mg/(kg·d)，分次服用。视凝血功能可给予肝素、低分子肝素或尿激酶抗凝治疗。

■ 伴有明显关节或腹部受累时临床常需要应用糖皮质激素治疗，抗炎抑制免疫作用，可用泼尼松1～2mg/(kg·d)，分次口服，重症或消化道症状重不能进食者可用甲泼尼龙静脉滴注，症状缓解后可停用或改口服泼尼松。

■ 轻症过敏性紫癜性肾炎时如仅有孤立性血尿者，常无须特殊治疗。有少到中等量蛋白尿者可用血管紧张素转换酶抑制剂（ACEI）和（或）血管紧张素受体拮抗剂（ARB）类药物治疗。对于临床表现为大量蛋白尿［尿蛋白定量超过50mg/(kg·d)］即肾病综合征表现的紫癜肾炎，或表现为急性肾炎综合征（水肿、血尿、高血压）、急进性肾炎肾功能恶化进展的患儿应尽早行肾活检，根据病理分级选择治疗方案，需要转肾脏专科治疗，必要时退出此路径转相应路径。

■ 中医药对本病治疗有一定经验和效果：根据病情辨证应用清热活血化瘀等药物辅助治疗。

■ 紫癜性肾炎患儿的临床表现与肾病理改变多样，需要明确临床类型，必要时行肾组织活检判断病理类型。临床应根据临床病理分级选择治疗方案，具体参考中华医学会儿科学分会肾脏学组紫癜性肾炎的诊治的循证指南。

（九）出院标准

1. 皮疹减少或消退。

2. 无明显关节症状、腹部症状。

释义

■ 如患者病情稳定，无明显关节症状、腹部症状，无严重肾脏受累需要住院进一步诊治的情况无须住院处置的情况，可以出院门诊继续治疗观察，由主管医师视病情具体决定。

（十）变异及原因分析

1. 皮肤紫癜反复出现，需要积极寻找原因并处理干预。
2. 患儿入院时发生严重关节症状、腹痛、血便以及肉眼血尿、大量蛋白尿和（或）肾功能异常需进行积极对症处理，完善相关检查，向家属解释并告知病情，导致住院时间延长，增加住院费用等。

释义

■ 微小变异：因为医院检验项目的及时性，不能按照要求完成检查；因为节假日不能按照要求完成检查；患者不愿配合完成相应检查，短期不愿按照要求出院随诊。

■ 重大变异：因症状反复或加重，治疗无好转，需要进一步诊断和治疗；因合并感染等需要其他治疗措施；因肾功能损害需要肾活检病理检查或血液净化治疗等而延长住院时间；医院与患者或家属发生医疗纠纷，患者要求离院或转院；患者不愿按照要求出院随诊而导致入院时间明显延长。

四、过敏性紫癜给药方案

【用药选择】

过敏性紫癜性肾炎用药需要根据临床和病理分级选择治疗方案：

1. 孤立性血尿或病理Ⅰ级：仅对过敏性紫癜进行相应治疗，亦可酌情应用清热活血化瘀或益肾的中药。
2. 孤立性蛋白尿、血尿伴蛋白尿或病理Ⅱa级：可用血管紧张素转换酶抑制剂类药物治疗。无效者可选用雷公藤多苷1mg/（kg·d）（每日最大量<45mg），疗程3个月，必要时可稍延长。
3. 非肾病水平蛋白尿或病理Ⅱb、Ⅲa级：前一级用药同时也可考虑予激素联合免疫抑制剂，如环磷酰胺或霉酚酸酯等治疗。
4. 肾病水平蛋白尿、肾病综合征或病理Ⅲb、Ⅳ级：多采用激素联合免疫抑制剂治疗，如糖皮质激素联合环磷酰胺。若临床症状较重、病理呈弥漫性病变或伴有新月体形成者，可予甲泼尼龙冲击。
5. 急进性肾炎或病理Ⅳ、Ⅴ级：常用方案为：甲泼尼龙冲击治疗1～2个疗程后口服泼尼松联合环磷酰胺（或其他免疫抑制剂）、肝素、双嘧达莫等。

【药学提示】

1. 使用抗凝药物时，应检测凝血功能，适当调整药物剂量。
2. 在糖皮质激素使用之前，应注意是否合并感染（包括结核感染），如果有感染，需要同时应用抗药。

3. 应用糖皮质激素注意药物副作用，如高血压、免疫抑制继发感染、骨质疏松、股骨头无菌性坏死、糖脂代谢紊乱、消化道溃疡等，定期进行相关检查。

4. 应用环磷酰胺等免疫抑制剂注意药物毒副作用，如胃肠道反应、骨髓抑制、肝功能损害、出血性膀胱炎等，并严格掌握剂量，定期监测。

【注意事项】

过敏性紫癜治疗时应考虑临床病情变化及时对症治疗，选择应用糖皮质激素等免疫抑制剂时要结合患儿的个体差异和对药物的耐受情况，监测药物不良反应，充分告知患儿及家属，签署知情同意书，同时要注意监测疗效及不良反应。

五、推荐表单

（一）医师表单

过敏性紫癜临床路径医师表单

适用对象：第一诊断为过敏性紫癜（ICD-10：D69.004）

患者姓名：	性别： 年龄： 门诊号：	住院号：	
住院日期： 年 月 日	出院日期： 年 月 日	标准住院日：3～10 天	

时间	住院第 1～3 天	住院期间第 4～10 天
主要诊疗工作	□ 询问病史及体格检查 □ 进行病情初步评估 □ 上级医师查房 □ 评估各系统受累的情况，进行初始经验性对症治疗 □ 开化验单，完成病历书写	□ 上级医师查房 □ 核查辅助检查结果是否有异常 □ 病情评估，维持原有治疗或调整药物 □ 观察药物不良反应 □ 住院医师书写病程记录
重点医嘱	**长期医嘱：** □ 过敏性紫癜护理常规 □ 根据病情禁食、软食或普食 □ 视病情通知病重或病危 □ 其他 **临时医嘱：** □ 血常规、尿常规、便常规+潜血、尿微量蛋白系列、24 小时尿蛋白定量 □ 肝肾功能、电解质、红细胞沉降率、免疫球蛋白、补体 □ X 线胸片、心电图、腹部 B 超 □ ANCA、自身免疫性疾病筛查 □ 其他	**长期医嘱：** □ 过敏性紫癜护理常规 □ 根据病情禁食、软食或普食 □ 酌情使用胃肠黏膜保护剂 □ 其他 **临时医嘱：** □ 患者既往基础用药 □ 其他 □ 根据肾脏受累程度决定是否进行肾活检及相关检查
病情变异记录	□ 无 □ 有，原因： 1. 2.	□ 无 □ 有，原因： 1. 2.
医师签名		

时间	出院前 1 ~3 天	住院第 3 ~10 天 （出院日）
主要诊疗工作	□ 上级医师查房 □ 评估治疗效果 □ 确定出院后治疗方案 □ 完成上级医师查房记录	□ 完成出院小结 □ 向患者交代出院后注意事项 □ 预约复诊日期
重点医嘱	**长期医嘱：** □ 上级医师查房，同意其出院 □ 完成出院小结 □ 出院宣教：向患儿及家属交代出院注意事项，如随访项目、间隔时间、观察项目等	**出院医嘱：** □ 出院带药 □ 门诊随诊 □ 密切随访尿常规
病情变异记录	□ 无　□ 有，原因： 1. 2.	□ 无　□ 有，原因： 1. 2.
医师签名		

（二）护士表单

过敏性紫癜临床路径护士表单

适用对象：第一诊断为过敏性紫癜（ICD-10：D69.004）

患者姓名：	性别：　年龄：　门诊号：	住院号：
住院日期：　年　月　日	**出院日期：**　年　月　日	**标准住院日：3～10 天**

时间	住院第 1～3 天	住院第 4～6 天	住院第 7～10 天
健康宣教	□ 介绍主管医师、护士 □ 介绍环境、设施 □ 介绍住院注意事项 □ 向患者宣教饮食、休息的重要性	□ 指导患者正确留取尿标本 □ 主管护士与患者沟通，了解并指导心理应对 □ 宣教疾病知识、用药知识及特殊检查操作过程 □ 告知检查及操作前后饮食、活动，探视注意事项及应对方式	□ 指导患者康复和锻炼 □ 告知患者定时复查 □ 讲解出院携带药品的服用方法 □ 饮食、休息等注意事项指导 □ 讲解增强体质的方法，减少复发的机会
护理处置	□ 核对患者、佩戴腕带 □ 建立入院护理病历 □ 卫生处置：剪指甲、沐浴、更换病号服	□ 随时观察患者病情变化 □ 遵医嘱正确使用抗生素 □ 协助医师完成各项检查化验 □ 术前准备 □ 禁食、禁水	□ 办理出院手续 □ 书写出院小结
基础护理	□ 二级护理 □ 晨晚间护理 □ 患者安全管理	□ 二级护理 □ 晨晚间护理 □ 患者安全管理	□ 三级护理 □ 晨晚间护理 □ 患者安全管理
专科护理	□ 护理查体 □ 皮疹、出入液量、大便情况记录 □ 需要时填写跌倒及压疮防范表 □ 需要时请家属陪伴 □ 心理护理	□ 皮疹、出入液量、大便情况记录 □ 遵医嘱完成相关检查 □ 心理护理 □ 必要时心电监护 □ 遵医嘱正确给药 □ 指导患者留尿、观察尿液性状 □ 提供并发症征象的依据	□ 病情观察：评估患者生命体征，特别是腹部情况/皮疹、尿便情况 □ 心理护理
重点医嘱	□ 详见医嘱执行单	□ 详见医嘱执行单	□ 详见医嘱执行单
病情变异记录	□ 无　□ 有，原因： 1. 2.	□ 无　□ 有，原因： 1. 2.	□ 无　□ 有，原因： 1. 2.
护士签名			

（三）患者表单

过敏性紫癜临床路径患者表单

适用对象：第一诊断为过敏性紫癜（ICD-10：D69.004）

患者姓名：	性别：　年龄：　门诊号：	住院号：
住院日期：　年　月　日	**出院日期：**　年　月　日	**标准住院日：3～10天**

时间	入院当日	住院第2～6天	住院第7～10天 （出院日）
护患配合	□ 配合测量体温、脉搏、呼吸、血压、出入液量、体重 □ 配合完成入院护理评估单（简单询问病史、过敏史、用药史） □ 接受入院宣教（环境介绍、病室规定、订餐制度、贵重物品保管等） □ 有任何不适告知护士	□ 配合测量体温、脉搏、呼吸，回答每日排便情况 □ 接受相关化验、检查宣教，正确留取标本，配合检查 □ 有任何不适告知护士 □ 接受输液、服药治疗 □ 注意活动安全，避免坠床或跌倒 □ 配合执行探视及陪伴制度 □ 接受疾病及用药等相关知识指导	□ 接受出院宣教 □ 办理出院手续 □ 获取出院携带药品 □ 知道药品的服用方法、作用、注意事项 □ 知道病历复印方法
饮食	□ 免动物蛋白饮食或禁食	□ 免动物蛋白饮食或禁食	□ 免动物蛋白饮食或禁食
排泄	□ 正常排尿便	□ 正常排尿便	□ 正常排尿便
活动	□ 适量活动	□ 适量活动	□ 适量活动
患者监护人签名			

附：原表单（2010年版）

过敏性紫癜临床路径表单

适用对象：第一诊断为过敏性紫癜（ICD-10：D69.004）

患者姓名：	性别： 年龄： 门诊号：	住院号：
住院日期： 年 月 日	出院日期： 年 月 日	标准住院日：3~10天

时间	住院第1天	住院第2~3天	住院第4~10天 （出院日）
主要诊疗工作	□ 询问病史及体格检查 □ 完成病历书写 □ 开化验单 □ 上级医师查房，初步确定诊断 □ 对症支持治疗 □ 向患者家属发病重或病危通知，签署病重或病危通知书（必要时）	□ 上级医师查房 □ 完成入院检查 □ 完成必要的相关科室会诊 □ 完成上级医师查房记录等病历书写 □ 向患者及家属交代病情及其注意事项	□ 上级医师查房，同意其出院 □ 完成出院小结 □ 出院宣教：向患儿家属交代出院注意事项，如随访项目、间隔时间、观察项目等
重点医嘱	**长期医嘱：** □ 过敏性紫癜护理常规 □ 根据病情禁食、软食或普食 □ 视病情通知病重或病危 □ 其他医嘱 **临时医嘱：** □ 血常规、尿常规、大便常规+隐血、尿微量蛋白系列、24小时尿蛋白定量 □ 肝肾功能、电解质、血沉、免疫球蛋白、补体 □ X线胸片、心电图、腹部B超 □ 抗中性粒细胞抗体、自身免疫疾病筛查（有指征时） □ 其他医嘱	**长期医嘱：** □ 过敏性紫癜护理常规 □ 根据病情禁食、软食或普食 □ 酌情使用胃肠黏膜保护剂 □ 其他医嘱 **临时医嘱：** □ 患者既往基础用药 □ 其他医嘱 □ 根据肾脏受累程度决定是否肾活检以及相关检查	**出院医嘱：** □ 出院带药 □ 门诊随诊 □ 密切随访尿常规
主要护理工作	□ 介绍病房环境、设施和设备 □ 入院护理评估 □ 宣教	□ 观察患者病情变化	□ 出院宣教
病情变异记录	□ 无 □ 有，原因： 1. 2.	□ 无 □ 有，原因： 1. 2.	□ 无 □ 有，原因： 1. 2.
护士签名			
医师签名			

第三十四章

儿童过敏性紫癜临床路径释义

一、过敏性紫癜编码

1. 国家卫计委原编码：

疾病名称及编码：过敏性紫癜（ICD-10：D69.004）

2. 修改编码：

疾病名称及编码：变应性［过敏性］紫癜（ICD-10：D69.0）

二、临床路径检索方法

D69.0 住院科别为儿科

三、过敏性紫癜临床路径标准住院流程

（一）适用对象

第一诊断为过敏性紫癜（ICD-10：D69.004）。

释义

■ 适用对象编码参见第一部分。

■ 本路径适用对象为临床诊断为过敏性紫癜的患者，如合并严重的紫癜性肾炎等情况，需进入其他相应路径。

（二）诊断依据

根据《临床诊疗指南·小儿内科分册》（中华医学会编著，人民卫生出版社，2005）、《诸福棠实用儿科学》（第8版）（人民卫生出版社，2015）。

1. 病史：多见于儿童和青少年，尤其5～10岁儿童。病因尚不完全清楚，部分患儿发病前可有呼吸道感染或接触过敏原等诱发因素。

2. 临床表现：典型皮疹为高出皮面的出血性紫癜，以四肢伸侧面为主，常为对称性。可伴关节肿痛、腹痛、便血等关节及消化道受累表现。部分患儿出现水肿、血尿及蛋白尿等肾脏受累表现。

3. 实验室检查：本病无特异性实验室检查异常指标。部分患儿出现白细胞及CRP等炎症指标增高。红细胞沉降率可增快。血小板增高及其他凝血指标异常。消化道受累时大便潜血可阳性。

释义

■ 本路径的制订主要参考国内权威参考书籍和诊疗指南。

■ 病史和临床症状是诊断过敏性紫癜的主要依据，多数患者皮疹为高出皮面的出血性紫癜，以四肢伸侧面为主，常为对称性。可伴有关节症状、消化道受累表现、

肾脏受累表现。2006年欧洲EULAR/PReS标准：可触性（必要条件）皮疹伴如下任何一条：①弥漫性腹痛；②任何部位活检示IgA沉积；③关节炎、关节痛；④肾脏受损表现［血尿和（或）蛋白尿］。2012年长沙儿童过敏性紫癜诊治专家座谈会建议：对于典型皮疹急性发作的患儿排除相关疾病可以临床诊断。对于皮疹不典型或未见急性期发作性皮疹者，仍需严格按标准诊断，必要时行皮肤活检。部分不典型病例可行胃镜检查以协助诊断。应注意排除血小板减少性紫癜、凝血功能异常等引起的紫癜，部分病例还应排除系统性红斑狼疮、ANCA相关性小血管炎等疾病。

（三）治疗方案的选择

根据《临床诊疗指南·小儿内科分册》（中华医学会编著，人民卫生出版社）、《诸福棠实用儿科学》（第8版）（人民卫生出版社）。

1. 普通型紫癜（单纯皮肤紫癜）：注意休息及对症治疗（可用抗血小板凝聚药物如双嘧达莫片、维生素C、维生素P等）。
2. 出现关节受累表现：严重者可应用糖皮质激素治疗。
3. 出现消化道受累表现：暂给予无渣或少渣免动物蛋白饮食，如出现严重腹痛或消化道出血时需禁食，可应用糖皮质激素治疗。
4. 出现肾脏症状：按紫癜性肾炎治疗（判断临床类型，必要时行肾组织活检，根据病理类型做分型治疗）。

释义

■ 本病应根据不同的类型给予相应的治疗。

■ 治疗原则包括：一般治疗、对症治疗、抗血小板凝集/抗凝治疗、糖皮质激素治疗等。对单纯皮肤紫癜型通常不需要特殊治疗干预。有关节受累、消化道受累时可应用糖皮质激素治疗。出现肾损害时应根据临床分型治疗，必要时行肾组织活检，病理类型是分型治疗及预后判断的重要依据。

（四）标准住院日

普通型3～5天，关节型或腹型一般7～10天。

释义

■ 怀疑过敏性紫癜的患者入院后，第1～2天进行相关的体检、检验，初步诊断，对症支持治疗，第3～5天根据相关结果，进一步明确诊断，继续治疗。对普通型主要观察皮疹反复情况，排除诱发因素，总住院时间不超过5天符合本路径要求。对关节型或腹型除观察皮疹消退情况和排除诱发因素外，还应着重观察关节肿痛、腹痛、呕吐、血便等情况，总住院时间7～10天符合本路径要求。但部分病例皮疹反复、消化道症状严重等情况，住院时间可能超出标准时间。

（五）进入路径标准

1. 第一诊断必须符合 ICD-10：D69.004 过敏性紫癜疾病编码。
2. 当患者同时具有其他疾病诊断，但在住院期间不需要特殊处理也不影响第一诊断的临床路径流程实施时，可以进入路径。

释义

■ 进入本路径的患者为第一诊断为过敏性紫癜，需除外合并紫癜性肾炎等情况。

■ 入院后常规检查发现合并有其他疾病，如呼吸道感染、哮喘、肝功能不全等，经系统评估后对过敏性紫癜诊断治疗无特殊影响者，可进入路径。但可能增加医疗费用，延长住院时间。

（六）入院后检查

1. 必需的检查项目：
（1）血常规、尿常规、大便常规和大便潜血。
（2）C 反应蛋白（CRP）、抗链 O、血沉。
（3）肝肾功能、血电解质、血糖。
（4）凝血指标。
2. 根据患者病情可选择：尿微量蛋白系列、尿沉渣检查、补体、抗核抗体、免疫球蛋白、过敏原检测、抗中性粒细胞胞质抗体、X 线胸片、B 超及心电图等。

释义

■ 血常规、尿常规、便常规+潜血是最基本的三大常规检查，进入路径的患者均需完成。便潜血试验了解患者有无消化道出血。C 反应蛋白（CRP）、抗链 O、血沉等以了解患者有无细菌感染情况。肝肾功能、电解质、血糖可评估有无基础疾病，是否影响住院时间、费用及其治疗预后。凝血指标检查是为了排除相关凝血功能异常疾病。

■ 本病需与其他引起紫癜的疾病相鉴别，如血小板减少性紫癜、血友病、弥散性血管内凝血及溶血、败血症、系统性红斑狼疮、ANCA 相关性小血管炎等，除查血常规、凝血指标外，应行补体、抗核抗体、抗中性粒细胞胞浆抗体等检查。腹痛阵发性，不能除外肠套叠者，应行腹部 B 超检查。立位腹平片可以协助诊断消化道梗阻、穿孔。尿微量蛋白系列、尿沉渣检查有助于紫癜性肾炎的诊断。免疫球蛋白、过敏原检测有助于了解机体的免疫状态。当诊断欠明确，必要时可皮肤活检。当肾损害明显时应予以肾活检以协助诊治。

（七）治疗开始于诊断第 1 天

（八）治疗方案与药物选择

1. 普通型紫癜（单纯皮肤紫癜）：可用维生素 C 及抗组胺药物，参考凝血指标可选用抗血小板凝聚药物如双嘧达莫片［3～5mg/（kg·d），不超过 150mg/d］及肝素。如有感染指征，给予抗感染治疗。可辅助中药治疗。
2. 出现关节受累表现：急性期卧床休息，严重者可应用糖皮质激素治疗。

3. 出现消化道受累表现：暂给予无渣或少渣免动物蛋白饮食、H_2受体阻滞剂、胃黏膜保护剂、解痉药物等。如出现严重腹痛或消化道出血时，需禁食补液治疗，维持营养及水电解质平衡。同时应用糖皮质激素治疗，静脉使用效果较佳，症状缓解后逐步减量并停用。注意观察和预防糖皮质激素副作用。严重消化道出血者作为急诊处理，给予止血药物、输血治疗，必要时外科干预。

4. 出现紫癜性肾炎表现：根据临床类型予以对症治疗。观察病情变化，必要时行肾组织活检，根据病理类型做进一步分型治疗。

释义

■ 对单纯皮肤紫癜型以对症支持治疗为主。有高凝状态时可用抗血小板凝聚/抗凝药物如双嘧达莫、肝素等。目前尚无证据证明糖皮质激素治疗对皮疹的消退及复发有效，但糖皮质激素可用于皮肤疱疹和坏死性皮疹的治疗。有荨麻疹或血管神经源性水肿时，可用抗组胺药物。对急性期有呼吸道或胃肠道等感染应给予抗感染治疗。对反复皮疹发作者可试用中药治疗。

■ 有关节受累时以膝、踝关节多见，急性期卧床休息，症状明显时可应用糖皮质激素治疗。

■ 出现胃肠道损害时需注意控制饮食，以免加重胃肠道症状。轻症患儿可以进食少量少渣易消化食物。可选用H_2受体阻滞剂（如西咪替丁等）、胃黏膜保护剂、解痉药物等治疗。严重腹痛或呕吐者需要营养要素饮食或暂时禁食并胃肠外营养支持治疗，并应用糖皮质激素治疗。部分诊断欠明确，出血严重，腹痛明显，或考虑合并其他情况可行内镜检查。一小部分过敏性紫癜可发生肠套叠，应注意判断，必要时查B超或X线检查。消化道出血严重者应紧急处理，可给予止血剂，根据病情可选用生长抑素治疗，必要时外科干预。血红蛋白下降明显者予以输血。

■ 在紫癜出现后的6个月内均有可能出现肾损害，应定期查尿常规。当出现肾损害时，应根据临床表现、尿常规、尿蛋白定量、肾功能等综合判断分型治疗，必要时行肾组织活检，结合病理类型做分型治疗。

■ 对伴有严重合并症或急进性紫癜性肾炎（病理提示新月体肾炎）者可应用血浆置换。

■ 其他免疫抑制剂（如吗替麦考酚酯、环磷酰胺、硫唑嘌呤、咪唑立宾、环孢霉素A、他克莫司等）可根据紫癜性肾炎的临床或病理分型合理选用。

（九）出院标准

1. 皮疹减少或消退。
2. 无明显关节症状、腹部症状。
3. 无严重肾脏受累表现。

释义

■ 患者出院前应完成所有必需检查项目，且开始药物治疗，观察临床症状是否减轻或消失，有无明显药物相关不良反应。

（十）变异及原因分析

1. 皮肤紫癜反复出现，需要积极寻找原因并处理干预。
2. 患儿入院时发生严重关节症状、腹痛、血便以及肉眼血尿、大量蛋白尿和（或）肾功能异常需进行积极对症处理，完善相关检查，向家属解释并告知病情，导致住院时间延长，增加住院费用等。

释义

■ 按标准治疗方案如病情缓解不明显，发现其他严重基础疾病，需调整药物治疗或针对其他基础疾病的治疗，则中止本路径。过敏性紫癜的病因及发病机制目前未完全明确，如果紫癜反复，可致治疗疗程延长，应积极寻找诱因（如感染、免疫紊乱、遗传等因素）。当发生严重关节症状、腹痛、血便以及肉眼血尿、大量蛋白尿和（或）肾功能异常等情况时，导致住院时间延长，增加住院费用，需退出本路径。

■ 认可的变异原因主要是指患者入选路径后，在检查及治疗过程中发现患者合并存在事前未预知的、对本路径治疗可能产生影响的情况，需要中止执行路径或延长治疗时间、增加治疗费用。医师需在表单中明确说明。

■ 因患者方面的主观原因导致执行路径出现变异，需医师在表单中予以说明。

四、儿童过敏性紫癜给药方案

【用药选择】

1. 糖皮质激素的治疗：糖皮质激素可用于过敏性紫癜合并关节症状、消化道症状、严重肾损害、血管神经性水肿或其他脏器严重受累等情况。根据中华儿科杂志 2013 年 7 月中华医学会儿科学分会免疫学组的《儿童过敏性紫癜循证诊治建议》，选用合理的剂型、剂量、疗程。有腹痛症状者推荐口服泼尼松治疗，1～2 mg/kg（最大剂量 60mg）1～2 周，后 1～2 周减量。胃肠症状较重、不能口服的患儿（持续腹痛、肠出血、肠系膜血管炎、胰腺炎等）、关节炎、血管神经性水肿及其他器官的急性血管炎病情较重者推荐静脉使用糖皮质激素：推荐使用短效糖皮质激素氢化可的松琥珀酸钠 5～10 mg/(kg・次)，根据病情可间断 4～8 小时重复使用，也可使用中长效糖皮质激素甲泼尼龙 5～10 mg/(kg・d)，急性器官血管炎病情严重者冲击治疗剂量可达 15～30 mg/（kg・d)，最大剂量小于 1000mg/d，连用 3 天，必要时 1～2周后重复冲击 3 天或地塞米松 0.3mg/（kg・d)，严重症状控制后应改口服糖皮质激素，并逐渐减量，总疗程推荐 2～4 周，注意疗程不宜过长。
2. 抗血小板凝聚/抗凝药物：疗效欠确切。根据原卫生部 2010 年《过敏性紫癜等 6 种疾病诊疗指南》，据病情选用双嘧达莫、肝素钠、肝素钙、尿激酶等。阿司匹林 3～5mg/(kg・d)，每日 1 次口服。双嘧达莫 3～5mg/(kg・d)，分次服用。肝素钠 120～150U/kg 加入 10% 葡萄糖溶液 100ml 中静脉滴注，每日 1 次，连续 5 天；或肝素钙 10U/（kg・次)，皮下注射，每日 2 次，连续 7 天。也有推荐使用尿激酶 2500U/kg。

【药学提示】

1. 糖皮质激素：不良反应包括：①物质代谢和水盐代谢紊乱，长期应用糖皮质激素可引起物质代谢和水盐代谢紊乱，如糖尿病、库欣综合征、满月脸、水牛背、低钾血症、钠水潴留等；②消化系统并发症，可诱发或加剧消化性溃疡，出现出血、穿孔等；③诱发或加重感染，可使体内潜伏的感染灶扩散或静止感染灶复燃，应注意对潜伏结核病灶的防治；④眼部症状，白内障、青光眼等；⑤骨代谢异常，骨质疏松、股骨头坏死、椎骨压迫性骨折等；⑥

神经精神异常，激动、失眠、情感改变或甚至出现明显的精神病症状；⑦心血管系统，诱发高血压和动脉粥样硬化等；⑧其他，生长发育落后、肌肉萎缩、伤口愈合延缓等。

2. 抗血小板凝聚/抗凝药物：应监测凝血功能，注意观察加重出血等副作用。合并有消化道出血时，使用应慎重。

【注意事项】

1. 长期使用糖皮质激素应注意副作用，及时给予维生素 D、钙剂、补钾等，检测血糖、血压、眼压、肝功能、电解质等。应向家属沟通可能的副作用，并签署知情同意书。

2. 糖皮质激素使用时应注意可能诱发或加剧消化性溃疡，出现出血、穿孔等。特别是有消化道出血使用大剂量糖皮质激素时应注意观察，权衡利弊。

3. 糖皮质激素长期应用应注意停药反应，长期用药者减量过快或突然停药，可引起肾上腺皮质功能不全，甚至肾上腺危象。还应注意停药后反跳现象。

五、推荐表单

（一）医师表单

过敏性紫癜临床路径医师表单

适用对象：第一诊断为过敏性紫癜（ICD-10：D69.004）

患者姓名：	性别：　　年龄：　　门诊号：	住院号：
住院日期：　　年　月　日	**出院日期：**　　年　月　日	**标准住院日：3～10天**

时间	住院第1天	住院第2～9天	住院第3～10天 （出院日）
主要诊疗工作	□ 询问病史及体格检查 □ 完成病历书写 □ 开化验单 □ 上级医师查房，初步确定诊断 □ 对症支持治疗 □ 向患者及家属交代病情及其注意事项，危重者签署病重或病危通知书	□ 上级医师查房 □ 完成入院检查 □ 完成必要的相关科室会诊 □ 完成上级医师查房记录等病历书写 □ 向患者及家属交代病情及其注意事项，危重者签署病重或病危通知书	□ 上级医师查房，同意其出院 □ 完成出院小结 □ 出院宣教：向患儿家属交代出院注意事项，如随访项目、间隔时间、观察项目等
重点医嘱	**长期医嘱：** □ 过敏性紫癜护理常规 □ 根据病情禁食、软食或特殊饮食 □ 视病情通知病重或病危 □ 根据病情对症治疗 □ 其他医嘱 **临时医嘱：** □ 血常规、尿常规、大便常规+隐血、尿微量蛋白系列、尿沉渣检查、24小时尿蛋白定量 □ 肝肾功能、电解质、血糖、血沉、免疫球蛋白、补体、抗链O及凝血指标 □ X线胸片、心电图、B超 □ 过敏原，自身免疫疾病筛查 □ 其他医嘱	**长期医嘱：** □ 过敏性紫癜护理常规 □ 根据病情禁食、软食或特殊饮食 □ 根据病情对症治疗 □ 其他医嘱 **临时医嘱：** □ 患者既往基础用药 □ 其他医嘱 □ 根据肾脏受累程度决定是否肾活检以及相关检查	**出院医嘱：** □ 出院带药 □ 门诊随诊 □ 密切随访尿常规
病情变异记录	□ 无　□ 有，原因： 1. 2.	□ 无　□ 有，原因： 1. 2.	□ 无　□ 有，原因： 1. 2.
医师签名			

（二）护士表单

过敏性紫癜临床路径护士表单

适用对象：第一诊断为过敏性紫癜（ICD-10：D69.004）

患者姓名：	性别： 年龄： 门诊号：	住院号：
住院日期： 年 月 日	**出院日期：** 年 月 日	**标准住院日：3～10天**

时间	住院第1天	住院第2～9天	住院第3～10天（出院日）
健康宣教	□ 入院宣教 □ 介绍主管医师、护士 □ 介绍环境、设施 □ 介绍住院注意事项 □ 介绍探视和陪伴制度 □ 介绍贵重物品制度 □ 药物宣教 □ 饮食宣教	□ 完善化验、检查宣教：如B超 □ 疾病知识宣教 □ 饮食、活动宣教 □ 肾活检患者宣教	□ 出院宣教 □ 复查时间 □ 服药方法 □ 活动休息 □ 指导饮食 □ 指导办理出院手续
护理处置	□ 核对患者，佩戴腕带 □ 建立入院护理病历 □ 协助完成各项化验、检查 □ 测量体温、脉搏、呼吸、血压、体重	□ 测量体温、脉搏、呼吸 □ 协助完成各项化验、检查	□ 办理出院手续 □ 书写出院小结
基础护理	□ 一级护理 □ 晨晚间护理 □ 排泄管理 □ 患者安全管理	□ 二/一级护理 □ 晨晚间护理 □ 排泄管理 □ 患者安全管理	□ 二级护理 □ 晨晚间护理 □ 患者安全管理
专科护理	□ 护理查体 □ 病情观察 □ 皮疹的观察 □ 腹部体征的观察 □ 关节症状的观察 □ 尿液及大便的观察 □ 填写疼痛、跌倒、压疮、烫伤、呕吐物窒息评分表及防范措施表 □ 请家属陪伴 □ 确定饮食种类 □ 心理护理	□ 病情观察 □ 皮疹的观察 □ 腹部体征的观察 □ 关节症状的观察 □ 尿液及大便的观察 □ 遵医嘱完成相关检查 □ 肾活检患者护理 □ 心理护理	□ 病情观察 □ 皮疹的观察 □ 腹部体征的观察 □ 关节症状的观察 □ 尿液及大便的观察 □ 出院指导 □ 心理护理
重点医嘱	□ 详见医嘱执行单	□ 详见医嘱执行单	□ 详见医嘱执行单
病情变异记录	□ 无 □ 有，原因： 1. 2.	□ 无 □ 有，原因： 1. 2.	□ 无 □ 有，原因： 1. 2.
护士签名			

（三）患者表单

过敏性紫癜临床路径患者表单

适用对象：第一诊断为过敏性紫癜（ICD-10：D69.004）

患者姓名：	性别：　年龄：　门诊号：	住院号：
住院日期：　年　月　日	**出院日期：**　年　月　日	**标准住院日：3～10天**

时间	入院	住院第2～9天	住院第3～10天 （出院日）
医患配合	□ 配合询问病史、收集资料，请务必详细告知既往史、用药史、过敏史 □ 配合进行体格检查 □ 配合进行治疗 □ 有任何不适请告知医师	□ 配合进行查房、体格检查 □ 配合进行治疗 □ 有任何不适请告知医师	□ 接受出院前指导 □ 知道复查程序 □ 获取出院诊断书
护患配合	□ 配合测量体温、脉搏、呼吸、血压、体重 □ 配合完成入院护理评估（简单 □ 询问病史、过敏史、用药史） □ 接受入院宣教（环境介绍、病室规定、订餐制度、贵重物品保管等） □ 配合执行探视和陪伴制度 □ 有任何不适请告知护士 □ 配合完善相关检查、化验，如采血、留尿、心电图、X线胸片 □ 接受饮食宣教 □ 接受药物宣教	□ 配合测量体温、脉搏、呼吸、询问大小便 □ 配合护理观察、评估 □ 配合护理操作 □ 有任何不适请告知护士 □ 配合完善进一步检查、化验	□ 接受出院宣教 □ 办理出院手续 □ 获取出院带药 □ 知道服药方法、作用、注意事项 □ 知道复印病历程序
饮食	□ 遵医嘱饮食	□ 遵医嘱饮食	□ 遵医嘱饮食
排泄	□ 正常排尿便，观察次数、颜色、量等	□ 正常排尿便，观察次数、颜色、量等	□ 正常排尿便，观察次数、颜色、量等
活动	□ 注意休息	□ 注意休息	□ 注意休息

附：原表单（2016年版）

过敏性紫癜临床路径表单

适用对象：第一诊断为过敏性紫癜（ICD-10：D69.004）

患者姓名：	性别：　　年龄：　　门诊号：	住院号：
住院日期：　　年　月　日	**出院日期：**　　年　月　日	**标准住院日：3～10天**

时间	住院第1天	住院第2～9天	住院第3～10天 （出院日）
主要诊疗工作	□ 询问病史及体格检查 □ 完成病历书写 □ 开化验单 □ 上级医师查房，初步确定诊断 □ 对症支持治疗 □ 向患者及家属交代病情及其注意事项，危重者签署病重或病危通知书	□ 上级医师查房 □ 完成入院检查 □ 完成必要的相关科室会诊 □ 完成上级医师查房记录等病历书写 □ 向患者及家属交代病情及其注意事项，危重者签署病重或病危通知书	□ 上级医师查房，同意其出院 □ 完成出院小结 □ 出院宣教：向患儿家属交代出院注意事项，如随访项目、间隔时间、观察项目等
重点医嘱	**长期医嘱：** □ 过敏性紫癜护理常规 □ 根据病情禁食、软食或特殊饮食 □ 视病情通知病重或病危 □ 根据病情对症治疗 □ 其他医嘱 **临时医嘱：** □ 血常规、尿常规、大便常规+隐血、尿微量蛋白系列、24小时尿蛋白定量 □ 肝肾功能、电解质、血糖、血沉、免疫球蛋白、补体、抗链O及凝血指标。 □ X线胸片、心电图、B超 □ 过敏原，自身免疫疾病筛查 □ 其他医嘱	**长期医嘱：** □ 过敏性紫癜护理常规 □ 根据病情禁食、软食或特殊饮食 □ 根据病情对症治疗 □ 其他医嘱 **临时医嘱：** □ 患者既往基础用药 □ 其他医嘱 □ 根据肾脏受累程度决定是否肾活检以及相关检查	**出院医嘱：** □ 出院带药 □ 门诊随诊 □ 密切随访尿常规
主要护理工作	□ 介绍病房环境、设施和设备 □ 入院护理评估 □ 宣教	□ 观察患者病情变化 □ 遵医嘱完成相关检查 □ 遵医嘱完成治疗	□ 出院宣教
病情变异记录	□ 无　□ 有，原因： 1. 2.	□ 无　□ 有，原因： 1. 2.	□ 无　□ 有，原因： 1. 2.
护士签名			
医师签名			

第三十五章

儿童免疫性血小板减少症临床路径释义

一、免疫性血小板减少症（ITP）编码

疾病名称及编码：免疫性血小板减少性紫癜（ICD-10：D69.3）

二、临床路径检索方法

D 69.3，1个月至~18岁的儿童病例

三、免疫性血小板减少症临床路径标准住院流程

（一）适用对象

第一诊断为原发性免疫性血小板减少症（ITP）（ICD-10：D69.402），排除继发性血小板减少性疾病。

患者年龄在1个月至18岁之间且为免疫性（原发性）。

释义

■ 原发性免疫性血小板减少症（ITP）是一种以孤立性外周血血小板数量减少（<100×10^9/L）为特征的自身免疫性疾病，也是儿童最常见的出血性疾病或血小板异常性疾病，占所有出血性疾病的1/4，预计发病率（4~6）/10万。主要临床特点为血循环中存在抗血小板抗体，使血小板破坏过多、血小板数量减少引起皮肤、黏膜自发性出血，骨髓巨核细胞数正常或增多。目前诊断分为新诊断型（病程<3个月）、持续型（病程3个月至1年）、慢性型（病程>1年）及重症型（常规治疗仍有出血症状，或发生新的出血需要额外应用另一种血小板增强药物或需要增加原来药物的剂量才能控制）。

■ 本临床路径主要适用于年龄在1个月至18岁、初诊并有出血症状的ITP患儿，不包括继发性血小板减少症患者，需要排除其他可能导致血小板减少的原因。

（二）诊断依据

根据《血液病诊断和疗效标准》（张之南、沈悌主编，科学出版社，2008年，第3版）、《美国血液学会关于ITP的指南》［Blood，1996，88（1）：3 - 40］、《临床诊疗指南·小儿内科分册》（中华医学会编著，人民卫生出版社，2005）、《国际工作组关于成人和儿童免疫性血小板减少性紫癜名词学、定义和诊疗原则》［Blood，2009，113（11）：2386 - 2393］、《诸福棠实用儿科学》（第7版）（人民卫生出版社）。

1. 病史。
2. 多次检查血常规（包括血涂片），除血小板计数减少外，无其他血细胞数量和形态的改变。
3. 除出血表现外，常无淋巴结肿大，约10%的患儿有轻度脾大。
4. 骨髓检查巨核细胞数增多或正常，有成熟障碍。

5. 排除血小板减少的其他原因（通过骨穿等检查确定）。

释义

■ 近年来对ITP的认识及诊断标准有所改变，现行诊断标准根据《儿童原发性免疫性血小板减少症诊疗建议（2013年版）》[中华医学会儿科分会血液学组. 中华儿科杂志，2013，51（5）：1-3] 和《美国血液学会关于ITP的指南》（Blood，2011，117：4190-4207）。

■ 目前诊断标准：

1. 至少2次化验血小板计数减少（$<100\times10^9/L$），血细胞形态无异常。

2. 皮肤出血点、淤斑和（或）黏膜、内脏出血等临床表现。

3. 体检脾脏一般不增大。

4. 骨髓检查巨核细胞数正常或增多，有成熟障碍。

5. 排除其他继发性血小板减少症（如低增生性白血病、遗传性血小板减少症等）。

■ 国外学者认为除非患儿激素治疗疗效不佳，骨髓检查不是必需的检查，但是鉴于国情，国内多数学者仍主张做常规骨髓检查，此有助于ITP的鉴别诊断。尤其是临床表现不典型、治疗反应差时骨髓检查是必检项目，有时甚至要多次骨髓穿刺或做骨髓活检协助诊断。目前国内采用的巨核细胞正常数量标准是每张骨髓涂片上7~35个，但血涂片的厚薄及涂片面积大小可能影响结果，且有小部分患儿巨核细胞数较少，因此巨核细胞数量正常不能除外ITP的诊断，但巨核细胞数量明显减少，则ITP的可能性不大，需要结合骨髓活检等排除其他血液系统疾病，如再生障碍性贫血。

■ 儿童血小板减少的原因很多，需要仔细甄别和排查。婴幼儿时期要重点排查先天性血小板减少症、遗传性血小板减少性疾病，如WAS（Wiscott-Aldrich）综合征、Bernard-Soulier综合征等，血涂片检查血小板体积及基因检查有较大价值。年长儿童需要排除假性血小板减少、系统性红斑狼疮、药物诱导的血小板减少、再生障碍性贫血、骨髓增生异常综合征、急性白血病以及感染等所致的继发性血小板减少。

（三）选择治疗方案的依据

根据《诸福棠实用儿科学》（第7版）（人民卫生出版社）、《美国血液学会关于ITP的指南》[Blood，1996，88（1）：3-40]、《国际工作组关于成人和儿童免疫性血小板减少性紫癜名词学、定义和诊疗原则》[Blood，2009，113（11）：2386-2393]、《临床诊疗指南·小儿内科分册》（中华医学会编著，人民卫生出版社）。

1. 一般治疗：禁用阿司匹林等影响血小板功能的药物，防止外伤，暂时不进行疫苗接种，避免肌内注射。

2 糖皮质激素作为首选治疗：可常规剂量或短疗程大剂量给药。

3. 急症治疗：适用于严重、广泛出血；可疑或明确颅内出血；需要紧急手术者。

（1）静脉输注丙种球蛋白。

（2）输注血小板。

释义

■ 儿童 ITP 的治疗有一定进展，目前的治疗是依据《儿童原发性免疫性血小板减少症诊疗建议（2013 年版）》［中华医学会儿科分会血液学组．中华儿科杂志，2013，51（5）：1-3］和《美国血液学会关于 ITP 的指南》［Blood，2011，117：4190-4207］。

■ 新诊断 ITP 的一线治疗仍是糖皮质激素和静注静脉注射免疫球蛋白。大部分患儿对激素治疗疗效满意，可以采用常规剂量或大剂量激素短时冲击疗法。常规剂量激素疗程一般 6～8 周，在使用 2～4 周后就应逐渐减量以避免严重的激素副作用不良反应，大剂量口服激素时要使用胃保护剂。

■ 静脉注射免疫球蛋白是起效最快的提升血小板药物，但疗效通常不持久且价格昂贵，因此一般不推荐作为常规使用，仅推荐在紧急情况时需要尽快提高血小板计数，使患儿尽快脱离严重出血风险的紧急情况使用。

■ 血小板输注仅推荐在出现危及生命的出血或术前需要立即提高血小板计数的情况下应用，而且最好输注同型血小板。

（四）临床路径标准住院日为 14 天内

释义

■ ITP 患儿入院后，需要完善血液及骨髓检查 1～2 天，同时应开始给予治疗，在第 3～13 天日继续相应治疗并观察疗效，期间应根据病情多次复查血小板计数等指标，第 14 天内血小板计数恢复后出院。总住院时间不超过 14 天，如果没有达到预期疗效应退出本临床路径。

（五）进入路径标准

1. 第一诊断必须符合 ICD-10：D69.402 免疫性血小板减少症疾病编码，且 1 月≤年龄<18 岁。

2. 血液检查指标符合需要住院指征：血小板数$\leq 30\times10^9/L$，或伴有广泛皮肤、黏膜出血，或有脏器出血倾向。

3. 当患者同时具有其他疾病诊断，但在住院期间不需要特殊处理，也不影响第一诊断的临床路径流程实施时，可以进入路径。

释义

■ 本临床路径仅针对发病 3 个月内新诊断的原发性免疫性血小板减少症，继发性血小板减少症患儿不得进入本临床路径，而需要积极地寻找原发病，并给予相应治疗。

■ 血小板计数大于 $30\times10^9/L$ 的患儿，如果没有血小板功能异常通常不会发生明显的出血征象，也不会突发致命性出血，因此将住院治疗的标准确定为血小板计数低于 $30\times10^9/L$，或有明显出血的病人患者。

■ 出血程度采用国际通用的四级分类法，通常2级以上的出血如有较密集出血点或较大淤斑（>3cm）、出现黏膜或内脏出血时方考虑住院治疗并纳入临床路径管理。

■ 经入院常规检查发现除ITP外还有其他过去没有发现的疾病，只要其他伴随病症不需要立即治疗且不影响本病预后和临床路径实施的，仍可进入本临床路径。若其他疾病对患儿健康影响严重，可能影响本临床路径实施的，延长住院时间并大幅增加治疗费用的暂不宜进入本临床路径。

（六）明确诊断及入院常规检查需2~3天（指工作日）

1. 必需检查的项目：

（1）血常规（包括网织红细胞计数）、尿常规、便常规+潜血。

（2）肝肾功能、电解质、凝血功能、输血前检查、血沉红细胞沉降率、血涂片、血型、自身免疫疾病筛查、免疫球蛋白水平测定。

2. 根据患者情况可选择的检查项目：

（1）感染相关病原检查（如CMV等）。

（2）相关影像学检查。

（3）抗人球蛋白试验。

（4）血小板膜糖蛋白特异性抗体。

（5）骨髓形态学检查。

释义

■ 血常规有助于判断是否为单纯的血小板减少，如果同时有贫血及白细胞减少，则ITP可能性不大。尿、便常规可帮助判断有无泌尿道、胃肠道出血，这对病情评估、预判致命性出血的发生有重要参考价值。

■ 肝肾功能及电解质检查有助于判断患儿是否合并其他疾病及其生命重要器官的功能状态。凝血功能检查可排除患儿是否存在凝血功能异常并明确患儿出血风险。为便于患儿急救时可能输注血小板或来源于血液的免疫球蛋白制剂，因此需要进行输血前检查和血型鉴定。血涂片检查可发现有无异常血细胞及血小板大小，这对排除白血病、遗传性血小板减少症等极有帮助。

■ 自身免疫疾病的筛查主要是包括ENA抗体谱，包括抗双链DNA抗体、抗核抗体、抗心磷脂抗体、狼疮抗凝集物等，主要用于除外可能导致血小板减少的自身免疫性疾病（如系统性红斑狼疮、抗磷脂综合征），同时做甲状腺功能及甲状腺抗体检查以排除是否同时存在免疫性甲状腺炎，这对于判断是否原发性ITP或系统性自身免疫性疾病有帮助。ITP目前仍为排他性诊断，为避免误诊或漏诊，这些检查均应列入必检项目。

■ 感染相关病原学检查主要包括巨细胞病毒、EB病毒、微小病毒B19、幽门螺杆菌、肝炎病毒、支原体抗体等，主要用于排除感染所致的继发性血小板减少。

■ X线胸片有助于了解肺部情况并排除肺部感染；心电图可用于筛查患儿是否合并心脏疾病；腹部B超可帮助了解患儿是否合并肝脾肿大、有无腹部肿块及其他脏器异常，这是ITP诊断标准的重要组成部分。

■ 抗人球蛋白试验可协助 Evans 综合征的早期诊断。

■ 血小板膜糖蛋白特异性抗体对于 ITP 诊断及判断疾病预后均有很大帮助。

■ 骨髓形态学检查是国内的 ITP 诊断标准之一，有助于鉴别患儿是否有其他血液系统疾病，其中巨核细胞的数量和成熟状态对诊断意义最大。

（七）治疗开始于诊断第 1 天

（八）治疗选择用药

1. 糖皮质激素作为首选治疗：注意观察皮质激素的副作用不良反应副作用并对症处理；防治脏器功能损伤，包括抑酸、补钙等。

（1）常规剂量：泼尼松 1～4mg/(kg・d)，分次口服，用药 2～4 周后，4～6 周逐渐减停。

（2）短疗程大剂量给药：地塞米松 0.5～1mg/(kg・d)，（最大量<40mg）×4 天/疗程，14～28 天为 1 个疗程，共 1～2 个疗程；甲基泼尼松龙 15～30mg/(kg・d) ×3～5 天后。

2. 急症治疗：适用于严重、广泛出血；可疑或明确脏器出血；需要紧急手术者。

（1）静脉输注丙种球蛋白：1～2g/kg，分 1～2 天用。

（2）输注血小板。

释义

■ 糖皮质激素是初诊 ITP 患儿的一线首选治疗药物，常规剂量激素的使用时间不宜过长，避免或减少不良反应的发生。如果应用大剂量给药方案，需注意按照疗程结束后直接停药，不用逐渐减量。

■ 关于急症治疗，由于静脉注射丙种球蛋白能够较快地提高血小板计数，在严重出血时应尽可能快地输入，除非有致命性出血的危险，血小板输注应从严把握，其效果有限。

（九）出院标准

不输血小板情况下，血小板>30×10^9/L，持续 3 天以上且无明显出血。

释义

■ 糖皮质激素治疗 ITP 多数效果良好，大多数病人患者可以痊愈。达到出院标准后，需告知患儿家属激素逐渐减量方法，并尽量在 4～6 周内减停，由此避免或减少激素的副作用不良反应。

■ 感染是导致患儿血小板计数迅速降低的危险因素，应告知家长保护好患儿，尽量减少患儿感染的机会。

■ 疫苗接种可能导致 ITP 复发，建议在血小板计数达到并维持正常水平一定时间后再考虑疫苗接种。

（十）变异及原因分析

1. 经治疗后，血小板仍持续低于 30×10^9/L 并>2 周，则退出该路径。

2. 经治疗，仍出现颅内出血等危及生命的并发症，则退出该路径。
3. 最终诊断为继发性免疫性血小板减少症，则退出该路径。

释义

■ 如治疗后效果不佳，应重新评估病情，进一步完善骨髓等检查等以明确是否为ITP。

■ 如仍确诊为ITP但仍有明显出血倾向，可建议采用血小板生成素、抗CD20单克隆抗体等二线治疗，同时退出该临床路径。

■ 治疗过程中发生颅内出血等危及生命的并发症或明确为继发性免疫性血小板减少症时应退出本临床路径。

■ 患儿家属自愿要求退出临床路径应准予。

四、原发性血小板减少症给药方案

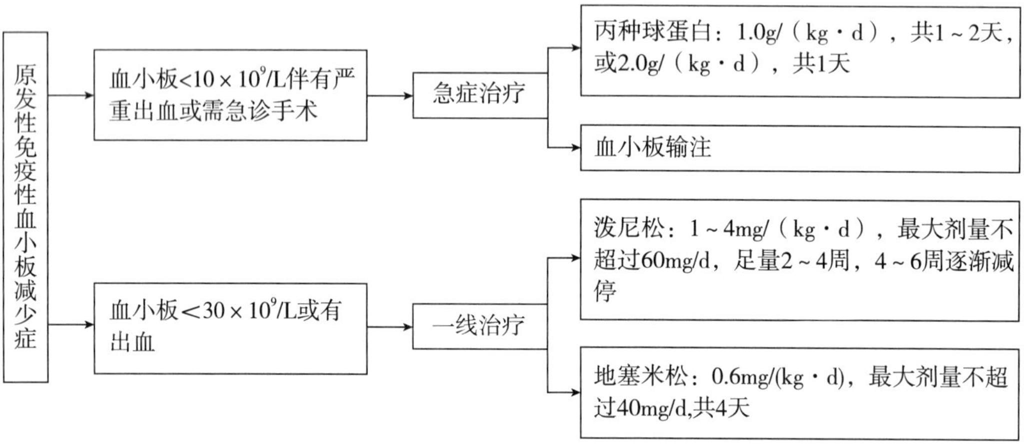

【用药选择】

1. 糖皮质激素是ITP患儿的一线首选治疗药物，如果大剂量糖皮质激素冲击治疗1周或常规剂量口服2周仍无效时应考虑其他治疗方案。一般糖皮质激素使用2~4周、血小板恢复正常后逐渐减量、停药，以避免长期使用此药所造成的严重不良反应。
2. 出血严重的急诊患儿可以同时采用大剂量静注静脉注射丙种球蛋白及糖皮质激素冲击疗法，同时输注血小板悬液，尤其是合并颅内出血或内脏大出血时应尽早实施此联合治疗方案。
3. 如果糖皮质激素及静注静脉注射丙种球蛋白治疗效果不佳或需要大剂量糖皮质激素才能维持疗效时，可选择血小板生成素、利妥昔单抗、环孢素A等二线治疗或联合治疗，此可巩固糖皮质激素疗效并减少激素用量，此类患儿应退出本临床路径。
4. 因价格高昂，静注静脉注射丙种球蛋白主要用于严重出血的急症ITP患儿，或糖皮质激素治疗效果差的ITP患儿。

【药学提示】

1. 糖皮质激素：长期或大量应用可引起体型改变、多毛、生长发育迟缓、高血压、高血糖、低血钾、消化道溃疡、骨质脱钙等副作用不良反应，并易继发感染，应给予相应的防治措施。

2. 环孢素 A 的主要不良反应是毛发与牙龈增生、高血压、肝肾损伤等，使用过程中应密切监测肝肾功能、环孢素 A 血药浓度等。

3. 静注静脉注射丙种球蛋白可能发生过敏反应或生物污染，使用前需要告知家属并签字。

【注意事项】

利妥昔单抗治疗儿童 ITP，目前国内仍属超适应证使用。

血小板输注仅推荐在出现危及生命的出血或术前需要立即提高血小板计数的情况下应用，而且最好输注同型血小板。

五、推荐表单

（一）医师表单

免疫性血小板减少症的临床路径医师表单

适用对象：第一诊断为免疫性血小板减少症（ICD-10：D69.402）

患者姓名：	性别：　年龄：　门诊号：	住院号：
住院日期：　年　月　日	出院日期：　年　月　日	标准住院日：14 天内

时间	住院第 1 天
主要诊疗工作	□ 询问病史及体格检查 □ 完成病历书写 □ 开化验单 □ 上级医师查房，初步确定诊断 □ 对症支持治疗及各项治疗 □ 向患者家属发病重或病危通知，并签署病重或病危通知书（必要时） □ 患者家属签署输血知情同意书、骨穿骨髓穿刺同意书（必要时）
重点医嘱	**长期医嘱：** □ 血液病护理常规 □ 一级护理 □ 根据病情禁食、流食质、软食或普食 □ 视病情通知病重或病危 □ 其他医嘱 **临时医嘱：** □ 血常规（包括网织红细胞计数）、尿常规、便常规+潜血 □ 肝肾功能、电解质、血沉红细胞沉降率、凝血功能、血涂片、血型、输血前检查、自身免疫性疾病筛查、血小板膜糖蛋白特异性抗体检查、免疫球蛋白水平测定 □ 抗人球蛋白试验（必要时） □ X 线胸片、腹部 B 超、头颅 CT 等影像学检查（必要时） □ 静脉滴注丙种球蛋白或血小板（有指征且有供应时） □ 其他医嘱
病情变异记录	□ 无　□ 有，原因： 1. 2.
医师签名	

时间	住院第 2 天	住院第 3～13 天	出院日
主要诊疗工作	□ 上级医师查房 □ 完成入院各项辅助检查 □ 继续各项治疗 □ 完成相关科室会诊（必要时） □ 完成上级医师查房记录等病历书写 □ 向患者及家属交代病情及其注意事项	□ 上级医师查房 □ 复查血常规 □ 观察血小板变化 □ 根据体检、骨髓检查结果和既往资料，进行鉴别诊断并和确定诊断 □ 根据其他检查结果进行鉴别诊断，判断是否合并其他疾病 □ 开始治疗 □ 保护重要脏器功能 □ 注意观察糖皮质激素的副作用不良反应，并对症处理 □ 完成病程记录	□ 上级医师查房，进行评估，确定有无并发症情况，明确是否出院 □ 完成出院记录、病案首页、出院证明书等 □ 向患者交代出院后的注意事项，如用药方法，返院复诊的时间、地点，发生紧急情况时的处理等
重点医嘱	**长期医嘱：** □ 患者既往用药 □ 其他医嘱 **临时医嘱：** □ 血常规 □ 骨穿骨髓穿刺及骨髓形态学（必要时） □ 静脉滴注丙种球蛋白或血小板（有指征且有供应时） □ 其他医嘱	**长期医嘱（视情况可第 2 天起开始治疗）：** □ 糖皮质激素 □ 重要脏器保护：抑酸、补钙等 □ 其他医嘱 **临时医嘱：** □ 复查血常规 □ 复查血生化、电解质 □ 静脉滴注丙种球蛋白或血小板（有指征且有供应时） □ 对症支持治疗 □ 其他医嘱	**出院医嘱：** □ 出院带药 □ 定期门诊随访 □ 监测血常规
病情变异记录	□ 无　□ 有，原因： 1. 2.	□ 无　□ 有，原因： 1. 2.	□ 无　□ 有，原因： 1. 2.
医师签名			

（二）护士表单

免疫性血小板减少症的临床路径护士表单

适用对象：第一诊断为免疫性血小板减少症（ICD-10：D69.402）

患者姓名：	性别： 年龄： 门诊号：	住院号：
住院日期： 年 月 日	**出院日期：** 年 月 日	**标准住院日：14 天内**

时间	住院第 1 天	住院第 2 天
健康宣教	□ 介绍主管医生医师、护士 □ 介绍环境、设施 □ 介绍住院注意事项	□ 主管护士与患儿或家属沟通，了解并指导心理应对 □ 宣教疾病知识、用药知识及特殊检查操作过程 □ 告知检查及操作前后饮食、活动及探视注意事项
护理处置	□ 核对患者、佩戴腕带 □ 建立入院护理病历 □ 卫生处置：剪指甲、洗澡沐浴、更换病号服	□ 随时观察患儿病情变化 □ 遵医嘱正确使用激素、丙种球蛋白等 □ 协助医师完成各项检查、化验
基础护理	□ 一级护理 □ 晨晚间护理 □ 患儿安全管理	□ 一级护理 □ 晨晚间护理 □ 患儿安全管理
专科护理	□ 护理查体 □ 呼吸、脉搏、体温、出血监测 □ 体重、血压测量 □ 需要时填写跌倒及压疮防范表 □ 需要时请家属陪伴 □ 心理护理	□ 呼吸、脉搏、体温、出血等监测 □ 遵医嘱完成相关检查 □ 心理护理 □ 必要时吸氧 □ 遵医嘱正确给药 □ 指导患儿避免外伤，尤其是脑保护
病情变异记录	□ 无 □ 有，原因： 1. 2.	□ 无 □ 有，原因： 1. 2.
护士签名		

时间	住院第 3～13 天	出院日
健康宣教	□ 饮食休息等注意事项指导 □ 减少出血的生活方法 □ 讲解增强体质的方法，减少感染的机会	□ 告知患者出院携带药品的带药服用方法 □ 告知患者复诊时间 □ 指导患者减少感染和出血的注意事项
护理处置	□ 随时观察患儿病情变化 □ 遵医嘱完成相关治疗 □ 协助医师完成各项检查、化验	□ 办理出院手续 □ 书写出院小结
基础护理	□ 二级护理 □ 晨晚间护理 □ 患者安全管理	
专科护理	□ 病情观察：评估患儿生命体征，特别是呼吸、脉搏、出血情况 □ 心理护理	
病情变异记录	□ 无 □ 有，原因： 1. 2.	□ 无 □ 有，原因： 1. 2.
护士签名		

（三）患者表单

免疫性血小板减少症的临床路径患者表单

适用对象：第一诊断为免疫性血小板减少症（ICD-10：D69.402）

患者姓名：	性别： 年龄： 门诊号：		住院号：
住院日期： 年 月 日	**出院日期：** 年 月 日		**标准住院日：14 天内**

时间	住院第 1 天	住院第 2 天
医患配合	□ 配合询问病史、收集资料，请务必详细告知既往史、用药史、过敏史、预防接种史等 □ 配合进行体格检查 □ 有任何不适告知医师	□ 配合完善相关检查、化验，如采血、留尿、心电图、心脏彩超超声心动图等 □ 医师向患儿及家属介绍病情，如有异常检查结果需进一步检查 □ 配合用药及治疗 □ 配合医师调整用药 □ 有任何不适告知医师
护患配合	□ 配合测量体温、脉搏、呼吸、血压、体重 □ 配合完成入院护理评估单（简单询问病史、过敏史、用药史） □ 接受入院宣教（环境介绍、病室规定、订餐制度、贵重物品保管等） □ 有任何不适告知护士	□ 配合测量体温、脉搏、呼吸，询问排便、排尿情况 □ 接受相关化验、检查宣教，正确留取标本，配合检查 □ 有任何不适告知护士 □ 接受输液、服药治疗 □ 注意活动安全，避免坠床或跌倒 □ 配合执行探视及陪伴制度 □ 接受疾病及用药等相关知识指导
饮食	□ 正常普食	□ 正常普食
排泄	□ 正常排尿便	□ 正常排尿便
活动	□ 适量活动	□ 适量活动
患者监护人签名		

时间	住院第 3 ~ 13 天	出院日
医患配合	□ 知道复查程序 □ 配合进行体格检查 □ 有任何不适告知医师	□ 接受出院前指导 □ 获取出院诊断书
护患配合	□ 知道药品的指导服用药方法、作用、注意事项 □ 有任何不适告知护士 □ 接受输液、服药治疗	□ 接受出院宣教 □ 办理出院手续 □ 获取出院携带药品带药 □ 知道复印病历的方法
饮食	□ 正常普食	
排泄	□ 正常排尿便	
活动	□ 适量活动	
患者监护人签名		

附：原表单（2010年版）

免疫性血小板减少性紫癜症的临床路径表单

适用对象：第一诊断为免疫性血小板减少症（ICD-10：D69.402）

患者姓名：	性别： 年龄： 门诊号：	住院号：
住院日期： 年 月 日	**出院日期：** 年 月 日	**标准住院日：14天内**

时间	住院第1天
主要诊疗工作	□ 询问病史及体格检查 □ 完成病历书写 □ 开化验单 □ 上级医师查房，初步确定诊断 □ 对症支持及各项治疗 □ 向患者家属发病重或病危通知，并签署病重或病危通知书（必要时） □ 患者家属签署输血知情同意书、骨穿骨穿同意书（必要时）
重点医嘱	**长期医嘱：** □ 血液病护理常规 □ 一级护理 □ 根据病情禁食、流质、软食或普食 □ 视病情通知病重或病危 □ 其他医嘱 **临时医嘱：** □ 血常规（包括网织红细胞计数）、尿常规、便常规+潜血 □ 肝肾功能、电解质、血沉红细胞沉降率、凝血功能、血涂片、血型、输血前检查、自身免疫疾病筛查、血小板膜糖蛋白特异性抗体检查、免疫球蛋白水平测定 □ 抗人球蛋白试验（必要时） □ X线胸片、腹部B超、头颅CT等影像学检查（必要时） □ 静脉输注丙种球蛋白或血小板（有指征且有供应时） □ 其他医嘱
主要护理工作	□ 介绍病房环境、设施和设备 □ 入院护理评估 □ 宣教
病情变异记录	□ 无 □ 有，原因： 1. 2.
护士签名	
医师签名	

时间	住院第 2 天	住院第 3～13 天	出院日
主要诊疗工作	□ 上级医师查房 □ 完成入院各项辅助检查 □ 继续各项治疗 □ 完成相关科室会诊（必要时） □ 完成上级医师查房记录等病历书写 □ 向患者及家属交代病情及其注意事项	□ 上级医师查房 □ 复查血常规 □ 观察血小板变化 □ 根据体检、骨髓检查结果和既往资料，进行鉴别诊断和确定诊断 □ 根据其他检查结果进行鉴别诊断，判断是否合并其他疾病 □ 开始治疗 □ 保护重要脏器功能 □ 注意观察皮质激素的副作用不良反应，并对症处理 □ 完成病程记录	□ 上级医师查房，进行评估，确定有无并发症情况，明确是否出院 □ 完成出院记录、病案首页、出院证明书等 □ 向患者交代出院后的注意事项，如用药方法、返院复诊的时间、地点，发生紧急情况时的处理等
重点医嘱	**长期医嘱：** □ 患者既往用药 □ 其他医嘱 **临时医嘱：** □ 血常规 □ 骨穿骨穿及骨髓形态学（必要时） □ 静脉注射丙种球蛋白或血小板（有指征且有供应时） □ 其他医嘱	**长期医嘱（视情况可第 2 天起开始治疗）：** □ 糖皮质激素 □ 重要脏器保护：抑酸、补钙等 □ 其他医嘱 **临时医嘱：** □ 复查血常规 □ 复查血生化、电解质 □ 静脉注射丙种球蛋白或血小板（有指征且有供应时） □ 对症支持 □ 其他医嘱	**出院医嘱：** □ 出院带药 □ 定期门诊随访 □ 监测血常规
主要护理工作	□ 观察患者病情变化	□ 观察患者病情变化	□ 指导患者办理出院手续
病情变异记录	□ 无　□ 有，原因： 1. 2.	□ 无　□ 有，原因： 1. 2.	□ 无　□ 有，原因： 1. 2.
护士签名			
医师签名			

第三十六章

川崎病临床路径释义

一、川崎病编码

疾病名称及编码：川崎病（ICD-10：M30.3）

二、临床路径检索方法

M30.3

三、川崎病临床路径标准住院流程

（一）适用对象

第一诊断为川崎病（ICD-10：M30.3）。

释义

■ 适用对象编码参见第一部分。

■ 本路径适用对象为临床诊断为川崎病患儿。

■ 川崎病又称皮肤黏膜淋巴结综合征，是一种以变化反应性全身性血管炎为主要病理改变的结缔组织病。临床表现主要包括急性发热、皮疹、双眼结膜充血、手足皮肤硬性肿胀、淋巴结肿大和心血管系统的表现。病变可累及静脉、动脉和毛细血管，侵犯全身各个系统，其中最重要的危害是冠状动脉损伤所引起的冠状动脉扩张和冠状动脉瘤形成，是小儿冠状动脉病变的主要原因，是儿童期后天性心脏病的主要病因之一。

（二）诊断依据

根据《小儿心脏病学》（第3版），（杨思源主编，人民卫生出版社）、《关于川崎病诊断、治疗和长期随访的指南》（Pediatrics，2004，114，1708-1733）。

1. 至少持续发热5天。

2. 以下主要临床表现至少存在4项：

（1）双侧球结膜充血，无渗出。

（2）口唇和口腔改变（口唇干燥皲裂、杨梅舌、口腔及咽部黏膜弥漫充血）。

（3）多形性皮疹。

（4）四肢末端改变（急性期手足硬性水肿，掌跖及指趾端红斑，亚急性2~3周内手指和足趾甲周脱皮）。

（5）颈部淋巴结肿大（直径>1.5cm），常为单侧。

3. 排除具有相似表现的其他疾病：

（1）发热≥5天，上述主要临床表现至少存在4项即可诊断为川崎病。发热≥5天，主要临床表现不足4项，但是超声心动图或血管造影发现有冠状动脉异常者，可诊断为川崎病。若发热并有4项或4项以上主要临床指标，发病第4天即可诊断。小婴儿还需观察一些非特异性表现，如卡介苗接种处的红色硬结、肛周皮肤的潮红及脱皮等。

(2) 实验室检查：血沉增快、C反应蛋白（CRP）增高、白细胞计数升高并出现核左移、血小板计数升高、贫血、血清谷丙转氨酶轻到中度升高、血浆白蛋白水平降低，无菌性脓尿等。

释义

■ 本路径的制订主要参考国内权威参考书籍和诊疗指南。

■ 临床症状是诊断川崎病的初步依据，部分患者临床表现不典型，如冠脉超声检查支持冠状动脉病变，临床诊断为不完全性川崎病，亦可进入路径。

■ 川崎病是儿童时期常见的发热出疹性疾病，需结合临床情况与麻疹、猩红热、败血症、传染性单核细胞增多症等鉴别，完善相关检查协助诊断。

（三）治疗方案的选择

根据《小儿心脏病学》（第3版），（杨思源主编，人民卫生出版社）、《关于川崎病诊断、治疗和长期随访的指南》（Pediatrics，2004，114，1708-1733）。

治疗目标是减轻冠状动脉和心肌内炎症反应，抑制血小板聚集防止血栓形成。

1. 发病5~9天内给予大剂量IVIG（2g/kg），单次静滴（10~12小时），输注后48小时仍持续发热可再次给予。

2. 阿司匹林（每天30~50mg/kg），热退后48~72小时减量至单剂3~5mg/(kg·d)，持续用至发病后6~8周，直至无冠状动脉病变证据为止。

3. 皮质类固醇激素使用仅限于应用2次或更多IVIG、仍持续发热的患者。

释义

■ 本病确诊后即应开始综合性治疗，包括内科基本治疗和药物治疗，目的在于消除病因、缓解临床症状、预防和减少并发症的发生。

■ 内科一般治疗包括合理饮食，注意休息，避免剧烈活动，退热降温。

■ 治疗川崎病的药物主要包括大剂量静脉用丙种球蛋白（IVIG）、阿司匹林及抗血小板药物，对症药物等，具体治疗方案参见“（七）选择用药”。对婴儿或体重较重的儿童，大剂量的丙球应用时注意入液量及液速，必要时可考虑临时给予利尿剂减轻心脏前负荷，同时注意检查肝功及药物的不良反应。

■ 皮质类固醇激素使用仅限于应用2次或更多IVIG、仍持续发热的患者。

（四）标准住院日为14天

释义

■ 川崎病的患儿完善项检查及心脏彩超1~2天，一旦明确诊断立即给予大剂量IVIG及阿司匹林，对症药物治疗，观察丙球治疗后临床症状的缓解情况和有无药物副作用2~5天，病情平稳1周复查炎性指标及心脏彩超，总住院时间不超过14天符合本路径要求。

（五）进入路径标准

1. 第一诊断必须符合 ICD-10：M30.3 川崎病疾病编码。
2. 当患者同时具有其他疾病诊断，只要住院期间不需要特殊处理也不影响第一诊断的临床路径流程实施时，可以进入路径。

释义

■ 进入本路径的患者为第一诊断为川崎病。

■ 合并严重心功能不全、休克、巨大冠状动脉瘤、血栓形成者不适用本临床路径。

（六）入院后第1~2天

1. 必需的检查项目：血常规、尿常规、C反应蛋白（CRP）、红细胞沉降率（ESR）、肝肾功能、凝血三项、心脏超声检查、输血前检查、心电图、心肌酶谱。
2. 根据患者情况可选择：外周血涂片、尿培养、X线胸片、腹部B超、EB病毒抗体等。

释义

■ 血常规、尿常规、便常规是最基本的三大常规检查，进入路径的患者均需完成。肝肾功能、电解质等检查，可评估有无基础疾病，是否影响住院时间、费用及其治疗预后。心肌酶、B型脑钠肽（BNP）、心电图、胸部X线、超声心动图检查、Holter动态心电图，评估川崎病心肌损害的程度。

■ 部分检查可以根据不同的病情，有选择做感染性疾病筛查、风湿免疫性疾病筛查（自身抗体）、甲功五项、血培养、D-二聚体、胸部CT、腹部超声、其他有创性检查等，以协助鉴别诊断。

（七）选择用药

1. 大剂量IVIG。
2. 阿司匹林。

释义

■ 发病5~9天内给予大剂量IVIG（2g/kg），单次静滴（10~12小时），输注后24小时仍持续发热可再次给予。

■ 阿司匹林（每天30~50mg/kg），退热后2周减量至单剂3~5mg/(kg·d)，持续用至发病后6~8周，直至无冠状动脉病变证据为止。

■ 皮质类固醇激素使用仅限于应用2次或更多IVIG、仍持续发热的患者。

■ 若IVIG及激素无效者，可考虑加用英夫利西单抗治疗。

■ 评估全身脏器受累情况，对症处理。

（八）必需复查的检查项目

血常规、C反应蛋白（CRP）、血沉、肝肾功能、心肌酶谱、凝血三项、心脏超声。

释义

■ 患者出院前应完成所有必需检查项目，且开始药物治疗后，观察临床症状是否减轻或消失，有无明显药物相关不良反应。

（九）出院标准

1. 体温正常。
2. 血 WBC 计数及 CRP 基本正常。
3. 皮疹、球结膜充血等急性期症状基本消失。

释义

■ 如果出现并发症，是否需要继续住院治疗，由上级医师决定。

（十）变异及原因分析

1. 大剂量 IVIG 治疗重复使用后仍高热不退者。
2. 存在冠状动脉严重病变（瘤样扩张甚至血栓形成），需要进一步完善相关检查，对症处理，向家属解释并告知病情，导致住院时间延长，增加住院费用等。

释义

■ 按标准治疗方案如患儿川崎病症状不能缓解，或发现其他严重基础疾病，需调整药物治疗或继续其他基础疾病的治疗，则中止本路径。后期合并冠状动脉瘤血栓形成、出现难治性恶性心律失常、合并难治性心力衰竭等，治疗疗程长、治疗费用高者需退出本路径。出现严重并发症时，需转入相应路径。

■ 认可的变异原因主要是指患者入选路径后，在检查及治疗过程中发现患者合并存在事前未预知的、对本路径治疗可能产生影响的情况，需要中止执行路径或延长治疗时间、增加治疗费用。医师需在表单中明确说明。

■ 因患者方面的主观原因导致执行路径出现变异，需医师在表单中予以说明。

四、川崎病给药方案

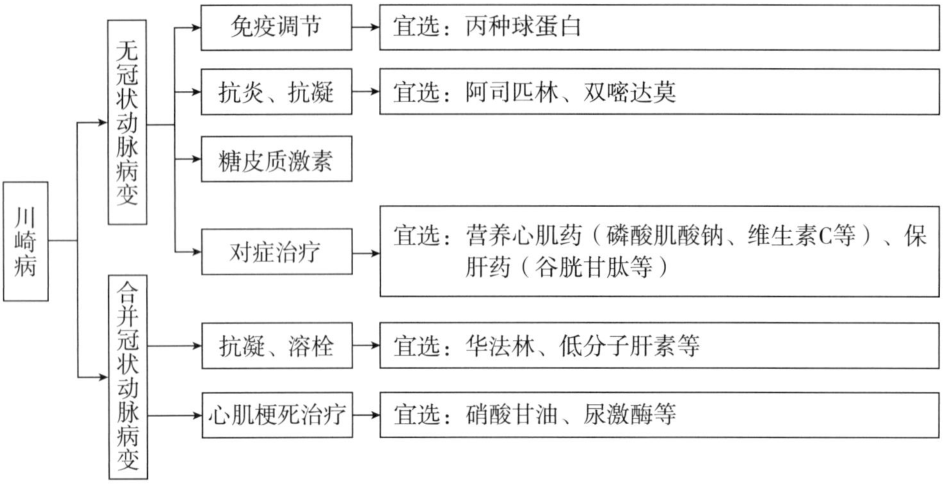

【用药选择】

1. 丙种球蛋白（IVIG）：一次性大剂量给予 IVIG 2g/kg，单次静滴 10～12 小时，输注后 24 小时仍持续发热可再次给予 2g/kg。
2. 阿司匹林：每天 30～50mg/kg，热退后或 2 周减量至单剂 3～5mg/(kg·d)，持续用至共 3 个月，或直至无冠状动脉病变证据为止。
3. 皮质类固醇激素使用仅限于应用 2 次或更多 IVIG、仍持续发热的患者。
4. 若 IVIG 及激素无效者，可考虑加用英夫利西单抗治疗。
5. 评估全身脏器受累情况，对症处理。
6. 合并冠脉病变、心功能不全者，应严格卧床、镇静、限制活动，对症等治疗。
7. 住院期间定期监测血沉、血常规、肝功能、凝血功能、超声心动图等，及时了解病情，调整用药。

【药物提示】

大剂量的丙种球蛋白应注意有无过敏反应，液体负荷过重加重心功能不全等不良反应。阿司匹林服用过程中可导致肝功损害、胃肠道反应、皮疹等不良反应，应严密监测患儿体温、皮疹等情况，发现问题及时调整治疗或停药。

【注意事项】

合并冠脉病变者需长期服用阿司匹林等抗凝药直至冠脉恢复正常，需严格门诊复诊，定期复查凝血功能、肝功能。心电图、超声心动图等以了解疾病的发展情况并调整治疗。

五、推荐表单

（一）医师表单

川崎病临床路径医师表单

适用对象：第一诊断为川崎病（ICD-10：M30.3）

患者姓名：	性别：　　年龄：　　门诊号：	住院号：
住院日期：　　年　月　日	**出院日期：**　　年　月　日	**标准住院日：10～14 天**

时间	住院第 1 天	住院第 2～4 天
主要诊疗工作	□ 询问病情及体格检查 □ 分析病因、危险分层、监护强度、治疗效果评估 □ 确定下一步治疗方案 □ 完成病历书写 □ 向家属交代血制品知情同意书，获得家属的知情同意签字 □ 如患儿病情重，应当及时通知上级医师	□ 上级医师查房 □ 根据送检项目报告，及时向上级医师汇报，并予相应处理 □ 完成病程记录，详细记录医嘱变动情况（原因及更改内容） □ 向患儿家长交代病情
重点医嘱	**长期医嘱：** □ 心内科护理常规 □ 饮食 □ 阿司匹林 30～50mg/(kg·d) □ 一级护理 **临时医嘱：** □ 血常规、尿常规、C 反应蛋白（CRP）、红细胞沉降率（ESR）、肝肾功能、凝血三项、心脏超声检查、输血前检查、心电图、心肌酶谱 □ X 线胸片 □ 静脉注射丙种球蛋白 2g/kg，高热时降温处理	**长期医嘱：** □ 心内科护理常规 □ 饮食 □ 一级护理 □ 阿司匹林 3～50mg/(kg·d) □ 必要时营养心肌治疗（按需） □ 肝功能异常者保肝治疗 **临时医嘱：** □ 高热时降温处理 □ 随访血常规、CRP
病情变异记录	□ 无　□ 有，原因： 1. 2.	□ 无　□ 有，原因： 1. 2.
医师签名		

时间	住院第5~9天	住院第10~14天 （出院日）
主要诊疗工作	□ 完成病程记录，详细记录医嘱变动情况（原因及更改内容） □ 上级医师查房 □ 根据结果调整治疗药物 □ 体温正常且血常规，CRP 基本正常后阿司匹林予以减量	□ 上级医师查房准其出院 □ 完成出院小结 □ 出院宣教 □ 向患儿家属交代出院注意事项，如随访项目、间隔时间、观察项目等
重点医嘱	**长期医嘱：** □ 心内科护理常规 □ 饮食 □ 二级护理 □ 阿司匹林 3~5mg/(kg·d)（视病情） □ 继续营养心肌治疗（按需） □ 继续保肝治疗（按需） **临时医嘱** □ 复查血常规 □ 复查血沉肝功、凝血、凝血 □ 复查心电图、超声心动图 □ 其他医嘱	**临时医嘱：** □ 出院医嘱 □ 门诊随访
病情变异记录	□ 无 □ 有，原因： 1. 2.	□ 无 □ 有，原因： 1. 2.
医师签名		

（二）护士表单

川崎病临床路径护士表单

适用对象：第一诊断为川崎病（ICD-10：M30.3）

患者姓名：	性别： 年龄： 门诊号：	住院号：
住院日期： 年 月 日	**出院日期：** 年 月 日	**标准住院日：10～14天**

时间	住院第1天	住院第2～4天
健康宣教	□ 入院宣教 □ 介绍主管医师、护士 □ 介绍环境、设施 □ 介绍住院注意事项 □ 介绍探视和陪伴制度 □ 介绍贵重物品制度 □ 告知检查的内容、目的及注意事项，并协助患者到相关科室检查	□ 药物宣教 □ 主要药物名称、用法及注意事项 □ 用药及各种治疗指导
护理处置	□ 协助医师完成的相关化验 □ 定时监测体温 □ 准确记录治疗过程（时间、病情变化） □ 指导患者相关治疗和检查活动	□ 观察患儿生命体征 □ 定时监测体温 □ 观察药物作用 □ 准确记录治疗过程（时间、病情变化） □ 指导患者相关治疗和检查活动
基础护理	□ 一级护理 □ 患者安全管理	□ 一级护理 □ 患者安全管理
专科护理	□ 病情观察 □ 遵医嘱完成相关检查 □ 心理护理	□ 病情观察 □ 心理护理
重点医嘱	□ 详见医嘱执行单	□ 详见医嘱执行单
病情变异记录	□ 无 □ 有，原因： 1. 2.	□ 无 □ 有，原因： 1. 2.
护士签名		

时间	住院第5~9天	住院第10~14天 （出院日）
健康宣教	□ 观察药物作用及频率 □ 饮食、活动指导	□ 出院宣教 □ 复查时间 □ 服药方法 □ 活动休息 □ 指导饮食 □ 指导办理出院手续
护理处置	□ 观察患儿一般状况 □ 观察药物副作用 □ 定时监测体温	□ 办理出院手续 □ 书写出院小结
基础护理	□ 一级护理 □ 患者安全管理	□ 一级护理 □ 患者安全管理
专科护理	□ 病情观察 □ 监测生命体征 □ 监测体温 □ 心理护理	□ 出院指导 □ 心理护理
重点医嘱	□ 详见医嘱执行单	□ 详见医嘱执行单
病情变异记录	□ 无 □ 有，原因： 1. 2.	□ 无 □ 有，原因： 1. 2.
护士签名		

（三）患者表单

川崎病临床路径患者表单

适用对象：第一诊断为川崎病（ICD-10：M30.3）

患者姓名：	性别：	年龄：	门诊号：	住院号：
住院日期： 年 月 日	**出院日期：** 年 月 日			**标准住院日：10～14 天**

时间	入院	住院前期	出院中期
医患配合	□ 配合询问病史、收集资料，请务必详细告知既往史、用药史、过敏史 □ 配合进行体格检查 □ 有任何不适请告知医师	□ 配合完善相关检查、化验，如采血、心电图、胸片、心脏彩超等 □ 医师与患者及家属介绍病情及可能的风险、所需抢救措施并签字 □ 完善输血前检查，并签署血制品知情同意书	□ 配合完善相关检查、化验
护患配合	□ 配合测量体温、脉搏、呼吸 3 次，血压、体重 1 次 □ 配合完成入院护理评估（简单 □ 询问病史、过敏史、用药史） □ 接受入院宣教（环境介绍、病室规定、订餐制度、贵重物品保管等） □ 配合执行探视和陪伴制度 □ 有任何不适请告知护士	□ 配合测量体温、脉搏、呼吸 □ 接受抢救前相关宣教 □ 接受饮食宣教 □ 接受药物宣教	□ 配合测量体温、脉搏、呼吸 □ 缓解疼痛 □ 有任何不适请告知护士
饮食	□ 遵医嘱饮食	□ 遵医嘱饮食	□ 遵医嘱饮食
活动	□ 卧床休息	□ 卧床休息	□ 卧床休息

时间	住院后期	出院
医患配合	□ 配合心电图检查 □ 配合完善相关检查：如采血、心电图、心脏彩超	□ 接受出院前指导 □ 知道复查程序 □ 获取出院诊断书
护患配合	□ 配合定时测量生命体征 □ 配合监测体温 □ 接受输液、服药等治疗 □ 注意活动安全，避免坠床或跌倒 □ 配合执行探视及陪伴	□ 接受出院宣教 □ 办理出院手续 □ 获取出院带药 □ 知道服药方法、作用、注意事项 □ 知道复印病历程序
饮食	□ 遵医嘱饮食	□ 遵医嘱饮食
活动	□ 正常适度活动，避免疲劳	□ 正常适度活动，避免疲劳

附：原表单（2010年版）

川崎病临床路径表单

适用对象：第一诊断为川崎病（ICD-10：M30.3）

患者姓名：	性别：　　年龄：　　门诊号：	住院号：	
住院日期：　　年　月　日	**出院日期：**　　年　月　日	**标准住院日：10～14天**	

时间	住院第1天	住院第2～4天
主要诊疗工作	□ 询问病史及体格检查 □ 完成病历书写 □ 开化验单 □ 患者家属签署输血制品知情同意书	□ 上级医师查房 □ 整理送检项目报告，有异常者应当及时向上级医师汇报，并予相应处理 □ 初步确立诊断，予以相应治疗 □ 向患者家属交代病情
重点医嘱	**长期医嘱：** □ 心内科护理常规 □ 饮食 □ 阿司匹林30～50mg/(kg·d) □ 二级护理 **临时医嘱：** □ 血常规、尿常规、C反应蛋白（CRP）、红细胞沉降率（ESR）、肝肾功能、凝血三项、心脏超声检查、输血前检查、心电图、心肌酶谱 □ X线胸片 □ 静脉注射丙种球蛋白2g/kg，高热时降温处理	**长期医嘱：** □ 心内科护理常规 □ 饮食 □ 二级护理 □ 阿司匹林30～50mg/(kg·d) □ 必要时营养心肌治疗（按需） □ 肝功能异常者保肝治疗 **临时医嘱：** □ 高热时降温处理 □ 随访血常规、CRP
主要护理工作	□ 入院护理评估 □ 入院宣教 □ 定时测量体温	□ 每日护理评估 □ 定时测量体温
病情变异记录	□ 无　□ 有，原因： 1. 2.	□ 无　□ 有，原因： 1. 2.
护士签名		
医师签名		

时间	住院第5～9天	住院第10～14天 （出院日）
主要诊疗工作	□ 上级医师查房 □ 体温正常且血常规，CRP基本正常后阿司匹林予以减量	□ 上级医师查房，同意其出院 □ 完成出院小结 □ 出院宣教
重点医嘱	**长期医嘱：** □ 心内科护理常规 □ 饮食 □ 二级护理 □ 阿司匹林3～5mg/(kg·d)（视病情） □ 继续营养心肌治疗（按需） □ 继续保肝治疗（按需） **临时医嘱：** □ 复查血常规、CRP	**出院医嘱：** □ 出院带药：阿司匹林 □ 定期门诊随诊 □ 监测血常规、血沉，复查心脏超声
主要护理工作	□ 每日护理评估 □ 定时测量体温	□ 出院宣教
病情变异记录	□ 无 □ 有，原因： 1. 2.	□ 无 □ 有，原因： 1. 2.
护士签名		
医师签名		

第三十七章

麻疹合并肺炎临床路径释义

一、麻疹合并肺炎编码

疾病名称及编码：麻疹合并肺炎（ICD-10：B05.200↑J17.1*）［原路径编码（ICD-10：B05.201↑J17.101*）］

二、临床路径检索方法

B05.200↑J17.1*；原路径编码 B05.201↑修改为 B05.200↑，与卫生部 ICD-10 标准字典库保持一致

三、麻疹合并肺炎临床路径标准住院流程

（一）适用对象

第一诊断为麻疹合并肺炎（ICD-10：B05.200↑J17.1*）。

释义

■ 本临床路径适用对象是第一诊断为麻疹合并肺炎的患儿。

■ 其他出疹性疾病（如猩红热、传染性单核细胞增多症、风疹、婴幼儿急疹、川崎病等），进入其他临床路径。

■ 第一诊断为麻疹而出现其他系统并发症，如脑炎、亚急性硬化性全脑炎、心肌炎、肾小球肾炎、感染后血小板减少性紫癜、胃肠炎等，进入其他临床路径。

（二）诊断依据

根据《传染病学》（第 3 版）（复旦大学出版社），《诸福棠实用儿科学》（第 7 版）（人民卫生出版社）。

1. 流行病学资料。
2. 麻疹各期临床表现：麻疹黏膜斑、皮疹特征、皮疹消退后留下的色素沉着及糠麸样脱屑等。
3. 在患麻疹病程中出现全身中毒症状加重，咳嗽加剧，气急，发绀，肺部有细湿啰音等明显体征。
4. X 线胸片提示肺部感染病灶。
5. 呼吸道分泌物致病原检测阳性或血标本检测麻疹病毒 IgM 抗体阳性。

释义

■ 根据根据《传染病学》（第 3 版）（复旦大学出版社），《诸福棠实用儿科学》（第 7 版）（人民卫生出版社）以及《传染病学》（李兰娟、任红主编，第 8 版，人民卫生出版社，2013），《诸福棠实用儿科学》（江载芳、申昆玲、沈颖主编，第 8 版，人民卫生出版社，2015），诊断依据如下：

1. 流行病学资料：当地有麻疹流行、没有接种过麻疹疫苗且有麻疹患者接触史等。

2. 麻疹各期临床表现（急性发热、上呼吸道卡他症状、结膜充血、畏光、口腔麻疹黏膜斑、典型的皮疹等）。

3. 在患麻疹病程中出现全身中毒症状加重，咳嗽加剧，气急，发绀，肺部有细湿啰音等明显体征。

4. X 线胸片提示肺部感染病灶。

5. 血清学或病原学检测阳性。

■ 麻疹是一种具有高度传染性的急性出疹性疾病，与其他传染病一样，麻疹的发病需具备传染源、传播途径和易感人群三方面因素。一般认为人类是麻疹病毒唯一的感染宿主，但猴类也可受其感染。麻疹患者是本病唯一的传染源，从潜伏期末到出疹后5天内，患者的结膜和呼吸道分泌物、尿和血液以及白细胞内均有此病毒。本病主要通过直接接触和飞沫传播。未患过本病、也未接受麻疹疫苗接种者对本病易感。病后有持久免疫力。成人多因儿童时患过麻疹或接种过麻疹疫苗而获免疫力。6个月内婴儿可受到母传抗体的保护，但是育龄期妇女抗体水平下降，对婴儿的保护能力也下降。麻疹流行有一定季节性，发病高峰多在春季后期，但全年均可有散发。

■ 典型麻疹患者的病程可分为潜伏期、前驱期、极期（或出疹期）及恢复期4个阶段。麻疹的潜伏期为6~21天，平均10天左右。前驱期为2~4天，表现为急性起病、咳嗽、流涕、打喷嚏、结膜炎、流泪、眼睑水肿、畏光、高热、全身乏力等表现，易疑诊为流感。本期可于双侧第二磨牙部位上面的颊黏膜上，为直径0.5~1mm的白色或蓝白色斑点，周围有红晕，即麻疹黏膜斑（Koplik 斑）。极期（或出疹期）主要表现为皮疹，麻疹典型皮疹首先在发际、颈侧部和耳后出现，大约在24小时内首先向面部、颈部、上肢及上胸部蔓延，然后向下向躯干和下肢蔓延，包括掌跖部，均可出现，可融合成片。此时患儿可有高热、咳嗽、呼吸急促、嗜睡等表现。在出疹后第4天，皮疹开始按照出现的顺序消退。恢复期皮肤变为棕色并脱屑。皮疹出现后3~5天，体温开始下降。整个病程持续约10天。

■ 呼吸系统并发症出现于大约15%的麻疹患儿，常见喉炎、支气管炎及肺炎等。肺炎是麻疹最常见的并发症，多在出疹期1周内出现，多见于5岁以下的患儿，占麻疹患儿死因的90%以上。麻疹病毒本身引起的肺炎多不严重，主要为继发性肺部感染，病原体有金黄色葡萄球菌、肺炎链球菌、流感嗜血杆菌、腺病毒等，也可为多种病原体混合感染。X 线胸片可有相应提示。临床上表现为病情加重，咳嗽加剧、咳痰、气促、发绀、呼吸困难、肺部有细湿啰音等明显体征则须考虑肺炎的发生。

■ 麻疹的实验室诊断方法：

1. 前驱期或出疹初期患者的眼、鼻咽分泌物接种原代人胚肾或羊膜细胞可分离出麻疹病毒。

2. 从麻疹患儿呼吸道分泌物涂片中用免疫荧光方法检测麻疹病毒抗原可做出特异性诊断。

3. 从麻疹患儿血、尿和呼吸道分泌物中可以分离到麻疹病毒。

4. 用反转录 PCR 方法检出麻疹病毒核酸。

5. 血清麻疹病毒特异性抗体 IgM 检测，6 周内未接种过麻疹减毒活疫苗而血清麻疹病毒 IgM 抗体阳性，可以确诊。麻疹特异性 IgM 在出疹后 1～2 天出现，2 周左右达高峰，在 1 个月内仍可检测到。但是，在出疹 72 小时内的血清 IgM 阴性，不能除外麻疹病毒感染，需要采集第二份血清。

6. 恢复期患者血清中麻疹 IgG 抗体效价比急性期有 4 倍或 4 倍以上升高，或急性期抗体阴性而恢复期抗体阳转。需要指出的是，成人麻疹患者 7%～9% IgM 抗体始终阴性。

（三）治疗方案的选择

根据《传染病学》（第 3 版）（复旦大学出版社），《诸福棠实用儿科学》（第 7 版）（人民卫生出版社）。

1. 呼吸道隔离至出疹后 10 天。
2. 氧疗：鼻导管、面罩，必要时人工机械通气治疗。
3. 雾化吸入疗法。
4. 抗病毒治疗，必要时加用抗生素治疗。
5. 加强支持治疗，必要时给予丙种球蛋白静注。

释义

■ 根据《传染病学》（第 3 版）（复旦大学出版社），《诸福棠实用儿科学》（第 7 版）（人民卫生出版社）以及《传染病学》（李兰娟、任红主编，第 8 版，人民卫生出版社，2013），和《诸福棠实用儿科学》（江载芳、申昆玲、沈颖主编，第 8 版，人民卫生出版社，2015）。

麻疹的治疗包括：

1. 呼吸道隔离至出疹后 10 天。
2. 一般治疗：休息、保持室内空气新鲜、温度适宜，加强护理。
3. 对症支持治疗：退热、镇咳、吸氧、雾化吸入疗法，必要时给予丙种球蛋白静脉注射。
4. 抗菌或抗病毒治疗。

■ 为避免麻疹的流行和传播，患者应呼吸道隔离至出疹后 5 天，对伴有呼吸道合并症者应延长至出疹后 10 天。

■ 主要为一般治疗和对症治疗，加强护理。卧床休息，保持室内安静、通风、温度适宜。保持眼、鼻、口腔清洁，鼓励适量饮水，给易消化和营养丰富食物。高热者酌情退热。呼吸道症状严重者可予对症氧疗（酌情采用鼻导管吸氧、面罩吸氧，必要时 NCPAP 或机械通气呼吸支持），保证氧合，合并支气管痉挛、喘息者可对症给予支气管舒张剂、祛痰药等雾化治疗。

■ 利巴韦林在体外对麻疹病毒有抑制作用，对免疫受损病例可酌情抗病毒治疗。对于继发细菌感染的患儿，可根据症状经验性治疗，在明确病原体和药敏后选择敏感抗生素治疗，疗程根据病原体做相应调整。对于重症患儿，可以酌情使用丙种球蛋白静脉滴注。

（四）标准住院日为10～14天

释义

■ 怀疑麻疹合并肺炎的患儿入院后，第1～2天完善相关检查，行麻疹病原或抗体检测，结合患儿临床表现明确麻疹诊断，评估有无各系统合并症。因呼吸道合并症多出现在出疹期1周内，患儿就诊时多为麻疹出疹期，呼吸道隔离需持续至出疹后10天。继发细菌性肺炎的抗生素疗程约为2周，因此，总住院时间10～14天符合本路径要求。

（五）进入路径标准

1. 第一诊断必须符合ICD-10：B05.200↑J17.1*麻疹合并肺炎疾病编码。
2. 当患者同时具有其他疾病诊断，只要住院期间不需要特殊处理也不影响第一诊断的临床路径流程实施时，可以进入路径。

释义

■ 进入本路径的患儿需符合麻疹合并肺炎的诊断标准。

■ 入院后常规检查发现以往没有发现的疾病或既往有基础病，经系统评估后对麻疹合并肺炎诊断、治疗无特殊影响，仅需要药物维持治疗者，可进入路径，但可能会增加医疗费用，延长住院时间。

（六）入院后第1～2天

1. 必需检查的项目：
（1）血常规、尿常规、便常规。
（2）C反应蛋白（CRP）。
（3）肝肾功能、心肌酶谱。
（4）血清麻疹病毒IgM抗体。
（5）血气分析。
（6）X线胸片，心电图。

释义

■ 血常规、尿常规、便常规+潜血是最基本的三大常规检查，每个进入路径的患儿均需完成，麻疹患儿外周血白细胞常减少，淋巴细胞和中性粒细胞常都减少，白细胞增多可能反映有合并细菌感染。

■ C反应蛋白是细菌感染的敏感指标，C反应蛋白增高提示可能存在细菌感染。

■ 肝肾功能、心肌酶可评估有无基础病及是否出现肝肾功能损害及心肌损害等并发症。

■ 在皮疹出现后1～2天内可检出特异性IgM抗体，从而做到早期诊断。

■ 血气分析可了解呼吸系统受累的严重性，是否存在低氧血症、呼吸衰竭等情况，是否需要相应的呼吸支持。

■ 胸部X线检查可了解肺部受累情况，对不同病原体引起的肺炎也可有一定的提示。

■ 心电图可明确有无心脏受累。

2. 根据患儿病情可选择：必要时行呼吸道分泌物其他致病原检测、肺部CT、细胞免疫功能检测等。

释义

■ 呼吸道分泌物其他病原体检测鉴别其他出疹性疾病，以免延误诊治，同时也可了解是否存在混合感染，特别是细菌感染或腺病毒感染，以便早期治疗。

■ 胸部CT检查较胸部X线检查分辨率高，易发现较小的隐蔽部位的病灶，可为判断病情严重程度及鉴别诊断提供更多依据，必要时可采用。

■ 细胞免疫（主要由细胞毒性T细胞和自然杀伤细胞组成）在宿主的免疫保护中起重要的作用。细胞免疫缺陷的患儿为重症麻疹的高危人群，故细胞免疫功能检测可预测患儿是否会进展为重症麻疹。

（七）药物选择与使用时机

1. 抗病毒药物。
2. 抗菌药物：按照《抗菌药物临床应用指导原则》（卫医发〔2004〕285号）执行。

释义

■ 由于麻疹病毒感染具有自限性，是否采用抗病毒治疗仍具一定争议，对免疫受损的病例可考虑试用抗病毒治疗。

■ 麻疹合并细菌性肺炎的患儿主张尽早加用抗生素，尽早查明感染病原体，根据病原体种类及药物敏感试验结果选用抗菌药物。抗菌药物使用疗程因感染不同而异，一般宜用至体温正常、症状消退后72～96小时，特殊情况应妥善处理。

（八）必需复查的检查项目

1. 血常规。
2. C反应蛋白（CRP），心肌酶谱。
3. X线胸片。

释义

■ 血常规、CRP可监测病情，了解抗感染治疗的效果，可作为动态监测指标。

■ 对于有心肌受累的患儿，动态监测心肌酶谱可了解病情进展情况及治疗后恢复情况。

■ X 线胸片可提示肺炎控制情况，但由于影像学恢复往往滞后于临床症状的恢复，过早重复检查 X 线胸片意义不大，且存在重复接受辐射的风险，临床上仍应当以肺部症状和体征好转为准。

（九）出院标准

1. 体温正常，咳嗽减轻，精神好转。
2. 肺部体征减轻。
3. X 线胸片提示肺部炎症吸收好转。

释义

■ 出院标准以患儿临床症状、体征和辅助检查为评判标准。患儿出院时应处于麻疹恢复期，体温正常，精神好转，皮疹消退，肺部症状（咳嗽、呼吸困难等）缓解，肺部体征（细湿啰音等）减轻或消失，X 线胸片提示肺部炎症好转。

（十）变异及原因分析

1. 存在使肺炎进一步加重的其他疾病，需要处理干预。
2. 患儿入院时已发生严重肺部感染、呼吸困难，需进行积极对症处理，完善相关检查，导致住院时间延长，增加住院费用等。

释义

■ 患儿如出现各系统并发症，存在细胞免疫缺陷导致发生重症麻疹，存在先天性心脏病等使肺炎进一步加重，或发生难以控制的其他疾病，导致住院时间延长，住院费用增加。医师需要在表单中说明。

■ 由于存在医疗、护理、患儿、环境等多方面事前未预知的对本路径治疗可能产生影响的情况，需要中止执行路径或者延长治疗时间、增加治疗费用时，医师需要在表单中说明。

■ 为便于总结和在工作中不断完善和修订临床路径，应将变异原因归纳、总结，以便重新修订临床路径时参考。

四、麻疹合并肺炎给药方案

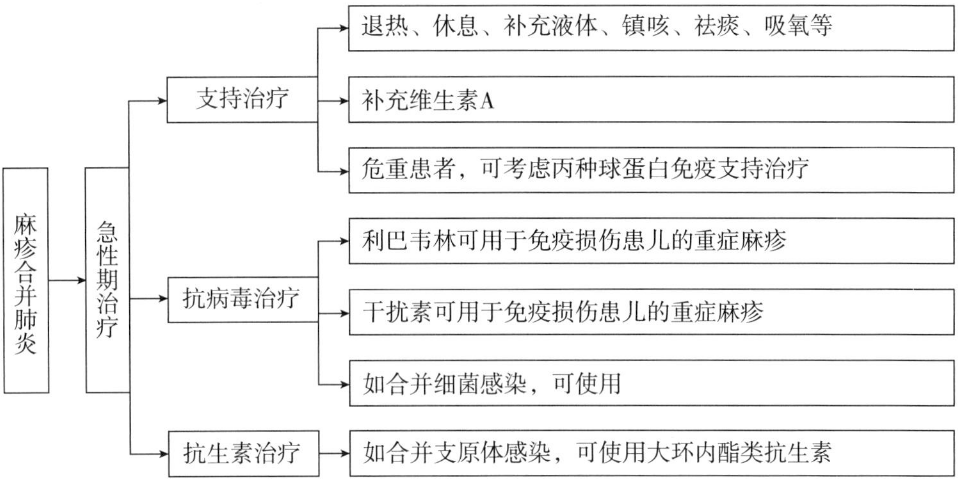

【用药选择】

1. 抗感染治疗：抗病毒药物可选用利巴韦林等。
2. 合并细菌或支原体感染时，可用相应抗生素（头孢菌素类或大环内酯类）。

【药学提示】

1. 利巴韦林口服后可引起胆红素增高25%，大剂量可引起血红蛋白下降。
2. 大环内酯类药物与甲泼尼龙、茶碱、卡马西平、华法林等药物有相互作用。

【注意事项】

由于麻疹病毒感染具有自限性，是否采用抗病毒治疗仍具一定争议，对免疫受损的病例可考虑试用抗病毒治疗。

五、推荐表单

（一）医师表单

麻疹合并肺炎临床路径医师表单

适用对象：第一诊断为麻疹合并肺炎（ICD-10：B05.200↑J17.1＊）

患者姓名：	性别：　年龄：　门诊号：	住院号：
住院日期：　年　月　日	出院日期：　年　月　日	标准住院日：10～14 天

时间	住院第 1 天	住院第 2～4 天	住院第 5～9 天	住院第 10～14 天（出院日）
主要诊疗工作	□ 询问病史及体格检查 □ 病情告知 □ 如患儿病情重，应及时通知上级医师 □ 填写传染病卡和报告 □ 重症肺炎合并心力衰竭、呼吸衰竭者的治疗原则详见相应章节	□ 上级医师查房 □ 询问送检项目报告，有异常者应及时向上级医师汇报，并予相应处置 □ 注意防治并发症	□ 上级医师查房 □ 病原体一旦明确，根据结果调整治疗药物	□ 上级医师查房，同意其出院 □ 完成出院小结 □ 出院宣教
重点医嘱	**长期医嘱：** □ 麻疹、肺炎护理常规 □ 饮食 □ 病重者予心电监护、吸氧 □ 抗病毒药物 □ 抗菌药物 □ 雾化、吸痰 □ 镇咳祛痰 □ 患儿既往基础用药 **临时医嘱：** □ 血、尿、便常规 □ 血 CRP，肝肾功能，电解质，血心肌酶谱 □ 血气分析 □ 血麻疹 IgM 抗体 □ X 线胸片，心电图 □ 高热时退热治疗 □ 补液	**长期医嘱：** □ 麻疹、肺炎护理常规 □ 饮食 □ 病重者予心电监护、吸氧 □ 抗病毒药物 □ 抗菌药物 □ 雾化、吸痰 □ 镇咳祛痰 □ 心肌酶谱显著异常者保护心肌治疗 □ 肝功能异常者保肝治疗 **临时医嘱：** □ 高热时退热治疗 □ 补液 □ 必要时行呼吸道分泌物其他病原体检测 □ 必要时复查血气分析 □ 必要时胸部 CT 检查 □ 必要时行细胞免疫功能检测	**长期医嘱：** □ 麻疹、肺炎护理常规 □ 饮食 □ 镇咳祛痰 □ 抗病毒药物 □ 抗菌药物 □ 心肌酶谱异常者继续保护心肌治疗 □ 肝功能异常者继续保肝治疗 **临时医嘱：** □ 复查 X 线胸片 □ 复查血常规、CRP	**出院医嘱：** □ 出院带药 □ 门诊随诊
病情变异记录	□ 无　□ 有，原因： 1. 2.	□ 无　□ 有，原因： 1. 2.	□ 无　□ 有，原因： 1. 2.	□ 无　□ 有，原因： 1. 2.
医师签名				

（二）护士表单

麻疹合并肺炎临床路径护士表单

适用对象：第一诊断为麻疹合并肺炎（ICD-10：B05.200↑J17.1＊）

患者姓名：	性别：　年龄：　门诊号：	住院号：	
住院日期：　年　月　日	**出院日期：**　年　月　日	**标准住院日：10～14 天**	

时间	住院第 1 天	住院第 2～4 天	住院第 5～9 天	住院第 10～14 天（出院日）
主要护理工作	□ 传染病入院宣教（环境、设施、人员等） □ 入院护理评估（营养状况、性格变化等） □ 病史询问，相应查体 □ 联系相关检查 □ 患儿卧床休息，定时测量体温	□ 生活护理	□ 护理评估 □ 生活护理	□ 传染病出院宣教
重点医嘱	**长期医嘱：** □ 麻疹、肺炎护理常规 □ 饮食 □ 病重者予心电监护、吸氧 □ 抗病毒药物 □ 抗菌药物 □ 雾化、吸痰 □ 祛痰 **临时医嘱：** □ 血、尿、便常规 □ 血 CRP，肝肾功能，电解质，血心肌酶谱 □ 血气分析 □ 血麻疹 IgM 抗体 □ X 线胸片，心电图 □ 高热时退热治疗 □ 补液	**长期医嘱：** □ 麻疹、肺炎护理常规 □ 饮食 □ 病重者予心电监护、吸氧 □ 抗病毒药物 □ 抗菌药物 □ 雾化、吸痰 □ 祛痰 □ 心肌酶谱显著异常者保护心肌治疗 □ 肝功能异常者保肝治疗 **临时医嘱：** □ 高热时退热治疗 □ 补液 □ 必要时行呼吸道分泌物其他病原体检测 □ 必要时复查血气分析 □ 必要时肺部 CT 检查 □ 必要时行细胞免疫功能检测	**长期医嘱：** □ 麻疹、肺炎护理常规 □ 饮食 □ 止咳祛痰 □ 抗病毒药物 □ 抗菌药物 □ 心肌酶谱异常者继续保护心肌治疗 □ 肝功能异常者继续保肝治疗 **临时医嘱：** □ 复查 X 线胸片 □ 复查血常规、CRP	**出院医嘱：** □ 出院带药 □ 门诊随诊
病情变异记录	□ 无　□ 有，原因： 1. 2.	□ 无　□ 有，原因： 1. 2.	□ 无　□ 有，原因： 1. 2.	□ 无　□ 有，原因： 1. 2.
护士签名				

（三）患者表单

麻疹合并肺炎临床路径患者表单

适用对象：第一诊断为麻疹合并肺炎（ICD-10：B05.200↑J17.1*）

患者姓名：	性别：　年龄：　门诊号：	住院号：
住院日期：　年　月　日	**出院日期：**　年　月　日	**标准住院日：10～14天**

时间	住院第1天	住院第2～4天	住院第5～9天	住院第10～14天（出院日）
医患配合	□ 接受入院宣教 □ 接受入院护理评估 □ 接受病史询问 □ 接受体格检查 □ 交代既往用药情况 □ 接受相关检查	□ 患儿及家属与医师交流了解病情 □ 接受相关检查 □ 接受治疗	□ 继续接受治疗	□ 接受出院前康复宣教 □ 学习出院注意事项 □ 了解复查程序 □ 办理出院手续 □ 获取出院诊断书 □ 获取出院携带药品
重点诊疗及检查	**重点诊疗：** □ 饮食 □ 吸氧 □ 抗病毒药物 □ 抗菌药物 □ 雾化、吸痰 □ 镇咳祛痰 **重要检查：** □ 血、尿、便常规 □ 血CRP，肝肾功能，电解质，血心肌酶谱 □ 血气分析 □ 血麻疹IgM抗体 □ X线胸片，心电图	**重点诊疗：** □ 饮食 □ 吸氧 □ 抗病毒药物 □ 抗菌药物 □ 雾化、吸痰 □ 镇咳祛痰 □ 保护心肌治疗 □ 保肝治疗 □ 高热时退热 □ 补液 **重要检查：** □ 呼吸道分泌物其他病原体检测 □ 复查血气分析 □ 肺部CT检查 □ 细胞免疫功能检测	**重点诊疗：** □ 饮食 □ 镇咳祛痰 □ 抗病毒药物 □ 抗菌药物 □ 保护心肌治疗 □ 保肝治疗 **重要检查：** □ 复查X线胸片 □ 复查血常规、CRP	**重点诊疗：** □ 出院带药 □ 门诊随诊
病情变异记录	□ 无　□ 有，原因： 1. 2.	□ 无　□ 有，原因： 1. 2.	□ 无　□ 有，原因： 1. 2.	□ 无　□ 有，原因： 1. 2.
监护人签名				

附：原表单（2009 年版）

麻疹合并肺炎临床路径表单

适用对象：第一诊断为麻疹合并肺炎（ICD-10：B05.201↑J17.101＊）

患者姓名：	性别： 年龄： 门诊号：	住院号：
住院日期： 年 月 日	出院日期： 年 月 日	标准住院日：10～14 天

时间	住院第 1 天	住院第 2～4 天	住院第 5～9 天	住院第 10～14 天（出院日）
主要诊疗工作	□ 询问病史及体格检查 □ 病情告知 □ 如患儿病情重，应及时通知上级医师 □ 填写传染病卡和报告 □ 重症肺炎合并心力衰竭、呼吸衰竭者的治疗原则详见相应章节	□ 上级医师查房 □ 询问送检项目报告，有异常者应及时向上级医师汇报，并予相应处置 □ 注意防治并发症	□ 上级医师查房 □ 致病原一旦明确，根据结果调整治疗药物	□ 上级医师查房，同意其出院 □ 完成出院小结 □ 出院宣教
重点医嘱	**长期医嘱：** □ 麻疹、肺炎护理常规 □ 饮食 □ 病重者予心电监护、吸氧 □ 抗病毒药物 □ 抗生素 □ 雾化、吸痰 □ 镇咳祛痰 **临时医嘱：** □ 血、尿、便常规 □ 血 CRP，肝肾功能，电解质，血心肌酶谱 □ 血气分析 □ 血麻疹 IgM 抗体 □ X 线胸片，心电图 □ 高热时退热治疗 □ 补液	**长期医嘱：** □ 麻疹、肺炎护理常规 □ 饮食 □ 病重者予心电监护、吸氧 □ 抗病毒药物 □ 抗生素 □ 雾化、吸痰 □ 镇咳祛痰 □ 心肌酶谱学显著异常者加护心肌治疗 □ 肝功能异常者保肝治疗 **临时医嘱：** □ 高热时退热治疗 □ 补液 □ 必要时行呼吸道分泌物其他致病原检测 □ 必要时复查血气分析 □ 必要时肺部 CT □ 必要时细胞免疫功能检测	**长期医嘱：** □ 麻疹、肺炎护理常规 □ 饮食 □ 镇咳祛痰 □ 抗病毒药物 □ 抗生素 □ 心肌酶谱异常者继续护心肌治疗 □ 肝功能异常者继续保肝治疗 **临时医嘱：** □ 复查 X 线胸片 □ 复查血常规、CRP	**出院医嘱：** □ 出院带药 □ 门诊随诊

续 表

时间	住院第1天	住院第2~4天	住院第5~9天	住院第10~14天（出院日）
主要护理工作	□ 传染病入院宣教 □ 入院护理评估 □ 患儿卧床休息，定时测量体温	□ 生活护理	□ 护理评估 □ 生活护理	□ 传染病出院宣教
病情变异记录	□ 无 □ 有，原因： 1. 2.	□ 无 □ 有，原因： 1. 2.	□ 无 □ 有，原因： 1. 2.	□ 无 □ 有，原因： 1. 2.
护士签名				
医师签名				

第三十八章

轮状病毒肠炎临床路径释义

一、轮状病毒肠炎编码

疾病名称及编码：轮状病毒肠炎（ICD-10：A08.001）

二、临床路径检索方法

A08.001

三、轮状病毒肠炎临床路径标准住院流程

（一）适用对象

第一诊断为轮状病毒肠炎（ICD-10：A08.001）。

释义

■ 轮状病毒肠炎（rotavirus enteritis）是指由轮状病毒所致的急性消化道传染病。病原体可通过消化道和呼吸道传播，主要发生在婴幼儿，秋冬季为发病高峰。

■ 本路径适用对象为临床诊断为轮状病毒肠炎的患儿。

（二）诊断依据

根据《临床诊疗指南·小儿内科分册》（中华医学会编著，人民卫生出版社，2005），《诸福棠实用儿科学》（江载芳、申昆玲、沈颖主编，第8版，人民卫生出版社，2015）。

1. 病史：6～24月龄小儿多见，腹泻，便为黄稀便、水样或蛋花汤样，每天可达10余次，伴或不伴发热、呕吐。

2. 体征：有或无脱水征，肠鸣音活跃。

3. 实验室检查：便常规镜检正常，或见少许白细胞。血常规白细胞正常或轻度升高。便轮状病毒检测阳性可确诊。

释义

■ 本路径的制订主要参考国内权威参考书籍和诊疗指南。

■ 根据腹泻的发生季节（多为秋冬季）、临床症状（如水样便、呕吐、发热）等，可以推测为轮状病毒感染，但这些并不是轮状病毒所特有的，确定诊断还需要进行病毒检测。

■ 症状出现1～4天是收集标本检测轮状病毒最理想的时间，但有时排毒可持续3周，取决于腹泻持续的时间。

■ 需要与非侵袭性细菌感染和其他病毒感染引起的肠炎鉴别，主要依据病史、体检和实验室检查（便培养、便病毒检测）鉴别。

（三）治疗方案的选择

根据《临床诊疗指南·小儿内科分册》（中华医学会编著，人民卫生出版社，2005），《诸福棠实用儿科学》（江载芳、申昆玲、沈颖主编，第8版，人民卫生出版社，2015）。中华医学会儿科学分会消化学组，中华医学会肠外肠内营养学分会儿科学组，婴儿急性腹泻的临床营养干预路径，中华儿科杂志，2012，50（9）：682-683，中华医学会儿科学分会消化学组，中华医学会儿科学分会感染学组，《中华儿科杂志》编辑委员会，儿童腹泻病诊断治疗原则的专家共识，中华儿科杂志，2009，47（8）：634-636，中华医学会儿科学分会消化学组，《中华儿科杂志》编辑委员会，中国儿童急性感染性腹泻病临床实践指南，中华儿科杂志，2016，54（7）：483-488。

1. 消化道隔离至腹泻缓解。
2. 根据临床表现和实验室检查纠正脱水和电解质酸碱紊乱。

释义

■ 本病是自限性疾病，主要采用对症治疗。

■ 一般认为，轮状病毒经粪-口途径传播，在腹泻发生前及腹泻症状消失后都可检测到粪便排出轮状病毒，因此应注意消化道隔离的时间。

■ 轮状病毒肠炎多为等张或等张偏高脱水，累积损失一般宜用1/2张~2/3张液补充。

■ 不需要用抗生素和抗病毒药物。

（四）标准住院日为4~7天

释义

■ 本病自然病程为3~8天，主要治疗为纠正脱水和电解质紊乱，平均病程为5天左右。根据腹泻持续时间及脱水、电解质紊乱纠正速度不同，病程可有所不同。

（五）进入路径标准

1. 第一诊断必须符合ICD-10：A08.001轮状病毒肠炎疾病编码。
2. 当患者同时具有其他疾病诊断，只要住院期间不需要特殊处理也不影响第一诊断的临床路径流程实施时，可以进入路径。

释义

■ 进入本路径的患儿第一诊断为轮状病毒肠炎，如合并其他基础疾病，如全身系统性疾病、免疫功能缺陷，或存在应用免疫抑制剂治疗等情况时，可进入路径，但可能会增加医疗费用，延长住院时间。

（六）入院后第1~2天

1. 必须检查的项目：
（1）血常规、尿常规、便常规。

（2）C 反应蛋白（CRP）。
（3）肝肾功能、血电解质。
（4）便轮状病毒检测。
2. 根据患儿病情可选择：血气分析、粪便 pH 检测等。

释义

■ 血常规、尿常规、便常规是最基本的三大常规检查，每个进入路径的患儿均需完成。便常规检查可初步疑诊为轮状病毒肠炎。

■ C 反应蛋白有助于帮助判断是否合并了细菌感染。

■ 肝肾功能、血电解质可以评价患儿电解质及酸碱平衡状态。

■ 便轮状病毒检测为确定轮状病毒肠炎病原的检查，但如没有相应的检测条件，也可以根据病史、临床表现及便常规来进行诊断。

■ 对于轮状病毒肠炎重度腹泻或腹泻持续时间较长的患儿，因可能合并代谢性酸中毒、继发性乳糖不耐受，可选择性进行血气分析、粪便 pH 检测等。

（七）药物选择

1. 口服补液盐或静脉补液。
2. 肠道菌群调节剂。
3. 胃肠黏膜保护剂。

释义

■ 依据《临床诊疗指南小儿内科分册》（中华医学会编著，人民卫生出版社，2005），《诸福棠实用儿科学》（江载芳、申昆玲、沈颖主编，第 8 版，人民卫生出版社，2015）。

■ 中华医学会儿科学分会消化学组，中华医学会儿科学分会感染学组，《中华儿科杂志》编辑委员会。儿童腹泻病诊断治疗原则的专家共识、中华医学会儿科学分会消化学组，《中华儿科杂志》编辑委员会。中国儿童急性感染性腹泻病临床实践指南制订治疗方案，进行药物选择。

■ 口服补液盐可用于预防脱水，纠正轻中度脱水。重度脱水伴有循环衰竭则需要静脉输液，液体张力可根据电解质及酸碱平衡情况进行调节。低渗口服补液盐（WHO 推荐）可用于口服补液的治疗。临床研究结果显示，在常规对症治疗的基础上加用中药胃肠安丸可有效改善临床症状，缩短病程，可考虑选用。

■ 益生菌（鼠李糖乳杆菌、布拉酵母菌）有助于促进肠道菌群恢复平衡，缓解腹泻，可作为轮状病毒肠炎的辅助用药。常用的益生菌制剂有地衣芽孢杆菌活菌颗粒、双歧三联活菌制剂等。

■ 胃肠道黏膜保护剂有助于胃肠道黏膜损伤的修复，可作为治疗轮状病毒肠炎的辅助药物。

■ 锌制剂补充。补锌治疗有助于改善急慢性腹泻病患儿的临床预后，减少腹泻病复发。建议急性感染腹泻病患儿进食后即予以补锌治疗，疗程 10 ~ 14 天。可选锌制剂种类较多，如葡萄糖酸锌、赖氨葡锌，使用时按元素锌计算用量。小于 6 个月的患儿，每天补充元素锌 10mg，大于 6 个月的患儿，每天补充元素锌 20mg。

（八）必须复查的检查项目

1. 血常规、尿常规、便常规。
2. 血电解质。

释义

■ 在病情稳定后应复查血常规、尿常规、便常规和血电解质。

■ 如脱水控制效果不佳，或患儿持续重度腹泻，应定期复查血常规、尿常规及血电解质。

（九）出院标准

1. 体温正常，腹泻好转。
2. 无呕吐，脱水纠正。
3. 便常规、电解质正常。

释义

■ 患儿出院前临床表现应明显好转：体温正常，无呕吐，腹泻好转。

■ 出院前脱水应完全纠正，电解质正常，无酸碱失衡。

（十）变异及原因分析

1. 存在使腹泻进一步加重的其他疾病，需要处理干预。
2. 患儿入院时已发生严重水、电解质紊乱，需进行积极对症处理，完善相关检查，向家属解释并告知病情，导致住院时间延长，增加住院费用等。

释义

■ 变异是指入选临床路径的患者未能按路径流程完成医疗行为或未达到预期的医疗质量控制目标，这包含有以下情况：

1. 按路径流程完成治疗，但超出了路径规定的时限或限定的费用。如腹泻时间较长、腹泻量较大的患儿，可能出现继发性乳糖不耐受，导致持续腹泻，可改用不含乳糖的奶粉喂养。再如腹泻持续时间较长或发生严重脱水、电解质紊乱后方入院的患儿，有可能住院时间较长，使住院费用增加。

2. 不能按路径流程完成治疗，患者需要中途退出路径。如轮状病毒腹泻可并发心肌炎，必要时可告知家长病情，进行心电图、心肌酶谱检查，如诊断为心肌炎则需要退出本路径，转入相应路径。对这些患者，主管医师均应进行变异原因的分析，并在临床路径的表单中予以说明。

■ 医师认可的变异原因主要指患者入选路径后，医师在检查及治疗过程中发现患者合并存在一些事前未预知的对本路径治疗可能产生影响的情况，需要中止执行路径或是延长治疗时间、增加治疗费用。医师需在表单中明确说明。

■ 因患者方面的主观原因导致执行路径出现变异，也需要医师在表单中予以说明。

四、轮状病毒肠炎给药方案

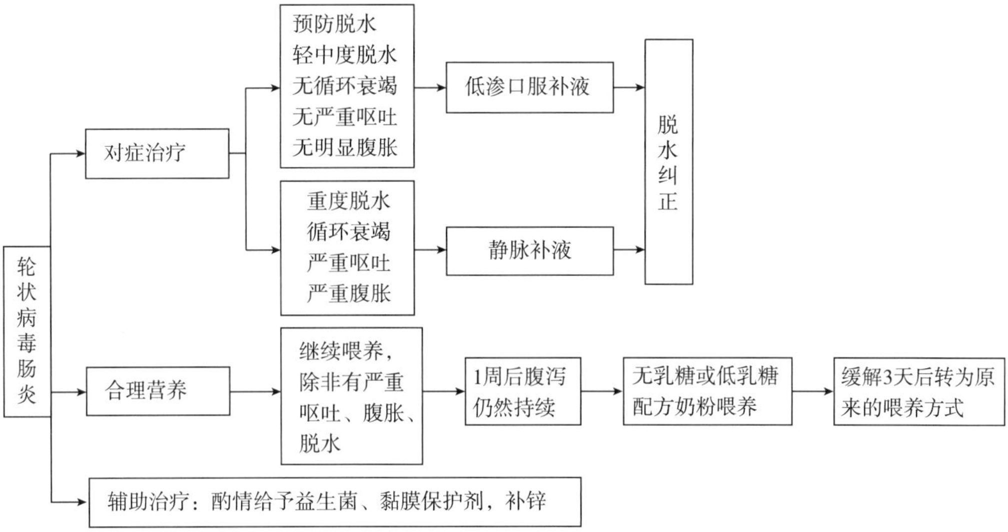

【用药选择】

1. 根据病情，首先需要纠正脱水、酸中毒，无脱水患儿应用口服补液盐预防脱水。
2. 益生菌、黏膜保护剂等作为辅助用药。常用的益生菌制剂有地衣芽孢杆菌活菌颗粒、双歧三联活菌制剂等。
3. 推荐患儿发病始即补锌治疗，可选锌剂，疗程 10～14 天。
4. 继续喂养，怀疑有继发性乳糖不耐受时，给予无乳糖或低乳糖奶粉喂养。

【药学提示】

1. 使用低渗口服补液盐时，要注意监测患儿电解质情况。
2. 免疫缺陷患儿要谨慎使用益生菌。

【注意事项】

本病不需用抗生素和抗病毒药物。

五、推荐表单

（一）医师表单

轮状病毒肠炎临床路径医师表单

适用对象：第一诊断为轮状病毒肠炎（ICD-10：A08.001）

患者姓名：	性别： 年龄： 门诊号：	住院号：
住院日期： 年 月 日	**出院日期：** 年 月 日	**标准住院日：4～7天**

时间	住院第1天	住院第2～3天	住院第4～7天（出院日）
主要诊疗工作	□ 询问病史及体格检查 □ 病情告知 □ 如患儿病情重，需及时请示上级医师	□ 上级医师查房 □ 整理送检项目报告，有异常者应及时向上级医师汇报，并予相应处理 □ 注意防治并发症	□ 上级医师查房，同意其出院 □ 完成出院小结 □ 出院宣教：向患儿家属交代出院注意事项，如随访项目、间隔时间、观察项目等
重点医嘱	**长期医嘱：** □ 腹泻护理常规 □ 饮食：流质、半流质，乳糖不耐受者为低乳糖奶粉喂养 □ 病重者予呼吸、心电监护，吸氧 □ 口服补液盐：按需供给 □ 肠道菌群调节剂 □ 胃肠道黏膜保护剂 **临时医嘱：** □ 血常规、尿常规、便常规，CRP，肝肾功能，电解质 □ 便轮状病毒检测 □ 必要时做血气分析、便乳糖检测 □ 根据血气分析结果予以纠正酸碱失衡及电解质紊乱 □ 按照脱水程度予以补液 □ 高热时降温处理	**长期医嘱：** □ 腹泻护理常规 □ 饮食 □ 口服补液盐：按需供给 □ 肠道菌群调节剂 □ 胃肠道黏膜保护剂 **临时医嘱：** □ 必要时复查血气分析、电解质 □ 根据脱水程度、电解质及血气分析结果予以液体疗法 □ 高热时降温处理 □ 必要时查心电图、心肌酶谱	**出院医嘱：** □ 出院带药 □ 门诊随诊
病情变异记录	□ 无 □ 有，原因： 1. 2.	□ 无 □ 有，原因： 1. 2.	□ 无 □ 有，原因： 1. 2.
医师签名			

（二）护士表单

轮状病毒肠炎临床路径护士表单

适用对象：第一诊断为轮状病毒肠炎（ICD-10：A08.001）

患者姓名：	性别：　　年龄：　　门诊号：	住院号：
住院日期：　　年　月　日	**出院日期：**　　年　月　日	**标准住院日：4～7天**

时间	住院第1天	住院第2～3天	住院第4～7天（出院日）
健康宣教	□ 介绍主管医师、护士 □ 介绍环境、设施 □ 介绍住院注意事项	□ 指导患儿家属正确留取粪便标本 □ 主管护士与家长沟通，了解并指导心理应对 □ 宣教疾病知识、用药知识及特殊检查操作过程，告知检查及操作前后饮食、活动及探视注意事项及应对方式	□ 康复和锻炼 □ 定时复查 □ 出院带药服用方法 □ 饮食休息等注意事项指导，讲解增强体质的方法，减少感染的机会
护理处置	□ 核对患者、佩戴腕带 □ 建立入院护理病历 □ 卫生处置：剪指甲、沐浴、更换病号服	□ 随时观察患者病情变化 □ 遵医嘱正确使用药物 □ 协助医师完成各项检查、化验	□ 办理出院手续 □ 书写出院小结
基础护理	□ 二级护理 □ 晨晚间护理 □ 患者安全管理	□ 二级护理 □ 晨晚间护理 □ 患者安全管理	□ 二级护理 □ 晨晚间护理 □ 患者安全管理
专科护理工作	□ 入院护理评估（腹痛、腹部体征、生命体征、脱水情况、大便情况等） □ 病史询问，相应查体 □ 定时测量体温 □ 严格记录出入液量	□ 呼吸频率、血氧饱和度监测，观察患儿腹痛和大便情况 □ 遵医嘱完成相关检查 □ 心理护理 □ 必要时予以吸氧 □ 遵医嘱正确给药，提供并发症征象的依据	□ 病情观察：评估患者生命体征，特别是呼吸频率及血氧饱和度 □ 心理护理
重点医嘱	**长期医嘱：** □ 腹泻护理常规 □ 饮食：流质、半流质，乳糖不耐受者为低乳糖奶粉喂养 □ 病重者予呼吸、心电监护，吸氧 □ 口服补液盐：按需供给 □ 肠道菌群调节剂 □ 胃肠道黏膜保护剂 **临时医嘱：** □ 血常规、尿常规、便常规，CRP，肝肾功能，电解质 □ 便轮状病毒检测 □ 必要时做血气分析、便乳糖检测 □ 根据血气分析结果予以纠正酸碱失衡及电解质紊乱 □ 按照脱水程度予以补液 □ 高热时降温处理	**长期医嘱：** □ 腹泻护理常规 □ 饮食 □ 口服补液盐：按需供给 □ 肠道菌群调节剂 □ 胃肠道黏膜保护剂 **临时医嘱：** □ 必要时复查血气分析、电解质 □ 根据脱水程度、电解质及血气分析结果予以液体疗法 □ 高热时降温处理 □ 必要时查心电图、心肌酶谱	**出院医嘱：** □ 出院带药 □ 门诊随诊

续 表

时间	住院第 1 天	住院第 2 ~3 天	住院第 4 ~7 天（出院日）
病情变异记录	□无 □有，原因： 1. 2.	□无 □有，原因： 1. 2.	□无 □有，原因： 1. 2.
护士签名			

（三）患者表单

轮状病毒肠炎临床路径患者表单

适用对象：第一诊断为轮状病毒肠炎（ICD-10：A08.001）

患者姓名：	性别：　年龄：　门诊号：	住院号：
住院日期：　年　月　日	**出院日期：**　年　月　日	**标准住院日：4～7 天**

时间	住院第 1 天	住院期间（第 2～3 天）	住院第 4～7 天（出院日）
医患配合	□ 请家属配合询问病史、收集资料，请务必详细告知既往史、用药史、过敏史 □ 配合进行体格检查 □ 有任何不适告知医师	□ 配合完成相关检查、化验，如采血、留尿便等 □ 医师向患者及家属介绍病情，如有异常检查结果需进一步检查 □ 配合用药及治疗 □ 配合医师调整用药 □ 有任何不适告知医师	□ 接受出院前指导 □ 知道复查程序 □ 获取出院诊断书
护患配合	□ 配合测量体温、脉搏、呼吸、血压、血氧饱和度、体重 □ 配合完成入院护理评估单（简单询问病史、过敏史、用药史） □ 接受入院宣教（环境介绍、病室规定、订餐制度、贵重物品保管等） □ 有任何不适告知护士	□ 配合测量体温、脉搏、呼吸，回答每日排便情况 □ 接受相关化验、检查宣教，正确留取粪便标本，配合检查 □ 有任何不适告知护士 □ 接受输液、服药治疗 □ 注意活动安全，避免坠床或跌倒 □ 配合执行探视及陪伴制度 □ 接受疾病及用药等相关知识指导	□ 接受出院宣教 □ 办理出院手续 □ 获取出院携带药品 □ 知道服药方法、药物作用、注意事项 □ 知道复印病历方法
饮食	□ 正常普食 □ 半流食 □ 流食 □ 未进食	□ 正常普食 □ 半流食 □ 流食 □ 未进食	□ 正常普食 □ 半流食 □ 流食 □ 未进食
排泄	□ 正常排尿便 □ 不正常排尿便	□ 正常排尿便 □ 不正常排尿便	□ 正常排尿便 □ 不正常排尿便
活动	□ 适量活动	□ 适量活动	□ 适量活动
患者监护人签名			

附：原表单（2009年版）

轮状病毒肠炎临床路径表单

适用对象：第一诊断为轮状病毒肠炎（ICD-10：A08.001）

患者姓名：	性别：　年龄：　门诊号：	住院号：
住院日期：　年　月　日	**出院日期：**　年　月　日	**标准住院日：4~7天**

时间	住院第1天	住院第2~3天	住院第4~7天（出院日）
主要诊疗工作	□ 询问病史及体格检查 □ 病情告知 □ 如患儿病情重，需及时请示上级医师	□ 上级医师查房 □ 整理送检项目报告，有异常者应及时向上级医师汇报，并予相应处理 □ 注意防治并发症	□ 上级医师查房，同意其出院 □ 完成出院小结 □ 出院宣教：向患儿家属交代出院注意事项，如随访项目，间隔时间，观察项目等
重点医嘱	**长期医嘱：** □ 腹泻护理常规 □ 饮食：流质、半流质，乳糖不耐受者为低乳糖奶粉喂养 □ 病重者予呼吸、心电监护，吸氧 □ 口服补液盐：按需供给 □ 肠道菌群调节剂 □ 胃肠黏膜保护剂 **临时医嘱：** □ 血常规、尿常规、便常规，CRP，肝肾功能，电解质 □ 便轮状病毒检测 □ 必要时做血气分析、便乳糖检测 □ 根据血气分析结果予以纠正酸碱失衡及电解质紊乱 □ 按照脱水程度予以补液 □ 高热时降温处理	**长期医嘱：** □ 腹泻护理常规 □ 饮食 □ 服补液盐：按需供给 □ 肠道菌群调节剂 □ 胃肠黏膜保护剂 **临时医嘱：** □ 必要时复查血气分析、电解质 □ 根据脱水程度、电解质及血气分析结果予以液体疗法 □ 高热时降温处理 □ 必要时查心电图、心肌酶谱	**出院医嘱：** □ 出院带药 □ 门诊随诊
主要护理工作	□ 入院护理评估 □ 入院宣教 □ 定时测量体温 □ 严格记录出入液量	□ 每日护理评估 □ 定时测量体温 □ 严格记录出入液量	□ 出院宣教
病情变异记录	□ 无　□ 有，原因： 1. 2.	□ 无　□ 有，原因： 1. 2.	□ 无　□ 有，原因： 1. 2.
护士签名			
医师签名			

第三十九章

传染性单核细胞增多症临床路径释义

一、传染性单核细胞增多症编码

疾病名称及编码：传染性单核细胞增多症（ICD-10：B27.0）

二、临床路径检索方法

B27.0

三、传染性单核细胞增多症临床路径标准住院流程

（一）适用对象

第一诊断为传染性单核细胞增多症（ICD-10：B27）（无并发症患者）。

释义

■ 本临床路径适用对象为第一诊断为传染性单核细胞增多症的患者。

■ EB病毒感染再激活、慢性活动性EB病毒感染等非原发性EB病毒感染，以及EB病毒以外的其他病原（巨细胞病毒、鼠弓形虫及肝炎病毒）感染引起的类传染性单核细胞增多症进入其他临床路径。

■ 第一诊断为传染性单核细胞增多症而合并其他病原感染如细菌感染、支原体感染，并发脾破裂、溶血性贫血、血小板减少性紫癜、心肌炎、无菌性脑膜炎、脑膜脑炎，以及重症患儿出现噬血细胞综合征等进入其他路径。

（二）诊断依据

根据《实用儿科学》（胡亚美、江载芳主编，人民卫生出版社，2002年，第7版）、《Krugman’s Infectious Disease of Children》（Anne A. Gershon，Peter J. Hotez，Samuel L. Katz主编，Mosby出版，2004，第11版）。

1. 临床症状：至少3项以上。

（1）发热。

（2）咽炎、扁桃体炎。

（3）颈淋巴结肿大（1cm以上）。

（4）肝脏肿大（4岁以下：2cm以上；4岁以上：可触及）。

（5）脾脏肿大（可触及）。

（6）眼睑水肿。

2. 血象检查：外周血异型淋巴细胞百分比>10%，淋巴细胞增多≥5.0×10^9/L为主。

3. 原发性EBV感染血清学依据：以下任意一条

（1）EB病毒衣壳抗原（CA）-IgM阳性，EB病毒核心抗原（NA）-IgG阴性。

（2）EB病毒CA-IgM阴性，但CA-IgG阳性，且为低亲和力，EB病毒核心抗原（NA）-IgG阴性。

释义

■ 根据《诸福棠实用儿科学》(江载芳、申昆玲、沈颖主编，人民卫生出版社，2015，第8版)。

■ 本病为EB病毒感染所致，EB病毒通过口腔唾液传播，输血及粪便亦为传染源之一。病毒进入口腔后，在咽部淋巴组织内繁殖，继而进入血流产生病毒血症，主要累及全身淋巴组织及具有淋巴细胞的组织与内脏。

■ 小儿潜伏期较短，4~15天，大多为10天，青年期潜伏期可达30天。发病或急或缓，半数有前驱期，继之有发热、咽痛、全身不适、恶心、疲乏、出汗、头痛、颈淋巴结肿大等。绝大多数患儿均有不同程度的发热，热型不定，一般在39℃左右，但幼儿多不发热或仅为低热。淋巴结急性肿大为本病的特征之一。部分患儿亦可有皮疹，疹型多样无特异。

■ 肿大淋巴结主要在双侧前后颈部，两侧可不对称，柔韧，无压痛，互不粘连。肿大淋巴结亦可出现在腋窝、肱骨上髁等部位。咽峡炎表现为扁桃体充血、肿大，扁桃体陷窝可见白色渗出物，偶可形成假膜。约有20%的病例可有肝肿大、肝区压痛，偶有黄疸。部分病人脾肿大。

■ 外周血常规表现为淋巴细胞总数增高，高于5.0×10^9/L，其中非典型性淋巴细胞多达1.0×10^9/L以上，白细胞总数中度增加，多见于病程第二周。部分患者伴有肝功能损害。

■ EB病毒特异性抗体检测是确诊的必备条件。抗衣壳抗原(CA)抗体分IgM和IgG两型，均在急性期出现，IgM可维持4~8周，IgG可终生存在。抗早期抗原(EA)抗体分弥漫性D和限制性R两种，D多见于青少年，阳性率70%，维持3~6个月，R多见于小年龄儿，在病后2周以上出现高峰，一般维持2个月至3年。抗核心抗原(NA)抗体出现于发病后4~6周，阳性的效价亦较低，但可持续终生，如发现该抗体，则提示感染实际早已存在。另外血清EB病毒DNA含量高，提示存在病毒血症。

(三) 治疗方案的选择

根据《实用儿科学》(胡亚美、江载芳主编，人民卫生出版社，2002，第7版)、《Krugman's Infectious Disease of Children》(Anne A. Gershon, Peter J. Hotez, Samuel L. Katz 主编，Mosby 出版，2004，第11版)。

1. 一般治疗：卧床休息，加强护理，避免发生严重并发症。
2. 抗病毒治疗：更昔洛韦每次5mg/kg，静脉滴注，每日2次，疗程7~10天；或阿昔洛韦，剂量为每次5mg/kg，静脉滴注，每日3次，疗程7~10天。
3. 对症治疗：退热镇痛、镇咳、保肝等措施。

释义

■ 根据《诸福棠实用儿科学》(第8版)(人民卫生出版社)。

■ 急性期应卧床休息，加强护理，避免发生严重并发症。脾脏显著增大时尤应避免剧烈活动，以防破裂。抗病毒治疗可应用更昔洛韦每次5mg/kg，每日2次静点；或阿昔洛韦每次5mg/kg，每日3次静点，疗程7~14天。退热镇痛、镇静、镇咳、保肝等措施，用药过程中每周监测肝功能、血常规等。

（四）标准住院日为 7～14 天

释义

■ 如果患者条件允许，住院时间可以低于上述住院天数。

（五）进入路径标准

1. 第一诊断必须符合（ICD-10：B27）传染性单核细胞增多症疾病编码。
2. 当患者同时具有其他疾病诊断，但在治疗期间不需要特殊处理也不影响第一诊断的临床路径流程实施时，可以进入路径。

释义

■ 患者同时具有其他疾病影响第一诊断的临床路径流程实施时均不适合进入临床路径。

■ 入院后常规检查发现以往没有发现的疾病或既往有基础疾病，经系统评估后对传染性单核细胞增多症诊断治疗无特殊影响，仅需要药物维持治疗者，可进入路径。但可能会增加医疗费用，延长住院时间。

（六）住院期间检查项目

1. 必需的检查项目：
（1）血常规、血涂片白细胞分类、尿常规、大便常规+潜血。
（2）肝肾功能，EBV - IgM、EBV - IgG。
（3）腹部 B 超（肝脾、肾、腹腔淋巴结）。
（4）细胞免疫功能。
2. 诊断有疑问者可查以下项目：
（1）血培养、CRP、PCT 等。
（2）骨髓细胞学检查。

释义

■ 部分检查可以在门诊完成。

■ 根据病情部分检查可以不进行。

■ 根据患者情况进行：血培养、CRP、PCT、骨髓形态学检查等。血培养可以鉴别细菌感染，CRP、PCT 增高可以提示是否可能合并细菌感染，骨髓形态学检查可以鉴别血液系统恶性疾病。

（七）标准药物治疗方案

1. 更昔洛韦抗病毒治疗或阿昔洛韦抗病毒治疗。
2. 伴有肝功能损害的患者，可应用保护肝功能药物。

释义

■ 传染性单核细胞增多症由EB病毒感染引起，EB病毒属于疱疹类病毒，为DNA病毒，更昔洛韦或阿昔洛韦均可以抑制病毒DNA的合成，而起到抗病毒作用。

■ 传染性单核细胞增多症常合并有肝功损害，当合并肝功损害，给予保护肝功能药物。

（八）出院标准

体温正常持续2天以上，血常规异常淋巴细胞<10%，肝功能基本正常（肝酶低于正常值2倍）。

释义

■ 出院标准以患者临床症状、体征及辅助检查为评判标准。出院时应体温正常，鼻塞及咽痛消失，生命体征稳定，肝功基本恢复正常。

（九）变异及原因分析

入院治疗过程中发生严重并发症者（包括脾破裂、溶血性贫血、血小板减少性紫癜、神经系统并发症、噬血细胞增多症、肝衰竭等），则退出路径或转入其他相应疾病路径。

释义

■ 因发生严重并发症需要进一步诊断和治疗，如脾破裂、溶血性贫血、血小板减少性紫癜、神经系统并发症、嗜血细胞增多综合征、肝衰竭等。

■ 由于存在其他医疗、护理、患者、环境等多方面事前未预知的对本路径治疗可能产生影响的情况，需要中止执行路径或者是延长治疗时间、增加治疗费用。医师需要在表单中说明。

■ 为便于总结和在工作中不断完善和修订路径，应将变异原因归纳、总结，以便重新修订路径时作为参考。

四、传染性单核细胞增多症给药方案

【用药选择】

1. 抗病毒治疗可应用更昔洛韦每次5mg/kg，每日2次静点；或阿昔洛韦每次5mg/kg，每日3次静点，疗程7～14天。
2. 伴有肝功能损害的患者，可应用还原性谷胱甘肽、门冬氨酸鸟氨酸及复方甘草酸酐等保护肝功能。

【药学提示】

更昔洛韦可引起中性粒细胞减少、贫血、血小板减少等骨髓抑制表现，亦可出现肝酶升高。需要每周1次检测血常规及肝功能。若中性粒细胞绝对值在 $0.5\times10^9/L$ 以下，或血小板低于

$25\times10^9/L$ 应暂时停药。

【注意事项】

更昔洛韦需应用 5% 的葡萄糖注射液或生理盐水配置，滴注 1 小时以上，滴注浓度不超过 10mg/ml。

五、推荐表单

（一）医师表单

传染性单核细胞增多症临床路径医师表单

适用对象：第一诊断为传染性单核细胞增多症（ICD-10：B27）

患者姓名：	性别： 年龄： 门诊号：	住院号：
住院日期： 年 月 日	出院日期： 年 月 日	标准住院日：7~14 天内

时间	住院第 1 天	住院第 2 天
主要诊疗工作	□ 询问病史及体格检查 □ 完成病历书写 □ 开化验单 □ 上级医师查房，初步确定诊断 □ 对症支持治疗 □ 通知患者家属病重或病危，并签署病重或病危通知书（必要时）	□ 上级医师查房 □ 完成入院检查 □ 继续对症支持治疗 □ 完成上级医师查房记录等病历书写 □ 向患者及家属交代病情及其注意事项
重点医嘱	**长期医嘱：** □ 儿科护理常规 □ 二级护理 □ 软食或普食 □ 视病情通知病重或病危 □ 其他医嘱 **临时医嘱：** □ 血常规、血涂片、尿常规、大便常规+潜血 □ 肝肾功能、EBV-IgM、EBV-IgG、EBV-DNA □ 腹部 B 超 □ 其他医嘱	**长期医嘱：** □ 患儿既往基础用药 □ 其他医嘱 **临时医嘱：** □ 细胞免疫功能检查 □ 骨穿（必要时） □ 骨髓形态学（必要时） □ 其他医嘱
病情变异记录	□ 无 □ 有，原因： 1. 2.	□ 无 □ 有，原因： 1. 2.
医师签名		

时间	住院第 3～6 天	住院第 7～14 天（出院日）
主要诊疗工作	□ 上级医师查房 □ 复查血常规、血涂片 □ 复查肝功能（入院时肝功能异常者） □ 根据症状、体检及实验室结果，进行鉴别诊断和确定诊断 □ 根据其他检查结果进行鉴别诊断，判断是否合并其他疾病 □ 开始治疗 □ 完成病程记录	□ 上级医师查房，进行评估，确定有无并发症情况，明确是否出院 □ 完成出院记录、病案首页、出院证明书等 □ 向患者交代出院后的注意事项，如返院复诊的时间、地点，发生紧急情况时的处理等
重点医嘱	**长期医嘱（视情况可第 2 天起开始治疗）：** □更昔洛韦或阿昔洛韦 □其他医嘱 **临时医嘱：** □ 复查血常规、血涂片 □ 复查肝功能 □ 对症支持 □ 其他医嘱	**出院医嘱：** □ 出院带药 □ 定期门诊随访 □ 监测血常规、血涂片 □ 监测 EBV-IgM、EBV-IgG、EBV-DNA
病情变异记录	□ 无　□ 有，原因： 1. 2.	□ 无　□ 有，原因： 1. 2.
医师签名		

（二）护士表单

传染性单核细胞增多症临床路径护士表单

适用对象：第一诊断为传染性单核细胞增多症（ICD-10：B27）

患者姓名：	性别： 年龄： 门诊号：	住院号：
住院日期： 年 月 日	**出院日期：** 年 月 日	**标准住院日：7～14 天**

时间	住院第 1 天	住院第 2～6 天	住院第 7～14 天（出院日）
健康宣教	□ 介绍主管医师、护士 □ 介绍环境、设施 □ 介绍住院注意事项 □ 向患者宣教戒烟、戒酒的重要性，减少二手烟的吸入	□ 主管护士与患者沟通，了解并指导心理应对 □ 宣教疾病知识、用药知识及特殊检查操作过程 □ 告知检查及操作前后饮食、活动及探视注意事项及应对方式	□ 康复和锻炼 □ 定时复查 □ 出院带药服用方法 □ 饮食、休息等注意事项指导 □ 讲解增强体质的方法，减少感染的机会
护理处置	□ 核对病人、佩戴腕带 □ 建立入院护理病历 □ 卫生处置：剪指甲、洗澡、更换病号服	□ 随时观察患者病情变化 □ 遵医嘱正确使用治疗药物 □ 协助医师完成各项检查化验	□ 办理出院手续 □ 书写出院小结
基础护理	□ 二级护理 □ 晨晚间护理 □ 患者安全管理	□ 二级护理 □ 晨晚间护理 □ 患者安全管理	□ 三级护理 □ 晨晚间护理 □ 患者安全管理
专科护理	□ 护理查体 □ 需要时填写跌倒及压疮防范表 □ 需要时请家属陪伴 □ 心理护理	□ 遵医嘱完成相关检查 □ 心理护理 □ 遵医嘱正确给药	□ 病情观察：评估患者生命体征 □ 心理护理
重点医嘱	□ 详见医嘱执行单	□ 详见医嘱执行单	□ 详见医嘱执行单
病情变异记录	□ 无 □ 有，原因： 1. 2.	□ 无 □ 有，原因： 1. 2.	□ 无 □ 有，原因： 1. 2.
护士签名			

（三）患者表单

传染性单核细胞增多症临床路径患者表单

适用对象：第一诊断为传染性单核细胞增多症（ICD-10：B27）

患者姓名：	性别：　　年龄：　　门诊号：	住院号：
住院日期：　　年　月　日	**出院日期：**　　年　月　日	**标准住院日：7～14 天**

时间	入院第 1 天	住院第 2～6 天	住院第 7～14 天（出院日）
医患配合	□ 配合询问病史、收集资料，请务必详细告知既往史、用药史、过敏史 □ 配合进行体格检查 □ 有任何不适告知医师	□ 配合完善相关检查、化验，如采血、留尿、心电图、腹部 B 超等 □ 医师向患者及家属介绍病情，如有异常检查结果需进一步检查 □ 配合用药及治疗 □ 配合医师调整用药 □ 有任何不适告知医师	□ 接受出院前指导 □ 知道复查程序 □ 获取出院诊断书
护患配合	□ 配合测量体温、脉搏、呼吸、血压、体重 □ 配合完成入院护理评估单（简单询问病史、过敏史、用药史） □ 接受入院宣教（环境介绍、病室规定、订餐制度、贵重物品保管等） □ 有任何不适告知护士	□ 配合测量体温、脉搏、呼吸，询问每日排便情况 □ 接受相关化验检查宣教，正确留取标本，配合检查 □ 有任何不适告知护士 □ 接受输液、服药治疗 □ 注意活动安全，避免坠床或跌倒 □ 配合执行探视及陪伴 □ 接受疾病及用药等相关知识指导	□ 接受出院宣教 □ 办理出院手续 □ 获取出院带药 □ 指导服药方法、作用、注意事项 □ 知道复印病历方法
饮食	□ 正常普食	□ 正常普食	□ 正常普食
排泄	□ 正常排尿便	□ 正常排尿便	□ 正常排尿便
活动	□ 适量活动	□ 适量活动	□ 适量活动

附：原表单（2010年版）

传染性单核细胞增多症临床路径表单

适用对象：第一诊断为传染性单核细胞增多症（ICD-10：B27）

患者姓名：	性别： 年龄： 门诊号：		住院号：
住院日期： 年 月 日	出院日期： 年 月 日		标准住院日：14天内

时间	住院第1天	住院第2天
主要诊疗工作	□ 询问病史及体格检查 □ 完成病历书写 □ 开化验单 □ 上级医师查房，初步确定诊断 □ 对症支持治疗 □ 通知患者家属病重或病危，并签署病重或病危通知书（必要时）	□ 上级医师查房 □ 完成入院检查 □ 继续对症支持治疗 □ 完成上级医师查房记录等病历书写 □ 向患者及家属交代病情及其注意事项
重点医嘱	**长期医嘱：** □ 儿科护理常规 □ 二级护理 □ 软食或普食 □ 视病情通知病重或病危 □ 其他医嘱 **临时医嘱：** □ 血常规、血涂片、尿常规、大便常规+潜血 □ 肝肾功能、EBV-IgM、EBV-IgG、EBV-DNA □ 腹部B超 □ 其他医嘱	**长期医嘱：** □ 患儿既往基础用药 □ 其他医嘱 **临时医嘱：** □ 细胞免疫功能检查（必要时） □ 骨穿 □ 骨髓形态学 □ 其他医嘱
主要护理工作	□ 介绍病房环境、设施和设备 □ 入院护理评估 □ 宣教	□ 观察患者病情变化
病情变异记录	□ 无 □ 有，原因： 1. 2.	□ 无 □ 有，原因： 1. 2.
护士签名		
医师签名		

时间	住院第 3～13 天	出院日
主要诊疗工作	□ 上级医师查房 □ 复查血常规、血涂片 □ 复查肝功能（入院时肝功能异常者） □ 根据症状、体检及实验室结果，进行鉴别诊断和确定诊断 □ 根据其他检查结果进行鉴别诊断，判断是否合并其他疾病 □ 开始治疗 □ 完成病程记录	□ 上级医师查房，进行评估，确定有无并发症情况，明确是否出院 □ 完成出院记录、病案首页、出院证明书等 □ 向患者交代出院后的注意事项，如返院复诊的时间、地点，发生紧急情况时的处理等
重点医嘱	**长期医嘱（视情况可第 2 天起开始治疗）：** □ 更昔洛韦或阿昔洛韦 □ 其他医嘱 **临时医嘱：** □ 复查血常规、血涂片 □ 复查肝功能 □ 对症支持 □ 其他医嘱	**出院医嘱：** □ 出院带药 □ 定期门诊随访 □ 监测血常规、血涂片 □ 监测 EBV-IgM、EBV-IgG、EBV-DNA
护理工作	□ 观察患儿病情变化	□ 指导患儿家长办理出院手续
病情变异记录	□ 无　□ 有，原因： 1. 2.	□ 无　□ 有，原因： 1. 2.
护士签名		
医师签名		

第四十章

儿童肺结核临床路径释义

一、儿童肺结核编码

疾病名称及编码：儿童肺结核（ICD-10：A15.0/A15.1/A15.2/A15.3/A16.0）

二、临床路径检索方法

A15.0/A15.1/A15.2/A15.3/A16.0

三、儿童肺结核临床路径标准住院流程

（一）适用对象

第一诊断为儿童肺结核。

释义

■ 儿童肺结核：本路径纳入儿童肺结核包括确诊病例和临床诊断病例。确诊病例：≤18岁儿童直接痰或胃液涂片抗酸杆菌阳性2次，或1次阳性且X线胸片显示活动性肺结核病变，或涂片1次阳性加培养阳性1次，或肺部有结核病变，涂片阴性，痰培养阳性。临床诊断病例：①3次痰或胃液涂片阴性，胸部影像学检查显示与活动性肺结核相符的病变，且伴有咳嗽、咳痰、咯血等肺结核可疑症状；②3次痰或胃液涂片阴性，胸部影像学检查显示与活动性肺结核相符的病变，且结核菌素试验强阳性；③3次痰涂片阴性，胸部影像学检查显示与活动性肺结核相符的病变；④3次痰或胃液涂片阴性，胸部影像学检查显示与活动性肺结核相符的病变，且肺外组织病理检查证实为结核病变者；⑤3次痰或胃液涂片阴性的疑似肺结核病例，经诊断性治疗或随访观察可排除其他肺部疾病者。

（二）诊断依据

根据《中华人民共和国卫生行业标准肺结核诊断标准（WS288-2008）》《中国结核病防治规划实施工作指南（2008年版）》《临床诊疗指南·结核病分册》、2014年WHO《国家结核病规划关于儿童结核病处理指南（第二版）》及2011年版《中国儿童结核病防治手册》。

1. 临床症状：其他原因不能解释的持续咳嗽超过3周，发热（体温>38℃，持续14天以上，排除疟疾/肺炎等其他常见疾病引起）、盗汗、咳痰、咯血或血痰、胸痛、体重下降或生长迟滞等。部分患者可无临床症状。
2. 体征：可出现呼吸频率增快、呼吸音减低或粗糙、肺部啰音等。轻者可无体征。
3. 胸部影像学检查：显示原发综合征，粟粒性肺结核或其他活动性肺结核病变特征。
4. 痰液/胃液检查：痰抗酸杆菌涂片镜检或分枝杆菌培养阳性。
5. 与菌阳肺结核患者密切接触史。

释义

■ 痰抗酸染色阳性或分枝杆菌培养阳性不能区分是结核分枝杆菌还是非结核分枝杆菌。若具备条件，应进一步行菌种鉴定。结核/非结核分枝杆菌核酸检测、Xper MTB/PIF 等分子生物学检测方法对于诊断结核，以及区分结核与非结核分枝杆菌具有一定价值。

■ ①涂阴肺结核患者的诊断必须由放射医师和结核科医师联合病案讨论确认，必要时请涂阴诊断小组会诊后确诊。②对暂时不能确诊而疑似炎症的患者，可进行诊断性抗炎治疗（一般观察 2 周）或使用其他检查方法进一步确诊。诊断性抗炎治疗不应选择喹诺酮类、氨基糖苷类等具有明显抗结核活性的药品。③对经抗炎治疗仍怀疑患有活动性肺结核的患者，可进行诊断性抗结核治疗，推荐使用初治活动性肺结核治疗方案，一般治疗 1～2 个月。

（三）治疗方案的选择

根据《中国结核病防治规划实施工作指南（2008 年版）》《临床诊疗指南·结核病分册》及 2014 年 WHO《国家结核病规划关于儿童结核病处理指南（第二版）》。

1. 药物治疗：

（1）推荐治疗方案：2HRZ/4HR（低 HIV 流行区、低 INH 耐药区：涂阴肺结核、纵隔淋巴结核、外周淋巴结核）；或 2HRZE/4HR（低 HIV 流行区、低 INH 耐药区：肺部病灶广泛、涂阳肺结核、合并严重肺外结核；或高 HIV 流行区、高 INH 耐药区）；3HRZE/9HR（血行播散型肺结核、结核性脑膜炎、骨结核，强化期需延长至 3 个月，总疗程延长至 12 个月）。链霉素不推荐作为儿童结核病的一线用药（H：异烟肼，R：利福平，Z：吡嗪酰胺，E：乙胺丁醇）。

（2）治疗模式：强调儿童结核病每日用药，不推荐强化期的间歇治疗。对于病情严重或存在影响预后的合并症的患者，可适当延长疗程。

（3）推荐剂量：INH（H）10mg/kg（7～15mg/kg），最大剂量 300mg/d；RFP（R）15mg/kg（10～20mg/kg），最大剂量 600mg/d；PZA（Z）35 mg/kg（30～40mg/kg），EMB（E）20mg/kg（15～25mg/kg）。当儿童体重达到 25kg 时，可使用成人剂量。

2. 根据患者存在的并发症或合并症进行对症治疗。

释义

■ 肺结核治疗原则：结核病是由结核分枝杆菌引起的传染病，所以针对结核菌，采用强有力的化疗药物，规律全程地用药，杀灭结核菌，消除传染性，同时给结核病变的修复创造条件，是肺结核治疗的基本。当使用化疗药物，痰菌不能转阴，或虽已阴转但病灶修复不充分，病灶内仍残留活菌将来复发可能性较大时，才使用外科疗法。因此，全身化学治疗是结核病治疗的最基本方法。

■ 结核病化学治疗应遵循“早期、规律、全程、联合、适量”的原则，以期达到杀灭结核分枝杆菌和病灶治愈的目的。

（四）标准住院日

21～28 天。

释义

■ 如果患者条件允许，住院时间可以低于或高于上述住院天数。

（五）进入路径标准

1. 年龄≤18 岁。
2. 第一诊断必须符合儿童肺结核病。
3. 当患者合并其他疾病，但住院期间不需要特殊处理也不影响第一诊断的临床路径流程实施时，可以进入路径。

释义

■ 需要经过痰液镜检或痰培养确诊或由放射医师和结核科医师联合病案讨论确认，必要时请涂阴诊断小组会诊后确诊肺结核后方始进入路径。

■ 患者肺结核已经引起严重并发症（如气胸、呼吸衰竭等），或合并重要脏器的肺外结核，或同时具有其他疾病（如其他病原菌引起的肺炎等），如果影响第一诊断的临床路径流程实施时均不适合进入本路径。

（六）住院期间检查项目

1. 必需的检查项目：
（1）血常规、尿常规、大便常规。
（2）感染性疾病筛查（乙型肝炎、丙型肝炎、艾滋病等）；
（3）肝肾功能、电解质、血糖、红细胞沉降率、C 反应蛋白、血尿酸；
（4）痰/胃液/诱导痰/粪便，抗酸杆菌涂片及分枝杆菌培养；血行播散型肺结核需查血分枝杆菌培养；结核杆菌分子生物学检测。
（5）心电图。
（6）胸部 CT。
（7）腹部超声检查，浅表及深部淋巴结超声检查。
（8）听力、视力、视野检测。
（9）血行播散型肺结核患者需完善全身检查以排除有无全身其他重要组织脏器的结核播散，如腰椎穿刺脑脊液检查，必要时完善头颅 CT、脊柱 CT 等。

释义

■ X 线胸片可以由胸部 CT 替代。部分检查在治疗后相应的时间需要复查（如痰或胃液检查、X 线胸片等），以评价治疗效果。治疗过程中需定期复查血常规、肝肾功能、血尿酸等，以监测药物不良反应。

2. 根据患者病情可选择检查项目：
（1）抗结核药物敏感试验及菌种鉴定（分枝杆菌培养阳性者）。
（2）胸部超声（怀疑胸腔积液、心包积液患者）。

（3）体液免疫、细胞免疫功能检查（怀疑免疫异常患者）。
（4）浅表部位肿大淋巴结或脓肿怀疑结核感染所致时可穿刺活检行病理学、细菌学、分子生物学诊断技术等检查。

释义

■ 经过检查确诊合并存在其他疾病，如果影响第一诊断的临床路径流程实施，则应退出临床路径；如果不影响第一诊断的临床路径流程实施，则可继续进行临床路径。

（七）出院标准

1. 临床症状好转。
2. 患者可耐受制订的抗结核治疗方案。

释义

■ 如果出现并发症，是否需要继续住院处理，由主管医师具体决定。

（八）变异及原因分析

1. 出现严重的抗结核药物不良反应。
2. 治疗过程中出现严重并发症或合并症，如肺外结核、咯血、气胸、呼吸衰竭等，需要进一步诊疗，或需要转入其他路径。
3. 进一步诊断为耐多药结核病，需要转入其他路径。
4. 原有病情明显加重，导致住院时间延长。

释义

■ 变异分为微小变异和重大变异两大类，前者是不出路径、偏离预定轨迹的病例，后者是需要退出本路径或进入其他路径的病例。

■ 微小变异包括：

并发症：因为使用抗结核药物所引起的轻度药物副反应，如白细胞、血小板的轻度降低，肝功能轻度异常，轻度胃肠道反应，经过对症治疗后可缓解。出现肺结核并发症但症状较轻，如痰中带血。

医院原因：因为医院检验项目的及时性，不能按照要求完成检查；因为节假日不能按照要求完成检查。

个人原因：不愿配合完成相应检查，短期不愿按照要求出院随诊。

■ 重大变异包括：

疾病本身原因：因基础疾病需要进一步诊断和治疗；因为合并其他疾病需要进一步诊断和治疗，如合并其他病原菌引起的感染、因出现耐药结核需更换用药、因各种原因需要其他治疗措施等。

并发症：因使用抗结核药物所引起的严重副反应，如导致粒细胞缺乏、肝功能严重异常、患者不能耐受的严重恶心呕吐等，需暂时停用或更换抗结核药物治疗。因出现肺结核严重的并发症，如大咯血、气胸、呼吸衰竭等，需进一步诊治。

医院原因：与患者或家属发生医疗纠纷。

个人原因：要求离院或转院；不愿按照要求出院随诊而导致入院时间明显延长。

四、儿童肺结核给药方案

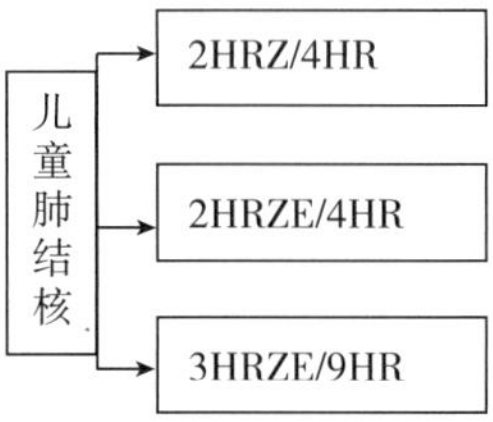

【用药选择】

1. 药物名称前数字表示用药月数，药物名称后面数字表示每周用药次数。H：异烟肼；R：利福平；Z：吡嗪酰胺；E：乙胺丁醇。

2. 上述治疗方案中的任一种均可，推荐治疗方案：2HRZE/4HR 或 2HRZ/4HR、3HRZE/9HR。

3. 任何方案包括 2 个不同的治疗阶段：①强化治疗阶段：以 3～4 种药物联用 8 周，以期达到尽快杀灭各种菌群保证治疗成功的目的；②巩固治疗阶段：以 2～3 种药物联用，其目的巩固强化阶段取得的疗效，继续杀灭残余菌群。

【药学提示】

1. 异烟肼：7～15mg/（kg·d）（最大量不超过 300mg/d），每日 1 次顿服。其主要不良反应是末梢神经炎、中枢神经系统障碍和肝损害。常规用量勿须并用维生素 B_6，以免降低异烟肼的抗菌能力。营养不良患者易发生末梢神经炎，需加用维生素 B_1。

2. 利福平：10～20mg/（kg·d）（最大量不超过 600mg/d），每日 1 次空腹顿服。主要不良反应是肝损害、过敏反应、流感样综合征和胃肠道反应。

3. 乙胺丁醇：15～25mg/（kg·d），每日 1 次顿服。主要不良反应是视神经损害和末梢神经炎。

4. 吡嗪酰胺：20～30mg/（kg·d），每日 1 次。主要不良反应是肝损害、胃肠道反应和痛风样关节炎。

【注意事项】

（1）儿童用药剂量应以千克体重计算，最大剂量不超过成人剂量。

（2）多种有肝损伤药物联合使用时，每种药物最好使用推荐剂量的最低限；小儿联合使用异烟肼、利福平时，二者剂量最好各不超过 10mg/（kg·d），以免损害肝脏功能。

（3）使用链霉素或其他氨基糖苷类药物时，需履行告知义务并进行听力监测，家族中有药物性耳聋的患儿应禁用。剂量以不超过 20mg/（kg·d）为宜，最大剂量为 1000mg/d。

（4）乙胺丁醇使用需谨慎。由于该药物有视神经毒性作用，6 岁以下视神经发育尚不完善，而且小儿不会表述视力变化，药物毒性反应不易早期发现，最好不使用乙胺丁醇。

（5）儿童对较长期的抗结核治疗顺应性差，应坚持直接面视下的督导化疗。

（6）儿童处于生长发育期，组织器官功能尚不成熟，治疗期间应注意对肝肾功能、血常规等药物不良反应的监测。

五、推荐表单

（一）医师表单

儿童肺结核临床路径医师表单

适用对象：第一诊断为儿童肺结核（ICD-10：A15.0/ A15.1/ A15.2/ A15.3/ A16.0）。

患者姓名：	性别：　　年龄：　　门诊号：	住院号：
住院日期：　　年　月　日	出院日期：　　年　月　日	标准住院日：21～28天

时间	住院第1～3天	住院期间
主要诊疗工作	□ 询问病史及进行体格检查 □ 初步评估病情 □ 完成病历书写 □ 完善必要检查 □ 根据病情对症、支持治疗 □ 上级医师查房，制订诊疗计划 □ 确定抗结核治疗方案，签署药物治疗知情同意书，开始抗结核治疗	□ 全科病案讨论，上级医师定期查房，完善诊疗计划 □ 处理基础性疾病及对症治疗 □ 根据患者病情调整、制订合理治疗方案 □ 观察药品不良反应 □ 住院医师书写病程记录
重点医嘱	**长期医嘱：** □ 肺结核护理常规 □ 二/三级护理 □ 普通饮食 □ 抗结核药物治疗 **临时医嘱：** □ 血常规、尿常规 □ 肝肾功能检查（含胆红素）、电解质、血糖、血尿酸、相关感染性疾病筛查、红细胞沉降率（或C反应蛋白） □ 痰抗酸杆菌涂片镜检，痰分枝杆菌培养 □ 心电图、X线胸片 □ 既往基础用药 □ 对症治疗 □ 进行其他相关检查	**长期医嘱：** □ 肺结核护理常规 □ 二/三级护理 □ 普通饮食 □ 抗结核药物治疗 **临时医嘱：** □ 既往基础用药 □ 对症治疗 □ 抗结核治疗14天后复查血常规、肝肾功能（含胆红素） □ X线胸片检查（必要时） □ 异常指标复查
病情变异记录	□ 无　□ 有，原因： 1. 2.	□ 无　□ 有，原因： 1. 2.
医师签名		

时间	出院前1~3天	出院日
主要诊疗工作	□ 上级医师查房 □ 评估患者病情及治疗效果 □ 确定出院日期及治疗方案 □ 出院前1天开具出院医嘱 □ 完成上级医师查房记录	□ 完成常规病程记录、上级医师查房记录、病历首页及出院小结 □ 和患者或家属协商出院后治疗管理机构（本院门诊或患者所在地结核病防治机构或医疗机构） □ 向患者或家属交代出院后服药方法及注意事项 □ 预约复诊日期
重点医嘱	**长期医嘱：** □ 肺结核护理常规 □ 二/三级护理 □ 普通饮食 □ 抗结核药物治疗 **临时医嘱：** □ 复查肝肾功能、血尿常规（必要时） □ 痰抗酸杆菌涂片检查 □ X线胸片（必要时） □ 根据需要，复查相关检查项目	**出院医嘱：** □ 开具出院带药 □ 定期复查肝肾功能、血常规、尿常规、痰菌检查、X线胸片等 □ 注意药品不良反应 □ 病情变化随时就诊
病情变异记录	□ 无 □ 有，原因： 1. 2.	□ 无 □ 有，原因： 1. 2.
医师签名		

（二）护士表单

儿童肺结核临床路径护士表单

适用对象：第一诊断为儿童肺结核（ICD-10：A15.0/ A15.1/ A15.2/ A15.3/ A16.0）。

患者姓名：	性别：　　年龄：　　门诊号：	住院号：
住院日期：　　年　月　日	**出院日期：**　　年　月　日	**标准住院日：21～28 天**

时间	住院第 1 天	住院期间	出院前 1～3 天（出院日）
健康宣教	□ 入院宣教 □ 介绍主管医师、护士 □ 介绍环境、设施 □ 介绍住院注意事项 □ 向患者宣教戒烟、戒酒的重要性及减少剧烈活动 □ 介绍疾病知识	□ 主管护士与患者沟通，了解并指导心理应对 □ 宣教疾病知识 □ 使用药物宣教 □ 正确留取标本及各种检查注意事项宣教 □ 给予患者及家属心理支持 □ 指导患者活动 □ 恢复期生活护理	□ 出院宣教 □ 复查时间 □ 服药方法 □ 活动休息 □ 指导饮食 □ 指导办理出院手续
护理处置	□ 核对患者、佩戴腕带 □ 建立入院护理病历 □ 卫生处置：剪指甲、洗澡、更换病号服	□ 随时观察患者病情变化 □ 遵医嘱氧疗 □ 遵医嘱完成用药 □ 协助医师完成各项检查	□ 办理出院手续 □ 书写出院小结
基础护理	□ 二级护理 □ 流质饮食或普通饮食 □ 晨晚间护理 □ 患者安全管理 □ 心理护理	□ 二级护理 □ 半流质饮食或普通饮食 □ 晨晚间护理 □ 患者安全管理 □ 心理护理	□ 三级护理 □ 普通饮食 □ 晨晚间护理 □ 患者安全管理
专科护理	□ 护理查体 □ 体温、呼吸频率 □ 需要时填写跌倒及压疮防范表 □ 需要时请家属陪伴 □ 心理护理	□ 体温、呼吸频率 □ 遵医嘱完成相关检查 □ 随时观察患者病情变化及药物疗效 □ 必要时吸氧 □ 遵医嘱正确给药 □ 观察患者药物不良反应 □ 提供并发症征象的依据 □ 心理护理	□ 病情观察：评估患者生命体征，特别是体温和呼吸频率 □ 心理护理
重点医嘱	□ 详见医嘱执行单	□ 详见医嘱执行单	□ 详见医嘱执行单
病情变异记录	□ 无　□ 有，原因： 1. 2.	□ 无　□ 有，原因： 1. 2.	□ 无　□ 有，原因： 1. 2.
护士签名			

（三）患者表单

儿童肺结核临床路径患者表单

适用对象：第一诊断为儿童肺结核（ICD-10：A15.0/ A15.1/ A15.2/ A15.3/ A16.0）。

患者姓名：	性别：　　年龄：　　门诊号：	住院号：
住院日期：　　年　月　日	出院日期：　　年　月　日	标准住院日：21～28天

时间	住院第1天	住院期间	出院前1～3天（出院日）
医患配合	□ 配合询问病史、收集资料，请务必详细告知既往史、用药史、过敏史 □ 配合进行体格检查 □ 有任何不适告知医师	□ 配合完善相关检查，如采血、留尿、心电图、X线胸片等 □ 医师与患者及家属介绍病情，如有异常检查结果需进一步检查 □ 配合医师调整用药 □ 有任何不适告知医师	□ 接受出院前指导 □ 知道复查程序 □ 获取出院诊断书
护患配合	□ 配合测量体温、脉搏、呼吸、血压、血氧饱和度、体重 □ 配合完成入院护理评估单（简单询问病史、过敏史、用药史） □ 接受入院宣教（环境介绍、病室规定、订餐制度、贵重物品保管等）及疾病知识相关教育 □ 有任何不适告知护士	□ 正确留取标本，配合检查 □ 配合用药及治疗 □ 配合定时测量生命体征，每日询问大便 □ 接受输液、服药治疗，并告知用药后效果 □ 注意活动安全，避免坠床或跌倒 □ 配合执行探视及陪伴	□ 接受出院宣教 □ 办理出院手续 □ 获取出院带药 □ 指导服药方法、作用、注意事项 □ 知道复印病历方法及复诊时间
饮食	□ 正常饮食 □ 遵医嘱饮食	□ 正常饮食 □ 遵医嘱饮食	□ 正常饮食 □ 遵医嘱
排泄	□ 正常排尿便 □ 避免便秘	□ 正常排尿便 □ 避免便秘	□ 正常排尿便 □ 避免便秘
活动	□ 正常适度活动，避免疲劳	□ 正常适度活动，避免疲劳	□ 正常适度活动，避免疲劳

附：原表单（2016 年版）

儿童肺结核临床路径表单

适用对象：第一诊断为儿童肺结核

患者姓名：	性别：　　年龄：　　门诊号：	住院号：
住院日期：　　年　月　日	出院日期：　　年　月　日	标准住院日：21～28 天

时间	住院第 1～3 天	住院期间
主要诊疗工作	□ 询问病史及进行体格检查 □ 初步评估病情 □ 完成病历书写 □ 完善必要检查 □ 根据病情对症、支持治疗 □ 上级医师查房，制订诊疗计划 □ 确定抗结核治疗方案，签署化疗知情同意书，开始抗结核治疗	□ 全科病案讨论，上级医师定期查房，完善诊疗计划 □ 处理基础性疾病及对症治疗 □ 根据患者病情调整、制订合理化疗方案 □ 观察药品不良反应 □ 住院医师书写病程记录
重点医嘱	**长期医嘱：** □ 肺结核护理常规 □ 二/三级护理 □ 普通饮食 □ 抗结核药物治疗 **临时医嘱：** □ 血常规、尿常规、粪便常规 □ 肝肾功能检查（含胆红素）、电解质、血糖、血尿酸、相关感染性疾病筛查、红细胞沉降率、C 反应蛋白 □ 痰抗酸杆菌涂片镜检，痰分枝杆菌培养 □ 胸片及胸部 CT 检查 □ 支气管镜检查 □ 结核菌素皮肤试验 □ 血清抗结核抗体检测 □ 痰结核分枝杆菌分子生物学检测 □ 心电图、腹部超声检查 □ 视力、视野检测 □ 既往基础用药 □ 对症治疗 □ 进行其他相关检查	**长期医嘱：** □ 肺结核护理常规 □ 二/三级护理 □ 普通饮食 □ 抗结核药物治疗 **临时医嘱：** □ 既往基础用药 □ 对症治疗 □ 抗结核治疗 7～14 天后复查血常规、肝肾功能（含胆红素） □ 异常指标复查
护理工作	□ 病房环境、医院制度及医护人员介绍 □ 入院护理评估 □ 告知各项检查注意事项并协助患者完成 □ 指导留痰 □ 静脉取血 □ 入院健康宣教 □ 心理护理 □ 通知营养科新患者饮食 □ 完成护理记录书写 □ 执行医嘱，用药指导	□ 观察患者一般情况及病情变化 □ 检验、检查前的宣教 □ 做好住院期间的健康宣教 □ 正确落实各项治疗性护理措施 □ 观察治疗效果及药品反应 □ 护理安全措施到位 □ 给予正确的饮食指导 □ 了解患者心理需求和变化，做好心理护理

续 表

时间	住院第1～3天	住院期间
病情变异记录	□ 无 □ 有，原因： 1. 2.	□ 无 □ 有，原因： 1. 2.
护士签名		
医师签名		

时间	出院前 1～3 天	出院日
主要诊疗工作	□ 上级医师查房 □ 评估患者病情及治疗的不良反应 □ 确定出院日期及治疗方案 □ 出院前一天开具出院医嘱 □ 完成上级医师查房记录	□ 完成常规病程记录、上级医师查房记录、病历首页及出院小结 □ 和患者或家属协商出院后治疗管理机构（本院门诊或患者所在地结核病防治机构或医疗机构） □ 向患者或家属交代出院后服药方法及注意事项 □ 预约复诊日期
重点医嘱	**长期医嘱：** □ 肺结核护理常规 □ 二/三级护理 □ 普通饮食 □ 抗结核药物治疗 **临时医嘱：** □ 复查肝肾功能、血尿常规（必要时） □ 痰抗酸杆菌涂片检查 □ 根据需要，复查相关检查项目	**出院医嘱：** □ 开具出院带药 □ 定期复查肝肾功能、血常规、尿常规、痰菌检查、X 线胸片或 CT 等 □ 注意药品不良反应 □ 病情变化随时就诊
主要护理工作	□ 观察患者一般情况 □ 观察疗效及药品不良反应 □ 恢复期生活和心理护理 □ 出院准备指导	□ 协助患者办理出院手续 □ 出院指导
病情变异记录	□ 无　□ 有，原因： 1. 2.	□ 无　□ 有，原因： 1. 2.
护士签名		
医师签名		

第四十一章

手足口病临床路径释义

一、手足口病编码

疾病名称及编码：（ICD-10：B08.401）

二、临床路径检索方法

B08.401

三、手足口病临床路径标准住院流程

（一）适用对象

第一诊断为手足口病患儿（ICD：B08-401）。

（二）诊断依据

根据“十二五”国家规划教材《传染病学》（2013年，第8版，李兰娟、任红主编）和《手足口病诊疗指南（2010版）》（卫发明电〔2010〕）。

1. 在流行季节发病，常见于学龄前儿童，婴幼儿多见。
2. 急性起病，发热伴手、足、口、臀部皮疹，部分病例可无发热。

临床诊断病例具有下列之一者即可确诊：

1. 肠道病毒（CoxA16 、EV71 等）特异性核酸检测阳性。
2. 分离出肠道病毒，并鉴定为 CoxA16、EV71 或其他可引起手足口病的肠道病毒。
3. 急性期与恢复期血清 CoxA16、EV716 或其他可引起手足口病的肠道病毒中和抗体有4倍以上的升高。

释义

■ 本路径的制定主要参考国内权威参考书和诊疗指南。

■ 病史和症状是诊断手足口病的基本依据，手、足、口、臀部小疱疹伴发热及咽痛是典型的表现。皮疹多分布于手指、足趾背面及指、趾间褶皱处。

■ 肠道病毒（CoxA16 、EV71 等）核酸检测阳性或急性期与恢复期血清抗体有4倍以上升高可确诊。

（三）治疗方案选择

根据“十二五”国家规划教材《传染病学》（2013年，第8版，李兰娟、任红主编）及《手足口病诊疗指南（2010版）》（卫发明电〔2010〕）。

1. 隔离：呼吸道消化道传染病隔离。
2. 一般治疗：适当休息，清淡饮食，做好口腔和皮肤护理。
3. 对症治疗：发热等症状采用中西医结合治疗。

本病一般为自限性疾病，多数预后良好，不留后遗症，少数患者可出现脑膜炎、脑炎、心肌炎、弛缓性麻痹、肺水肿等严重并发症。

4. 重症病例的治疗：

（1）神经系统受累治疗，控制颅内高压，酌情应用糖皮质激素治疗，酌情应用静脉注射免疫球蛋白。

（2）其他对症治疗：降温、镇静、止惊。

（3）严密观察病情变化，密切监护。

（4）呼吸、循环衰竭前期转ICU治疗。

释义

■ 本病确诊后应立即给予呼吸道及消化道隔离。

■ 本病通常为自限性，无有效抗病毒药物，治疗以对症支持为主，注意口腔护理，饮食宜清淡、软、易消化，刺激性饮食会加重症状。

■ 发热较高时可以予解热镇痛药物，并发脑膜脑炎、心肌炎重症病例可以酌情予糖皮质激素。

（四）标准住院日

5～7天。

释义

■ 普通病例通常无需住院，居家隔离护理即可。

■ 病情较重，如高热、进食困难或者出现脑膜脑炎、心肌炎等并发症患者需住院治疗，至症状明显缓解即可出院。

（五）进入路径标准

1. 第一诊断必须符合ICD10：B08.401手足口病编码。

2. 当患者同时具有其他疾病诊断，但在住院期间不需要特殊处理也不影响第一诊断的临床路径流程实施时，可以进入路径。

释义

■ 进入路径患者第一诊断为手足口病，如患者同时诊断其他疾病如糖尿病、支气管哮喘、风湿免疫病等，需全面评估，如果对手足口病治疗无明显影响，可以进入路径，但住院期间变异可能增多，也可能延长住院时间，增加花费。

（六）住院期间的检查项目

1. 必需的检查项目：

（1）血、尿、大便常规。

（2）血生化、心肌酶学、活化淋巴细胞亚群检测、凝血功能、D-二聚体。

（3）手足口病RNA检测。

（4）肝胆B超、X线胸片、心电图。
2. 根据患者病情进行的检查项目：心脏超声、脑电图、血气分析、血培养。

释义

■ 肝肾功能、心肌酶谱等项目对于病情评估是必需的。

■ 血常规、尿常规、大便常规、心电图、胸部X线是住院患者最基本的一些检查，心电图有助于了解有无心脏损害。

■ 怀疑中枢神经系统受累可以行腰椎穿刺脑脊液检查。

■ 肠道病毒核酸检测是确诊依据。

（七）治疗方案与药物选择

1. 一般治疗：消化道、呼吸道传染病隔离，避免交叉感染。适当休息，清淡饮食，做好口腔和皮肤护理。
2. 对症治疗：发热等症状采用中西医结合治疗。
3. 重症病例的治疗：
（1）神经系统受累治疗。①控制颅内高压：限制入量，积极给予甘露醇降颅压治疗，每次0.5～1.0g/kg，每4～8小时1次，20～30分钟快速静脉注射。根据病情调整给药间隔时间及剂量。必要时加用呋塞米。②酌情应用糖皮质激素治疗，参考剂量：甲泼尼龙1～2mg/（kg·d）；氢化可的松3～5mg/（kg·d）；地塞米松0.2～0.5mg/（kg·d），病情稳定后，尽早减量或停用。个别病例进展快、病情凶险可考虑加大剂量，如在2～3天内给予甲泼尼龙10～20mg/（kg·d）（单次最大剂量不超过1g）或地塞米松0.5～1.0mg/（kg·d）。③酌情应用静脉注射免疫球蛋白，总量2g/kg，分2～5天给予。④其他对症治疗：降温、镇静、止惊。⑤严密观察病情变化，密切监护。
（2）呼吸、循环衰竭前期转ICU治疗。

释义

■ 手足口病通常是一种急性自限性疾病，不出现并发症可完全自行康复，无需特殊治疗。

■ 因口腔病变无法进食者可以短期静脉营养支持。

■ 静脉免疫球蛋白及糖皮质激素用于并发脑膜脑炎、心肌炎的重症患者。

（八）出院标准

皮疹消退、体温正常，神经系统受累症状和心肺功能恢复。

释义

■ 患者出院前应症状好转，皮疹消退，并确定并发的脑膜脑炎、心肌炎等均明显好转。

（九）变异及原因分析

1. 若患儿病情加重，出现呼吸、循环衰竭，需要转入ICU病房，则退出此路径。
2. 患儿住院期间合并严重的并发症，如肺部感染、败血症等。

释义

■ 患者出现呼吸、循环衰竭等重症表现，应终止本路径，转入重症监护治疗。

■ 住院期间发现患者存在进入路径前未知的严重疾病，影响流行手足口病治疗的，需根据具体情况或终止路径，或者延长治疗时间。

■ 无论何种原因出现变异，应在医师表单中予以说明。

四、手足口病给药方案

【用药选择】

1. 抗病毒药物：尚无明确有效药物。利巴韦林体外试验证实有部分灭活病毒及预防作用；病程早期应用利巴韦林气雾剂有一定益处，使用剂量小，不良反应少见。
2. 解热镇痛药物：退热，缓解疼痛等症状。
3. 糖皮质激素：脑膜脑炎、心肌炎等重症患者应有，通常地塞米松0.2～0.5mg/（kg·d），疗程3～5天。病情危重者可予大剂量糖皮质激素冲击治疗如甲泼尼龙10～20mg/（kg·d）。
4. 静脉注射免疫球蛋白，总量2g/kg，分2～5天给予。

【药学提示】

大剂量糖皮质激素可导致水钠潴留、高血压、高血糖、胃黏膜损害等不良反应。

【注意事项】

幼儿禁用阿司匹林。

五、推荐表单

（一）医师表单

手足口病临床路径医师表单

适用对象：第一诊断符合手足口病（ICD：B08-401）

患者姓名：	性别： 年龄： 门诊号：	住院号：
住院日期： 年 月 日	**出院日期：** 年 月 日	**标准住院日：5~7天**

时间	住院第1天	住院第2天	住院第3天
诊疗工作	□ 完成询问病史和体格检查 □ 完成入院病历及首次病程记录 □ 拟定检查项目 □ 制订初步治疗方案 □ 对家属进行有关的宣教，及时填报疫情卡并上报院感科	□ 上级医师查房 □ 明确下一步诊疗计划 □ 完成上级医师查房记录 □ 向家属交代病情	□ 上级医师查房 □ 完成病历记录 □ 评价治疗疗效，调整治疗药物
重点医嘱	**长期医嘱：** □ 手足口病护理常规 □ 呼吸道消化道隔离 □ 一级护理（病重者提高级别） □ 清淡饮食 □ 血压、血氧监测（病重者） □ 支持治疗 □ 必要时加用抗菌药物 **临时医嘱：** □ 血常规、尿常规、大便常规、CRP □ 重症者急查血气分析 □ 血生化 □ 血凝系列、D-二聚体 □ ECG、X线胸片 □ 心超、脑电图（重症患者） □ 手足口病RNA检测 □ 高热时物理降温，超高热时退热剂治疗 □ 心肺功能衰竭前期，转ICU治疗	**长期医嘱：** □ 手足口病护理常规 □ 呼吸道消化道隔离 □ 一级护理（病重者提高级别） □ 清淡饮食 □ 血压、血氧监测（病重者） □ 支持治疗 □ 必要时加用抗菌药物 **临时医嘱：** □ 进食少者及高热者静脉适量补液 □ 高热时物理降温，超高热时退热剂治疗 □ 心肺功能衰竭前期，转ICU治疗	**长期医嘱：** □ 手足口病护理常规 □ 呼吸道消化道隔离 □ 一级护理（病重者提高级别） □ 清淡饮食 □ 血压、血氧监测（病重者） □ 支持治疗 □ 必要时加用抗菌药物 **临时医嘱：** □ 必要时补充电解质液 □ 高热时物理降温，超高热时退热剂治疗 □ 心肺功能衰竭前期，转ICU治疗
病情变异记录	□ 无 □ 有，原因： 1. 2.	□ 无 □ 有，原因： 1. 2.	□ 无 □ 有，原因： 1. 2.
医师签名			

时间	住院第 4 ~5 天	住院第 6 ~7 天
诊疗工作	□ 上级医师查房 □ 完成病历记录 □ 评价治疗疗效调整治疗药物	□ 上级医师查房，确定患者可以出院 □ 完成上级医师查房记录、出院记录、出院证明书和病历首页的填写 □ 通知出院 □ 向患者交代出院注意事项及随诊时间 □ 若患者不能出院，在病程记录中说明原因和继续治疗的方案
重点医嘱	**长期医嘱：** □ 手足口病护理常规 □ 呼吸道消化道隔离 □ 一级护理（病重者提高级别） □ 清淡饮食 □ 血压、血氧监测（病重者） □ 抗病毒治疗：利巴韦林注射液 □ 必要时加用抗菌药物 **临时医嘱：** □ 必要时补充电解质液 □ 必要时复查血常规 □ 必要时复查心肌酶、转氨酶	**出院医嘱：** □ 今日出院 □ 门诊随诊
病情变异记录	□ 无　□ 有，原因： 1. 2.	□ 无　□ 有，原因： 1. 2.
医师签名		

（二）护士表单

手足口病临床路径护士表单

适用对象：第一诊断符合手足口病（ICD：B08-401）

患者姓名：	性别： 年龄： 门诊号：	住院号：
住院日期： 年 月 日	**出院日期：** 年 月 日	**标准住院日：5～7天**

时间	住院第1天	住院第2～4天	住院第5～7天（出院日）
健康宣教	□ 入院宣教 □ 介绍主管医师、护士 □ 介绍环境、设施 □ 介绍住院注意事项 □ 介绍探视和陪伴制度 □ 介绍贵重物品制度 □ 介绍消毒隔离制度	□ 药物宣教 □ 饮食宣教	□ 出院宣教 □ 饮食宣教 □ 药物宣教 □ 指导患者办理出院手续
护理处置	□ 核对患者，佩戴腕带 □ 建立入院护理病历 □ 协助患者留取各种标本 □ 测量体重	□ 根据医嘱的相关采血 □ 根据医嘱发放相关药物	□ 办理出院手续 □ 协助取出院带药 □ 书写出院小结
基础护理	□ 级别护理 □ 晨晚间护理 □ 患者安全管理	□ 级别护理 □ 晨晚间护理 □ 患者安全管理	□ 级别护理 □ 晨晚间护理 □ 患者安全管理
专科护理	□ 护理查体 □ 病情观察 □ 需要时，填写跌倒及压疮防范表 □ 需要时，请家属陪伴 □ 确定饮食种类 □ 心理护理	□ 病情观察 □ 遵医嘱完成相关检查 □ 心理护理 □ 皮肤护理	□ 出院指导
重点医嘱	□ 详见医嘱执行单	□ 详见医嘱执行单	□ 详见医嘱执行单
病情变异记录	□ 无 □ 有，原因： 1. 2.	□ 无 □ 有，原因： 1. 2.	□ 无 □ 有，原因： 1. 2.
护士签名			

（三）患者表单

手足口病临床路径患者表单

适用对象：第一诊断符合手足口病（ICD：B08-401）

患者姓名：	性别：　年龄：　门诊号：	住院号：
住院日期：　年　月　日	出院日期：　年　月　日	标准住院日：5～7天

时间	入院第1天	住院第2～6天	住院第3～7天 （出院日）
医患配合	□ 配合询问病史、收集资料，请务必详细告知既往史、用药史、过敏史 □ 配合进行体格检查 □ 有任何不适请告知医师	□ 配合完善相关检查，如采血、留尿、心电图、X线胸片 □ 医师与您及家属介绍病情	□ 接受出院前指导 □ 知道复查程序 □ 获取出院诊断书
护患配合	□ 配合测量体温、脉搏、呼吸3次、血压、体重1次 □ 配合完成入院护理评估（简单 □ 询问病史、过敏史、用药史） □ 接受入院宣教（环境介绍、病室规定、订餐制度、贵重物品保管等） □ 配合执行探视和陪伴制度 □ 有任何不适请告知护士	□ 配合测量体温、脉搏、呼吸3次、询问大便1次 □ 接受饮食宣教 □ 接受药物宣教	□ 接受出院宣教 □ 办理出院手续 □ 获取出院带药 □ 知道服药方法、作用、注意事项 □ 知道复印病历程序
饮食	□ 遵医嘱饮食	□ 遵医嘱饮食	□ 遵医嘱饮食
排泄	□ 正常排尿便	□ 正常排尿便	□ 正常排尿便
活动	□ 卧床休息	□ 逐渐恢复正常活动	□ 正常活动

附：原表单（2016年版）

手足口病临床路径表单

适用对象：第一诊断符合手足口病（ICD：B08-401）

患者姓名：	性别：　　年龄：　　门诊号：	住院号：
住院日期：　　年　月　日	**出院日期：**　　年　月　日	**标准住院日：5～7天**

时间	住院第1天	住院第2天	住院第3天
诊疗工作	□ 完成询问病史和体格检查 □ 完成入院病历及首次病程记录 □ 拟定检查项目 □ 制订初步治疗方案 □ 对家属进行有关的宣教，及时填报疫情卡并上报院感科	□ 上级医师查房 □ 明确下一步诊疗计划 □ 完成上级医师查房记录 □ 向家属交代病情	□ 上级医师查房 □ 完成病历记录 □ 评价治疗疗效，调整治疗药物
重点医嘱	**长期医嘱：** □ 手足口病护理常规 □ 呼吸道消化道隔离 □ 一级护理（病重者提高级别） □ 清淡饮食 □ 血压、血氧监测（病重者） □ 支持治疗 □ 必要时加用抗菌药物 **临时医嘱：** □ 血、尿、大便常规、CRP □ 重症者急查血气分析 □ 血生化 □ 血凝系列、D-二聚体 □ ECG、X线胸片 □ 心超、脑电图（重症患者） □ 手足口病RNA检测 □ 高热时物理降温，超高热时退热剂治疗 □ 心肺功能衰竭前期，转ICU治疗	**长期医嘱：** □ 手足口病护理常规 □ 呼吸道消化道隔离 □ 一级护理（病重者提高级别） □ 清淡饮食 □ 血压、血氧监测（病重者） □ 支持治疗 □ 必要时加用抗菌药物 **临时医嘱：** □ 进食少者及高热者静脉适量补液 □ 高热时物理降温，超高热时退热剂治疗 □ 心肺功能衰竭前期，转ICU治疗	**长期医嘱：** □ 手足口病护理常规 □ 呼吸道消化道隔离 □ 一级护理（病重者提高级别） □ 清淡饮食 □ 血压、血氧监测（病重者） □ 支持治疗 □ 必要时加用抗菌药物 **临时医嘱：** □ 必要时补充电解质液 □ 高热时物理降温，超高热时退热剂治疗 □ 心肺功能衰竭前期，转ICU治疗
护理工作	□ 介绍病房环境、设施和设备 □ 入院护理评估 □ 饮食指导	□ 病情观察 □ 皮肤护理 □ 健康宣教 □ 饮食指导	□ 病情观察 □ 饮食指导 □ 皮肤护理
病情变异原因	□ 无　□ 有，原因： 1. 2.	□ 无　□ 有，原因： 1. 2.	□ 无　□ 有，原因： 1. 2.
护士签名			
医师签名			

时间	住院第 4～5 天	住院第 6～7 天
诊疗工作	□ 上级医师查房 □ 完成病历记录 □ 评价治疗疗效调整治疗药物	□ 上级医师查房，确定患者可以出院 □ 完成上级医师查房记录、出院记录、出院证明书和病历首页的填写 □ 通知出院 □ 向患者交代出院注意事项及随诊时间 □ 若患者不能出院，在病程记录中说明原因和继续治疗的方案
重点医嘱	**长期医嘱：** □ 手足口病护理常规 □ 呼吸道消化道隔离 □ 一级护理（病重者提高级别） □ 清淡饮食 □ 血压、血氧监测（病重者） □ 抗病毒治疗：利巴韦林注射液 □ 必要时加用抗菌药物 **临时医嘱：** □ 必要时补充电解质液 □ 必要时复查血常规 □ 必要时复查心肌酶、转氨酶	**出院医嘱：** □ 今日出院 □ 门诊随诊
护理工作	□ 病情观察 □ 饮食指导 □ 皮肤护理	□ 帮助患者办理出院手续、交费等事项
病情变异原因	□ 无　□ 有，原因： 1. 2.	□ 无　□ 有，原因： 1. 2.
护士签名		
医师签名		

第二篇

小儿内科

临床路径释义药物信息表

Therapeutic Drugs

第一章

调节水电解质紊乱和酸碱平衡药

■ 药品名称	口服补液盐 Oral Rehydration Salts
适应证	用于防治腹泻、呕吐、经皮肤和呼吸道等液体丢失引起的轻度及中度失水，可补充水、钠和钾
制剂与规格	口服补液盐Ⅰ：每包14.75g（大袋中含氯化钠1.75g，葡萄糖11g；小袋中含氯化钾0.75g，碳酸氢钠碳酸氢钠1.25g） 口服补液盐Ⅱ：每包13.95g（氯化钠1.75g，葡萄糖10g，枸橼酸钠1.45g，氯化钾0.75g）
用法与用量	每包散剂溶于约1000ml的凉开水中，搅匀，充分溶解后口服 儿童轻度失水：开始时根据体重计算，50ml/kg，4小时内服用，直至腹泻停止；或按每日50～160ml/kg，分次于6小时内服完。中毒脱水应以静脉补液为主
注意事项	1. 下列情况禁用：少尿或无尿、严重腹泻或呕吐、葡萄糖吸收障碍、肠梗阻、肠麻痹及肠穿孔 2. 各种水肿性疾病、忌钠盐性疾病、高血糖患者慎用 3. 腹泻停止，应立即停服 4. 一般不用于早产儿；婴幼儿应用本品时需少量多次给予 5. 对本品过敏者禁用，过敏体质者慎用
禁忌	1. 少尿或无尿禁用 2. 严重失水、有休克征象禁用 3. 严重腹泻，大便量每小时超过30ml/kg禁用 4. 葡萄糖吸收障碍禁用 5. 由于严重呕吐等原因不能口服者禁用 6. 肠梗阻、肠麻痹和肠穿孔禁用
不良反应	常见恶心、呕吐（多因未按规定溶解本品，由于浓度过高而引起）、高钠血症、水钠潴留
药典	USP、BP
国家处方集	CNFC
医保目录	【保（甲）】
基本药物目录	【基】
其他推荐依据	
■ 药品名称	葡萄糖注射液 Glucose Injection
适应证	补充能量和体液；用于各种原因引起的进食不足或大量体液丢失（如呕吐、腹泻等），饥饿性酮症；低血糖症；高钾血症；高渗溶液用作组织脱水剂；配制血液净化液；药物稀释剂
制剂与规格	注射液：①10ml：0.5g；②20ml：1g；③500ml：25g；④500ml：50g；⑤500ml：125g；⑥20ml：10g；⑦100ml：50g；⑧250ml：125g

续 表

用法与用量	1. 补充液体与热能：按体重，每小时3～5ml/kg葡萄糖注射液静脉滴注 2. 新生儿低血糖：首次给予10%葡萄糖注射液1～2ml/kg，5分钟以上推注；随后使用5%～10%葡萄糖注射液，每分钟6～8mg/kg静脉滴注，根据血糖监测指标调整输液速率和浓度 3. 低血糖：婴儿或儿童，5ml/kg的10%葡萄糖注射液静脉推注 4. 高血糖患儿，如需补充葡萄糖注射液，可以按照4g葡萄糖+1U的正规胰岛素，同时加用氯化钾注射液 5. 脱水：等渗性脱水给予5%葡萄糖注射液静脉滴注 6. 高钾血症：应用10%～25%注射液，每2～4g葡萄糖+1U正规胰岛素输注，可降低血清钾浓度 7. 急性脑水肿患儿，可以选择静脉推注1～2ml/kg的50%的葡萄糖注射液
注意事项	1. 下列情况禁用：糖尿病酮症酸中毒未控制的患儿、高血糖非酮症性高渗状态、各种原因导致的应激性高血糖患儿、无尿症、低渗脱水症患儿 2. 儿童补液过快、过多，可致心悸、心律失常，甚至急性左心衰竭 3. 下列情况慎用：周期性麻痹、低钾血症患者，应激状态或应用糖皮质激素时容易诱发高血糖，水肿及严重心肾功能不全、肝硬化腹水者，易致水潴留，应控制输液量，每小时2～3ml/kg体重，心功能不全者尤应控制滴速
禁忌	糖尿病酮症酸中毒未控制者、高血糖非酮症性高渗状态禁用
不良反应	静脉炎；高浓度葡萄糖注射液外渗可致局部肿痛；反应性低血糖，高血糖非酮症昏迷，长期单纯补给葡萄糖时易出现低钾、低钠及低磷血症，原有心功能不全者补液过快可致心悸、心律失常甚至急性左心衰竭，1型糖尿病患者应用高浓度葡萄糖时偶有发生高钾血症
药典	Eur. P. 、Chin. P. 、USP
国家处方集	CNFC
医保目录	【保（甲）】
基本药物目录	【基】
其他推荐依据	
■ 药品名称	氯化钠注射液 Sodium Chloride Injection
适应证	用于各种原因所致的低渗性、等渗性和高渗性脱水；高渗性非酮症糖尿病昏迷，应用等渗或低渗氯化钠可纠正脱水和高渗状态；低氯性代谢性碱中毒；外用生理盐水冲洗眼部、洗涤伤口等；还用于产科的水囊引产；浓氯化钠用于各种原因所致的水中毒、严重的低钠血症、各种原因导致的脑水肿
制剂与规格	氯化钠注射液：①2ml：18mg；②1000ml：9g；③100ml：0.9g；④200ml：1.8g；⑤10ml：90mg；⑥50ml：0.45g；⑦250ml：2.25g；⑧500ml：4.5g；⑨400ml：3.6g；⑩10ml：1g 复方氯化钠注射液（林格液）（每100ml含氯化钠0.85g、氯化钾0.03g、氯化钙0.003g）：①250ml；②500ml；③1000ml 乳酸钠林格注射液（含氯化钠1.5g、氯化钾0.75g、氯化钙0.05g、乳酸钠1.55g）：500ml
用法与用量	1. 儿科患者常因各种原因导致脱水、休克，需要及时纠正进行液体复苏治疗，应根据患儿的症状和体征判断脱水程度和性质，按照累计损失量、继续丢失量和生理维持量给予相应的液体量和浓度

续　表

	2. 高渗性脱水：所需补液总量（L）=［血钠浓度（mmol/L）-142］血钠浓度（mmol/L）×0.6×体重（kg），第1日补给半量，余量在以后2～3日补给，并根据心肺肾功能酌情调节。在治疗开始的48小时内，血 Na^+ 浓度每小时下降不超过0.5mmol/L。若患者存在休克，应先予氯化钠注射液，并酌情补充胶体，待休克纠正，血钠>155mmol/L，血浆渗透浓度>350mOsm/L，可予0.6%低渗氯化钠注射液。待血浆渗透浓度<330mOsm/L，改用生理盐水 3. 等渗性脱水：注意防止高氯血症出现，故可将生理盐水和5%碳酸氢钠碳酸氢钠以2∶1的比例配制后补给，但要以血气分析中剩余碱量来调整碳酸氢钠的量 4. 低渗性脱水：血钠低<120mmol/L时或出现中枢神经系统症状时，可给予3%氯化钠注射液3～5ml/kg缓慢滴注，在6小时内将血钠浓度提高至120mmol/L以上；待血钠回升至120mmol/L以上，可改用等渗溶液或等渗溶液中酌情加入高渗葡萄糖注射液或10%氯化钠注射液 5. 低氯性碱中毒给予生理盐水或复方氯化钠注射液10～20ml/kg，以后根据碱中毒情况决定用量
注意事项	1. 儿童补液量和速度应严格控制 2. 下列情况慎用：水肿性疾病，肾病综合征、肝硬化、腹水、充血性心力衰竭、急性左心衰竭、脑水肿及特发性水肿等，急性肾衰竭少尿期，慢性肾衰竭尿量减少而对利尿药反应不佳者，高血压，低钾血症 3. 根据临床需要，检查血清中钠、钾、氯离子浓度；血液中酸碱浓度平衡指标、肾功能及血压和心肺功能 4. 无特殊需要，静脉滴注的最高浓度不大于3%，10%氯化钠应加入其他液体稀释后应用
禁忌	妊娠高血压者禁用；下列患儿禁用：心力衰竭、肺水肿、脑水肿、颅内压高、急性肾衰竭少尿期、高钠血症
不良反应	输液容量过多和滴速过快，可致水钠潴留，引起水肿、血压升高、心率加快、胸闷、呼吸困难、急性左心衰竭。不适当给予高渗氯化钠可致高钠血症。过多、过快输注低渗氯化钠，可致溶血及脑水肿
药典	Chin. P.、USP、BP
国家处方集	CNFC
医保目录	【保（甲）】
基本药物目录	【基】
其他推荐依据	
■ 药品名称	**复方（糖）电解质注射液　Electrolytes and Glucose Composition Injection**
适应证	调节体液平衡，同时补充部分电解质和能量。在经口摄取不可能或不充分时，补充并维持水分和电解质
制剂与规格	复方（糖）电解质注射液：500毫升/瓶（每1L中含氯化钠2.34g、氯化钾0.75g、乳酸钠2.24g、葡萄糖27.00g）
用法与用量	小儿常规剂量每小时5ml/kg，静脉滴注，按年龄、体重、症状，结合患儿血电解质和酸碱平衡测定结果适当增减

续 表

注意事项	1. 乳酸血症患儿禁用含乳酸盐溶液 2. 补液量和速率应严格控制 3. 高钾血症、少尿、严重烧伤、氮质血症及糖尿病患儿慎用
禁忌	乳酸血症患儿禁用含乳酸盐溶液
不良反应	快速大量输注时，可能出现水肿、血压升高、心率加快、胸闷、呼吸困难甚至急性肺水肿、急性左心衰竭。静脉滴注浓度较高（尤其是钾离子含量较高）、速度较快、输液选用的静脉较细时，易刺激静脉内膜引起疼痛、烦躁。滴注速度较快或原有肾功能损害，应注意高钾血症，应常规监测心电图
药典	
国家处方集	CNFC
医保目录	【保（甲）】
基本药物目录	【基】
其他推荐依据	

第二章

肠道菌群调节剂

■ 药品名称	地衣芽孢杆菌制剂　Bacillus Licheniformobiogen
适应证	用于由各种原因引起的肠道菌群失调症，也可用于急、慢性腹泻
制剂与规格	地衣芽孢杆菌胶囊：0.25g，含活菌数 2.5×10^{8} CFU
用法与用量	口服：<5 岁，一次 0.25g，一日 3 次；>5 岁，一次 0.5g，一日 3 次。首剂加倍
注意事项	1. 本品为活菌制剂，切勿将其置于高温处，溶解时水温不宜高于 40℃ 2. 对微生态制剂过敏者禁用 3. 服用本品应避免与抗菌药物合用
禁忌	对微生态制剂过敏史者禁用
不良反应	偶见大便干结、腹胀。大剂量服用可发生便秘
药典	
国家处方集	CNFC
医保目录	【保（乙）】
基本药物目录	【基】
其他推荐依据	
■ 药品名称	枯草杆菌、肠球菌二联活菌制剂　Live Combine Bacillus Subtilis and Enterococcus Faecium Granules with Multivitamines
适应证	适用于消化不良，食欲缺乏，营养不良，肠道菌群紊乱引起的腹泻、便秘、腹胀、肠道内异常发酵、肠炎，使用抗菌药物引起的肠黏膜损伤等症
制剂与规格	枯草杆菌、肠球菌二联活菌多维颗粒剂：每袋（1g）含活菌冻干粉 37.5mg，内有活菌 1.5 亿个，维生素 C 10mg，维生素 B_1 0.5mg，维生素 B_2 0.5mg，维生素 B_6 0.5mg，维生素 B_{12} 1.0μg，烟酰胺 2.0mg，乳酸钙 20mg（相当于钙 2.6mg），氧化锌 1.25mg（相当于锌 1.0mg）
用法与用量	口服：2 岁以下儿童，一次 1g，一日 1～2 次；2 岁以上儿童，一次 1～2g，一日 1～2 次，用 40℃以下的温开水或牛奶冲服，也可直接服用
注意事项	1. 对本品过敏者禁用 2. 本品为活菌制剂，切勿将本品置于高温处，溶解时水温不宜超过 40℃ 3. 直接服用时应注意避免呛咳，不满 3 岁的婴幼儿不宜直接服用 4. 过敏体质者慎用
禁忌	对微生态制剂过敏者禁用

续 表

不良反应	极罕见有服用本品腹泻次数增加的现象，停药后可恢复
药典	
国家处方集	CNFC
医保目录	【保（乙）】
基本药物目录	
其他推荐依据	

第三章

黏膜保护剂

■ 药品名称	吉法酯　Gefarnate
适应证	用于治疗胃及十二指肠溃疡，急、慢性胃炎，空肠溃疡及痉挛，胃酸过多，胃灼热，腹胀，消化不良
制剂与规格	片剂：50mg
用法与用量	儿童用药：口服，每次1~2片，每日3次
注意事项	1. 有前列腺素类药物禁忌者如青光眼患者慎用 2. 偶见口干、恶心、心悸、便秘等症状，严重者应立即停止服用
禁忌	对本品过敏者禁用
不良反应	口干、恶心、心悸、便秘
药典	
国家处方集	CNFC
医保目录	【保（乙）】
基本药物目录	
其他推荐依据	
■ 药品名称	硫糖铝　Sucralfate
适应证	用于治疗胃、十二指肠溃疡、胃炎
制剂与规格	片剂：①0.25g；②0.5g 胶囊：0.25g 混悬剂：①5ml∶1g；②10ml∶1g；③200ml∶20g
用法与用量	口服：每日10~25mg，分4次服用，餐前1小时或睡前服用。①预防应激性溃疡：1个月至2岁，一次250mg，一日4~6次；2~12岁，一次500mg，一日4~6次；12~18岁，一次1g，一日4~6次；②胃、十二指肠溃疡：1个月~2岁，一次250mg，一日4~6次；2~12岁，一次500mg，一日4~6次；12~15岁，一次1g，一日4~6次；15~18岁，每日4g，分2~4次，持续4~6周，可延长至12周
注意事项	1. 本品空腹服用效果较好 2. 对严重十二指肠溃疡效果较差 3. 用药期间监测血清铝浓度，连续应用不宜超过8周 4. 肾功能不全者慎用 5. 甲状腺功能亢进、低磷血症患者不宜长期用药 6. 硫糖铝可干扰脂溶性维生素（维生素A、维生素D和维生素K）的吸收

续　表

	7. 本品与四环素类、西咪替丁、苯妥英钠、华法林、各种维生素、氟喹诺酮类、地高辛等同时服用，可减少这些药物的吸收，故不应同服
禁忌	对本品过敏者、早产儿禁用
不良反应	常见便秘，少见口干、恶心、呕吐、腹泻、眩晕、皮疹、瘙痒、长期大剂量使用本药可引起低磷血症，可能出现骨软化
药典	Chin. P. 、USP、Jpn. P.
国家处方集	CNFC
医保目录	【保（乙）】
基本药物目录	
其他推荐依据	
■ 药品名称	双八面体蒙脱石　Montmorillonite Powder
适应证	用于儿童急、慢性腹泻，食管、胃及十二指肠疾病引起的相关疼痛症状的辅助治疗，但该药不作解痉剂使用
制剂与规格	散剂：每小袋内含双八面体蒙脱石3g，葡萄糖0.749g，糖精钠0.007g，香兰素0.004g
用法与用量	口服：本品3g加入50ml温水中摇匀服用。胃炎、结肠炎患儿饭前服用，腹泻患儿两餐间服用，食管炎患者饭后服用；①新生儿，3次/日，一次1/4袋；②1岁以下婴儿，每日3g，分2~3次服用；③1~2岁幼儿，每次3g，每日1~2次；④2岁以上幼儿，每次3g，每日2~3次 保留灌肠：3~6g本品加入50~100ml温水中进行灌肠，每日1~3次
注意事项	1. 治疗急性腹泻时，应注意纠正脱水 2. 如需服用其他药物，建议与该药间隔一段时间 3. 食管炎患儿饭后服用 4. 过量服用易引起便秘 5. 急性腹泻时立即服用，首剂加倍
禁忌	
不良反应	极少数患者可出现轻微便秘，减量后可继续服用
药典	
国家处方集	CNFC
医保目录	【保（甲）】
基本药物目录	
其他推荐依据	
■ 药品名称	消旋卡多曲　Racecadotril
适应证	用于1个月以上婴儿和儿童的急性腹泻，必要时给予口服补液或静脉补液联合使用
制剂与规格	消旋卡多曲颗粒：①10mg；②30mg

续　表

用法与用量	口服：每日3次，每次按每千克体重服用1.5mg；单日总剂量应不超过每千克体重6mg。连续服用不得超过7天。必要时给予口服补液或静脉补液联合使用 婴儿服用剂量：1～9月龄（体重<9kg），每次10mg（1袋），每日3次；9～30月龄（体重9～13kg），每次20mg（2袋），每日3次 儿童服用剂量：30月龄至9岁（13～27kg），每次30mg（3袋），每日3次；9岁以上（体重>27kg），每次60mg（6袋），每日3次
注意事项	1. 连续服用本品5天后，腹泻症状仍持续者应进一步就诊或采用其他药物治疗方案 2. 本品可以和食物、水或母乳一起服用，请注意溶解混合均匀 3. 本品请勿一次服用双倍剂量 4. 与细胞色素酶P450-3A4抑制剂如红霉素、酮康唑（可能减少消旋卡多曲的代谢）同时治疗时慎用 5. 与细胞色素酶P450-3A4诱导剂如利福平（可能降低消旋卡多曲的抗腹泻作用）同时治疗时慎用
禁忌	禁用于：肝肾功能不全者；不能摄入果糖，对葡萄糖或半乳糖吸收不良，缺少蔗糖酶，麦芽糖酶的患者；对消旋卡多曲过敏的患者
不良反应	偶见嗜睡、皮疹、腹胀、便秘等。消旋卡多曲不通过血脑屏障，因此对中枢神经系统没有作用
药典	
国家处方集	CNF
医保目录	【保（乙）】
基本药物目录	
其他推荐依据	

第四章

祛痰剂

■ 药品名称	氨溴索 Ambroxol
适应证	用于伴有痰液分泌异常及排痰功能不良的急、慢性肺部疾病的祛痰治疗。尤其是慢性支气管炎急性加重、喘息性支气管炎及支气管哮喘的祛痰治疗；手术后肺部并发症的预防性治疗；早产儿或新生儿呼吸窘迫综合征（IRDS）的治疗
制剂与规格	盐酸氨溴索片：30mg 盐酸氨溴索溶液：①5ml：15mg；②5ml：30mg；③60ml：180mg 盐酸氨溴索注射液：2ml：15mg 注射用盐酸氨溴索：15mg 盐酸氨溴索气雾剂：2ml：15mg
用法与用量	口服：12岁以上的儿童，一次30mg，一日3次。5~12岁的儿童，一次15mg，一日3次。2~5岁儿童，一次7.5mg，一日3次。2岁以下，一次7.5mg，一日2次。长期治疗时剂量可减低为一日2次。餐后口服 雾化吸入：一次15~30mg，一日3次 肌内注射：将本品用5%葡萄糖注射液或氯化钠注射液10~20ml稀释后缓慢注射 皮下注射：一次15mg，一日2次 静脉注射：12岁以上儿童，一次15mg，一日2~3次；严重病例可增至一次30mg。每15mg用5ml无菌注射用水溶解，缓慢注射。6~12岁儿童，一次15mg，一日2~3次。2~6岁儿童，一次7.5mg，一日3次。2岁以下儿童，一次7.5mg，一日2次。婴儿呼吸窘迫综合征（IRDS）的治疗：一日用药总量以婴儿体重计算30mg/kg，分4次给药。应使用注射泵给药，静脉输注时间至少5分钟 静脉滴注：一次15~30mg，一日2次，用5%葡萄糖注射液或氯化钠注射液100ml稀释后30分钟内缓慢滴注
注意事项	1. 过敏者禁用；避免与中枢性镇咳药同时使用，以免稀释的痰液堵塞气道 2. 快速静注可引起头痛、腿痛和疲惫感 3. 本品（pH 5.0）不能与pH>6.3的其他溶液混合，因为pH增加会导致本品游离碱沉淀 4. 用药后7日内未见好转，停药重新评估病因
禁忌	过敏者禁用
不良反应	本品通常能很好耐受，可见轻微上腹部不适、食欲缺乏、胃痛、胃部灼热、消化不良、恶心、呕吐、腹泻、皮疹；罕见头痛、眩晕、血管性水肿。快速静脉注射可引起腰部疼痛和疲乏无力感
药典	Eur. P.、Chin. P.
国家处方集	CNFC
医保目录	【保（甲/乙）】
基本药物目录	【基】

续　表

其他推荐依据	
■ 药品名称	乙酰半胱氨酸　Acetylcysteine
适应证	用于痰液黏稠不易咳出的呼吸系统疾病，如急、慢性支气管炎，支气管扩张，肺炎，肺结核，肺气肿等；用于特发性间质肺炎的治疗
制剂与规格	乙酰半胱氨酸胶囊：200mg 乙酰半胱氨酸泡腾片：600mg 乙酰半胱氨酸颗粒：①100mg；②200mg 乙酰半胱氨酸喷雾剂：①500mg；②1000mg 乙酰半胱氨酸注射液：20ml∶4g 注射用乙酰半胱氨酸：8g
用法与用量	口服：2～5岁，一次0.1g，一日2～3次。6～14岁，一次0.1g，一日3～4次。14岁以上，一次0.2g，一日2～3次 喷雾吸入：以0.9%氯化钠溶液配成10%溶液喷雾吸入，一次1～3ml，一日2～3次，婴儿雾化后及时吸痰 气管注入：急救时用5%溶液用注射器自气管的甲状软骨环骨膜注入气管腔内，一次0.5～2ml（婴儿每次0.5ml，儿童每次1ml），一日2次
注意事项	1. 对本品过敏、支气管哮喘、胃溃疡患儿禁用 2. 老年人伴有呼吸功能不全者慎用 3. 不宜与一些金属（如铁、铜）、橡胶及氧化剂接触，喷雾器要采用玻璃或塑料制品
禁忌	对本品过敏者及支气管哮喘、胃溃疡患者禁用
不良反应	1. 对呼吸道黏膜有刺激作用，故有时引起呛咳或支气管痉挛 2. 偶见恶心、呕吐，极少见皮疹 3. 偶可引起咯血
药典	Eur. P.、Chin. P.、USP
国家处方集	CNFC
医保目录	【保（乙）】
基本药物目录	
其他推荐依据	
■ 药品名称	氯化铵　Ammonium Chloride
适应证	为刺激性祛痰药：适用于干咳以及痰不易咳出等；也用于酸化尿液
制剂与规格	氯化铵片：0.3g
用法与用量	口服：小儿常用量。按体重一日40～60mg/kg，或按体表面积1.5g/m^2，分4次服用
注意事项	1. 肝肾功能严重损害，尤其是肝昏迷、肾衰竭、尿毒症者禁用 2. 凡右侧心力衰竭和肝硬化伴有代谢性碱血症的患者，均应禁用该药，以免加重原来病情 3. 应注意过量可导致高氯血症酸中毒 4. 消化性溃疡患者慎用

续 表

禁忌	对本品过敏者，肝肾功能严重损害尤其是肝性脑病、肾衰竭、尿毒症患者，代谢性酸中毒者禁用
不良反应	可引起恶心、呕吐、胃痛等消化道刺激症状
药典	Eur. P. 、Chin. P. 、USP、Viet. P.
国家处方集	CNFC
医保目录	
基本药物目录	
其他推荐依据	

第五章

抗感染药物

■ 药品名称	红霉素　Erythromycin
适应证	对化脓性链球菌、肺炎链球菌、金黄色葡萄球菌及表皮球菌具有良好的抗菌作用，用于急性扁桃体炎、急性咽炎、鼻窦炎；溶血性链球菌所致的猩红热、蜂窝织炎；白喉及白喉带菌者；气性坏疽、炭疽、破伤风；放线菌病；梅毒；单核细胞增多性李斯特菌病等；军团菌病；支原体肺炎；衣原体肺炎；其他衣原体属、支原体属所致泌尿生殖系感染；沙眼衣原体结膜炎；厌氧菌所致口腔感染；空肠弯曲菌肠炎；百日咳
制剂与规格	片剂：①0. 125g；②0. 25g 软膏：①1%；②0. 5% 注射用乳糖红霉素：①0. 25g；②0. 3g
用法与用量	口服：儿童一日按 20～40mg/kg，分 3～4 次 静脉给药：儿童一日按 20～30mg/kg，分 2～3 次
注意事项	1. 过敏者禁用 2. 胃肠道反应多见，有腹泻、恶心、呕吐、中上腹痛、口舌疼痛、胃纳减退等，其发生率与剂量大小有关
禁忌	对红霉素类药物过敏者禁用；禁止与抗组胺药特非那定合用，以避免引起心脏毒性
不良反应	主要引起胃肠道不良反应，与药物直接刺激胃肠道有关，偶有药疹与药物热、肝功能异常、外周血白细胞减少；假膜性肠炎，溶血性贫血、间质性肾炎、急性肾衰竭等严重不良反应罕见。红霉素酯化物可致肝毒性，常在用药后 10～12 日出现，可能属过敏反应。停药后大多自行消退，预后良好
药典	Eur. P. 、Chin. P. 、USP、Jpn. P.
国家处方集	CNFC
医保目录	【保（甲）】
基本药物目录	【基】
其他推荐依据	
■ 药品名称	阿奇霉素　Azithromycin
适应证	用于院外获得性呼吸道感染，肺炎链球菌、流感嗜血杆菌及肺炎支原体所致的肺炎；化脓性链球菌引起的急性咽炎、急性扁桃体炎；由敏感细菌引起的鼻窦炎、中耳炎、急性支气管炎及慢性支气管炎急性发作；沙眼衣原体尿道炎和宫颈炎；HIV 患者全身播散性鸟分枝杆菌复合体病的治疗
制剂与规格	片剂：①0. 25g；②0. 5g 分散片/胶囊：①0. 125g；②0. 25g 颗粒/干混悬剂：①0. 1g；②0. 125g；③0. 25g；④0. 5g

续　表

用法与用量	口服：儿童，①中耳炎、肺炎，第 1 日，10mg/kg，每日 1 次（一日最大量不超过 0.5g）；第 2～5 日，一日 5mg/kg，每日 1 次（一日最大量不超过 0.25g）；②咽炎、扁桃体炎，一日 12 mg/kg，每日 1 次（一日最大量不超过 0.5g），连用 5 日；③非复杂性生殖器衣原体感染和非淋病尿道炎，12～18 岁的儿童，一剂 1g 治疗
注意事项	1. 本类药物过敏者禁用 2. 餐前 1 小时或者餐后 2 小时服用 3. 肾功能不全时不需要调整剂量
禁忌	对阿奇霉素、红霉素或其他任何一种大环内酯类药物过敏者禁用
不良反应	与红霉素相比，阿奇霉素的一日给药次数及给药剂量均明显减少，故不良反应发生率明显下降。不良反应发生率为 12%，其中胃肠道反应为 9.6%，偶可出现肝功能异常、外周血白细胞减少
药典	Eur. P.、Chin. P.、USP
国家处方集	CNFC
医保目录	【保（甲/乙）】
基本药物目录	【基】
其他推荐依据	
■ 药品名称	罗红霉素　Roxithromycin
适应证	用于敏感菌所致的轻、中度感染：呼吸道感染、耳鼻喉感染、生殖器感染、皮肤软组织感染；用于支原体肺炎、沙眼衣原体感染及军团病
制剂与规格	片剂：150mg 分散片：①50mg；②75mg；③0.15g
用法与用量	儿童：一日按 5～10mg/kg，分 2 次服用
注意事项	胃肠道反应低于红霉素，发生率 3.1%
禁忌	对本品过敏者禁用
不良反应	胃肠道反应明显低于红霉素；偶见皮疹、皮肤瘙痒、头晕、头痛等
药典	Eur. P.、Chin. P.、Jpn. P.
国家处方集	CNFC
医保目录	【保（乙）】
基本药物目录	
其他推荐依据	
■ 药品名称	克拉霉素　Clarithromycin
适应证	用于敏感菌所致的轻、中度感染：上、下呼吸道感染；单纯性皮肤软组织感染；与其他抗菌药合用治疗播散性鸟分枝杆菌或细胞内分枝菌感染；与阿莫西林、奥美拉唑等合用治疗幽门螺杆菌感染

续　表

制剂与规格	片剂/胶囊：①0.125g；②0.25g
用法与用量	口服：6个月以上患儿每次7.5mg/kg，每12小时1次，最高剂量不超过每日500mg。轻症每次250mg，重症每次500mg，均为12小时1次，根据感染的严重程度应连续服用5～10日。6个月以下儿童的疗效和安全性尚未确定
注意事项	严重肝功能损坏、水电解质紊乱者、服用特非那丁者禁用
禁忌	1. 对克拉霉素或大环内酯类药物过敏者禁用 2. 严重肝功能损害者、水电解质紊乱患者、服用特非那丁者禁用 3. 某些心脏病（包括心律失常、心动过缓、QT间期延长、缺血性心脏病、充血性心力衰竭等）患者禁用
不良反应	不良反应发生率低于红霉素，主要为胃肠道反应，可能发生过敏反应，轻者为药疹、荨麻疹，重者为过敏性休克及重症多形红斑，偶见肝毒素、艰难梭菌引起的抗菌药物相关性肠炎，可能发生短暂性中枢神经系统不良反应，包括焦虑、头晕、失眠、幻觉、噩梦或意识模糊
药典	Eur. P.、Chin. P.、USP、Jpn. P.
国家处方集	CNFC
医保目录	【保（乙）】
基本药物目录	【基】
其他推荐依据	
■ 药品名称	利福平　Rifampicin
适应证	与其他抗结核药联合用于各种结核病的初治与复治，包括结核性脑膜炎的治疗；用于脑膜炎奈瑟菌咽喉部慢性带菌状态并有引起临床发病的高危人群的预防；与其他药物联合用于麻风、非结核分枝杆菌感染的治疗；与万古霉素（静脉）可联合用于甲氧西林耐药葡萄球菌所致的严重感染
制剂与规格	片剂：0.15g 胶囊：①0.15g；②0.3g 注射液：①0.15g；②0.45g；③0.6g
用法与用量	儿童抗结核治疗，1个月以上小儿一日按10～20mg/kg，空腹顿服，一日量不超过0.6g 脑膜炎奈瑟菌带菌者，1个月以上小儿一日10mg/kg，每12小时1次，连服4次。空腹顿服 布氏杆菌病、军团菌病、严重的葡萄球菌感染，需联合其他药物，1岁以内，一次5～10mg/kg，一日2次；1～18岁，一次10mg/kg（最大量600mg），一日2次
注意事项	1. 对本品过敏者禁用 2. 肝功能严重不全、胆道阻塞者禁用
禁忌	1. 对利福平或利福霉素类抗菌药过敏者禁用 2. 肝功能严重不全、胆道阻塞者禁用
不良反应	如按推荐剂量每日或隔日给药，利福平耐受性好，严重不良反应少见。多见消化道反应：畏食、恶心、呕吐、上腹部不适、腹泻等胃肠道反应，但均能耐受。肝毒性为主要不良反应：在疗程最初数周内，少数患者可出现ALT及AST升高、胆囊肿大和黄疸。变态反应：大剂量间歇疗法后偶可出现流感样综合征，表现为畏寒、寒战、发热、不适、呼吸困难、头

续 表

	晕、嗜睡及肌肉疼痛等，发生频率与剂量大小及间歇时间有明显关系。偶可发生急性溶血或肾衰竭，目前认为其产生机制属过敏反应。可出现血小板减少性紫癜、溶血性贫血，常出现于利福平间歇给药者，常于用药后2~3小时出现，停药后血小板和红细胞可自行恢复。应避免使用大剂量利福平间歇治疗，使用利福平者每月监测周围血象
药典	Eur. P.、Chin. P.、USP、Jpn. P.
国家处方集	CNFC
医保目录	【保（甲/乙）】
基本药物目录	【基】
其他推荐依据	
■ 药品名称	**利巴韦林 Ribavirin**
适应证	用于呼吸道合胞病毒引起的病毒性肺炎与支气管炎；用于肝功能代偿期的慢性丙型肝炎患者；用于流感病毒感染；用于皮肤疱疹病毒感染；局部用于单纯疱疹病毒角膜炎；与干扰素联用治疗慢性丙型肝炎
制剂与规格	利巴韦林片：①20mg；②50mg；③100mg 利巴韦林含片：①20mg；②100mg 利巴韦林胶囊：①100mg；②150mg 利巴韦林口服液：5ml：0.15g 利巴韦林颗粒：①50mg；②100mg；③150mg 利巴韦林注射液：①1ml：100mg；②2ml：250mg 注射用利巴韦林：100mg 利巴韦林喷剂：400mg（每喷3mg） 利巴韦林气雾剂：10.5g：0.075g（每喷约0.5mg）
用法与用量	静脉滴注：小儿按一日10~15mg/kg，分2次给药。每次滴注20分钟以上，疗程3~7日 口服：小儿每日按10mg/kg，分4次服用，疗程7日。6岁以下小儿口服剂量未定 喷雾吸入、雾化吸入：须严格按照药品说明书所述气雾发生器的说明和给药方法进行。对呼吸道合胞病毒引起的病毒性肺炎和其他病毒感染，也可持续吸药3~6日；或一日3次，一次4小时，疗程3日。呼吸道合胞病毒性肺炎病初3天内给药一般有效
注意事项	1. 本品不宜用于未经实验室确诊为呼吸道合胞病毒感染的患者 2. 对诊断的干扰：口服本品后引起血胆红素增高者可高达25% 3. 大剂量可引起血红蛋白下降；长期或大剂量服用对肝功能、血象有不良影响，有严重贫血、肝功能异常者慎用 4. 大剂量应用可致心脏损害，对有呼吸道疾患者（慢性阻塞性肺疾病或哮喘者）可致呼吸困难、胸痛等 5. 与齐多夫定同用时有拮抗作用，因本品可抑制齐多夫定转变成活性型的磷酸齐多夫定
禁忌	1. 对利巴韦林过敏者禁用 2. 治疗前6个月内不稳定和未控制的心脏病、血红蛋白异常、重度虚弱患者、重度肝功能异常或失代谢期肝硬化、自身免疫病（包括自身免疫性肝炎），不能控制的严重精神失常及儿童期严重精神病史者禁用 3. 活动性结核不宜使用
不良反应	常见贫血、乏力等，停药后即消失。少见疲倦、头痛、失眠、食欲减退、恶心、呕吐、轻度腹泻、便秘等，并可致红细胞、白细胞及血红蛋白下降

续　表

药典	Eur. P. 、Chin. P. 、USP
国家处方集	CNFC
医保目录	【保（甲/乙）】
基本药物目录	【基】
其他推荐依据	

第六章

肾上腺皮质激素

■ 药品名称	氢化可的松 Hydrocortisone
适应证	用于肾上腺皮质功能减退症的替代治疗；先天性肾上腺皮质增生症；自身免疫性疾病；过敏性疾病，严重支气管哮喘、血管神经性水肿、血清病、花粉症；器官移植的抗排斥反应；各种急性中毒性感染、病毒感染，如细菌性痢疾、中毒性肺炎、胸膜炎；血液病，如急性白血病、淋巴瘤等；炎症性疾病，如溃疡性结肠炎、损伤性关节炎；外用制剂用于眼科、皮肤科的炎症和过敏性疾病
制剂与规格	氢化可的松注射剂：①2ml：10mg；②5ml：25mg；③20ml：100mg 醋酸氢化可的松注射剂（2.5%）：5ml：125mg 注射用氢化可的松琥珀酸钠：①67.5mg（以氢化可的松计 50mg）；②135mg（以氢化可的松计 100mg） 醋酸氢化可的松注射剂：5ml：125mg 氢化可的松片：①4mg；②10mg；③20mg 醋酸氢化可的松片：20mg 氢化可的松乳膏：10g：10mg 氢化可的松眼膏（0.25%）：4g：10mg
用法与用量	口服：用于抗炎和免疫抑制，一日 2.5～10mg/kg，分 3～4 次给药，每 6～8 小时给药 1 次 替代治疗及先天性肾上腺皮质增生症治疗，见糖皮质激素替代治疗 静脉或肌内注射：严重急性哮喘、血管性水肿及超敏反应，初始剂量 1 月龄至 1 岁 25mg，1～6岁 50mg，6～12 岁 100mg，12～18 岁 100～500mg；均为每日 3 次，酌情调整。待病情改善后，逐渐减量 关节腔内注射：每次 1～2ml（25mg/ml） 鞘内注射：每次 25～50mg
注意事项	1. 严重精神病和癫痫，活动性消化性溃疡病，新近胃肠吻合手术，骨折或严重骨质疏松，创伤修复期，角膜溃疡，肾上腺皮质功能亢进，高血压，糖尿病，抗菌药物不能控制的感染患者禁用 2. 心脏病、糖尿病、憩室炎、有精神病倾向、全身性真菌感染、青光眼、肝功能损害、眼单纯性疱疹、高血压、甲状腺功能减退、重症肌无力、骨质疏松、胃溃疡、胃炎或食管炎、肾功能损害、结核病患者慎用 3. 儿童尽量小剂量应用 4. 本品注射液中含乙醇，必须稀释至 0.2mg/ml 后滴注；对中枢神经系统抑制、肝功能受损者宜选氢化可的松琥珀酸钠注射液
禁忌	肾上腺皮质激素过敏者、有严重精神病史、癫痫、活动性消化性溃疡、新近胃肠吻合术者、肾上腺皮质功能亢进、严重骨质疏松、青光眼、严重糖尿病者禁用
不良反应	偶见局部组织刺激、过敏反应、皮肤瘙痒、烧灼感或干燥感。长期大量应用可致皮肤萎缩、色素脱失、毛细血管扩张，酒渣样皮炎、口周皮炎、医源性库欣综合征表现（如满月脸、向心性肥胖、皮肤紫纹、出血倾向、痤疮、高血糖、高血压、骨质疏松或骨折、低血钙、

续 表

	低血钾等）；动脉粥样硬化、下肢水肿、创面愈合不良、月经紊乱、股骨头坏死、儿童生长发育受抑制、有欣快感、激动、烦躁不安、定向力障碍、失眠等精神症状。其他不良反应，如肌无力、肌萎缩、多毛、胃肠道反应、恶心、呕吐、消化性溃疡、肠穿孔、胰腺炎、水钠潴留、食欲增加、体重增加、青光眼、白内障、眼压增高、视盘水肿、角膜或巩膜变薄、眼干燥加重、颅内压增高、易患感染或感染加重、静止期结核病灶复发等。少见用药后血胆固醇、脂肪酸升高，白细胞增多或白细胞、淋巴细胞、单核细胞、嗜酸性粒细胞、嗜碱性粒细胞计数下降，血小板计数下降或增加，若快速静脉滴注大剂量可发生全身性过敏反应，如面部、鼻黏膜及眼睑肿胀、荨麻疹、气短、胸闷，喘鸣等。外用偶见有局部烧灼感、瘙痒，刺激及干燥感
药典	Int. P. 、Eur. P. 、Chin. P. 、USP、Jpn. P. 、Viet. P.
国家处方集	CNFC
医保目录	【保（甲）】
基本药物目录	【基】
其他推荐依据	
■ 药品名称	**地塞米松 Dexamethasone**
适应证	适用于过敏性、炎症性与自身免疫性疾病；其他参见“氢化可的松”。可用于库欣综合征的诊断和鉴别诊断药物试验；糖皮质激素可治疗性醛固酮增多症的诊断试验
制剂与规格	地塞米松片：0. 75mg 地塞米松磷酸钠注射液：①1ml：1mg；②1ml：2mg；③1ml：5mg 醋酸地塞米松注射剂：①0. 5ml：2. 5mg；②1ml：5mg；③5ml：25mg 地塞米松磷酸钠滴眼剂（0. 5%）：5ml：25mg 地塞米松乳膏（0. 05%）：5g：2. 5mg 醋酸地塞米松粘贴片：0. 3mg
用法与用量	1. 静脉滴注：①各种危重病的抢救，一次 2～20mg，每 2～3 小时重复给药，直至病情稳定；②用于恶性肿瘤引起的脑水肿，儿童负荷量 1. 5mg/kg，随后以一日 1. 5mg/kg 维持，连续 5 日。急性非淋巴细胞白血病，一次 $2mg/m^2$，每隔 8 小时重复给药 1 次，连续 12 次 2. 肌内注射：用于恶性疟疾所致脑水肿，一次 3～10mg，每隔 8 小时重复给药 1 次；过敏性休克和过敏性疾病，一次 2～6mg，严重者每 2～6 小时重复给药 3. 关节腔内注射：一次 0. 8～4 mg，剂量据关节大小决定 4. 口服：初始 0. 75～3mg，一日分 2～4 次给药，维持量一日 0. 75mg，剂量视病情酌情而定 5. 库欣综合征：诊断，0. 5mg，口服，每 6 小时 1 次，共 2 日；在 24 小时尿 17-羟皮质醇水平检测完成后开始给药。筛查，1mg（午夜 12 点口服）。分型诊断，2mg，口服，每 6 小时 1 次，共 2 日 6. 地塞米松-醛固酮抑制试验：口服一次 0. 5mg，每 6 小时服 1 次，共服 21 日。鉴别是否为糖皮质激素可治疗性醛固酮增多症
注意事项	用药过程监测患者的血红蛋白、血糖血清钾、血压的变化，并注意是否有隐性出血。余参见“氢化可的松”
禁忌	见“氢化可的松”
不良反应	少见有水钠潴留、血糖升高；静脉注射可引起肛门生殖区的感觉异常或激惹；长期应用可致医源性库欣综合征，表现有满月脸、向心性肥胖、紫纹、出血倾向、痤疮、糖尿病倾向、高血压、骨质疏松或骨折。其他见“氢化可的松”

续 表

药典	Ipt. P. 、Eur. P. 、Chin. P. 、USP、Jpn. P. 、Viet. P.
国家处方集	CNFC
医保目录	【保（甲/乙）】
基本药物目录	【基】
其他推荐依据	
■ 药品名称	泼尼松 Prednisone
适应证	用于过敏性与自身免疫性炎症性疾病：如结缔组织病、系统性红斑狼疮、重症肌无力、严重支气管哮喘、皮肌炎、血管炎、急性白血病，恶性淋巴瘤以及其他适用糖皮质激素的病症；用于肿瘤如急性淋巴性白血病、恶性淋巴瘤；滴眼液用于结膜炎、角膜炎和眼前段组织炎症
制剂与规格	泼尼松片：5mg 泼尼松滴眼剂（0.5%）：①5ml；②10ml 泼尼松眼膏（0.5%）：3g：15mg
用法与用量	口服：用于系统性红斑狼疮、溃疡性结肠炎、肾病综合征、自身免疫性贫血等，1～2mg/kg，一日2～3次，最大量60mg。用于药物性皮炎、支气管哮喘、荨麻疹等过敏性疾病，一日20～40mg，症状减轻后逐渐减量，每隔1日减少5mg。用于急性淋巴性白血病及恶性淋巴瘤，一日60～80mg，待症状缓解后减量 外用：用于过敏性皮炎、湿疹，用量依病情轻重和用药部位而定，一日1～2次 滴眼：一次1～2滴，一日2～4次
注意事项	1. 结核病、急性细菌或病毒性感染患者应同时给予适当的抗感染治疗 2. 高血压、糖尿病、消化道溃疡、精神病、骨质疏松症、青光眼、肝硬化、肾功能不良、甲状腺功能减退患者、儿童慎用
禁忌	1. 对糖皮质激素过敏者禁用 2. 活动性肺结核者禁用 3. 严重精神疾病者、癫痫、活动性消化性溃疡、糖尿病、新近胃肠吻合手术、骨折、创伤修复期、角膜溃疡、未能控制的感染者、较重的骨质疏松者禁用 4. 未进行抗感染治的急性化脓性眼部感染者禁用 5. 泼尼松滴眼剂对急性化脓性眼部感染、急性单纯疱疹病毒性角膜炎，牛痘、水痘及其他大多数角膜病毒感染者禁用
不良反应	由本品所致的水钠潴留作用较可的松弱，长期超生理剂量的应用，可出现并发感染、向心性肥胖、满月脸、紫纹、皮肤变薄、肌无力、肌萎缩、低血钾、水肿、恶心、呕吐、高血压、糖尿病、痤疮、多毛、感染、胰腺炎、伤口愈合不良、骨质疏松、诱发或加重消化道溃疡、儿童生长抑制、诱发精神症状等。滴眼可引起眼压升高，导致视神经损害、视野缺损、后囊膜下白内障、继发性真菌或病毒感染等。其他不良反应见“氢化可的松”
药典	Eur. P. 、Chin. P. 、USP
国家处方集	CNFC
医保目录	【保（甲）】
基本药物目录	【基】
其他推荐依据	

续 表

■ 药品名称	泼尼松龙 Prednisolone
适应证	用于各种急性严重细菌感染、过敏性疾病、结缔组织病、风湿病、肾病综合征、严重的支气管哮喘、血小板减少性紫癜、粒细胞减少症、急性淋巴性白血病、各种肾上腺皮质功能不足症、剥脱性皮炎、无疱疮神经性皮炎、湿疹等；用于需要短期抗炎治疗的眼部疾病及眼部手术后、化学或热灼伤、擦伤、裂伤时预防炎症反应
制剂与规格	泼尼松龙磷酸钠注射液：5ml：125mg 泼尼松龙注射液：①1ml：25mg；②5ml：125mg 泼尼松龙滴眼剂（1%）：①5ml：50mg；②10ml：100mg 醋酸泼尼松龙片：5mg
用法与用量	口服：2～18 岁，一日 1～2mg/kg，一日最大剂量不超过 60mg，一日 1 次，病情明显缓解后逐渐减量 静脉注射或静脉滴注：泼尼松龙磷酸酯钠一次 10～20mg 肌内或关节腔内注射：一次 5～25mg，用量依据关节大小和用药部位而定 对婴幼儿或儿童，滴眼：一次 1 滴，每 1～2 小时 1 次。当炎症控制时减少用药频次。不宜中途停止治疗，应当逐步减量停药
注意事项	1. 慎用于甲状腺功能减退症，肝硬化，溃疡性结肠炎，充血性心力衰竭，惊厥性疾病，血栓性静脉炎，消化性溃疡，糖尿病，精神障碍，骨质疏松症，肾上腺抑制和感染 2. 本品无需经肝脏转化可直接发挥效应，适用于肝功能不全者 3. 泼尼松龙磷酸钠水溶性强，作用快速，可供肌内、静脉注射和滴注 4. 醋酸泼尼松龙为混悬液吸收缓慢，供肌内和关节腔内注射
禁忌	1. 对糖皮质激素过敏者禁用 2. 活动性肺结核者禁用 3. 未进行抗感染治疗的急性化脓性眼部感染者禁用 4. 严重精神疾病者、癫痫、活动性消化性溃疡、糖尿病、新近胃肠吻合手术、骨折、创伤修复期、角膜溃疡、未能控制的感染者、较重的骨质疏松者禁用
不良反应	由本品所致的水钠潴留作用较氢化可的松弱，一般不易引起水钠潴留和电解质紊乱。长期超生理剂量的应用，可出现向心性肥胖、满月脸、紫纹、皮肤变薄、肌无力、肌萎缩、低血钾、水肿、恶心、呕吐、高血压、糖尿病、痤疮、多毛、感染、胰腺炎、伤口愈合不良、骨质疏松、诱发或加重消化道溃疡、儿童生长抑制，诱发精神症状等。眼部长期大量应用，可引起眼压升高，导致视神经损害、视野缺损、后囊膜下白内障、继发性真菌或病毒感染等
药典	Int. P. 、Eur. P. 、Chin. P. 、USP、Jpn. P. 、Viet. P.
国家处方集	CNFC
医保目录	【保（乙）】
基本药物目录	
其他推荐依据	

第七章

免疫制剂

■ 药品名称	人免疫球蛋白 Human Immunoglobulin
适应证	主要用于预防麻疹和传染性肝炎；若与抗生素合并使用，可提高对某些严重细菌和病毒感染的疗效
制剂与规格	注射液：每瓶含蛋白质150mg；蛋白质浓度为10%
用法与用量	用法：只限于肌内注射，不得用于静脉输注 剂量：①预防麻疹，为预防发病或减轻症状，可在与麻疹患者接触7日内按体重注射0.05～0.15ml/kg，5岁以下儿童注射1.5～3.0ml，6岁以上儿童最大注射量不超过6ml，一次注射预防效果通常为2～4周；②预防传染性肝炎，0.05～0.1ml/kg，或儿童一次注射1.5～3ml，一次注射预防效果通常为1个月左右
注意事项	1. 本品若出现浑浊、有摇不散的沉淀、异物或玻璃瓶有裂纹、过期失效，均不可使用 2. 开瓶后一次性注射完毕，不得分次使用 3. 运输与贮存过程中严禁冻结
禁忌	1. 对本品过敏或有其他严重过敏史者禁用 2. 有抗IgA抗体的选择性IgA缺乏者禁用
不良反应	1. 极个别患者在输注时出现一过性头痛、心悸、恶心等不良反应，可能与输注速度过快或个体差异有关。上述反应大多轻微且常发生在输液开始1小时内，因此建议在输注的全过程定期观察患者的一般情况和生命体征，必要时减慢或暂停输注，一般无需特殊处理即可自行恢复。个别患者可在输注结束后发生上述反应，一般在24小时内均可自行恢复 2. 偶见过敏反应（如荨麻疹、喉头水肿），严重者可见过敏性休克 3. 大剂量或给药速度过快时，可见头痛、心悸、恶心和暂时性体温升高 4. 可引起无菌性脑膜炎
药典	
国家处方集	CNFC
医保目录	【保（乙）】
基本药物目录	
其他推荐依据	
■ 药品名称	冻干静脉注射用人免疫球蛋白（pH4） Lyophilized Human Immunoglobulin (pH4)
适应证	原发性免疫球蛋白缺乏症，如X连锁低免疫球蛋白血症，常见变异性免疫缺陷病，免疫球蛋白G亚型缺陷病等；继发性免疫球蛋白缺陷病，如重症感染，新生儿败血症等；自身免疫性疾病，如原发性血小板减少性紫癜，川崎病；预防麻疹；防治传染性肝炎、水痘、腮腺炎、带状疱疹、风疹等；用于哮喘、花粉症等内源性过敏性疾病

续　表

制剂与规格	冻干静脉注射用人免疫球蛋白（pH4）：①1g；②1.25g；③2.5g；④4g
用法与用量	用法：用冻干静脉注射用人免疫球蛋白（pH4）稀释液25ml将制品溶解至规定容积，静脉滴注或以5%葡萄糖溶液稀释1~2倍做静脉滴注，开始滴注速度为1.0ml/min（约20滴/分）持续15分钟后若无不良反应，可逐渐加快速度，最快滴注速度不得超过3.0ml/min 推荐剂量：①原发性免疫球蛋白缺乏或低下症：首次剂量按体重400mg/kg；维持剂量200~400mg/kg，给药间隔视患者血清IgG水平和病情而定，一般每月1次；②原发性血小板减少性紫癜：每日400mg/kg，连续5日；维持剂量每次400mg/kg，间隔时间视血小板计数和病情而定，一般每周1次；③重症感染：每日200~300mg/kg，连续2~3日；④川崎病：发病10日内应用，儿童治疗剂量2.0g/kg，一次输注
注意事项	本品专供静脉输注用。有严重酸碱代谢紊乱的患者应慎用
禁忌	1. 对本品过敏或有其他严重过敏史者禁用 2. 有抗IgA抗体的选择性IgA缺乏者禁用
不良反应	1. 极个别患者在输注时出现一过性头痛、心悸、恶心等不良反应，可能与输注速度过快或个体差异有关。上述反应大多轻微且常发生在输液开始1小时内，因此建议在输注的全过程定期观察患者的一般情况和生命体征，必要时减慢或暂停输注，一般无需特殊处理即可自行恢复。个别患者可在输注结束后发生上述反应，一般在24小时内可自行恢复 2. 偶见变态反应（如荨麻疹、喉头水肿），严重者可见过敏性休克 3. 大剂量或给药速度过快时，可见头痛、心悸、恶心和暂时性体温升高
药典	
国家处方集	CNFC
医保目录	【保（乙）】
基本药物目录	
其他推荐依据	

第八章

生物反应调节药

■ 药品名称	匹多莫德口服溶液 Pidotimod Oral Solution
□ 其他名称	芙露饮
适应证	用于慢性或反复发作的呼吸道感染和尿路感染的辅助治疗
制剂与规格	口服溶液：①10ml：0.2g；②10ml：0.4g
用法与用量	3岁及以上儿童及青少年：每次0.4g，每日两次，不超过60天 成人：每次0.8g，每日两次，不超过60天
注意事项	高敏体质者慎用；因食物会影响药物吸收，本品应在餐前或餐后2小时左右服用。不要在有效期过后使用
禁忌	对本品过敏者禁用。妊娠3个月内妇女应禁用
不良反应	上市后监测和文献资料可观察到以下不良反应： 1. 消化系统损害：偶见恶心、呕吐、腹泻、腹痛、胃部不适、口干、腹胀、食欲异常、胃灼热等，罕见肝脏氨基转移酶升高等 2. 皮肤及其附件损害：偶见可致皮肤过敏（包括皮疹和瘙痒）、皮肤潮红等；严重者可罕见皮肤、黏膜溃疡 3. 神经系统损害：偶见头晕、头痛、眩晕等 4. 其他：偶见胸闷、发热、嗜睡、心悸、面部水肿、唇部水肿等，罕见过敏性紫癜、过敏性休克等
药典	
国家处方集	
医保目录	部分省份【保（乙）】
基本药物目录	
其他推荐依据	李怡静，王松江，李玲玲，等．匹多莫德口服液治疗儿童反复呼吸道感染的临床疗效分析[J]．临床研究，2016，24（4）：165-166.
■ 药品名称	脾氨肽口服冻干粉 Spleen Aminopeptide Oral Lyophilized Powder
□ 其他名称	复可托
适应证	免疫调节剂。用于治疗细胞免疫功能低下、免疫缺陷和自身免疫功能紊乱性疾病（反复呼吸道感染、支气管炎、肺炎、哮喘、重症带状疱疹及牛皮癣等）；用于改善恶性肿瘤患者放、化疗及术后生活质量，降低各种原因引起的感冒、发热或其他感染发生率
制剂与规格	冻干粉：①2mg；②4mg

续　表

用法与用量	口服，一次 2～4mg，用 10ml 凉开水溶解后服，隔日或每日 1 次；儿童，每次 2mg；或遵医嘱
注意事项	当药品性状发生改变时禁用
禁忌	尚不明确
不良反应	尚未见有关不良反应报道
药典	
国家处方集	
医保目录	部分省份【保（乙）】
基本药物目录	
其他推荐依据	沈小飞，周艾，黄群. 复可托（脾氨肽口服冻干粉）对儿童扁桃体摘除术后免疫功能疗效分析［J］. 临床耳鼻喉头颈外科杂志，2017（21）：1690-1692.

第九章

矿物质类

■ 药品名称	氯化钙 Calcium Chloride
适应证	钙缺乏；维生素 D 缺乏；过敏性疾病
制剂与规格	氯化钙注射液：①10ml：0.3g；②10ml：0.5g；③20ml：0.6g；④20ml：1g
用法与用量	低钙血症：氯化钙 0.5～1g（136～272mg 元素钙）稀释后静脉缓慢注射，每分钟不超过 0.5～1mg（13.6～27.2mg 钙），根据患者血钙水平，1～3 日重复给药。也可用氯化钙稀释于氯化钠注射液或右旋糖酐内，每分钟滴注 0.5～1mg（最高每分钟 2mg）
注意事项	1. 氯化钙有强烈的刺激性，不宜皮下或肌内注射；静脉注射时如漏出血管外，可引起组织坏死；一般情况下，本品不用于小儿 2. 对诊断的干扰：可使血清淀粉酶增高，血清羟基皮质甾醇浓度短暂升高。长期或大量应用本品，血清磷酸盐浓度降低 3. 应用强心苷期间禁止静注本品 4. 不宜用于肾功能不全低钙患者及呼吸性酸中毒患者
禁忌	1. 高钙血症及高钙尿症患者禁用 2. 患有含钙肾结石或有肾结石病史者禁用 3. 结节病患者（可加重高钙血症）禁用 4. 有肾功能不全的低钙血症患者及呼吸性酸中毒的呼吸衰竭者不宜使用本药
不良反应	1. 静脉注射给药可出现全身发热、皮肤红热、注射部位疼痛。如静脉注射过快可产生恶心、呕吐、血压下降、心律失常，甚至心搏停止，使用洋地黄治疗的患者反应尤其明显 2. 用药过量或注射过快可致血钙过高，血钙过高早期可表现为便秘、倦睡、持续头痛、食欲缺乏、口腔金属味、异常口干等，晚期表现为精神错乱、高血压、眼和皮肤对光敏感、恶心、呕吐、心律失常等。血钙过高还可导致钙沉积在眼结膜和角膜上，影响视觉 3. 如注射液漏出血管外，可引起组织坏死 4. 有报道静脉内给药可能会导致静脉血栓形成
药典	Eur. P.、USP、Chin. P.
国家处方集	CNF
医保目录	【保（乙）】
基本药物目录	
其他推荐依据	
■ 药品名称	赖氨葡锌颗粒 Lysine Hydrochloride and Zinc Gluconate Granules
□ 其他名称	巨可生
适应证	用于防治小儿及青少年因缺乏赖氨酸和锌而引起的疾病

续　表

制剂与规格	颗粒剂（无糖）：每包含盐酸赖氨酸 125mg 与葡萄糖酸锌 35mg（相当于锌 5mg）
用法与用量	口服。1～6 个月新生儿一日 0.5 包；7～12 个月儿童一日 1 包；1～10 岁儿童一日 2 包；10 岁以上儿童及成人，一日 3 包；孕妇一日 4 包；哺乳期妇女一日 5 包
注意事项	1. 应按推荐剂量服用，在使用过程中用温开水溶解并搅拌 2～3 分钟，溶解后服用 2. 应餐后服用，可减少胃肠道刺激性 3. 高氯血症，酸中毒及肾功能不全者慎用 4. 对本品过敏者禁用，过敏体质者慎用 5. 本品性状发生改变时禁止使用 6. 请将本品放在儿童不能接触的地方 7. 儿童必须在成人监护下使用 8. 如正在使用其他药品，使用本品前请咨询医师或药师
禁忌	急性或活动性消化道溃疡患者禁用
不良反应	可见轻度恶心、呕吐、便秘等反应
药典	
国家处方集	
医保目录	部分省市【保（乙）】
基本药物目录	
其他推荐依据	刘剑锋，肖启亮，高花兰．口服补锌辅助治疗婴幼儿迁延性慢性腹泻病 70 例［J］．中南医学科学杂志，2011，39（3）：305-307.
■ 药品名称	**醋酸钙颗粒　Calcium acetate granules**
□ 其他名称	**金丐**
适应证	用于预防和治疗钙缺乏症，如骨质疏松、手足搐搦症、骨发育不全、佝偻病以及儿童、妊娠和哺乳期妇女、绝经期妇女、老年人钙的补充
制剂与规格	醋酸钙颗粒：每包含醋酸钙①0.2g；②0.6g
用法与用量	口服：一次 1 包，一日 2 次，温开水冲服
注意事项	1. 心肾功能不全者慎用 2. 对本品过敏者禁用，过敏体质者慎用 3. 本品性状发生改变时禁止使用 4. 请将本品放在儿童不能接触的地方 5. 儿童必须在成人监护下使用 6. 如正在使用其他药品，使用本品前请咨询医师或药师 7. 糖尿病患者慎用 8. 肾结石患者应在医师指导下使用
禁忌	高钙血症、高钙尿症患者禁用
不良反应	偶见便秘
药典	

续 表

国家处方集	
医保目录	【保（乙）】
基本药物目录	
其他推荐依据	傅宏义主编．新编药物大全［M］．3版．北京：中国医药科技出版社，2010.

第十章

其他治疗药物

■ 药品名称	右旋布洛芬口服混悬液 Dexibuprofen Oral Suspension
□ 其他名称	优舒芬
适应证	本品为非甾体抗炎药，具解热、镇痛及抗炎作用，适用于： 1. 感冒等疾病引起的发热、头痛 2. 减轻或消除以下疾病的轻、中度疼痛或炎症；扭伤、劳损、下腰疼痛、肩周炎、滑囊炎、肌腱或腱鞘炎；痛经、痛风、牙痛或手术后疼痛；类风湿性关节炎、骨关节以及其他血清阴性（非风湿性）关节疾病
制剂与规格	混悬液：100ml：2g
用法与用量	口服：成人一次 10～20ml，一日 2～3 次；超过 6 岁的儿童每次 7.5ml，每天 2～3 次；体重未超过 30kg 的儿童，每天服用剂量不应超过 15ml，或遵医嘱
注意事项	1. 避免与其他非甾体抗炎药，包括选择性 COX-2 抑制剂合并用药 2. 根据控制症状的需要，在最短治疗时间内使用最低有效剂量，可以使不良反应降到最低 3. 在使用所有非甾体抗炎药治疗过程中的任何时候，都可能出现胃肠道出血、溃疡和穿孔的不良反应，其风险可能是致命的 4. 针对多种 COX-2 选择性或非选择性非甾体抗炎药物持续时间达 3 年的临床试验显示，本品可能引起严重心血管血栓性不良事件、心肌梗死和中风的风险增加，其风险可能是致命的 5. 和所有非甾体抗炎药一样，本品可导致新发高血压或使已有的高血压加重，其中的任何一种都可导致心血管事件的发生率增加。服用噻嗪类或髓袢利尿剂的患者服用非甾体抗炎药时，可能会影响这些治疗的疗效 6. 有高血压和（或）心力衰竭（如液体潴留和水肿）病史的患者应慎用 7. 非甾体抗炎药包括本品可引起可能致命的、严重的皮肤不良反应，如剥脱性皮炎、重症多形红斑和中毒性表皮坏死溶解症 8. 连续服用 3 天发热不退时，应请医生诊治 9. 对血小板聚集有抑制作用，可使出血时间延长，但停药 24 小时即可消失 10. 可使血尿素氮及血清肌酐含量升高，肌酐清除率下降 11. 血友病或其他出血性疾病（包括凝血障碍及血小板功能异常），用药后出血时间延长，出血倾向加重 12. 严重肝功能障碍、红斑狼疮或其他免疫疾病患者慎用。肾功能不全者用药后肾脏不良反应增多，甚至导致肾衰竭，故肾功能不全患者慎用 13. 长期用药时应定期检查血象及肝、肾功能
禁忌	1. 已知对本品过敏的患者禁用 2. 服用阿司匹林或其他非甾体类抗炎药后诱发哮喘、荨麻疹或过敏反应的患者禁用 3. 禁用于冠状动脉搭桥手术（CABG）围术期疼痛的治疗 4. 有应用非甾体抗炎药后发生胃肠道出血或穿孔病史的患者禁用

续 表

	5. 有活动性消化道溃疡/出血，或者既往曾复发溃疡/出血的患者禁用 6. 重度心力衰竭患者禁用
不良反应	1. 消化道症状包括消化不良、胃烧灼感、胃痛、恶心、呕吐，出现于16%长期服用者，停药上述症状消失，不停药者大部分亦可耐受。少数（≤1%）出现胃溃疡和消化道出血，亦有因溃疡穿孔者 2. 神经系统症状如头痛、嗜睡、眩晕、耳鸣少见，出现在1%～3%患者 3. 肾功能不全很少见，多发生在有潜在性肾病变者；但少数服用者可出现下肢水肿 4. 其他少见症状有皮疹、支气管哮喘发作、肝酶升高、白细胞减少等 5. 用药期间如出现胃肠出血、肝肾功能损害、视力障碍、血象异常以及过敏反应等情况，即应停药
药典	
国家处方集	
医保目录	【保（乙）】
基本药物目录	
其他推荐依据	徐洪涛，余健，聂国明，等．右旋布洛芬与布洛芬混悬液退热疗效的对照研究［J］．实用药物与临床，2013，16（8）：701-702.
■ 药品名称	人血白蛋白　Human Albumin
□ 其他名称	奥克特珐玛
适应证	本品未在中国开展临床试验，以下内容译自奥克特珐玛公司国外的批准说明书。人血白蛋白主要用于急症和重症监护患者，消除水肿和有毒物质。脱水患者应该额外给予补液 1. 低血容量型休克和预防休克 2. 术前、术中和术后的白蛋白减少或低蛋白血症并胶体渗透压降低（白蛋白<3g/100ml，胶体渗透压<20mmHg）及肝实质损伤等 3. 与呋塞米合用，排除由呋塞米造成的蛋白缺乏引起的水肿（如患有肾病综合征的患者） 4. 妊娠中毒 5. 新生儿高胆红素血症：①换血治疗；②光线治疗。奥克特珐玛20%人血白蛋白适用于治疗透析患者和早产儿
制剂与规格	注射液：每瓶10g（20%，50ml）
用法与用量	依据患者的病情、治疗反应和临床治疗需要，由医生决定并调整所使用的白蛋白浓度、剂量和输注速度。 1. 用量：剂量和输液率（100ml，每分钟35～125滴）要根据患者的临床情况而调节。详情参考说明书 2. 用法：根据患者的适应证、临床情况和血液动力参数的不同，将20%人血白蛋白用于静脉注射或输液，使用无菌、无热原的一次性注射器或输液设备（平均输液速率：按体重每小时1～2ml/kg）
注意事项	1. 本品开启后，应一次输注完毕，不得分次或给第二人输用 2. 输注过程中如果发现患者有不适反应，应立即停止输用 3. 有明显脱水者应同时补液 4. 对孕妇或可能妊娠妇女的用药应谨慎，如有必要应用时，应在医师指导和密切观察下使用

续 表

禁忌	1. 对白蛋白产品过敏者禁用 2. 对本品过敏者禁用 3. 在稀血症、高容量血症和由高容量血症引起的心排血量增加导致的高血压时，使用有危险 4. 出现下列情况时禁用本品：失代偿性心力衰竭；高血压；食管静脉曲张；肺水肿；出血体质；肾性或肾后性无尿；严重贫血；脱水（除非同时足量输液）
不良反应	本品自在中国上市以来未有临床不良反应的报道 国外资料显示：使用本品产生不良反应少见。偶可出现寒战、发热、面部潮红、皮疹、恶心呕吐等状况，一般在减慢输注速度或停止输注后症状可消失。极少有休克的报道。快速输注可引起血管超负荷导致肺水肿，应立即停药并给予适当处理。偶有过敏反应的报道
药典	Chin. P.
国家处方集	CNF
医保目录	【保（乙）】
基本药物目录	部分省份【基】
其他推荐依据	王坤，于馨准．人血白蛋白辅助治疗儿童腹型过敏性紫癜的疗效分析［J］．医学综述，2016，22（2）：394-396.
■ 药品名称	注射用脑蛋白水解物（Ⅱ） Cerebroprotein Hydrolysate for Injection（Ⅱ）
适应证	用于颅脑外伤、脑血管疾病后遗症伴有记忆减退及注意力集中障碍的症状改善
制剂与规格	粉针剂：30. 50mg（以总氮计）
用法与用量	每一疗程最好连续给药，参考患者年龄、病情以决定疗程长短及剂量 静脉滴注：一般使用2～6支稀释于250ml生理盐水中缓慢滴注，每日1次，约60～120分钟滴完，可连续使用10～14天为一疗程。或遵医嘱
注意事项	1. 严格按照说明书规定的适应证及用法用量使用 2. 用药前应仔细询问患者用药史和过敏史，过敏体质患者慎用 3. 本品不良反应包括过敏性休克，应在有抢救条件的医疗机构使用，用药后出现过敏反应或其他严重不良反应应立即停药并及时救治 4. 使用本品期间，如出现任何不良事件和（或）不良反应，请咨询医师。如同时使用其他药品，请告知医师 5. 请放置于儿童不能够触及的地方
禁忌	1. 对本药任一成分过敏者禁用 2. 癫痫持续状态禁用 3. 癫痫大发作禁用，此时用药可能增加发作频率 4. 严重肾功能不全者禁用
不良反应	本品一般耐受性良好。体内及体外实验、毒理实验均显示无任何潜在的致畸、致敏或致癌作用。注射过快会有轻度热感，极少数病例会出现寒战、轻度发热，且多与患者体质有关。迄今尚未发现用药后持久的不良反应或危及生命的病例。大剂量使用时，注射过快少数病例会引起发热 上市后监测和文献资料可观察到以下不良反应：

续　表

	过敏反应：包括皮疹、荨麻疹、红斑疹、斑丘疹、皮肤瘙痒、皮肤潮红、喉水肿、头面部水肿等；可见过敏样反应和过敏性休克，症状包括多汗、面色苍白、呼吸困难、发绀、血压下降等 全身性损害：寒战、发热、畏寒、乏力、腰痛、背痛、水肿 呼吸系统损害：呼吸困难、胸闷、憋气、呼吸急促、咳嗽、鼻塞、支气管痉挛 神经系统损害：头晕、眩晕、头痛、惊厥、麻木、抽搐、憋气、烦躁、震颤、抑郁、失眠、癫痫发作 消化系统损害：腹泻、腹痛、恶心、呕吐、便秘、口干、肝脏氨基转移酶升高 心血管系统损害：心悸、心动过速、心律失常、血压升高、血压下降 泌尿系统损害：血尿素氮升高 给药部位损害：注射部位疼痛、静脉炎
药典	
国家处方集	
医保目录	部分省份【保（乙）】
基本药物目录	部分省份【基（增补）】
其他推荐依据	杜逸亭，徐若梅，覃琳，等. 脑蛋白水解物治疗新生儿缺氧缺血性脑病的疗效观察［J］. 中西医结合心脑血管病杂志，2010，8（11）：1332-1333.
■ 药品名称	**注射用牛肺表面活性剂　Calf Pulmonary Surfactant for Injection**
□ 其他名称	**珂立苏**
适应证	用于治疗新生儿呼吸窘迫综合征，预防早产婴儿呼吸窘迫综合征
制剂与规格	注射剂：70mg
用法与用量	本品仅能用于气管内给药 给药时间： 预防性用药：适用于胎龄小于29周和（或）存在新生儿呼吸窘迫综合征风险的早产儿，在出生后应尽早给药，最好在出生后30分钟内 治疗性用药：要在出现呼吸窘迫综合征早期征象后尽早给药，通常在患儿出生后12小时以内，不宜超过48小时，给药越早效果越好 剂量：70mg/kg出生体重。给药剂量应根据患儿具体情况灵活掌握，首次给药范围可在40～100mg/kg出生体重，多数病例如能早期及时用药，70mg/kg即可取得良好效果；病情较重，X线胸片病变明显，动脉血氧分压较低，或有合并症的病例，偏大剂量可有更好效果 用法：按剂量抽吸于5ml注射器内，经气管插管注入肺内，注药全过程约15分钟。给药后4小时内尽可能不要吸痰 给药次数：多数通常只应用1次即可，如患儿呼吸情况无明显好转，需继续应用呼吸机，明确呼吸衰竭是由呼吸窘迫综合征引起，必要时在第一次用药后12～24小时（至少6小时）可应用第2次，重复给药最多应用3次，剂量与首次给药相同
注意事项	1. 本品的应用要在有新生儿呼吸急救经验的医师指导下进行，并严格遵守有关新生儿急救规范的操作规程 2. 给药前要确保气管插管的位置适中，勿插入过深，以防药液只流入右侧，同时要保持气道插管的通畅，必要时予以吸引

续 表

	3. 给药期间应保证婴儿的一般状态稳定，纠正酸中毒、低血压、贫血、低血糖和低体温 4. 准备用本品治疗的患儿，给药前应用呼吸机的参数宜偏低。给药后呼吸机的调节视病情而定，大致呼吸频率在 40～60 次/分，吸气时间 0.5 秒左右 5. 给药后氧合作用和肺顺应性（几分钟至 1 小时）很快好转，应及时检查血气，调整呼吸机参数（压力、氧浓度），以免通气过度或血氧过高 6. 使用表面活性物质可以减轻呼吸窘迫综合征的严重程度，或降低其发病率。给药后病情改善不明显时要考虑呼吸窘迫的其他原因，如气胸、动脉导管重新开放等 7. 肺表面活性物质的灭活（Inactivation）：在肺表面活性物质治疗中，当抑制现象发生时，可通过增加肺表面活性物质治疗的剂量和次数，以减轻抑制的影响 8. 通过大量临床观察，至今没有应用肺表面活性剂引起严重过敏的临床报告
禁忌	本品无特殊禁忌，有气胸患儿应先进行处理，然后再给药，以免影响呼吸机的应用
不良反应	临床上给药操作过程中由于一过性气道阻塞可有短暂的血氧下降和心率、血压波动，发生不良反应时应暂停给药，给以相应处理，病情稳定后再继续给药 给药后肺顺应性可在短时间内好转，应及时调低呼吸机通气压力，以免发生肺通气过度或气胸；吸入氧浓度也要根据血氧变化相应调整 根据本品临床试验结果，用药 3 天后血液生化检查，对肝、肾功能无重要影响
药典	
国家处方集	
医保目录	【保（乙）】
基本药物目录	
其他推荐依据	牛肺表面活性剂多中心研究协作组. 不同剂量牛肺表面活性剂治疗早产儿呼吸窘迫综合征：国内多中心随机对照临床试验［J］. 中华围产医学杂志，2017，20（4）：260-267.
■ 药品名称	**小儿复方氨基酸注射液（18AA-Ⅱ） Paediatric Compound Amino Acid Injection（18AA-Ⅱ）**
□ 其他名称	**长富尔甜**
适应证	本品为静脉用胃肠外营养输液，可用于以下几方面：①早产儿、低体重儿及各种病因所致不能经口摄入蛋白质或摄入量不足的新生儿；②各种创伤：如烧伤、外伤及手术后等高代谢状态的小儿；③各种不能经口摄食或摄食不足的急、慢性营养不良的小儿：如坏死性小肠结肠炎、急性坏死性胰腺炎、化疗药物反应等
制剂与规格	注射剂：①50ml：3.0g（总氨基酸）；②100ml：6.0g（总氨基酸）
用法与用量	1. 采用中心静脉插管或周围静脉给药但均需缓慢滴注 2. 每日每千克体重用 20～35ml 或遵医嘱 3. 滴注时每克氮应同时供给 150～200kcal 非蛋白质热量（葡萄糖、脂肪乳），另加维生素、微量元素等
注意事项	1. 肝、肾功能严重障碍者慎用 2. 应用本品时，需按时监测代谢、电解质及酸碱平衡等，防止并发症 3. 如发现过敏性皮疹，应立即停药 4. 静脉滴速不宜过快，20kg 儿童一般不宜超过 20 滴/分

续 表

禁忌	氨基酸代谢障碍者、氮质血症患者禁用
不良反应	输注本品过快，可引起恶心、呕吐、心悸、发热等不良反应
药典	
国家处方集	CNFC
医保目录	【保（甲）】
基本药物目录	
其他推荐依据	中华医学会肠外肠内营养学分会儿科协作组，中华医学会儿科学分会新生儿学组，中华医学会小儿外科学分会新生儿学组，等. 中国新生儿营养支持临床应用指南［J］. 临床儿科杂志，2013，31（12）：1177-1182.
■ 药品名称	小儿复方氨基酸注射液（19AA-Ⅰ） Pediatric Compound Amino Acid Injection（19AA-Ⅰ）
适应证	本品为静脉用胃肠外营养输液。用于： 1. 早产儿、低体重儿及各种病因所致不能经口摄入蛋白质或摄入量不足的新生儿 2. 各种创伤：如烧伤、外伤及手术后等高代谢状态的小儿 3. 各种不能经口摄食或摄食不足的急、慢性营养不良的小儿：如坏死性小肠结肠炎、急性坏死性胰腺炎、化疗药物反应等
制剂与规格	注射剂：20ml：1.2g（总氨基酸）
用法与用量	1. 采用中心静脉插管或周围静脉给药但均需缓慢滴注 2. 每日每千克体重用 20～35ml 或遵医嘱 3. 滴注时每克氮应同时供给 150～200kcal 非蛋白质热量（葡萄糖、脂肪乳），另加维生素、微量元素等
注意事项	1. 肝、肾功能严重障碍者慎用 2. 应用本品时，需按时监测代谢、电解质及酸碱平衡等，防止并发症 3. 如发现过敏性皮疹，应立即停药 4. 静脉滴速不宜过快，20kg 儿童一般不宜超过 20 滴/分
禁忌	氨基酸代谢障碍者、氮质血症患者禁用
不良反应	输注本品过快，可引起恶心、呕吐、心悸、发热等不良反应
药典	
国家处方集	
医保目录	【保（乙）】
基本药物目录	
其他推荐依据	中华医学会肠外肠内营养学分会儿科协作组，中华医学会儿科学分会新生儿学组，中华医学会小儿外科学分会新生儿学组，等. 中国新生儿营养支持临床应用指南［J］. 临床儿科杂志，2013，31（12）：1177-1182.

续 表

■ 药品名称	特布他林 Terbutaline
□ 其他名称	苏顺
适应证	用于预防和缓解支气管哮喘、与支气管和肺气肿有关的可逆性支气管痉挛患者
制剂与规格	1. 硫酸特布他林片：①2.5mg；②5mg 2. 特布他林口服液：100ml∶30mg 3. 硫酸特布他林注射液：①1ml∶0.25mg；②2ml∶0.5mg 4. 硫酸特布他林气雾剂：①5ml∶50mg（200 揿/瓶）；②10ml∶0.1g（400 揿/瓶） 5. 特布他林干粉吸入剂：0.5mg×200 揿/瓶
用法与用量	1. 吸入：①气雾剂：一次 0.25～0.5mg（1～2 揿），一日 3～4 次，重症患者一次 1.5mg（6 揿），24 小时内的总量不应超过 6mg（24 揿）；②雾化液：成人及 20kg 以上儿童，一次 5mg，一日 3 次。20kg 以下儿童，一次 2.5mg，一日 3 次，不应超过 4 次 2. 口服：①成人，开始 1～2 周，一次 1.25mg，一日 2～3 次；以后可加至一次 2.5mg，一日 3 次；②儿童，按体重一次 0.065mg/kg（一次总量不应超过 1.25mg），一日 3 次 3. 静脉注射：一次 0.25mg，必要时 15～30 分钟 1 次，但 4 小时内用量不应超过 0.5mg
注意事项	1. 不足 20 周、正在分娩、严重心血管疾病、阴道大出血、子痫及严重子痫先兆、绒羊膜羊膜炎患者禁用。死胎、宫内感染、严重妊娠毒血症应停药 2. 未控制甲亢、高血压、心脏病、糖尿病患者慎用。正在使用糖皮质激素者、糖尿病及正在使用排钾利尿药的患者慎用 3. 过量连续使用，或与盐酸肾上腺素、盐酸异丙肾上腺素同用，可发生心律不齐，甚至心脏停搏 4. 静滴时，应密切监测母体及胎儿心率、血压等情况，视病情及时调整剂量 5. 硫酸特布他林注射液在临床使用时，雾化吸入和静脉滴注不建议同时使用，以防药性叠加产生不良后果。注射液雾化吸入：成人，一次 0.5～0.75mg，一日 2～3 次。儿童，一次 0.25～0.5mg，一日 2～3 次
禁忌	对本品及其他肾上腺素受体激动药过敏者或处方中其他成分过敏者禁用
不良反应	按所推荐剂量，不良反应发生率低，多为轻度，可耐受，不影响继续治疗 主要症状： 中枢神经系统：震颤、神经质、头晕、头痛、偶有嗜睡； 心血管系统：心悸、心动过速
药典	USP、Eur. P.、Chin. P.
国家处方集	CNF
医保目录	【保（乙）】
基本药物目录	部分省份【基】
其他推荐依据	申昆玲，邓力，李云珠，等. 支气管舒张剂在儿童呼吸道常见疾病中应用的专家共识［J］. 临床儿科杂志，2015，33（4）：373-379.

第十一章

小儿内科疾病中成药治疗用药

■ 药品名称	琥珀抱龙丸 Hupo Baolong Wan
药物组成	山药（炒）、朱砂、甘草、琥珀、天竺黄、檀香、枳壳（炒）、茯苓、胆南星、枳实（炒）、红参
功能与主治	清热化痰，镇静安神。用于饮食内伤所致的痰食型急惊风，症见发热抽搐，烦躁不安，痰喘气急，惊痫不安
临床应用	1. 惊风：因痰火湿浊蒙蔽心包，引动肝风所致，症见纳呆，呕吐。腹痛，便秘，痰多，继而发热神呆，迅即昏迷，惊厥，喉间痰鸣，腹部胀满，呼吸气粗；高热惊厥见上述证候者 2. 痰痫：因小儿脾常不足，内伤积滞，痰浊内阻，阴阳不相顺接，清阳蒙蔽所致，症见发作时痰涎壅盛，喉间痰鸣，口角流涎，瞪目直视，神志模糊，犹如痴呆，失神，面色黄而不华，手足抽搐不明显，舌苔白腻，脉弦滑；小儿癫痫、手足搐搦症见上述证候者 3. 咳嗽：由小儿正气虚弱，痰湿内伏，肺气闭阻所致，症见发热，咳嗽而喘，呼吸困难，气急鼻煽，面赤，口渴，喉间痰鸣，胸闷胀满，泛吐痰涎，舌苔黄，舌质红，脉弦滑；上呼吸道感染、气管炎见上述证候者
制剂与规格	丸剂：每丸重 1.8g
用法与用量	口服：一次 1 丸，一日 2 次；婴儿每次 1/3 丸，化服
注意事项	1. 慢脾风不宜使用 2. 外伤瘀血痫疾不宜单用本品 3. 寒痰停饮咳嗽慎用 4. 本品含有朱砂，不宜过久服用 5. 本品脾胃虚弱、阴虚火旺者慎用 6. 饮食宜清淡，忌食辛辣刺激、油腻食物 7. 小儿高热惊厥抽搐不止，应及时送医院抢救
禁忌	尚不明确
不良反应	目前尚未检索到不良反应报道
药典	Chin. P.
医保目录	
基本药物目录	
其他推荐依据	国家药典委员会．中华人民共和国药典临床用药须知（2010 年版）［M］．北京：中国医药科技出版社，2011.
■ 药品名称	小儿咳喘灵颗粒（口服液） Xiao'er Kechuan Keli (Koufuye)
药物组成	麻黄、金银花、苦杏仁、板蓝根、石膏、甘草、瓜蒌

续　表

功能与主治	宣肺清热，止咳祛痰，平喘。用于小儿外感风热所致的感冒、咳喘，症见发热，恶风，微有汗出，咳嗽咯痰，咳喘气促；上呼吸道感染、支气管炎、肺炎见上述证候者
临床应用	1. 感冒：由风热犯肺，肺气郁闭，肺卫失和，气机不利，灼津为痰，阻滞气道所致，症见发热，恶风，微有汗出，咳嗽咯痰；上呼吸道感染见上述证候者 2. 喘证：由风热闭肺，痰热壅盛于气道，肺失宣降所致，症见发热不退，咳嗽痰浓，喘息气促；急性支气管炎、肺炎见上述证候者
制剂与规格	颗粒剂：每袋装 10g 口服液：每支装 10ml
用法与用量	颗粒剂：开水冲服，2 岁以内一次 1g，3～4 岁一次 1.5g，5～7 岁一次 2g，一日3～4次 口服液：口服。2 岁以内一次 5ml，3～4 岁一次 7.5ml，5～7 岁一次 10ml，一日 3～4 次
注意事项	1. 风寒感冒者慎用 2. 服药期间忌食辛辣刺激、油腻食物 3. 服药期间高热喘憋、鼻煽加剧者应及时到医院诊治
禁忌	尚不明确
不良反应	目前尚未检索到不良反应报道
药典	
医保目录	【保（乙）】
基本药物目录	
其他推荐依据	国家药典委员会．中华人民共和国药典临床用药须知（2010 年版）［M］．北京：中国医药科技出版社，2011.
■ 药品名称	小儿麻甘颗粒　Xiao'er Magan Keli
药物组成	石膏、麻黄、黄芩、桑白皮、紫苏子、苦杏仁、地骨皮、甘草
功能与主治	平喘止咳，利咽祛痰。用于小儿风热犯肺所致的肺炎喘嗽，症见发热微汗、咳嗽痰稠、呼吸急促、口渴欲饮；亦用于咽喉炎
临床应用	肺炎喘嗽：因风热闭肺，肺失肃降，热灼津为痰，阻滞气道所致，症见发热微汗、咳嗽痰稠、呼吸急促、气急鼻煽，喉中痰鸣，口渴烦躁，面红尿黄；急性支气管炎、早期肺炎见上述证候者 文献报告，本品可治疗儿童咳嗽变应性哮喘
制剂与规格	颗粒剂：每袋装 10g
用法与用量	口服：周岁以内一次 0.8g，1～3 岁一次 1.6g，4 岁以上一次 2.5g，一日 4 次
注意事项	1. 肺脾气虚、阴虚肺热者慎用 2. 服药期间忌食辛辣刺激、油腻食物 3. 服药期间高热持续不退、喘促、鼻煽、口周青紫者，应及时到医院诊治
禁忌	尚不明确
不良反应	据文献报道，本品可致小儿腹泻，发生率为 9.65%
药典	

续 表

医保目录	
基本药物目录	
其他推荐依据	国家药典委员会. 中华人民共和国药典临床用药须知（2010 年版）[M]. 北京：中国医药科技出版社，2011.
■ 药品名称	小儿肺热咳喘颗粒 Xiao' er Feire Kechuan Keli
药物组成	麻黄、苦杏仁、石膏、甘草、金银花、连翘、知母、黄芩、板蓝根、麦冬、鱼腥草
功能与主治	清热解毒，宣肺止咳，化咳平喘。用于小儿风热犯肺所致的感冒、咳嗽、气喘，症见发热、咳嗽、咯痰、气急、喘促；支气管炎及支气管肺炎见上述证候者
临床应用	1. 感冒：因风热客犯肺卫，或寒从热化所致，症见发热重，有汗或无汗，头痛，鼻塞流涕，喷嚏，咳嗽，咽红肿痛，舌质红，苔薄白，脉浮数；急性上呼吸道感染见上述证候者 2. 咳嗽：因风热犯肺，宣降失常所致，症见发热，咳嗽，咯痰，气急喘促，舌淡红，苔薄黄，脉浮数而滑；支气管炎见上述证候者 3. 喘证：由风热闭肺所致，症见发热恶风，咳嗽气促，微有汗出，或咳嗽频频，气急鼻煽，喉间痰鸣，面色红赤，舌质红而干，苔黄，脉浮数而滑；支气管肺炎见上述证候者
制剂与规格	颗粒剂：每袋装 3g
用法与用量	开水冲服：3 岁以下一次 3g，一日 3 次；3～7 岁以上一次 3g，一日 4 次；7 岁以上一次 6g，一日 3 次
注意事项	1. 风寒感冒，风寒闭肺喘咳不宜使用 2. 服药期间饮食宜清淡，忌食油腻腥荤、辛辣刺激食物 3. 对于支气管肺炎服药后病情未见减轻，咳喘加重者，应及时就医
禁忌	尚不明确
不良反应	目前尚未检索到不良反应报道
药典	
医保目录	
基本药物目录	
其他推荐依据	国家药典委员会. 中华人民共和国药典临床用药须知（2010 年版）[M]. 北京：中国医药科技出版社，2011.
■ 药品名称	八宝惊风散 Babao Jingfeng San
药物组成	天麻（制）、天竺黄、全蝎（制）、钩藤、人工牛黄、麝香、栀子、金礞石（煅）、珍珠、沉香、冰片、防风、黄芩、川贝母、胆南星、龙齿、茯苓、丁香、薄荷
功能与主治	祛风化痰，退热镇惊。用于小儿痰热内蕴所致的急热惊风，症见发热咳嗽，呕吐痰涎，大便不通；高热惊厥见上述证候者
临床应用	1. 惊风：因外感风寒表邪，内蕴痰火，引动肝风所致，症见发热，头痛，神昏，抽搐，舌苔薄黄，脉浮数；小儿高热惊厥见上述证候者 2. 咳嗽：由痰热熏扰肺金所致，症见咳嗽痰多，稠黏难咯，发热，面赤唇红，目赤，口苦

续　表

	作渴，烦躁不宁，小便短赤，大便干结，舌红苔黄，脉滑数，指纹色紫；上呼吸道感染、气管炎见上述证候者
制剂与规格	散剂：每瓶装 0.26g
用法与用量	口服：一次 0.52g，一日 3 次。周岁以内遵医嘱酌减
注意事项	1. 脾虚慢惊风者不宜使用 2. 寒痰停饮咳嗽者慎用 3. 不宜久用、过量服用 4. 小儿急惊风不宜单用本品 5. 饮食宜清淡，忌食辛辣、油腻食物
禁忌	尚不明确
不良反应	目前尚未检索到不良反应报道
药典	
医保目录	
基本药物目录	
其他推荐依据	国家药典委员会．中华人民共和国药典临床用药须知（2010 年版）［M］．北京：中国医药科技出版社，2011.
■ 药品名称	**牛黄抱龙丸　Niuhuang Baolong Wan**
药物组成	牛黄、胆南星、天竺黄、茯苓、琥珀、麝香、全蝎、僵蚕（炒）、雄黄、朱砂
功能与主治	清热镇惊，祛风化痰。用于小儿风痰壅盛所致的惊风，症见高热神昏、惊风抽搐
临床应用	小儿惊风：因小儿素体痰热积聚，感受风邪或疫疠之邪所致，症见高热面红，咳嗽痰多，咽红流涕，烦躁神昏，抽搐惊厥，舌苔薄黄，脉浮数；高热惊厥见上述证候者
制剂与规格	丸剂：每丸重 1.5g
用法与用量	口服。一次 1 丸，一日 1～2 次；周岁以内小儿酌减
注意事项	1. 慢脾风或阴虚火旺所致虚风内动者慎用 2. 本品含用朱砂、雄黄，不宜过量久用 3. 饮食宜清淡，忌食油腻、辛辣食物 4. 小儿高热惊厥抽搐不止，应及时送医院抢救
禁忌	尚不明确
不良反应	有文献报道牛黄抱龙丸可引起腹泻
药典	Chin. P.
医保目录	【保（乙）】
基本药物目录	
其他推荐依据	国家药典委员会．中华人民共和国药典临床用药须知（2010 年版）［M］．北京：中国医药科技出版社，2011.

续 表

■ 药品名称	牛黄镇惊丸 Niuhuang Zhenjing Wan
药物组成	牛黄、全蝎、僵蚕（炒）、珍珠、人工麝香、朱砂、雄黄、天麻、钩藤、防风、琥珀、胆南星、白附子（制）、半夏（制）、天竺黄、冰片、薄荷、甘草
功能与主治	镇静安神、祛风豁痰。用于小儿惊风，高热抽搐，牙关禁闭，烦躁不安
临床应用	小儿急惊风：因感受时邪热极生痰生风而致，症见高热抽搐，牙关禁闭，神志不清，痰涎壅盛，烦躁不安，舌红苔黄，脉滑数
制剂与规格	大蜜丸：每丸重 1.5g
用法与用量	口服：水蜜丸一次 1g，小蜜丸一次 1.5g，大蜜丸一次 1 丸，一日 1～3 次；3 岁以内小儿酌减
注意事项	1. 慢惊风者不宜使用 2. 方中含用朱砂、雄黄，不可久用 3. 忌食辛辣食物
禁忌	尚不明确
不良反应	目前尚未检索到不良反应报道
药典	Chin. P.
医保目录	
基本药物目录	
其他推荐依据	国家药典委员会. 中华人民共和国药典临床用药须知（2010 年版）[M]. 北京：中国医药科技出版社，2011.
■ 药品名称	七珍丸 Qizhen Wan
药物组成	僵蚕（炒）、全蝎、麝香、朱砂、雄黄、胆南星、天竺黄、巴豆霜、寒食曲
功能与主治	定惊豁痰，消积通便。用于小儿急惊风，身热，昏睡，气粗烦躁，痰涎壅盛，停乳停食，大便秘结
临床应用	急惊风：因食积痰热化火生风而致，纳呆，呕吐，腹痛，便秘，发热，神昏，惊厥抽搐，喉中痰鸣，呼吸气粗，舌红苔黄腻，脉弦滑 本品亦可用于乳食积滞，痰火互结出现的大便燥结，脘腹胀满，发热咳嗽痰鸣等症
制剂与规格	丸剂：每 200 丸重 3g
用法与用量	口服：小儿 3～4 个月，一次 3 丸；5～6 个月，一次 4～5 丸；周岁，一次 6～7 丸，一日 2 次；周岁以上及体实者酌加用量，或遵医嘱
注意事项	1. 慢惊风者不宜使用 2. 本品用于体质壮实小儿，体弱泄泻者慎用 3. 本品含用朱砂、雄黄，中病即止，不可久用，肝肾功能不正常者慎用
禁忌	尚不明确
不良反应	本品可致蓄积中毒，出现高热，反复抽搐

续　表

药典	Chin. P.
医保目录	
基本药物目录	
其他推荐依据	国家药典委员会. 中华人民共和国药典临床用药须知（2010 年版）[M]. 北京：中国医药科技出版社，2011.
■ 药品名称	**人参归脾丸　Renshen Guipi Wan**
药物组成	人参、白术（麸炒）、茯苓、甘草（蜜炙）、黄芪（蜜炙）、当归、木香、远志（去心甘草炙）、龙眼肉、酸枣仁（炒）
功能与主治	益气补血，健脾养心。用于心脾两虚、气血不足所致的心悸，怔忡、失眠健忘，食少体倦，面色萎黄，以及脾不统血所致的便血、崩漏、带下
临床应用	1. 心悸：由思虑过度，劳伤心脾，或脾胃虚弱，气血生化之源不足，心失所养所致，症见心悸，怔忡，头晕目眩，面色不华，倦怠乏力，舌质淡，脉细弱；心律失常、心肌炎见上述证候者 2. 不寐：由思虑劳倦，内伤心脾，化源不足阴血暗耗以致气血两虚，心神失养，神不守舍所致，症见多梦易醒，失眠健忘，头晕目眩，神疲纳呆，舌淡，脉细弱；神经衰弱、贫血、围绝经期综合征、疲劳综合征见上述证候者 3. 健忘：因久病体弱，或思虑过度，劳伤心脾，阴血耗损，脑失所养而致，症见遇事善忘，心悸，气短，神倦，纳呆，舌淡，脉细弱；神经衰弱、疲劳综合征见上述证候者 4. 血证：因脾气虚弱，统摄无权，血溢脉外所致，症见衄血，便血，皮下紫斑，崩漏，月经先期，量多色淡，舌淡苔薄，脉细弱；胃及十二指肠溃疡出血、功能性子宫出血、血小板减少性紫癜见上述证候者 5. 带下：由虚体虚弱或劳倦过度，脾气虚弱，运化失职，水湿之气下陷，带脉失约所致，症见带下色白，量多无臭，面色萎黄或白，纳少，便溏，乏力，舌淡苔白，脉缓弱；慢性阴道炎、宫颈炎见上述证候者 6. 有报道本品尚可用于治疗白细胞减少症、儿童多动症、胺碘酮致心动过缓、疲劳综合征、再生障碍性贫血及慢性结肠炎等
制剂与规格	丸剂：大蜜丸，每丸重 9g；水蜜丸，每 10 丸重 1.9g；小蜜丸，每 10 丸重 2g；浓缩丸，每 10 丸重 2g
用法与用量	口服：大蜜丸，一次 1 丸，一日 2 次。水蜜丸，一次 6g，一日 2 次。小蜜丸，一次 9g，一日 2 次。浓缩丸，一次 30 丸，一日 2 次
注意事项	1. 热邪内伏、阴虚脉数以及痰湿壅盛者慎用 2. 服药期间应进食营养丰富而易消化吸收的食物，饮食有节。忌食生冷食物，忌烟酒、浓茶 3. 保持精神舒畅，劳逸适度；忌过度思虑，避免恼怒、抑郁、惊恐等不良情绪
禁忌	尚不明确
不良反应	目前尚未检索到不良反应报道
药典	
医保目录	【保（乙）】
基本药物目录	

续 表

其他推荐依据	国家药典委员会. 中华人民共和国药典临床用药须知（2010年版）［M］. 北京：中国医药科技出版社，2011.
■ 药品名称	小儿泻速停颗粒　Xiao'er Xiesuting Keli
药物组成	地锦草、儿茶、乌梅、山楂（炒焦）、茯苓、白芍、甘草
功能与主治	清热利湿，健脾止泻，缓急止痛。用于小儿湿热壅遏大肠所致的泄泻，症见大便稀薄如水样，腹痛、纳差；小儿秋季腹泻及迁延性、慢性腹泻见上述证候者
临床应用	泄泻：因湿热蕴结脾胃，运化失司，升降失调所致，症见大便稀溏，或便下不爽，气味秽臭，腹痛，纳差，或肛门灼热；小儿腹泻病见上述证候者
制剂与规格	颗粒剂：每袋装①3g；②5g；③10g
用法与用量	口服：6个月以下一次1.5~3g；6个月至1岁以内一次3~6g；1~3岁，一次6~9g；3~7岁，一次10~15g；7~12岁，一次15~20g，一日3~4次。或遵医嘱
注意事项	1. 虚寒泄泻者不宜使用 2. 如病情较重，或服用1~2后疗效不佳者，可酌情增加剂量 3. 有脱水者可口服或静脉补液 4. 饮食宜清淡，忌生冷、辛辣食物 5. 服药期间，腹泻病情加重时，应到医院诊治
禁忌	尚不明确
不良反应	目前尚未检索到不良反应报道
药典	Chin. P.
医保目录	【保（乙）】
基本药物目录	
其他推荐依据	国家药典委员会. 中华人民共和国药典临床用药须知（2010年版）［M］. 北京：中国医药科技出版社，2011.
■ 药品名称	小儿泻痢片　Xiao'er Xieli Pian
药物组成	葛根、黄芩、黄连、厚朴、白芍、茯苓、焦楂、乌梅、甘草、滑石粉
功能与主治	清热利湿，止泻。用于小儿湿热下注所致的痢疾、泄泻，症见大便次数增多或里急后重、下利赤白
临床应用	1. 痢疾：因感受暑湿，饮食不洁所致，症见大便次数增多，里急后重，痢下赤白，腹痛；小儿腹泻病、急性痢疾见上述证候者 2. 泄泻：因湿热之邪，蕴结肠胃，下注大肠所致，症见大便次数增多，粪色黄而臭，食欲不振；小儿腹泻病见上述证候者
制剂与规格	薄膜衣片：每片重0.18g 糖衣片：片芯重0.17g
用法与用量	口服。1岁及以下一次1片，2~3岁一次2~3片，4岁及以上一次4~6片，一日4次
注意事项	1. 属寒湿或虚寒泻痢者慎用 2. 疫毒痢者不宜单用本品

续 表

	3. 饮食宜清淡，忌生冷、辛辣食物 4. 服药期间，病情加重，随时到医院检查治疗
禁忌	尚不明确
不良反应	目前尚未检索到不良反应报道
药典	Chin. P.
医保目录	
基本药物目录	
其他推荐依据	国家药典委员会．中华人民共和国药典临床用药须知（2010年版）［M］．北京：中国医药科技出版社，2011.
■ 药品名称	小建中合剂 Xiaojianzhong Heji
药物组成	桂枝、白芍、炙甘草、生姜、大枣、饴糖
功能与主治	温中补虚，缓急止痛。用于脾胃虚寒，脘腹疼痛，喜温喜按，嘈杂吞酸，食少；心悸及腹泻与便秘交替症状的慢性结肠炎，胃及十二指肠溃疡见上述证候者
临床应用	胃痛：脾胃虚寒，中气不足，失于温养所致的胃痛隐隐，绵绵不休，喜温喜按，空腹痛甚，得食则缓，劳累或遇冷后发作或痛甚，泛吐清水，食少纳呆，神疲乏力，四肢倦怠，手足不温，大便溏薄，舌淡苔白，脉虚弱或迟缓；胃及十二指肠溃疡见上述证候者
制剂与规格	胶囊剂：每粒装0.4g 颗粒剂：每袋装15g
用法与用量	合剂：口服。一次20～30ml，一日3次。用时摇匀 胶囊剂：口服。一次2～3粒，一日3次 颗粒剂：口服。一次15g，一日3次
注意事项	阴虚内热胃痛者慎用
禁忌	尚不明确
不良反应	目前尚未检索到不良反应报道
药典	Chin. P.
医保目录	
基本药物目录	
其他推荐依据	国家药典委员会．中华人民共和国药典临床用药须知（2010年版）［M］．北京：中国医药科技出版社，2011.
■ 药品名称	灵丹草合剂 Lingdancao Heji
药物组成	臭灵丹草、橙皮酊。辅料：蔗糖、苯甲酸钠
功能与主治	彝医：咪希豪 中医：清热疏风，解毒利咽，止咳祛痰。用于风热邪毒，咽喉肿痛，肺热咳嗽；急性咽炎，扁桃体炎，上呼吸道感染见上述证候者

续 表

临床应用	1. 小儿乳蛾：风热犯肺证，症见咽痛，渐加重，咳嗽、吞咽加重，咽干灼热或痒，轻度吞咽困难，伴发热微恶寒，头痛鼻塞，咳嗽咳痰，喉核及周围黏膜红肿，尚未化脓，颌下淋巴结肿大压痛，舌红，苔薄黄，脉浮数；急性扁桃体炎见上述证候者 2. 小儿感冒：风热感冒证，症见发热，恶风，有汗或少汗，鼻塞，流浊涕，喷嚏，咳嗽，痰稠色白或黄，面色红赤，哭闹不安或烦躁不宁，头痛，口渴，咽红肿痛，小便黄赤，舌质红，苔薄黄，脉浮数，指纹浮紫；急性上呼吸道感染见上述证候者
制剂与规格	口服液体剂：每瓶装 100ml
用法与用量	口服，一次 10～20ml，一日 3～4 次；或遵医嘱
注意事项	1. 忌烟酒、辛辣、鱼腥食物 2. 不宜在服药期间同时服用温补性中药 3. 孕妇慎用，儿童应在医师指导下服用 4. 属风寒感冒咽痛者，症见恶寒发热、无汗、鼻流清涕者慎用 5. 扁桃体有化脓及全身高热者应去医院就诊 6. 服药 3 天症状无缓解，应去医院就诊 7. 对本品过敏者禁用，过敏体质者慎用 8. 本品性状发生改变时禁止使用 9. 儿童必须在成人监护下服用 10. 请将本品放在儿童不能接触的地方 11. 如正在服用其他药品，使用本品前请咨询医师或药师
禁忌	糖尿病患者禁服
不良反应	尚不明确
药典	
医保目录	
基本药物目录	
其他推荐依据	马融．中成药临床应用指南：儿科疾病分册［M］．中国中医药出版社，2017：380-382.
■ 药品名称	胃肠安丸　Weichang'an Wan
药物组成	木香、沉香、枳壳（麸炒）、檀香、大黄、厚朴（姜炙）、人工麝香、巴豆霜、大枣（去核）、川芎
功能与主治	芳香化浊，理气止痛，健胃导滞。用于湿浊中阻、食滞不化所致的腹泻、纳差、恶心、呕吐、腹胀、腹痛；消化不良、肠炎、痢疾见上述证候者
临床应用	1. 泄泻：小儿乳食积滞不化，脾胃失和，气机升降不调所致，症见纳差，不思饮食，粪便酸臭，嗳气腐浊，恶心呕吐，腹胀，腹痛，大便溏泻，夹有黏液；小儿消化不良，肠炎见上述证候者 2. 痢疾：小儿饮食不节，素蕴内热，或食用不洁之物，湿热阻滞肠间所致，症见泻痢，腹痛，里急后重，恶心，呕吐，纳食欠佳，或发热；急性痢疾见上述证候者
制剂与规格	丸剂：每 4 丸重 0.08g
用法与用量	口服：成人一次 4 丸，一日 3 次。小儿周岁内一次 1 丸，一日 2～3 次；1～3 岁一次 1～2 丸，一日 3 次；3 岁以上酌加

续 表

注意事项	运动员慎用；脾胃虚弱者慎用
禁忌	孕妇禁用
不良反应	尚不明确
药典	Chin. P.
医保目录	【保（乙）】
基本药物目录	
其他推荐依据	国家药典委员会．中华人民共和国药典临床用药须知（2010 年版）：中药成方制剂卷［M］．北京：中国医药科技出版社，2011：792-793.
■ 药品名称	小儿热咳口服液　Xiao'er Reke Koufuye
药物组成	蜜麻黄、生石膏、苦杏仁、连翘、大黄、瓜蒌、桑白皮、败酱草、红花、炙甘草
功能与主治	清热宣肺，化痰止咳。用于痰热壅肺证所致的咳嗽，痰黄或喉中痰鸣，发热，咽痛，口渴，大便干；小儿急性支气管炎见上述证候者
临床应用	小儿支气管炎
制剂与规格	口服液：每支装 10ml
用法与用量	口服：2～6 岁，一次 10ml；7～14 岁，一次 20ml；一日 3 次。疗程为 7 天
注意事项	1. 脾虚、便溏者慎用 2. 运动员慎用
禁忌	尚不明确
不良反应	服用后偶见腹痛
药典	
医保目录	【保（乙）】
基本药物目录	
其他推荐依据	朱颋，陈颖．小儿热咳口服液辅治支气管肺炎的疗效观察［J］．齐齐哈尔医学院学报，2015，36（27）：4137.
■ 药品名称	清肺消炎丸　Qingfei Xiaoyan Wan
药物组成	麻黄、石膏、地龙、牛蒡子、葶苈子、人工牛黄、苦杏仁（炒）、羚羊角
功能与主治	清肺化痰，止咳平喘。用于痰热阻肺，咳嗽气喘，胸胁胀痛，吐痰黄稠；上呼吸道感染，急性支气管炎，慢性支气管炎急性发作见上述证候者
临床应用	1. 咳嗽：痰热阻肺，肺失宣降所致。症见咳嗽，胸胁胀痛，咯吐黄痰，舌红，苔黄，脉滑数；上呼吸道感染、急慢性支气管炎、肺部感染、社区获得性肺炎见上述证候者 2. 喘证：因痰热阻肺，肺失宣降所致。症见气喘，咳嗽，胸胁满胀，咯吐黄痰，舌红苔黄，脉滑数；喘息型支气管炎见上述证候者

续 表

	3. 肺胀：痰热郁肺所致的慢性阻塞性肺疾病和肺源性心脏病 4. 时行感冒：邪热犯肺所致的流行性感冒
制剂与规格	丸剂：水丸，每60丸重5g；水蜜丸，每60丸重8g
用法与用量	口服： 儿童：周岁以内小儿一次10丸，1～3岁一次20丸，3～6岁一次30丸，6～12岁一次40丸，12岁以上一次60丸，一日3次 成人：一次60丸，一日3次
注意事项	1. 运动员慎用；运动员应在医师指导下使用 2. 忌烟、酒及辛辣、生冷、油腻食物 3. 不宜在服药期间同时服用滋补性中药 4. 风寒表证引起的咳嗽、心功能不全者慎用 5. 支气管扩张、肺脓肿、肺心病、肺结核患者出现咳嗽时应去医院就诊 6. 高血压、心脏病患者慎用。有肝病、肾病等慢性病严重者应在医师指导下服用 7. 儿童、孕妇、哺乳期妇女、年老体弱及脾虚便溏者应在医师指导下服用 8. 服药期间，若患者发热体温超过38.5℃，或出现喘促气急者，或咳嗽加重、痰量明显增多者应去医院就诊 9. 服药3天症状无缓解，应去医院就诊 10. 对本品过敏者禁用，过敏体质者慎用 11. 本品性状发生改变时禁止使用 12. 儿童必须在成人监护下使用 13. 请将本品放在儿童不能接触的地方 14. 如正在使用其他药品，使用本品前请咨询医师或药师
禁忌	尚不明确
不良反应	尚不明确
药典	Chin. P.
医保目录	【保（乙）】
基本药物目录	部分省份【基】
其他推荐依据	张洪春，孙增涛，李建生，等. 中医临床诊疗指南呼吸分册［S］. 中国标准化协会中医药标准化分会 中国中医科学院中医药标准研究中心，2015.
■ 药品名称	**小儿热速清糖浆　Xiao'er Resuqing Tangjiang**
药物组成	柴胡、黄芩、板蓝根、葛根、金银花、水牛角、连翘、大黄。辅料为蔗糖
功能与主治	清热解毒，泻火利咽。用于小儿外感风热所致的感冒，症见高热、头痛、咽喉肿痛、鼻塞流涕、咳嗽、大便干结
临床应用	感冒：因风热之邪犯肺所致，症见高热、头痛、咽喉肿痛、鼻塞流涕、咳嗽、大便干结；急性上呼吸道感染见上述证候者
制剂与规格	糖浆剂：①每支装5ml；②每支装10ml；③每支装15ml；④每支装20ml；⑤每瓶装120ml
用法与用量	口服：周岁以内，一次2.5～5ml；1～3岁，一次5～10ml；3～7岁，一次10～15ml；7～12岁，一次15～20ml；一日3～4次

续　表

注意事项	1. 忌辛辣、生冷、油腻食物 2. 不宜在服药期间同时服用滋补性中药 3. 婴儿及糖尿病患儿应在医师指导下服用 4. 风寒感冒者不适用 5. 脾虚易腹泻者应在医师指导下服用 6. 发热体温超过 38.5℃的患者，应去医院就诊 7. 严格按用法用量服用，本品不宜长期服用 8. 如病情较重或服药 24 小时后疗效不明显者，可酌情增加剂量并应及时去医院就诊 9. 对本品过敏者禁用，过敏体质者慎用 10. 本品性状发生改变时禁止使用 11. 儿童必须在成人监护下使用 12. 请将本品放在儿童不能接触的地方 13. 如正在使用其他药品，使用本品前请咨询医师或药师
禁忌	尚不明确
不良反应	尚不明确
药典	Chin. P.
医保目录	【保（乙）】
基本药物目录	
其他推荐依据	潘红春，王海英，彭苍骄，等. 小儿热速清糖浆治疗婴幼儿上呼吸道感染疗效观察［J］. 海峡药学，2013，25（8）：126-127.

第十二章

治疗用抗菌药物

第一节　青霉素类

■ 药品名称	青霉素　Benzylpenicillin
抗菌谱与适应证	青霉素为以下感染的首选药物： 1. 溶血性链球菌感染，如咽炎、扁桃体炎、猩红热、丹毒和蜂窝织炎等 2. 肺炎链球菌感染，如肺炎、中耳炎等。由于肺炎链球菌对青霉素的敏感性降低，不再作为肺炎链球菌脑膜炎的首选药物 3. 炭疽 4. 梅毒（包括先天性梅毒） 5. 钩端螺旋体病 6. 回归热 7. 白喉等
制剂与规格	注射用青霉素钠：①0. 12g（20 万 U）；②0. 24g（40 万 U）；③0. 48g（80 万 U）；④0. 6g（100 万 U）；⑤0. 96g（160 万 U）；⑥2. 4g（400 万 U） 注射用青霉素钾：①0. 125g（20 万 U）；②0. 25g（40 万 U）；③0. 5g（80 万 U）；④0. 625g（100 万 U）
用法与用量	1. 肌内注射或者静脉滴注给药，新生儿和婴儿以及重症感染推荐静脉给药。肌内注射以灭菌注射用水溶解，不应以氯化钠注射液为溶剂。静脉注射时溶于5%葡萄糖注射液或者氯化钠注射液，滴注时间 15～30 分钟或以上。避免静脉快速大剂量给药以免产生神经毒性反应 2. 剂量：①敏感菌所致轻中度感染（包括咽炎、中耳炎、肺炎、蜂窝织炎等）：早产儿和7天以内新生儿，一次5万U/kg，每12小时给药1次；7～28天新生儿，一次5万U/kg，每8小时给药1次；1个月至12岁儿童，肌内注射：一次2.5万U/kg，每12小时1次。静脉滴注：一日5万～20万U/kg，分2～4次给药；重症感染剂量加倍；②脑膜炎奈瑟球菌感染：静脉滴注。早产儿和7天以内新生儿，一次10万U/kg，每12小时给药1次；7～28天新生儿，一次10万U/kg，每8小时给药1次；1个月至12岁儿童，一次8万～10万U/kg（最大剂量每4小时400万U），每4～6小时给药1次；③先天性梅毒：静脉或肌内给药。<2岁婴幼儿，出生后7天内，一次5万U/kg，每12小时给药1次；7天以后，一次5万U/kg，每8小时给药1次；总疗程10～14天。≥2岁儿童，一次5万U/kg，每4～6小时给药1次，一日最大剂量240万U，疗程10～14天；④肾功能减退患儿：轻、中度肾功能损害者使用常规剂量不需减量，严重肾功能损害者应延长给药间期或调整剂量。肌酐清除率每分钟10～50ml/1.73m^2，给药间期延长至8～12小时或给药间期不变、剂量减少25%，肌酐清除率每分钟<10ml/1.73m^2，给药间期延长至12～18小时或一次剂量减至正常剂量的25%～50%而给药间期不变，严重肾功能损害时，一日最大剂量不超过1000万U

续　表

注意事项	1. 用药前必须先做青霉素皮肤试验，皮试阴性者方可使用 2. 肾衰竭和心功能衰竭慎用，使用时应定期检测电解质，肾功能不全患儿大剂量应用可致神经毒性 3. 新生儿和婴儿首选静脉给药；当剂量超过 1.2g（200 万 U）时必须静脉给药 4. 青霉素 G 与许多药物（包括氨基糖苷类药物）物理性质不同，应单独静脉输注 5. 母乳中含量极微，对婴儿无害，但是需警惕婴儿发生过敏反应
禁忌	1. 有青霉素类药物过敏史或青霉素皮肤试验阳性患者禁用 2. 禁止鞘内注射
不良反应	1. 过敏反应：较常见，包括荨麻疹等各类皮疹、白细胞减少、间质性肾炎、哮喘发作和血清病型反应，过敏性休克偶见 2. 毒性反应：少见，大剂量或肾功能不全患儿使用时，可发生神经毒性反应（青霉素脑病） 3. 赫氏反应：在治疗梅毒和钩端螺旋体病等时可因病原体大量死亡，释放大量异性蛋白引起发热、寒战、头痛、低血压和皮疹反复
药典	Chin. P. 、BP、Jpn. P.
国家处方集	CNFC
医保目录	【保（甲）】
基本药物目录	【基】
其他推荐依据	
■ 药品名称	普鲁卡因青霉素　Procaine Benzylpenicillin
抗菌谱与适应证	由于普鲁卡因青霉素血药浓度较低，故仅适用于治疗梅毒、炭疽、肺炎、白喉、蜂窝织炎、口腔感染、咬伤等，以及对青霉素高度敏感病原体所致的轻、中度感染
制剂与规格	注射用普鲁卡因青霉素（1g = 100 万 U）：①40 万 U［普鲁卡因青霉素 30 万 U，青霉素钠（钾）10 万 U］；②80 万 U［普鲁卡因青霉素 60 万 U，青霉素钠（钾）20 万 U］
用法与用量	1. 肌内注射，临用前加适量灭菌注射用水使成混悬液。注射时应缓慢均匀，避免针头阻塞 2. 用量：①儿童肺炎，一日 5 万 U（50mg）/kg，疗程 10 天；②2 岁以内先天性梅毒（除外神经性梅毒），一日 5 万 U（50mg）/kg，疗程 10 天
注意事项	1. 应用前需详细询问药物过敏史并进行青霉素、普鲁卡因皮肤试验 2. 对一种青霉素过敏者可能对其他青霉素类药物、青霉胺过敏。有哮喘、湿疹、花粉症、荨麻疹等过敏性疾病患者应慎用 3. 传染性单核细胞增多症患者慎用，可诱发皮疹 4. 普鲁卡因青霉素含钠，心功能衰竭、肾衰竭和限制钠盐摄入的患者慎用 5. 肾功能严重受损，大剂量可能导致神经毒性 6. 禁止静脉注射，可能导致严重的神经、血管损害 7. 应用时须新鲜配制
禁忌	1. 有青霉素类药物或普鲁卡因过敏史者禁用 2. 青霉素或普鲁卡因皮肤试验阳性患者禁用
不良反应	同“青霉素”
药典	Chin. P. 、BP

续 表

国家处方集	CNFC
医保目录	【保（乙）】
基本药物目录	
其他推荐依据	

■ 药品名称	苄星青霉素 Benzathine Benzylpenicillin
抗菌谱与适应证	用于链球菌咽炎、白喉、梅毒和预防风湿热复发
制剂与规格	注射用苄星青霉素：①30万U（225mg）；②60万U（450mg）；③120万U（900mg）
用法与用量	1. 肌内注射。临用前加适量灭菌注射用水使成混悬液 2.《WHO儿童示范处方集》2010版建议用量：①链球菌咽炎、风湿热的初次预防。体重<30kg儿童：单剂60万~90万U（450~675mg）；体重≥30kg儿童：单剂120万U（900mg）；②风湿热复发预防。体重<30kg儿童：单剂60万U（450mg），每3~4周1次；体重≥30kg儿童：单剂120万U（900mg），每3~4周1次；③先天性梅毒（除外神经性梅毒）。2岁以下儿童：单剂5万U/kg（37.5mg/kg）
注意事项	同"青霉素"
禁忌	有青霉素类药物过敏史者或青霉素皮肤试验阳性患者禁用
不良反应	同"青霉素"
药典	Chin. P.、BP
国家处方集	CNFC
医保目录	【保（乙）】
基本药物目录	
其他推荐依据	

■ 药品名称	青霉素V Phenoxymethylpenicillin
抗菌谱与适应证	主要用于儿童轻症呼吸道感染如链球菌咽炎，预防链球菌感染和风湿热复发，预防镰状细胞贫血或者脾切除后肺炎球菌感染
制剂与规格	青霉素V钾片：①125mg（20万U）；②250mg（40万U）；③375mg（60万U）；④500mg（80万U）；⑤100万U 青霉素V钾分散片：0.25g 青霉素V钾干混悬剂：5ml：125mg 青霉素V钾颗粒剂：0.125g（20万U）
用法与用量	1. 口服 2. 用量：①1个月至1岁：一次62.5mg（10万U），一日4次，严重感染剂量增加，至少12.5mg（2万U）/kg，一日4次；②1~6岁：一次125mg（20万U），一日4次，严重感染剂量增加，至少12.5mg（2万U）/kg，一日4次；③6~12岁：一次250mg（40万U），

续 表

	一日4次，严重感染剂量增加，至少12.5mg（2万U）/kg，一日4次；④12～18岁：一次500mg（80万U），严重感染剂量增加至1g，一日4次
注意事项	不宜用于脑膜炎奈瑟球菌和淋病奈瑟球菌感染。余同“青霉素”
禁忌	同“青霉素”
不良反应	同“青霉素”
药典	Chin. P.、BP、Eur. P.
国家处方集	CNFC
医保目录	【保（甲）】
基本药物目录	
其他推荐依据	
■ 药品名称	苯唑西林 Oxacillin
抗菌谱与适应证	用于治疗产青霉素酶的葡萄球菌属感染，包括血流感染、肺炎、心内膜炎、皮肤软组织感染、化脓性关节炎和骨髓炎、外耳道炎等
制剂与规格	注射用苯唑西林钠（以苯唑西林计）：①0.5g；②1.0g
用法与用量	1. 肌内注射或者静脉滴注。①肌内注射，每500mg溶于灭菌注射用水2.8ml；②静脉滴注，每1g溶于灭菌注射用水或者氯化钠注射液10ml。静脉滴注苯唑西林浓度一般为20～40mg/ml，快速滴注 2. 用量：①早产儿和新生儿。早产儿、新生儿体重<2kg：日龄1～14日者，一次25mg/kg，每12小时1次；日龄15～30日者，一次25mg/kg，每8小时1次。新生儿体重>2kg：日龄1～14日者，一次25mg/kg，每8小时1次；日龄15～30日者，一次25mg/kg，每6小时1次；②儿童<40kg者：一次12.5～25mg/kg，每6小时1次；≥40kg者：可按成人剂量。肌内注射，一日4～6g，分4次给药；静脉滴注一日4～8g，分2～4次给药，严重感染可增加至一日12g
注意事项	1. 有过敏性疾病、肝功能损害和新生儿尤其早产儿应慎用 2. 对轻中度肾功能减退患者，剂量可不做调整，但对严重肾功能减退者应避免应用过大剂量，以免发生中枢神经系统毒性反应 3. 母乳中含量极微，对婴儿无害，但是需警惕婴儿发生过敏反应
禁忌	有青霉素类药物过敏史者或青霉素皮肤试验阳性患者禁用
不良反应	1. 过敏反应：同“青霉素” 2. 静脉使用偶可产生恶心、呕吐、转氨酶升高 3. 大剂量静脉滴注本品可引起抽搐等中枢神经系统毒性反应，尤其易发生于肾功能减退患者 4. 有报道婴儿大剂量用药后可发生血尿、蛋白尿和尿毒症。余同“青霉素”
药典	Chin. P.、BP、Jpn. P.
国家处方集	CNFC
医保目录	【保（乙）】

续 表

基本药物目录	【基】
其他推荐依据	
■ 药品名称	氯唑西林 Cloxacillin
抗菌谱与适应证	本品适应证同苯唑西林，适用于治疗产青霉素酶葡萄球菌感染，包括血流感染、心内膜炎、肺炎和皮肤软组织感染等，也可用于化脓性链球菌或肺炎链球菌与耐青霉素葡萄球菌所致的混合感染
制剂与规格	注射用氯唑西林钠：①0.5g；②1.0g 氯唑西林钠胶囊：①0.125g；②0.25g；③0.5g 氯唑西林钠颗粒：①0.125g；②0.05g
用法与用量	《WHO 儿童示范处方集》2010 版推荐： 1. 肌内注射：注射时可加 0.2% 利多卡因减少局部疼痛。一日 25～50mg/kg，分 4 次 2. 静脉滴注：①新生儿<2kg 者：日龄 1～14 日，一次 25mg/kg，每 12 小时 1 次；日龄 15～30 日，一次 25mg/kg，每 8 小时 1 次。新生儿体重>2kg 者：日龄 1～14 日，一次 25mg/kg，每 8 小时 1 次；日龄 15～30 日，一次 25mg/kg，每 6 小时 1 次；②儿童：一日 50～200mg/kg，分 2～4 次 3. 口服：一日 50～200mg/kg，分 4 次，餐前半小时口服，不适宜用于严重感染
注意事项	1. 见“青霉素”注意事项前两条 2. 本品降低患者胆红素与血清蛋白结合能力，新生儿尤其是有黄疸者慎用 3. 轻、中度肾功能减退患者不需调整剂量，严重肾功能减退患者应避免应用大剂量，以免发生中枢神经系统毒性反应 4. 新生儿尤其早产儿应慎用
禁忌	有青霉素类药物过敏史者或青霉素皮肤试验阳性患者禁用
不良反应	1. 过敏反应，见“青霉素” 2. 口服用药可出现轻度胃肠道反应，如恶心、腹胀、肠鸣、腹泻等 3. 大剂量注射可引起抽搐等中枢神经系统毒性反应 4. 个别病例发生粒细胞缺乏症或胆汁淤积性黄疸 5. 静脉注射偶可产生恶心、呕吐和 ALT 及 AST 升高 6. 有报道婴儿使用大剂量后出现血尿、蛋白尿和尿毒症
药典	Chin. P.、BP、Jpn. P.
国家处方集	CNFC
医保目录	【保（甲）】
基本药物目录	
其他推荐依据	
■ 药品名称	氟氯西林 Flucloxacillin
抗菌谱与适应证	用于治疗对青霉素耐药的葡萄球菌所致的感染，以及葡萄球菌和链球菌所致的双重感染，包括骨和关节感染、心内膜炎、腹膜炎、肺炎、皮肤感染、软组织感染、手术及伤口感染、中毒性休克等

续　表

制剂与规格	氟氯西林片：0.125g 氟氯西林胶囊：①0.25g；②0.5g 氟氯西林钠颗粒：0.125g（按氟氯西林计） 注射用氟氯西林钠：①0.5g；②1g
用法与用量	1. 产青霉素酶葡萄球菌感染，包括外耳道炎、肺炎、脓疱病和蜂窝织炎。①口服：用于轻症感染，宜空腹口服给药，以饭前1小时为宜。<7天新生儿：一次25mg/kg，一日2次；7～21天新生儿：一次25mg/kg，一日3次；21～28天新生儿：一次25mg/kg，一日4次，1～2岁儿童：一次62.5～125mg，一日4次；2～10岁儿童：一次125～250mg，一日4次；10～18岁儿童：一次250～500mg，一日4次；②肌内注射：1个月至18岁儿童，一次12.5～25mg/kg（最大剂量500mg），每6小时1次；③静脉滴注：溶于5%葡萄糖或者0.9%氯化钠溶液，滴注时间30～60分钟或以上。<7天新生儿：一次25mg/kg，每12小时1次；7～21天新生儿：一次25mg/kg，每8小时1次；21～28天新生儿：一次25mg/kg，每6小时1次；1个月～18岁儿童：一次12.5～25mg/kg（最大剂量1g），每6小时1次。严重感染时剂量加倍 2. 骨髓炎、脑脓肿及葡萄球菌脑膜炎：静脉滴注给药。<7天新生儿：一次50～100mg/kg，每12小时1次；7～21天新生儿：一次50～100mg/kg，每8小时1次；21～28天新生儿：一次50～100mg/kg，每6小时1次；1个月～18岁儿童：一次50mg/kg（最大剂量2g），每6小时1次
注意事项	1. 应用前须做本品或青霉素过敏试验，方法同“青霉素” 2. 慢性、复发和严重感染或吸收不良时，宜选用非胃肠道给药 3. 由于本品可少量分泌入乳汁，因此有引起婴儿致敏的危险，但这种危险很小
禁忌	对青霉素或本品其他成分过敏者禁用
不良反应	1. 与青霉素相似，参见“青霉素” 2. 偶见胃肠道不良反应如恶心、呕吐、腹泻、肝炎和胆汁淤积性黄疸 3. 静脉给药曾观察到血栓性静脉炎
药典	Chin. P. 、BP、Eur. P.
国家处方集	CNFC
医保目录	
基本药物目录	
其他推荐依据	
■ 药品名称	氨苄西林　Ampicillin
抗菌谱与适应证	用于敏感菌所致的呼吸道感染、胃肠道感染、泌尿生殖道感染、软组织感染、牙周炎、心内膜炎、脑膜炎、血流感染、骨髓炎等
制剂与规格	氨苄西林钠胶囊：①0.125g；②0.25g；③0.5g 注射用氨苄西林钠：①0.5g；②1.0g；③2.0g 氨苄西林干混悬剂：0.1g
用法与用量	口服，至少饭前30分钟口服给药。静脉滴注或肌内注射，静脉注射浓度50～100mg/ml，溶于5%或者10%葡萄糖、0.45%或者0.9%氯化钠液，当剂量超过50mg/kg时，静脉滴注时间应在30分钟以上，以避免神经毒性反应包括惊厥。BNFC（2010-2011）推荐：

续 表

	1. 治疗敏感菌所致的感染包括尿路感染、中耳炎、鼻窦炎、口腔感染、流感嗜血杆菌感染等：①口服：<7 天新生儿，一次 30mg/kg（最大剂量 62.5mg），一日 2 次；7～21 天新生儿，一次 30mg/kg（最大剂量 62.5mg），一日 3 次；21～28 天新生儿，一次 30mg/kg（最大剂量 62.5mg），一日 4 次；1 个月至 1 岁儿童：一次 62.5mg，一日 4 次；1～5 岁儿童，一次 125mg，一日 4 次；5～12 岁儿童，一次 250mg，一日 4 次；12～18 岁儿童，一次 500mg，一日 4 次。重症感染剂量加倍；②肌内注射：1 个月至 18 岁儿童，一次 12.5～25mg/kg（最大剂量 500mg），每 6 小时 1 次；③静脉滴注：<7 天新生儿，一次 12.5～25mg/kg，每 12 小时 1 次，7～21 天新生儿，一次 12.5～25mg/kg，每 8 小时 1 次；21～28 天新生儿，一次 12.5～25mg/kg，每 6 小时 1 次；1 个月～18 岁儿童，一次 25mg/kg（最大剂量 1g），每 6 小时 1 次。严重感染时剂量加倍 2. 治疗无并发症的社区获得性肺炎。①口服：1 个月至 1 岁儿童，一次 125mg，一日 4 次；1～5 岁儿童，一次 250mg，一日 4 次；5～18 岁儿童，一次 500mg，一日 4 次；②静脉滴注：<7 天新生儿，一次 50mg/kg，每 12 小时 1 次；7～21 天新生儿，一次 50mg/kg，每 8 小时 1 次；21～28 天新生儿，一次 50mg/kg，每 6 小时 1 次；1 个月至 18 岁儿童，一次 50mg/kg（最大剂量 1g），每 6 小时 1 次 3. 李斯特菌脑膜炎、B 组链球菌感染、肠球菌心内膜炎（联合其他抗菌药），静脉滴注。<7 天新生儿，一次 50mg/kg，每 12 小时 1 次；7～21 天新生儿，一次 50mg/kg，每 8 小时 1 次；21～28 天新生儿，一次 50mg/kg，每 6 小时 1 次；1 个月至 18 岁儿童，一次 50mg/kg（最大剂量 2g，每 4 小时 1 次），每 4～6 小时 1 次。脑膜炎时剂量加倍
注意事项	1. 应用本品前需详细询问药物过敏史并进行青霉素皮肤试验 2. 传染性单核细胞增多症、巨细胞病毒感染、淋巴细胞白血病、淋巴瘤患者伴细菌感染应用本品时易发生皮疹，宜避免使用 3. 如果肾功能严重损害，肌酐清除率每分钟<10ml/1.73m²，需减少剂量或给药次数 4. 禁止鞘内注射
禁忌	有青霉素类药物过敏史或青霉素皮肤试验阳性患者禁用
不良反应	不良反应与青霉素相仿，以过敏反应较为常见： 1. 皮疹是最常见的反应，多发生于用药后 5 日，呈荨麻疹或斑丘疹 2. 亦可发生间质性肾炎 3. 少数患者出现 ALT 及 AST 升高 4. 少见抗菌药物相关性肠炎 5. 大剂量静脉给药可发生抽搐等神经系统毒性反应 6. 过敏性休克偶见 7. 偶见中性粒细胞和血小板减少 8. 婴儿应用氨苄西林后可出现颅内压增高，表现为前囟隆起
药典	Chin. P.、BP、Jpn. P.
国家处方集	CNFC
医保目录	【保（甲）】
基本药物目录	【基】
其他推荐依据	
■ 药品名称	**阿莫西林 Amoxicillin**
抗菌谱与适应证	用于敏感菌（不产 β-内酰胺酶菌株）所致的下列感染：尿路感染、上呼吸道感染、支气管炎、肺炎、中耳炎、口腔感染、淋病等

续　表

制剂与规格	阿莫西林片：①0.125g；②0.25g 阿莫西林分散片：①0.125g；②0.25g；③0.5g 阿莫西林胶囊：①0.125g；②0.25g；③0.5g 阿莫西林干混悬剂：①0.125g；②0.25g；③1.25g；④1.5g；⑤2.5g 阿莫西林颗粒剂：0.5g∶125mg 注射用阿莫西林钠：①0.5g；②1.0g；③2.0g 注射用阿莫西林舒巴坦钠①0.75g（阿莫西林0.5g，舒巴坦0.25g）；②1.5g（阿莫西林1g，舒巴坦0.5g） 阿莫西林舒巴坦匹酯片：0.5g（阿莫西林0.25g，舒巴坦0.25g）。口服：9个月至2岁，一次0.125g，一日3次；2～6岁，一次0.25g，一日3次；6～12岁，一次0.5g，一日3次；12岁以上，一次0.5～1g，一日3次
用法与用量	口服、肌内注射、静脉滴注。可空腹或餐后口服给药。肌内注射用利多卡因稀释可减轻注射局部疼痛。静脉滴注液的浓度为50～100mg/ml，溶于5%或者10%葡萄糖、0.45%或者0.9%氯化钠，当剂量超过50mg/kg时，静脉滴注时间30分钟以上，以避免神经毒性 1. 敏感菌所致的感染包括尿路感染、中耳炎、鼻窦炎、流感嗜血杆菌感染。①口服：<7天新生儿，一次30mg/kg（最大剂量62.5mg），一日2次；7～28天新生儿，一次30mg/kg（最大剂量62.5mg），一日3次；1个月至1岁儿童，一次62.5mg，一日3次；1～5岁儿童，一次125mg，一日3次；5～12岁儿童，一次250mg，一日3次；12～18岁儿童，一日500mg，分3次。重症感染剂量加倍；②肌内注射：1个月至18岁儿童，一次30mg/kg（最大剂量500mg），每8小时一次；③静脉滴注：>7天新生儿，一次30mg/kg，每12小时1次；7～28天新生儿，一次30mg/kg，每8小时1次；1个月至18岁儿童，一次20～30mg/kg（最大剂量500mg），每8小时1次。严重感染时剂量加倍 2. 无并发症的社区获得性肺炎。①口服：1个月至1岁儿童，一次125mg，一日4次；1～5岁儿童，一次250mg，一日4次；5～18岁儿童，一次500mg，一日4次；②静脉滴注：<7天新生儿，一次50mg/kg，每12小时1次；7～28天新生儿，一次50mg/kg，每8小时1次；1个月至18岁儿童，一次30mg/kg（最大剂量4g），每6小时1次 3. 李斯特菌脑膜炎、B组链球菌感染、肠球菌心内膜炎（联合其他抗菌药），静脉滴注。<7天新生儿，一次50mg/kg，每12小时1次；7～21天新生儿，一次50mg/kg，每8小时1次；21～28天新生儿，一次50mg/kg，每6小时1次；1个月至18岁儿童，一次50mg/kg（最大剂量2g），每4～6小时1次。治疗脑膜炎时剂量加倍
注意事项	1. 大剂量静脉给药时需充分水化 2. 肾功能损害时皮疹更常见，轻、中度肾功能损害时有发生晶体尿的危险性（尤其是肠道外给药），严重肾功能损害应减少剂量 3. 由于乳汁中可分泌少量阿莫西林，乳母服用后可能导致婴儿过敏 4. 余同“氨苄西林”
禁忌	青霉素过敏及青霉素皮肤试验阳性患者禁用。禁忌鞘内注射
不良反应	同“氨苄西林”
药典	Chin. P.、BP、Jpn. P.
国家处方集	CNFC
医保目录	【保（甲）】
基本药物目录	【基】
其他推荐依据	

续 表

■ 药品名称	阿莫西林克拉维酸钾 Amoxicillin and Clavulanate Potassium
抗菌谱与适应证	主要用于治疗产β-内酰胺酶的敏感细菌所致的感染，包括：呼吸道感染、中耳炎、泌尿生殖道感染、腹部感染、蜂窝织炎、动物咬伤、重症牙周感染、骨髓炎以及预防外科手术后感染
制剂与规格	阿莫西林克拉维酸钾片：①0.375g［阿莫西林0.25g，克拉维酸钾（以克拉维酸计，下同）0.125g］；②0.643g（阿莫西林0.6g，与克拉维酸钾0.043g）；③1.0g（阿莫西林0.875g，克拉维酸钾0.125g） 阿莫西林克拉维酸钾分散片：①156.25mg（阿莫西林125mg，克拉维酸钾31.25mg）；②187.5mg（阿莫西林125mg，克拉维酸钾62.5mg）；③0.5g（阿莫西林0.437 5g，克拉维酸钾0.062 5g）；④643mg（阿莫西林0.6g，克拉维酸钾43mg）
用法与用量	1. 口服、静脉注射或静脉滴注。静脉滴注以氯化钠注射液或注射用水稀释至浓度10mg/ml，配制后4小时内输入，滴注时间30～40分钟 2. 用量：①口服（以阿莫西林剂量计算）。<1岁儿童：一日20mg/kg，分3次口服；1～6岁儿童：一次125mg，每8小时1次；6～12岁儿童：一次250mg，每8小时1次；>12岁儿童：一次250mg，每8小时1次。重症感染剂量加倍；②静脉注射（>3分钟）或静脉滴注。<7天新生儿或早产儿：一次30mg/kg，每12小时1次；7～28天新生儿；一次30mg/kg，每8小时1次；1～3个月婴儿：一次30mg/kg，每8小时1次；3个月至12岁儿童：一次30mg/kg，每8小时1次，严重感染每6小时1次；12～18岁儿童：一次1.2g，每8小时1次，严重感染每6小时1次
注意事项	1. 应用本品前需详细询问药物过敏史并进行青霉素皮肤试验 2. 传染性单核细胞增多症、巨细胞病毒感染、淋巴细胞白血病、淋巴瘤患者应用本品时易发生皮疹，应避免使用 3. 大剂量尤其是静脉给药时需充分水化 4. 本品较阿莫西林更易诱发胆汁淤积性黄疸，在治疗过程中或治疗后几周出现，儿童相对少见，黄疸可持续5～6周，多为自限性，疗程通常不宜超过14天 5. 肾功能损害时剂量应减少，大剂量可致晶体尿。口服用药时，肌酐清除率每分钟10～30ml/1.73m^2，每12小时正常剂量给药，肌酐清除率每分钟<10ml/1.73m^2，每12小时正常半量给药。静脉用药时，肌酐清除率每分钟10～30ml/1.73m^2，首剂用正常剂量，然后每12小时正常半量给药；肌酐清除率每分钟<10ml/1.73m^2，首剂用正常剂量，然后每24小时正常半量给药 6. 血液透析可影响阿莫西林克拉维酸钾中阿莫西林的血药浓度，因此在血液透析过程中及结束时应加用本品1次 7. 克拉维酸在脑脊液和脑组织中浓度甚微，不宜用于治疗耐药菌引起的脑膜炎 8. 长期或大剂量使用阿莫西林克拉维酸钾者，应定期检查肝、肾、造血系统功能和检测血清钾或钠 9. 不能与含有葡萄糖、葡聚糖或酸性碳酸盐的溶液混合。也不可与血制品、含蛋白质的液体、静脉脂质乳化液混合。也不能与氨基糖苷类抗生素混合
禁忌	青霉素过敏及青霉素皮肤试验阳性患者禁用。既往因青霉素或者阿莫西林克拉维酸引起的黄疸或肝功能不全者禁用。传染性单核细胞增多症患者禁用
不良反应	同“阿莫西林”
药典	Chin. P.、USP
国家处方集	CNFC

续 表

医保目录	【保（甲）】
基本药物目录	【基】
其他推荐依据	
■ 药品名称	氨苄西林舒巴坦钠 Ampicillin and Sulbactam Sodium
抗菌谱与适应证	1. 敏感细菌所引起的感染：鼻窦炎、中耳炎、会厌炎、细菌性肺炎等上、下呼吸道感染；肾盂肾炎；腹膜炎、胆囊炎、子宫内膜炎；细菌性菌血症；皮肤、软组织、骨关节感染；淋球菌感染 2. 围术期注射本品以降低腹部和盆腔手术后患者伤口感染的发生率
制剂与规格	注射用氨苄西林舒巴坦钠：①0.75g（氨苄西林钠0.5g，舒巴坦钠0.25g）；②1.5g（氨苄西林钠1.0g，舒巴坦钠0.5g）；③3g（氨苄西林钠2g，舒巴坦钠1g） 氨苄西林钠舒巴坦钠片：375mg（氨苄西林钠250mg，舒巴坦钠125mg）
用法与用量	1. 深部肌内注射、静脉注射或静脉滴注（将一次药量溶于50~100ml稀释液中，于10~15分钟静脉滴注）。肌内注射应作深部注射，配以0.2%利多卡因可减少疼痛，肌内注射液应在配制后1小时内使用 2. 用量：<7天新生儿和早产儿：一次75mg/kg（相当于氨苄西林50mg/kg和舒巴坦25mg/kg），每12小时给药1次；7天以上新生儿、婴儿和儿童：一日150mg/kg（相当于氨苄西林100mg/kg和舒巴坦50mg/kg），分6~8小时1次
注意事项	1. 在应用前应仔细询问患儿对青霉素类、头孢菌素类抗菌药物以及其他过敏原的既往过敏反应史，并进行皮肤过敏试验 2. 建议在延长治疗期间，定期检查患儿是否存在器官、系统的功能障碍，包括肾脏、肝脏和造血系统，这点对于新生儿特别是早产儿和小婴儿尤其重要 3. 传染性单核细胞增多症患儿接受氨苄西林治疗后可使皮疹的发生率升高 4. 肾功能受损患者（肌酐清除率每分钟≤30ml/1.73m^2），应减少给药次数
禁忌	禁用于对任何青霉素类抗菌药物有过敏反应史的患者
不良反应	1. 常见为皮肤过敏反应（皮疹、瘙痒等）和胃肠道反应（恶心、呕吐、腹泻、小肠结肠炎和抗菌药物相关性肠炎） 2. 贫血、溶血性贫血、血小板减少、嗜酸性粒细胞增多和白细胞减少等偶见，停药后可恢复正常 3. 极少发生注射部位疼痛或静脉炎、胆红素血症、一过性ALT及AST升高 4. 间质性肾炎和惊厥罕见
药典	
国家处方集	CNFC
医保目录	【保（乙）】
基本药物目录	
其他推荐依据	
■ 药品名称	替卡西林 Ticarcillin
抗菌谱与适应证	对产β-内酰胺酶肠杆菌科细菌和假单胞菌属有抗菌作用。适用于革兰阴性菌包括变形杆菌、大肠埃希菌、肠杆菌属、淋病奈瑟球菌、流感嗜血杆菌等所致的感染

续　表

制剂与规格	注射用替卡西林钠：①0.5g；②1g；③3g；④6g
用法与用量	1. 静脉注射或静脉滴注，按每克药物用4ml溶剂溶解后缓慢静脉注射或加入适量溶剂中静脉滴注0.5~1小时。泌尿系感染可肌内注射给药，用0.25%~0.5%利多卡因注射液2~3ml溶解后深部肌内注射 2. 用量：7日龄以下新生儿：一日150mg/kg，分次给予，每12小时1次；婴儿：一日225mg/kg；1个月至18岁儿童：一日200~300mg/kg，分次给予，每3~6小时1次
注意事项	1. 与青霉素有交叉过敏反应，用前须做青霉素过敏试验 2. 对头孢菌素过敏者、严重肝肾功能损害患者及凝血功能异常者慎用本品 3. 肾功能减退者，当肌酐清除率每分钟<60ml/1.73m^{2}时，减少剂量；肾功能不全患者，使用本品的双钠盐，可使钠负荷增加
禁忌	对本品或其他青霉素类过敏者禁用
不良反应	1. 皮疹、瘙痒、药物热等过敏反应较多见 2. 低钾血症及出血时间延长 3. 大剂量用于肾功能减退者可出现凝血功能异常而发生紫癜、黏膜和注射部位出血，一旦发生应立即停药
药典	BP、Jpn. P.、USP
国家处方集	CNFC
医保目录	
基本药物目录	
其他推荐依据	
■ 药品名称	替卡西林克拉维酸钾　Ticarcillin and Clavulanate Potassium
抗菌谱与适应证	适用于产β-内酰胺酶对本品敏感的细菌所致的严重感染，包括血流感染、腹腔感染、特殊人群（继发于免疫系统抑制或受损）的感染、骨及关节感染、皮肤及软组织感染、呼吸道感染、严重或复杂性泌尿道感染（如肾盂肾炎）
制剂与规格	注射用替卡西林克拉维酸钾：①1.6g（替卡西林1.5g，克拉维酸钾0.1g）；②3.2g（替卡西林3.0g，克拉维酸钾0.2g）
用法与用量	1. 静脉滴注，不用于肌内注射。用无菌注射用水或5%葡萄糖注射液稀释至浓度16~32mg/ml，滴注时间30~40分钟 2. 用量：7日龄以下新生儿，一次80mg/kg，每12小时1次；7~28天新生儿，一次80mg/kg，每8小时1次；1个月至18岁儿童，一次80mg/kg（最大剂量3.2g），每6~8小时1次，严重感染时每4小时1次
注意事项	同“替卡西林”
禁忌	对β-内酰胺类抗菌药物过敏者禁用
不良反应	同“替卡西林”
药典	
国家处方集	CNFC

续　表

医保目录	【保（乙）】
基本药物目录	
其他推荐依据	
■ 药品名称	哌拉西林　Piperacillin
抗菌谱与适应证	不产β-内酰胺酶的敏感肠杆菌科细菌、铜绿假单胞菌、不动杆菌属所致的血流感染、上尿路及复杂性尿路感染、呼吸道感染、胆道感染、腹腔感染、盆腔感染以及皮肤、软组织感染等
制剂与规格	注射用哌拉西林钠（按哌拉西林计）：①0.5g；②1.0g；③2.0g
用法与用量	1. 静脉滴注：溶于5%葡萄糖或氯化钠注射液，稀释浓度15～90mg/ml，滴注时间20～30分钟 2. 用量：婴幼儿和12岁以下儿童：一日100～200mg/kg，分次给予，每6小时给药1次；新生儿体重<2kg者：出生后第1周，一次50mg/kg，每12小时1次；1周以上者，一次50mg/kg，每8小时1次；新生儿体重>2kg者：7日龄以内者，一次50mg/kg，每8小时1次；7日龄以上者，一次50mg/kg，每6小时1次
注意事项	1. 使用前需详细询问药物过敏史并进行青霉素皮肤试验，呈阳性反应者禁用 2. 对一种青霉素过敏者可能对其他青霉素类药物过敏。对头孢菌素类、头霉素类、灰黄霉素或青霉胺过敏者，对本品也可能过敏 3. 哌拉西林在少数患者尤其是肾功能不全患者可导致出血，发生后应及时停药并予适当治疗；肾功能减退者应适当减量，<12岁儿童肌酐清除率每分钟<40ml/1.73m^2、12～18岁儿童肌酐清除率每分钟<20ml/1.73m^2，应减少剂量
禁忌	有青霉素类药物过敏史或青霉素皮肤试验阳性患者禁用
不良反应	本品不良反应少，常见皮疹、皮肤瘙痒等过敏反应和胃肠道反应。偶见药物热、过敏性休克等。个别患者可出现凝血功能异常、肝功能异常和胆汁淤积性黄疸等。抗菌药物相关性肠炎罕见。大剂量给药时，偶见青霉素脑病，尤其是肾衰竭患者
药典	Chin. P.、BP、Jpn. P.
国家处方集	CNFC
医保目录	【保（甲）】
基本药物目录	【基】
其他推荐依据	
■ 药品名称	哌拉西林钠他唑巴坦钠　Piperacillin Sodium and Tazobatam
抗菌谱与适应证	对哌拉西林耐药但产β-内酰胺酶的革兰阴性细菌引起的中、重度感染，如血流感染、大肠埃希菌和脆弱拟杆菌所致的腹腔感染、盆腔感染、尿路感染、严重的皮肤及软组织感染等
制剂与规格	注射用哌拉西林钠他唑巴坦钠（每1.125g中含哌拉西林钠1g，他唑巴坦钠0.125g）：①1.125g；②2.25g；③3.375g；④4.5g

续 表

用法与用量	1. 静脉注射（3~5分钟）或静脉滴注，溶于5%葡萄糖注射液或氯化钠注射液，稀释浓度15~90mg/ml，滴注时间至少30分钟 2. 用量（以哌拉西林钠他唑巴坦复合物计算）：①下呼吸道感染、尿路感染、腹腔感染、皮肤感染、细菌性脓毒血症。新生儿，一次90mg/kg，每8小时1次；1个月12岁儿童，一次90mg/kg，每6~8小时1次，最大剂量每6小时4.5g；12~18岁儿童，一次2.25~4.5g，每6~8小时1次，通常每8小时4.5g；②伴并发症的阑尾炎。2~12岁儿童，一次112.5mg/kg，每8小时1次，最大剂量每8小时4.5g，疗程5~14天
注意事项	1. 同哌拉西林的注意事项。用药前须做青霉素皮肤试验，阳性者禁用 2. 需要控制盐摄入量的患者使用时，应定期检查血清电解质水平：对于同时接受细胞毒药或利尿药治疗的患者，要警惕发生低钾血症的可能 3. 出现腹泻时应警惕发生抗菌药物相关性肠炎 4. 用药期间应定期检查造血功能，特别是对疗程≥21日的患者 5. 肾功能损害时剂量需减少，<12岁儿童肌酐清除率每分钟<40ml/1.73m^2、12~18岁儿童肌酐清除率每分钟<20ml/1.73m^2，应减少剂量 6. 与能导致低凝血酶原症、血小板减少症、胃肠道溃疡或出血的药物合用时，将有可能增加凝血障碍和出血的危险
禁忌	对青霉素类、头孢菌素类抗菌药物或β-内酰胺酶抑制药过敏者禁用
不良反应	1. 过敏反应，皮疹、瘙痒等 2. 消化道反应，如腹泻、恶心、呕吐等 3. 局部反应，如注射局部刺激反应、疼痛、静脉炎、血栓性静脉炎和水肿等 4. 其他反应，如血小板减少、胰腺炎、发热、发热伴嗜酸性粒细胞增多、ALT及AST升高等，但这些反应常发生在本品与氨基糖苷类药物联合治疗时
药典	Chin. P.
国家处方集	CNFC
医保目录	【保（乙）】
基本药物目录	
其他推荐依据	
■ 药品名称	**美洛西林 Mezlocillin**
抗菌谱与适应证	用于大肠埃希菌、肠杆菌属、变形杆菌属等肠杆菌科细菌和铜绿假单胞菌等革兰阴性杆菌中敏感菌株所致的呼吸系统、泌尿生殖系统、消化系统等感染，如血液感染、化脓性脑膜炎、腹腔感染、盆腔感染、骨髓炎、皮肤及软组织感染及眼、耳、鼻、喉科感染。腹腔感染和盆腔感染时需与甲硝唑联合使用
制剂与规格	注射用美洛西林钠：①0.5g；②1.0g；③2g；④2.5g；⑤3g；⑥4g 注射用美洛西林钠舒巴坦钠（每0.625g中含美洛西林钠0.5g，舒巴坦钠0.125g）：①0.625g；②1.25g；③2.5g；④3.75g
用法与用量	1. 肌内注射、静脉注射或静脉滴注。肌内注射临用前加注射用水溶解，静脉注射通常加入5%葡萄糖注射液溶解后使用。肌内注射一日2~4次，静脉滴注按需要每6~8小时1次，其剂量根据病情而定，严重者可每4~6小时1次 2. 用量：一日0.1~0.2g/kg，严重感染者可增至0.3g/kg

续　表

注意事项	1. 用药前须做青霉素皮肤试验，阳性者禁用 2. 对青霉胺或头孢菌素类过敏者可发生交叉过敏反应 3. 肾功能减退患者应适当减少用量 4. 有哮喘、湿疹、花粉症、荨麻疹等过敏性疾病史者慎用 5. 用药期间，以硫酸铜法进行尿糖测定时可出现假阳性 6. 可使婴儿致敏和引起腹泻、皮疹、念珠菌属感染等
禁忌	对青霉素类抗菌药物过敏者禁用
不良反应	1. 食欲缺乏、恶心、呕吐、腹泻、肌内注射局部疼痛和皮疹，多在给药过程中发生，大多程度较轻，不影响继续用药，重者停药后上述症状迅速减轻或消失 2. 少数病例可出现 ALT、AST、碱性磷酸酶升高及嗜酸性粒细胞一过性增多 3. 中性粒细胞减少、低钾血症等极为罕见
药典	Chin. P. 、USP
国家处方集	CNFC
医保目录	【保（乙）】
基本药物目录	
其他推荐依据	
■ 药品名称	**阿洛西林　Azlocillin**
抗菌谱与适应证	用于敏感革兰阳性菌及阴性菌所致的各种感染以及铜绿假单胞菌感染，包括血流感染，脑膜炎，心内膜炎，化脓性胸膜炎，腹膜炎及下呼吸道、胃肠道、胆道、泌尿道、骨及软组织和生殖器官等感染
制剂与规格	注射用阿洛西林钠：①0. 5g；②1. 0g；③2. 0g；④3. 0g
用法与用量	1. 静脉滴注，加入适量 5% 葡萄糖氯化钠注射液或 5% ~10% 葡萄糖注射液中 2. 儿童用量：一日 75mg/kg，分 2 ~4 次滴注；婴儿及新生儿，一日 100mg/kg，分 2 ~4 次滴注
注意事项	同“美洛西林”。静脉滴注时注意速度不宜太快
禁忌	对青霉素类抗菌药物过敏者禁用
不良反应	可发生皮疹、药物热、嗜酸性粒细胞增多、胃肠道反应（食欲缺乏、腹胀、恶心、呕吐、腹泻）、血小板减少、白细胞减少和转氨酶轻度增高
药典	Chin. P.
国家处方集	CNFC
医保目录	【保（乙）】
基本药物目录	
其他推荐依据	

第二节 头孢菌素类

■ 药品名称	头孢唑林 Cefazolin
□ 其他名称	新泰林
抗菌谱与适应证	第一代头孢菌素。除肠球菌属、耐甲氧西林葡萄球菌属外，对其他革兰阳性球菌均有良好抗菌活性，肺炎链球菌和溶血性链球菌对其高度敏感，对部分大肠埃希菌、奇异变形杆菌和肺炎克雷伯菌有良好抗菌活性。临床用于敏感菌所致的呼吸道感染、尿路感染、皮肤软组织感染、骨和关节感染、肝胆系统感染、感染性心内膜炎、败血症及眼、耳、鼻、咽喉部感染；外科手术预防用药
制剂与规格	（1）注射用头孢唑林钠：①0.5g；②1g；③1.5g；④2g （2）注射用五水头孢唑林钠：①0.5g；②1g；③1.5g；④2g
用法与用量	成人常用剂量：一次0.5~1g，一日2~4次，严重感染可增至一日6g，分2~4次静脉给予，或遵医嘱 用于预防外科手术后感染时，一般为术前0.5~1小时肌内注射或静脉给药1g，手术时间超过6小时者术中加用0.5~1g，术后每6~8小时给药0.5~1g，至手术后24小时止 儿童：一日50~100mg/kg，分2~3次静脉缓慢推注，静脉滴注或肌内注射
注意事项	1. 交叉过敏反应：对青霉素过敏患者应用本品时应根据患者情况充分权衡利弊后决定 2. 对诊断的干扰：应用本品和其他头孢菌素的患者抗球蛋白（Coobms）试验可出现阳性；孕妇产前应用这类药物，此阳性反应也可出现于新生儿。当应用本品的患者尿中头孢类含量超过10mg/ml时，以磺基水杨酸进行尿蛋白测定可出现假阳性反应。以硫酸铜法测定尿糖可呈假阳性反应。血清丙氨酸氨基转移酶、门冬氨酸氨基转移酶、碱性磷酸酶和血尿素氮在应用本品过程中皆可升高。如采用Jaffe反应进行血清和尿肌酐值测定时可有假性增高 3. 有胃肠道疾病史者，特别是溃疡性结肠炎、局限性肠炎或抗菌药相关性结肠炎（头孢菌素类很少产生假膜性结肠炎）者和有肾功能减退者应慎用头孢菌素类 4. 本品与庆大霉素或其他肾毒性抗菌药合用有增加肾损害的危险性；对肾功能减退患者应在减少剂量情况下谨慎使用；因本品部分在肝脏代谢，因此肝功能损害患者也应慎用
禁忌	对头孢菌素过敏者及有青霉素过敏性休克或即刻反应史者禁用本品
不良反应	应用头孢唑林的不良反应发生率低，静脉注射发生的血栓性静脉炎和肌内注射区域疼痛均较头孢噻吩少而轻。药疹发生率为1.1%，嗜酸性粒细胞增多的发生率为1.7%，单独以药物热为表现的过敏反应仅偶有报道。本品在实验动物中可产生肾小管损伤。本品与氨基糖苷类抗菌药合用是否增加后者的肾毒性尚不能肯定。临床上本品无肝损害现象，但个别患者可出现暂时性血清氨基转移酶、碱性磷酸酶升高。肾功能减退患者应用高剂量（每日12g）的头孢唑林时可出现脑反应。白色念珠菌二重感染偶见
特殊人群用药	肝、肾功能不全患者：因本品部分在肝脏代谢，因此肝功能损害患者应慎用；肾功能减退者的肌酐清除率>50ml/min时，仍可按正常剂量给药

续　表

	儿童：早产儿及 1 个月以下的新生儿不推荐应用本品 老年人：本品在老年人中清除半衰期较年轻人明显延长，应按肾功能适当减量或延长给药间期 妊娠与哺乳期妇女：头孢菌素类可经乳汁排出，哺乳期妇女应用头孢菌素类虽尚无发生问题报道，但其应用仍须权衡利弊后决定
药典	Chin. P.
国家处方集	CNF
医保目录	部分省份【保（乙）】 【保（甲）】
基本药物目录	【基】
其他推荐依据	郑伯强，李正然，黄跃海，等．头孢唑林钠和头孢呋辛钠在治疗小儿肺炎的成本—效果分析［J］．吉林医学，2014，35（6）：1190-1190.
■ 药品名称	**头孢拉定　Cefradine**
抗菌谱与适应证	本品适用于敏感菌所致的急性咽炎、扁桃体炎、中耳炎、支气管炎和肺炎等呼吸道感染、泌尿生殖道感染及皮肤软组织感染等
制剂与规格	头孢拉定胶囊：①0. 25g；②0. 5g 头孢拉定分散片：0. 25g 头孢拉定干混悬剂：①0. 125g；②0. 25g；③1. 5g；④3g 头孢拉定片：①0. 25g；②0. 5g 头孢拉定颗粒：①0. 125g；②0. 25g 注射用头孢拉定：①0. 5g；②1. 0g
用法与用量	1. 口服、静脉滴注、静脉注射或肌内注射。①肌内注射：将 2ml 注射用水加入 0. 5g 瓶装内，须做深部肌内注射；②静脉注射：0. 5g 装瓶，至少用 10ml 注射用水或 5% 葡萄糖注射液溶解稀释，于 5 分钟内注射完毕；③静脉滴注：0. 5g 装瓶，用适宜的稀释液 10ml 溶解稀释，然后再以氯化钠注射液或 5% 葡萄糖液作进一步稀释；④干混悬剂：加饮用水至瓶上刻度线后摇匀成混悬液，混悬液室温贮放，7 日内服用完；冰箱内贮放，14 日内服用完 2. 用量：①口服：儿童一次 6. 25 ~ 12. 5mg/kg，每 6 小时 1 次；②静脉滴注、静脉注射或肌内注射：儿童（1 周岁以上）一次 12. 5 ~ 25mg/kg，每 6 小时 1 次；③若肌酐清除率每分钟 $<20ml/1.73m^2$，剂量应减少
注意事项	1. 须注意头孢菌素类与青霉素类存在交叉过敏反应 2. 肾功能减退者须减少剂量或延长给药间期 3. 以硫酸铜法测定尿糖时可出现假阳性反应
禁忌	对头孢菌素过敏者及有青霉素过敏性休克或即刻反应史者禁用本品
不良反应	1. 恶心、呕吐、腹泻、上腹部不适等胃肠道反应较为常见 2. 药疹、嗜酸性粒细胞增多少见 3. 少数患者可出现暂时性血尿素氮升高，ALT、AST 及血清碱性磷酸酶一过性升高 4. 肌内注射部位疼痛明显，有报道静脉注射后可发生静脉炎 5. 个别患者出现直接 Coombs 试验阳性反应、周围血象白细胞及中性粒细胞减少等

续 表

药典	Chin. P. 、BP、Jpn. P.
国家处方集	CNFC
医保目录	【保（甲/乙）】
基本药物目录	
其他推荐依据	
■ 药品名称	头孢氨苄 Cefalexin
抗菌谱与适应证	用于敏感菌株引起的下列轻、中度感染： 1. 扁桃体炎、扁桃体周炎、咽喉炎、支气管炎和肺炎 2. 急性及慢性肾盂肾炎、膀胱炎、前列腺炎及泌尿生殖系感染 3. 中耳炎、外耳炎、鼻窦炎 4. 颌面部及口腔感染 5. 眼科感染 6. 皮肤软组织感染等
制剂与规格	头孢氨苄胶囊：①0.125g；②0.25g 头孢氨苄干混悬剂：①1.5g；②0.5g 头孢氨苄片：①0.125g；②0.25g 头孢氨苄颗粒：①50mg；②125mg 头孢氨苄缓释胶囊：0.25g 头孢氨苄泡腾片：0.125g
用法与用量	口服给药： 1. 用于敏感菌所致的感染：①7 天以下新生儿，一日 25mg/kg（最大剂量 125mg），分 2 次；7～21 天新生儿，一日 25mg/kg（最大剂量 125mg），分 3 次；21～28 天新生儿，一日 25mg/kg（最大剂量 125mg），分 4 次；1 个月至 12 岁儿童，一次 6.25～12.5mg/kg，每 6 小时 1 次，重症感染时一次 25mg/kg（最大剂量 1g），一日 4 次；②1 个月～1 岁，一次 125mg，一日 2 次；1～5 岁，一次 125mg，一日 3 次；5～12 岁，一次 250mg，一日 2 次；12～18 岁，一次 500mg，一日 2～3 次，严重感染时可加大剂量至一次 1～1.5g，一日 3～4 次 2. 预防反复发作的尿路感染：1 个月至 12 岁儿童，一次 12.5mg/kg，每天晚上口服 1 次
注意事项	1. 对青霉素类药物过敏及过敏体质者慎用 2. 有胃肠道疾病史的患者，尤其有溃疡性结肠炎、局限性肠炎或抗菌药物相关性结肠炎者以及肾功能减退者应慎用 3. 对诊断的干扰：可出现直接 Coombs 试验阳性反应和尿糖假阳性反应（硫酸铜法）；少数患者的碱性磷酸酶、ALT 和 AST 可升高 4. 肾功能减退患者应用须减量
禁忌	对头孢菌素过敏者及有青霉素过敏性休克或即刻反应史者禁用
不良反应	1. 恶心、呕吐、腹泻和腹部不适较为多见 2. 皮疹、药物热等过敏反应 3. 头晕、复视、耳鸣、抽搐等神经系统反应

续　表

	4. 应用期间偶可出现肾损害、AST 及 ALT 升高 5. 溶血性贫血罕见，中性粒细胞减少也有报道
药典	Chin. P. 、BP、Jpn. P.
国家处方集	CNFC
医保目录	【保（甲）】
基本药物目录	【基】
其他推荐依据	
■ 药品名称	头孢羟氨苄　cefadroxil
□ 其他名称	笃克
适应证	第一代口服头孢菌素。主要用于敏感细菌所致的尿路感染，如尿道炎、膀胱炎、前列腺炎、肾盂肾炎、淋病；呼吸道感染，如肺炎、鼻窦炎、支气管炎、咽喉炎、扁桃体炎；皮肤软组织感染，如蜂窝织炎、疖；中耳炎等
制剂与规格	头孢羟氨苄胶囊：①0. 125g；②0. 25g；③0. 5g 头孢羟氨苄片：①0. 125g；②0. 25g 头孢羟氨苄颗粒：①0. 125g；②0. 25g 头孢羟氨苄咀嚼片：①0. 125g；②0. 25g
用法与用量	成人：口服（咀嚼片嚼服），一次 0. 5 ~ 1g，一日 2 次。成人肾功能减退者：首次剂量为 1g 饱和量，然后根据肾功能减退程度予以延长给药间期。根据肌酐清除率（Ccr）调整剂量，Ccr 为 25 ~ 50ml/min 者，一次 0. 5g，每 12 小时 1 次；Ccr 为 10 ~ 25ml/min 者，一次 0. 5g，每 24 小时 1 次；Ccr 为 0 ~ 10ml/min 者，一次 0. 5g，每 36 小时 1 次 儿童：口服（咀嚼片嚼服），一次按体重 15 ~ 20mg/kg，一日 2 次；A 组溶血性链球菌咽炎及扁桃体炎，一次 15mg/kg，每 12 小时 1 次，疗程最少 10 日
注意事项	1. 在应用前须详细询问患者对头孢菌素类、青霉素类及其他药物过敏史：有青霉素类药物过敏性休克史者不可应用，其他患者应用时必须注意头孢菌素类与青霉素类存在交叉过敏反应的概率为 5% ~7%，需在严密观察下慎用。一旦发生过敏反应，立即停用药物。如发生过敏性休克，须立即就地抢救，包括保持气道通畅、吸氧和肾上腺素、糖皮质激素的应用等措施 2. 有胃肠道疾病史的患者，尤其有溃疡性结肠炎、局限性肠炎或抗菌药物相关性结肠炎（头孢菌素很少产生抗生素相关性肠炎）者以及肾功能减退者应慎用 3. 对诊断的干扰：应用本品患者的抗球蛋白（Coombs）试验（直接）可出现阳性；以硫酸铜法测定尿糖可有假阳性反应；血尿素氮、血清丙氨酸氨基转移酶、门冬氨酸氨基转移酶和碱性磷酸酶可有短暂性升高 4. 当每日口服剂量超过 4g 时，应考虑改用注射用头孢菌素类药物
禁忌	对头孢菌素类药物过敏史者和有青霉素过敏性休克史者或即刻反应史者禁用
不良反应	以恶心、上腹部不适等胃肠道反应为主。少数患者尚可发生皮疹等过敏反应，偶可发生过敏性休克。也可出现尿素氮、AST 及 ALT、血清碱性磷酸酶一过性升高

续　表

特殊人群用药	肝、肾功能不全患者：慎用 老年人：肾功能减退，用药时需调整剂量 妊娠与哺乳期妇女：因本品可通过胎盘屏障，也可进入乳汁，故孕妇及哺乳期妇女慎用
药典	Chin. P.
国家处方集	CNF
医保目录	【保（乙）】
基本药物目录	部分省份【基】
其他推荐依据	中华医学会儿科学分会呼吸学组．儿童社区获得性肺炎管理指南（2013 修订）（下）［J］．中华儿科杂志，2013，51（11）：856-862.
■ 药品名称	头孢硫脒　Cefathiamidine
抗菌谱与适应证	本品适用于敏感菌株所引起的呼吸系统、肝胆系统、五官、尿路感染及心内膜炎、血流感染
制剂与规格	注射用头孢硫脒：①0.5g；②1.0g；③2.0g
用法与用量	1. 肌内注射：一日 50～100mg/kg，分 3～4 次给药 2. 静脉注射：一日 50～100mg/kg，分 2～4 次给药。用前加灭菌注射用水或氯化钠注射液适量溶解
注意事项	1. 用前须详细询问头孢菌素类及青霉素类药过敏史 2. 对青霉素过敏患者应用本品时应根据患者情况充分权衡利弊后决定 3. 有胃肠道疾病史者，特别是溃疡性结肠炎、局限性肠炎或抗菌药物相关性结肠炎者应慎用 4. 肾功能减退患者应用本品须适当减量 5. 应用本品的患者抗球蛋白试验可出现假阳性
禁忌	对头孢菌素类抗菌药物过敏者或青霉素过敏性休克者禁用
不良反应	偶见荨麻疹、哮喘、瘙痒、寒战、高热、血管神经性水肿、血尿素升高、ALT 及 AST 升高
药典	Chin. P.
国家处方集	CNFC
医保目录	【保（乙）】
基本药物目录	
其他推荐依据	
■ 药品名称	头孢呋辛　Cefuroxime
抗菌谱与适应证	适用于敏感菌株所致的以下感染： 1. 呼吸道感染：急、慢性支气管炎，细菌性肺炎，肺脓肿和术后胸腔感染 2. 耳、鼻、喉科感染：鼻窦炎、扁桃腺炎、咽炎

续　表

	3. 泌尿道感染：急、慢性肾盂肾炎，膀胱炎 4. 皮肤和软组织感染：蜂窝织炎、丹毒及创伤感染 5. 骨、关节感染骨髓炎及脓毒性关节炎 6. 淋病 7. 其他感染：包括血流感染、脑膜炎、腹膜炎等 8. 预防术后感染
制剂与规格	注射用头孢呋辛钠：①0.25g；②0.5g；③0.75g；④1.0g；⑤1.5g；⑥2.0g；⑦2.25g；⑧2.5g；⑨3.0g
用法与用量	1. 深部肌内注射、静脉注射或静脉滴注 2. 用量：7天以下新生儿，一次25mg/kg（最大剂量750mg），每12小时1次，重症感染剂量加倍，仅用于静脉给药；7～21天新生儿，一次25mg/kg（最大剂量750mg），每8小时1次，重症感染剂量加倍，仅用于静脉给药；21～28天新生儿，一次25mg/kg（最大剂量750mg），每6小时1次，重症感染剂量加倍，仅用于静脉给药；1个月至18岁儿童，一次20mg/kg（最大剂量750mg），每8小时1次。重症感染，一次50～60mg/kg（最大剂量1.5g），每6～8小时1次。预防手术感染：术前0.5～1小时麻醉诱导期静脉注射或静脉滴注，按体重50mg/kg（最大剂量1.5g），若手术时间过长，则每8小时静脉或肌内注射，一次30mg/kg（最大剂量0.75g）
注意事项	1. 对青霉素类药物或者其他头孢菌素类药物过敏者慎用，可能发生交叉过敏 2. 肾功能减退者慎用，肾功能不全者应减少剂量，使用时应注意监测肾功能，特别是用高剂量治疗的重症患者 3. 有胃肠道疾病史者，特别是溃疡性结肠炎、局限性肠炎或抗菌药物相关性结肠炎者慎用 4. 对实验室检查指标的干扰：①抗球蛋白（Coombs）试验可出现阳性；②硫酸铜尿糖试验可呈假阳性；③高铁氰化物血糖试验可呈假阴性；④ALT、AST及碱性磷酸酶和血尿素氮可升高；⑤采用Jaffe反应进行血清和尿肌酐值测定时可有假性增高
禁忌	对头孢菌素类药物过敏者禁用本品
不良反应	1. 可引起肾损害，肾功能不全者应减量 2. 可引起腹泻、恶心、呕吐、腹胀、食欲不振等常见胃肠道反应，以及皮疹 3. 可有注射局部疼痛，血栓性静脉炎罕见 4. 可见血红蛋白和血细胞比容减少、短暂性嗜酸性粒细胞增多、短暂性中性粒细胞减少及白细胞减少等，偶见血小板减少。可发生转氨酶及血清胆红素一过性升高
药典	Chin. P.、BP、Jpn. P.
国家处方集	CNFC
医保目录	【保（甲）】
基本药物目录	【基】
其他推荐依据	
■ 药品名称	**头孢呋辛酯　Cefuroxime Axetil**
抗菌谱与适应证	用于敏感菌株所致的轻症感染，包括急性咽炎或扁桃体炎、急性中耳炎、上颌窦炎、支气管炎、单纯性尿路感染、皮肤软组织感染及单纯性淋病奈瑟球菌尿道炎

续　表

制剂与规格	头孢呋辛酯片：①0.125g；②0.25g 头孢呋辛酯分散片：0.125g 头孢呋辛酯干混悬剂：①5ml：125mg；②5ml：250mg 头孢呋辛酯胶囊：0.125g
用法与用量	口服：3个月至2岁儿童，一次10mg/kg（最大剂量125mg），一日2次；2～12岁儿童，一次15mg/kg（最大剂量250mg），一日2次；12～18岁儿童，一次250mg，一日2次。重症下呼吸道感染，剂量加倍。下尿路感染，剂量减半，一次125mg，一日2次
注意事项	1. 应于餐后服用，以增加吸收，提高血药浓度，并减少胃肠道反应 2. 片剂、胶囊剂不宜压碎后使用，应整片吞服，因此5岁以下小儿禁用胶囊剂、片剂，宜服用头孢呋辛酯干混悬液。余同头孢呋辛
禁忌	对本品及其他头孢菌素类过敏者、有青霉素过敏性休克或即刻反应史者及胃肠道吸收障碍者禁用
不良反应	1. 常见腹泻、恶心和呕吐等胃肠反应 2. 少见皮疹、药物热等过敏反应 3. 偶见抗菌药物相关性肠炎、嗜酸性粒细胞增多、血胆红素升高、血红蛋白降低、肾功能改变、Coombs试验阳性和一过性肝酶升高
药典	Chin. P.、USP、BP、Jpn. P.
国家处方集	CNFC
医保目录	
基本药物目录	
其他推荐依据	
■ 药品名称	头孢克洛　Cefaclor
抗菌谱与适应证	适用于敏感菌所致轻症感染，包括呼吸系统、泌尿系统、耳鼻喉科及皮肤、软组织感染等
制剂与规格	头孢克洛片：0.25g 头孢克洛分散片：①0.125g；②0.25g 头孢克洛胶囊：①0.125g；②0.25g 头孢克洛缓释片：0.375g 头孢克洛缓释胶囊：0.1875g 头孢克洛颗粒：①0.1g；②0.125g；③0.25g
用法与用量	口服：1个月至12岁儿童，一日20mg/kg，分3次，重症感染剂量加倍，最大剂量一日1g；或者1个月至1岁儿童，一次62.5mg，一日3次，严重感染剂量加倍；1～5岁儿童，一次125mg，一日3次，严重感染剂量加倍；5～12岁儿童，一次250mg，一日3次，严重感染剂量加倍；12～18岁儿童，一次250mg，一日3次，严重感染剂量加倍，最大剂量一日4g
注意事项	1. 使用前注意确定患者是否对其他头孢菌素类、青霉素类或其他药物过敏，可能产生交叉过敏反应 2. 严重肾功能不全者慎用，对于中度至严重肾功能受损患者，应进行仔细的临床和实验室监测 3. 用头孢菌素类抗菌药物治疗期间，直接Coombs试验可呈阳性

续　表

禁忌	禁用于对头孢菌素类过敏
不良反应	本品不良反应较少，常见者为软便、腹泻、胃部不适、食欲缺乏等胃肠道反应，偶有皮疹、瘙痒等过敏反应
药典	Chin. P. 、USP、BP、Jpn. P.
国家处方集	CNFC
医保目录	【保（乙）】
基本药物目录	
其他推荐依据	
■ 药品名称	头孢丙烯　Cefprozil
抗菌谱与适应证	适用于敏感菌所致的轻、中度感染：上、下呼吸道感染、中耳炎、急性鼻窦炎、皮肤及软组织感染
制剂与规格	头孢丙烯片 . ①0. 25g；②0. 5g 头孢丙烯分散片：0. 25g 头孢丙烯咀嚼片：0. 25g 头孢丙烯胶囊：①0. 25g；②0. 125g 头孢丙烯颗粒剂：0. 125g
用法与用量	口服。 1. 6 个月至 12 岁儿童：①上呼吸道感染，一次 7. 5mg/kg，一日 2 次；②皮肤或皮肤软组织感染，一次 20mg/kg，一日 1 次；③中耳炎，一次 15mg/kg，一日 2 次；④急性鼻窦炎，一次 7. 5mg/kg，一日 2 次。严重病例，一次 15mg/kg，一日 2 次。疗程一般 7 ~ 14 日，但 β 溶血性链球菌所致急性扁桃体炎、咽炎的疗程不少于 10 日 2. 13 ~ 18 岁儿童：①上呼吸道感染，一次 0. 5g，一日 1 次；②下呼吸道感染，一次 0. 5g，一日 2 次；③皮肤或皮肤软组织感染，一日 0. 5g，分 1 ~ 2 次。严重病例一次 0. 5g，一日 2 次。疗程一般不少于 14 日，但 β 溶血性链球菌所致急性扁桃体炎、咽炎的疗程不少于 10 日 3. 严重肾功能不全患者服用本品应调整剂量：肌酐清除率每分钟 30 ~ 120ml/1. 73m^2 时，给予常用剂量；肌酐清除率每分钟 0 ~ 29ml/1. 73m^2 时，给予 50% 的常用剂量
注意事项	1. 使用前注意确定患者是否对其他头孢菌素类、青霉素类或其他药物过敏，可能产生交叉过敏反应 2. 肾功能损害者，应减少剂量 3. 同时使用强利尿药物可能对肾功能产生影响 4. 胃肠道疾病，尤其是结肠炎患者应慎用 5. 对实验室检查指标的干扰：抗球蛋白（Coombs）试验可出现阳性；尿糖还原试验可呈假阳性；血清 ALT 及 AST、碱性磷酸酶和血尿素氮可升高
禁忌	对头孢丙烯及其他头孢菌素类过敏患者禁用
不良反应	1. 主要为胃肠道反应：包括腹泻、胃部不适、食欲缺乏、恶心、呕吐、嗳气等 2. 也可发生过敏反应：常见为皮疹、荨麻疹、嗜酸性粒细胞增多、药物热等
药典	Chin. P. 、USP、BP

续 表

国家处方集	CNFC
医保目录	【保（乙）】
基本药物目录	
其他推荐依据	
■ 药品名称	头孢替安 Cefotiam
抗菌谱与适应证	适用于敏感菌株所致的肺炎、支气管炎、胆道感染、腹膜炎、尿路感染以及手术和外伤所致的感染和血流感染等
制剂与规格	注射用盐酸头孢替安：①0.5g；②1g
用法与用量	肌内注射、静脉注射或静脉滴注： 1. 肌内注射：用0.25%利多卡因注射液溶解后做深部肌内注射 2. 静脉注射：用灭菌注射用水、氯化钠注射液或5%葡萄糖注射液溶解，每0.5g药物稀释成约20ml，缓慢注射 3. 静脉滴注：将1次用量溶于适量的5%葡萄糖注射液、氯化钠注射液或氨基酸输液中，于30分钟内滴入 4. 一日40～80mg/kg，严重感染可增至一日160mg/kg，分3～4次给予
注意事项	1. 使用前注意确定患者是否对其他头孢菌素类、青霉素类或其他药物过敏，可能产生交叉过敏反应 2. 肾功能不全者应减量或慎用，用药期间应监测尿液分析，发现异常应停药 3. 有胃肠道疾病史者，特别是溃疡性结肠炎、局限性肠炎或抗菌药物相关性结肠炎者慎用 4. 本品溶解后应立即使用，否则药液色泽会变深 5. 使用本品期间，用碱性酒石酸铜试液进行尿糖实验时，可有假阳性反应；直接抗球蛋白（Coombs）试验可出现假阳性反应
禁忌	对头孢菌素类抗菌药物过敏者禁用
不良反应	常见不良反应主要为皮疹等过敏反应、胃肠道反应、血象改变及一过性AST及ALT升高。偶见肠道菌群改变
药典	USP、Jpn. P.
国家处方集	CNFC
医保目录	【保（乙）】
基本药物目录	
其他推荐依据	
■ 药品名称	头孢地尼 Cefdinir
抗菌谱与适应证	用于对本品敏感菌株引起的轻、中度感染，包括：上、下呼吸道感染，眼、耳、鼻、喉感染，泌尿生殖道感染，外伤或手术伤口继发感染，皮肤、软组织感染等
制剂与规格	头孢地尼分散片：①50mg；②100mg 头孢地尼胶囊：0.1g
用法与用量	口服：一日9～18mg/kg，分3次口服

续　表

注意事项	1. 下列患者应慎重使用. 对青霉素类抗菌药物有过敏史者，有支气管哮喘、荨麻疹等过敏性疾病者，严重肾功能障碍者，进食或吸收困难者 2. 可能出现红色尿或红色粪便 3. 可出现抗球蛋白（Coombs）试验阳性和尿糖还原试验假阳性
禁忌	对本品有休克史者禁用。对青霉素或头孢菌素有过敏史者慎用
不良反应	可发生腹泻、腹痛、皮疹、瘙痒、AST 及 ALT 升高；其他偶可发生史一约综合征（Stevens-Johnson 综合征）或毒性表皮坏死松解症、过敏性休克、中性粒细胞缺乏、血小板减少或溶血性贫血、严重结肠炎、肺部嗜酸性粒细胞浸润（PIE），急性肾衰竭、严重肝炎等
药典	Chin. P. 、USP、Jpn. P.
国家处方集	CNFC
医保目录	【保（乙）】
基本药物目录	
其他推荐依据	
■ 药品名称	头孢唑肟　Ceftizoxime
抗菌谱与适应证	适用于敏感细菌所致的下呼吸道、尿路、腹腔、盆腔、皮肤与软组织、骨与关节感染，血流感染，肺炎链球菌或流感嗜血杆菌所致脑膜炎和淋病奈瑟球菌所致的单纯性淋病
制剂与规格	注射用头孢唑肟钠：①0. 5g；②1. 0g；③2. 0g
用法与用量	1. 静脉注射或静脉滴注。本品可用灭菌注射用水、氯化钠注射液、5% 葡萄糖注射液溶解后缓慢静脉注射，亦可加在 10% 葡萄糖注射液、电解质注射液或氨基酸注射液中静脉滴注 30 分钟至 2 小时 2. 剂量：6 个月及 6 个月以上的婴儿和儿童，一次 50mg/kg，每 6～8 小时 1 次
注意事项	1. 使用前注意确定患者是否对其他头孢菌素类、青霉素类或其他药物过敏，可能产生交叉过敏反应 2. 易发生支气管哮喘、皮疹、荨麻疹等过敏性体质者慎用 3. 有胃肠道疾病病史者，特别是结肠炎患者慎用 4. 肾功能损害者需根据肾功能调整剂量 5. 过长时间应用本品可致不敏感微生物的过度繁殖，需要严密观察，一旦发生二重感染，需采取相应措施 6. 一次大剂量静脉注射时可引起血管痛、血栓性静脉炎，应尽量减慢注射速度以防其发生 7. 6 个月以下小儿使用本品的安全性和有效性尚未确定
禁忌	对本品及其他头孢菌素过敏者禁用
不良反应	1. 常见不良反应有皮疹、瘙痒、发热等过敏反应 2. 恶心、呕吐、腹泻等胃肠道症状少见 3. 偶见一过性肝功能异常及黄疸、血白细胞和血小板减少、凝血酶原时间延长、少尿、蛋白尿等 4. 罕见过敏性休克
药典	Chin. P. 、USP、Jpn. P.
国家处方集	CNFC

续 表

医保目录	【保（乙）】
基本药物目录	
其他推荐依据	
■ 药品名称	头孢噻肟 Cefotaxime
抗菌谱与适应证	敏感细菌所致的肺炎及其他下呼吸道感染、尿路感染、脑膜炎、血流感染、腹腔感染、盆腔感染、皮肤软组织感染、生殖道感染、骨和关节感染等。头孢噻肟可以作为预防外科手术感染的选用药物
制剂与规格	注射用头孢噻肟钠：①0.5g；②1.0g；③2.0g
用法与用量	1. 肌内注射、静脉注射或静脉滴注。①肌内注射：本品0.5g、1.0g或2.0g分别加入2ml、3ml或5ml灭菌注射用水；②静脉注射：加至少10～20ml灭菌注射用水于上述不同量的本品内，于5～10分钟内缓慢静脉注入；③静脉滴注：将静脉注射液再用适当溶剂稀释至100～500ml 2.《WHO儿童示范处方集》2010版建议用量。①治疗敏感菌所致的感染：<7日新生儿，一次25mg/kg，每12小时1次；7～21日新生儿，一次25mg/kg，每8小时1次；21～28日新生儿，一次25mg/kg，每6～8小时1次。新生儿严重感染和脑膜炎，剂量加倍。1个月至18岁儿童，一次50mg/kg，每8～12小时1次，严重感染和脑膜炎患者剂量可增至每6小时一次给药，最大剂量一日12g，静脉给药；②严重肾功能减退患者应用本品时须适当减量。血清肌酐清除率每分钟低于5ml/1.73m^{2}时，首剂按正常剂量，维持量减半 3. 治疗淋病：肌内注射、静脉注射或静脉滴注。12～18岁儿童单剂一次500mg
注意事项	1. 交叉过敏反应：对一种头孢菌素或头霉素过敏者对其他头孢菌素类或头霉素也可能过敏。对青霉素或青霉胺过敏者也可能对本品过敏 2. 对诊断的干扰：应用本品者抗球蛋白（Coombs）试验可出现阳性；硫酸铜法测定尿糖可呈假阳性；血清碱性磷酸酶、血尿素氮、ALT及AST或血清乳酸脱氢酶值可增高 3. 头孢噻肟钠1.05g约相当于1g头孢噻肟，含钠量约为2.2mmol（51mg） 4. 肾功能减退者应在减少剂量情况下慎用；有胃肠道疾病或肾功能减退者慎用
禁忌	对头孢菌素过敏者及有青霉素过敏性休克或即刻反应史者禁用本品
不良反应	不良反应发生率低： 1. 有皮疹和药物热、静脉炎、腹泻、恶心、呕吐、食欲缺乏等 2. 碱性磷酸酶或转氨酶轻度升高、暂时性血尿素氮和肌酐升高等 3. 白细胞减少、嗜酸性粒细胞增多或血小板减少少见 4. 偶见头痛、麻木、呼吸困难和面部潮红 5. 极少数患者可发生黏膜念珠菌病
药典	Chin. P.、USP、BP、Jpn. P.
国家处方集	CNFC
医保目录	【保（甲）】
基本药物目录	
其他推荐依据	

续　表

■ 药品名称	头孢曲松　Ceftriaxone
抗菌谱与适应证	适用于敏感致病菌引起的如下疾病：①脓毒血症，脑膜炎，播散性莱姆病（早、晚期），腹部感染（腹膜炎、胆道及胃肠道感染）；②骨、关节、软组织、皮肤及伤口感染；③免疫功能低下患者感染；④肾脏及泌尿道感染；⑤呼吸道感染，尤其是肺炎、耳鼻咽喉感染；⑥生殖系统感染，包括淋病
制剂与规格	注射用头孢曲松钠：①0.25g；②0.5g；③0.75g；④1.0g；⑤1.5g；⑥2.0g；⑦3.0g；⑧4.0g
用法与用量	1. 肌内注射、静脉注射或静脉滴注。①肌内注射：0.25g或0.5g溶于0.2%盐酸利多卡因注射液2ml中，用于肌内注射；②静脉注射：0.25g或0.5g溶于5ml注射用水中，1g溶于10ml中用于静脉注射，注射时间不能少于3分钟；③静脉滴注：2g溶于40ml无钙静脉注射液中，如0.9%氯化钠、5%葡萄糖、10%葡萄糖等。静脉滴注时间至少30分钟，新生儿至少60分钟 2. 用量：①敏感菌所致的感染。新生儿，一次20～50mg/kg，一日1次；1个月至12岁或体重<50kg儿童，一次50mg/kg，一日1次，重症感染或脑膜炎，剂量可增至一次80mg/kg；12～18岁或体重≥50kg儿童，剂量1g，一日1次（每24小时），重症感染或脑膜炎，剂量可增至2～4g，一日1次；②治疗先天性淋病奈瑟球菌结膜炎：新生儿单剂一次25～50mg/kg（最大剂量125mg）；③治疗无并发症的淋病和盆腔炎症：12岁以下和体重<45kg儿童，深部肌内注射单剂125mg；12岁以上和体重>45kg儿童，深部肌内注射单剂250mg；④早期梅毒：12～18岁儿童，一次500mg，深部肌内注射，连续10日；⑤预防外科手术感染：12～18岁儿童在麻醉诱导期一次1g，大肠肛门手术一次2g，肌内注射、静脉注射或静脉滴注；⑥预防脑膜炎奈瑟球菌脑膜炎：1个月至12岁儿童，单剂125mg，肌内注射；12～18岁儿童，单剂250mg，肌内注射；⑦肾衰竭患者（肌酐清除率每分钟<10ml/1.73m^2），最大剂量50mg/kg，一日用量不能超过2g。严重肾功能伴肝功能障碍者，应减少剂量
注意事项	1. 交叉过敏反应：对青霉素类抗生素或青霉胺过敏者、对一种头孢菌素或头霉素过敏者，也可能对其他头孢菌素交叉过敏 2. 有胃肠道疾病史者，特别是溃疡性结肠炎、局限性肠炎或抗菌药物相关性结肠炎（头孢菌素类很少产生抗菌药物相关性肠炎）者应慎用 3. 有严重肝肾损害或肝硬化者应调整剂量 4. 血液透析清除的量不多，透析后无需增补剂量 5. 对诊断的干扰：应用本品者抗球蛋白（Coombs）试验可出现阳性；以硫酸铜法测尿糖时可获得假阳性反应；血尿素氮和血清肌酐可有暂时性升高；血清胆红素、碱性磷酸酶、ALT及AST皆可升高 6. 头孢曲松不能与含钙溶液同时使用，年龄>28天的儿童，头孢曲松与含钙溶液应间隔静脉滴注，不可使用同一静脉输液管 7. 出生体重小于2kg新生儿的用药安全尚未确定。有黄疸的新生儿或有黄疸严重倾向的新生儿应慎用或避免使用本品
禁忌	1. 禁用于对本品及其他头孢菌素抗菌药物过敏的患者。有青霉素过敏性休克史的患者避免应用本品 2. 头孢曲松不得用于高胆红素血症的新生儿和早产儿的治疗 3. ≤28天新生儿如果需要（或预期需要）使用含钙静脉输液营养液治疗，则禁止使用头孢曲松，因为有钙沉淀的危险

续 表

不良反应	1. 全身性不良反应：①胃肠道不适，稀便或腹泻、恶心、呕吐、胃炎和舌炎；②血液学改变：嗜酸性粒细胞增多，白细胞减少，中性粒细胞减少，溶血性贫血，血小板减少等；③皮肤反应：皮疹、过敏性皮炎、瘙痒、荨麻疹、水肿、多形性红斑等 2. 其他罕见不良反应：①头痛和眩晕，症状性头孢曲松钙盐之胆囊沉积，肝脏转氨酶增高，少尿，血肌酐增高，生殖道真菌病，发热，寒战以及过敏性或过敏样反应；②头孢曲松与钙结合，可致新生儿和早产儿肾、胆管和肺内沉积，可致严重不良性反应；③抗菌药物相关性肠炎及凝血障碍极其罕见 3. 局部不良反应：极少发生静脉用药后静脉炎，肌内注射致局部疼痛
药典	Chin. P. 、USP、BP、Jpn. P.
国家处方集	CNFC
医保目录	【保（甲）】
基本药物目录	【基】
其他推荐依据	
■ 药品名称	头孢哌酮 Cefoperazone
抗菌谱与适应证	用于敏感菌所致的下呼吸道感染、尿路感染、胆道感染、皮肤软组织感染、血流感染、腹腔感染、盆腔感染等（后两者宜与抗厌氧菌药联合应用）
制剂与规格	注射用头孢哌酮钠：①0.5g；②1.0g；③1.5g；④2.0g
用法与用量	1. 肌内注射、静脉注射或静脉滴注。①肌内注射：每1g药物加灭菌注射用水2.8ml及0.2%利多卡因注射液1ml，其浓度为250mg/ml；②静脉注射：每1g药物加葡萄糖氯化钠注射液40ml溶解；③静脉滴注：取1～2g头孢哌酮溶解于100～200ml葡萄糖氯化钠注射液或其他稀释液中，最后药物浓度为5～25mg/ml。每1g头孢哌酮的钠含量为1.5mmol（34mg） 2. 用量：一日50～200mg/kg，分2～3次静脉滴注
注意事项	1. 对早产儿和新生儿的研究尚缺乏资料，新生儿和早产儿应用本品时，应权衡利弊，谨慎考虑 2. 肝病和（或）胆道梗阻患者，半衰期延长（病情严重者延长2～4倍），尿中排泄量增多；但肝病、胆道梗阻严重或同时有肾功能减退者，胆汁中仍可获得有效治疗浓度；给药剂量应适当调整，一日给药剂量不应超过2g 3. 部分患者可引起维生素K缺乏和低凝血酶原血症，用药期间应进行出血时间、凝血酶原时间监测。同时应用维生素K_1可防止出血现象的发生 4. 长期应用头孢哌酮可引起二重感染 5. 对诊断的干扰：用硫酸铜法进行尿糖测定时可出现假阳性反应，直接抗球蛋白（Coombs）试验呈阳性反应；偶有碱性磷酸酶、ALT及AST、血清肌酐和血尿素氮增高 6. 交叉过敏：对任何一种头孢菌素过敏者对本品也可能过敏
禁忌	对头孢菌素类过敏及有青霉素过敏休克和即刻反应史者禁用本品
不良反应	1. 皮疹较为多见 2. 少数患者尚可发生腹泻、腹痛、嗜酸性粒细胞增多，轻度中性粒细胞减少 3. 暂时性AST及ALT、碱性磷酸酶、尿素氮或血肌酐升高 4. 血小板减少、凝血酶原时间延长等可见于个别病例。偶有出血者，可用维生素K预防或控制 5. 菌群失调可在少数患者出现 6. 应用本品期间饮酒或接受含乙醇药物或饮料者可出现双硫仑样反应

续　表

药典	Chin. P. 、USP、BP、Jpn. P.
国家处方集	CNFC
医保目录	
基本药物目录	
其他推荐依据	
■ 药品名称	头孢哌酮舒巴坦　Cefopcrazone and Sulbactam
抗菌谱与适应证	用于治疗敏感菌所引起的下列感染：①呼吸道感染；②泌尿道感染；③腹膜炎、胆囊炎、胆管炎和其他腹腔内感染；④血流感染；⑤脑膜炎；⑥皮肤和软组织感染；⑦骨骼及关节感染、盆腔炎；⑧子宫内膜炎、淋病及其他生殖系统感染
制剂与规格	注射用头孢哌酮钠舒巴坦钠（每 1g 中含头孢哌酮钠 0.5g，舒巴坦钠 0.5g）：①1.0g；②1.5g；③2.0g；④2.25g；⑤3g；⑥4.5g
用法与用量	1. 静脉注射或静脉滴注：①静脉滴注时，每瓶头孢哌酮舒巴坦用适量的 5% 葡萄糖注射液或氯化钠注射液或灭菌注射用水溶解，然后再用上述相同溶液稀释至 50～100ml，静脉滴注时间应至少为 30～60 分钟；②静脉注射时，每瓶头孢哌酮舒巴坦应按上述方法溶解，静脉注射时间至少应超过 3 分钟 2. 用量：①常用量：一日 40～80mg/kg，分 2～4 次；严重或难治性感染可增至一日 160mg/kg，分 2～4 次。新生儿出生第一周内，应每隔 12 小时给药 1 次。舒巴坦一日最高剂量不超过 80mg/kg；②肝功能障碍患者用药：一日给药剂量不应超过 2g；③肾功能障碍患者用药：肾功能明显降低的患者，舒巴坦清除减少。肌酐清除率每分钟为 15～30ml/1.73m^2 的患者，一日舒巴坦的最高剂量为 1g，分等量，每 12 小时注射 1 次。肌酐清除率每分钟<15ml/1.73m^2 的患者，一日舒巴坦的最高剂量为 0.5g，分等量，每 12 小时注射 1 次。对严重感染者，必要时可单独增加头孢哌酮的用量
注意事项	同“头孢哌酮”
禁忌	已知对青霉素类，舒巴坦、头孢哌酮及其他头孢菌素类抗菌药物过敏者禁用
不良反应	同“头孢哌酮”
药典	
国家处方集	CNFC
医保目录	【保（乙）】
基本药物目录	
其他推荐依据	
■ 药品名称	头孢他啶　Ceftazidime
抗菌谱与适应证	适用于敏感革兰阴性菌特别是铜绿假单胞菌所引起的感染： 1. 呼吸道感染：肺炎、支气管炎、肺脓肿、肺囊性纤维病变继发感染、支气管扩张继发感染 2. 泌尿生殖道感染：肾盂肾炎、尿道炎、子宫附件炎、盆腔炎 3. 腹腔内感染：胆囊炎、胆管炎、腹膜炎

续 表

	4. 皮肤及皮肤软组织感染：蜂窝织炎、严重烧伤或创伤感染 5. 严重耳鼻喉感染：中耳炎、恶性外耳炎、鼻窦炎 6. 骨关节感染：骨髓炎、化脓性关节炎 7. 其他严重感染：血流感染、中枢神经系统感染、中性粒细胞缺乏伴感染，可联合氨基糖苷类或其他β-内酰胺类抗菌药物使用 8. 与血液透析和腹膜透析及持续腹膜透析（CAPD）有关的感染
制剂与规格	注射用头孢他啶：①0.25g；②0.5g；③1.0g；④2.0g
用法与用量	1. 静脉给药或深部肌内注射给药。肌内注射时可用1.5～3ml 0.2%盐酸利多卡因注射液配制 2. 用量：①新生儿，静脉滴注。<7天新生儿，一次25～50mg/kg，每24小时给药一次；7～21天新生儿，一次25～50mg/kg，每12小时给药一次；21～28天新生儿，一次25～50mg/kg，每8小时给药一次；②1个月至18岁儿童：一次25～50mg/kg，每8小时给药1次，最大剂量一日6g，静脉注射或滴注；③患有囊性纤维化并发肺部铜绿假单胞菌感染的1个月至18岁儿童，一次50mg/kg，每8小时给药一次，最大剂量一日9g，肌内注射、静脉注射或滴注；④肾功能损害者，当肌酐清除率每分钟<50ml/1.73m^2，应减少剂量
注意事项	1. 交叉过敏反应：对青霉素或β-内酰胺类抗菌药物曾有过敏反应的患者应注意交叉过敏的可能性 2. 肾功能；①正在接受肾毒性药物（如氨基糖苷类抗菌药物，或强效的利尿药如呋塞米）的患者，同时使用高剂量头孢菌素类抗菌药物时应谨慎，因这些药合用会影响肾功能；②肾功能不全的患者使用时，剂量需根据肾功能的降低程度而相应减少 3. 非敏感菌的过度生长：长期使用本品可能会引起非敏感菌过度生长（如念珠菌属，肠球菌），可能需要终止治疗或采取适当的措施 4. 敏感菌耐药：在使用头孢他啶治疗的过程中，一些原本对本品敏感的菌属如大肠埃希菌属和沙雷菌属可能会产生耐药。因此在使用本品对上述菌属感染治疗的过程中，应定期进行敏感性测试
禁忌	禁用于对本品及其他头孢菌素过敏的患者
不良反应	1. 常见不良反应有皮疹等过敏反应，恶心、呕吐、腹泻等胃肠道症状 2. 头痛、头晕等中枢神经系统反应及念珠菌感染较少见 3. 偶见嗜酸性粒细胞增多、Coombs试验阳性、转氨酶及肌酐、尿素氮升高 4. 中性粒细胞减少和血小板减少极少见
药典	Chin. P.、USP、BP、Jpn. P.
国家处方集	CNFC
医保目录	【保（乙）】
基本药物目录	
其他推荐依据	
■ 药品名称	头孢克肟　Cefixime
抗菌谱与适应证	用于敏感菌引起的下列轻中、度感染： 1. 支气管炎、支气管扩张合并感染、肺炎 2. 单纯性尿路感染、淋病奈瑟球菌性尿道炎

续 表

	3. 细菌性胆囊炎、胆管炎 4. 细菌性咽炎、化脓性扁桃体炎和猩红热 5. 中耳炎、鼻窦炎等
制剂与规格	头孢克肟片：①50mg；②0.1g 头孢克肟咀嚼片：①50mg；②0.1g 头孢克肟分散片：①50mg；②100mg；③200mg 头孢克肟胶囊：①50mg；②0.1g 头孢克肟颗粒：50mg 头孢克肟干混悬剂：①50mg；②0.1g；③0.2g；④0.3g
用法与用量	口服。①体重<30kg 儿童：一次1.5~3mg/kg，一日2次；重症患者，一次6mg/kg，一日2次；②体重>30kg 儿童：一次50~100mg，一日2次；重症患者，可一次口服200mg，一日2次
注意事项	1. 给药前应充分询问药物过敏史 2. 肾功能不全患者应调整给药剂量，当肌酐清除率每分钟<20ml/1.73m^2，应减少剂量 3. 下列患者慎重给药：对青霉素类药物有过敏史者，有支气管哮喘、皮疹、荨麻疹等过敏体质者，严重肾功能障碍患者，经口给药困难或非经口营养患者，全身恶病质状态患者（因可出现维生素K缺乏） 3. 对临床检验结果的影响：①除试纸反应以外，对 Benedict 试剂、Fehling 试剂、尿糖试药丸进行尿糖检查，有假阳性出现的可能性，应予以注意；②有出现直接 Coombs 试验阳性的可能性 4. 头孢克肟对小于6个月的儿童的安全性和有效性尚未确定
禁忌	对头孢克肟及其成分或其他头孢菌素类药物过敏者禁用
不良反应	1. 主要不良反应有腹泻等消化道反应，皮疹 2. 偶见肝功能指标升高、尿素氮升高、嗜酸性粒细胞增多等 3. 罕见过敏性休克、血小板减少等
药典	Chin. P.、USP、Jpn. P.、Eur. P.
国家处方集	CNFC
医保目录	【保（乙）】
基本药物目录	
其他推荐依据	
■ 药品名称	头孢泊肟酯 Cefpodoxime Proxetil
抗菌谱与适应证	用于敏感菌引起的轻、中度感染： 1. 呼吸道感染：包括咽喉炎、咽喉脓肿、扁桃体炎、扁桃体周围炎、扁桃体周围脓肿、急性气管支气管炎、支气管扩张症继发感染、肺炎 2. 泌尿生殖系统感染：包括肾盂肾炎、膀胱炎、前庭大腺炎、前庭大腺脓肿、淋菌性尿道炎等 3. 皮肤及软组织感染：包括毛囊炎、疖、疖肿症、痈、丹毒、蜂窝织炎、淋巴管（结）炎、化脓性甲沟炎、皮下脓肿、汗腺炎、肛门周围脓肿等 4. 中耳炎、鼻窦炎 5. 乳腺炎

续 表

制剂与规格	头孢泊肟酯片.①0.1g；②0.2g 头孢泊肟酯分散片：0.1g 头孢泊肟酯胶囊：①50mg；②0.1g 头孢泊肟酯干混悬剂：①50mg；②0.1g；③36g：0.6g；④36g：1.2g；⑤60ml：600mg 头孢泊肟酯颗粒剂：40mg
用法与用量	餐后口服： 1. 敏感菌感染：15天6个月儿童，一次4mg/kg，一日2次；6个月2岁儿童，一次40mg，一日2次；3~8岁儿童，一次80mg，一日2次；9~12岁儿童，一次100mg，一日2次；12~18岁儿童，一次100mg，一日2次。鼻窦炎、皮肤软组织感染、无并发症上尿路感染和下呼吸道感染，剂量可增至一次200mg，一日2次 2. 无并发症淋病：12~18岁儿童，单剂一次200mg
注意事项	1. 避免与抗酸药、H_2受体拮抗药、质子泵抑制药同时服用，可降低本品的血浆浓度及药物吸收度 2. 严重肾功能损害患者应调节给药剂量和给药间隔。肌酐清除率每分钟10~40ml/1.73m^2，用药间隔每24小时1次，肌酐清除率每分钟<10ml/1.73m^2，用药间隔每48小时1次 3. 以下患者慎用：对青霉素类抗菌药物有过敏史、严重过敏体质者、全身营养状态不佳者
禁忌	对头孢菌素过敏者及有青霉素过敏性休克或即刻反应史者禁用
不良反应	以腹泻、恶心等胃肠道症状为常见，皮疹少见，偶见一过性血清氨基转移酶、胆红素及尿素、肌酐升高
药典	Chin. P.、USP、BP、Jpn. P.、Eur. P.
国家处方集	CNFC
医保目录	
基本药物目录	
其他推荐依据	
■ 药品名称	头孢吡肟 Celepime
抗菌谱与适应证	用于敏感菌引起的中重度感染： 1. 下呼吸道感染（肺炎和支气管炎） 2. 单纯性下尿路感染和复杂性尿路感染（包括肾盂肾炎） 3. 非复杂性皮肤和皮肤软组织感染 4. 复杂性腹腔内感染（包括腹膜炎和胆道感染） 5. 血流感染 6. 中性粒细胞减少伴发热患者的经验治疗 7. 细菌性脑膜炎。腹腔和盆腔感染应联合应用甲硝唑
制剂与规格	注射用盐酸头孢吡肟：①0.5g；②1.0g
用法与用量	1. 静脉滴注或深部肌内注射给药。①静脉给药：静脉滴注时，将药物1~2g溶于50~100ml 0.9%氯化钠注射液，5%或10%葡萄糖注射液，1/6mmol/L乳酸钠注射液，葡萄糖氯化钠注射液，乳酸林格和5%葡萄糖混合注射液中，药物浓度不应超过40mg/ml，于30分钟滴注完毕；②肌内注射：将0.5g加1.5ml注射用水，或1g加3.0ml注射用水溶解后，经深部肌群注射

续　表

	2. 用量：2 个月至 12 岁儿童，一次 40mg/kg（最大剂量不超过 2g），每 12 小时 1 次。①细菌性脑脊髓膜炎儿童：一次 50mg/kg，每 8 小时 1 次；②中性粒细胞减少伴发热治疗：一次 50mg/kg，每 8 小时 1 次。2 个月以下儿童慎用，必须使用时一次 30mg/kg，每 8 小时或 12 小时 1 次 3. 肾功能不全患者，其初始剂量与肾功能正常的患者相同，但维持剂量和给药间隔需按肌酐清除率（CCr）调整，CCr 30 ~ 60ml/min 者，一次 0.5 ~ 2.0g，每 24 小时 1 次；CCr 11 ~ 29ml/min 者，一次 0.5 ~ 1.0g，每 24 小时 1 次；CCr<11ml/min 者，一次 0.25 ~ 0.5g，每 24 小时 1 次
注意事项	1. 使用本品前，应该确定患者是否有头孢吡肟、其他头孢菌素类药物、青霉素或其他 β-内酰胺类抗菌药物过敏史。对于任何有过敏，特别是药物过敏史的患者应谨慎 2. 可诱发抗菌药物相关性肠炎 3. 有胃肠道疾患，尤其是肠炎患者慎用 4. 可能会引起凝血酶原活性下降。如肝肾功能不全、营养不良及延长抗菌治疗的患者应监测凝血酶原时间。必要时给予外源性维生素 K 5. 对肾功能不全的患者，用量应根据肾功能调整
禁忌	禁用于对头孢吡肟、*L* -精氨酸、头孢菌素、青霉素或其他 β-内酰胺类药物过敏者
不良反应	1. 常见腹泻和皮疹 2. 偶有注射部位局部反应如静脉炎或注射部位疼痛和炎症、抗菌药相关性肠炎、口腔念珠菌感染、感觉异常和头痛 3. 实验室检查异常多为轻度一过性，包括转氨酶升高，嗜酸性粒细胞增多，部分凝血酶原时间和凝血酶原时间延长、碱性磷酸酶降低。儿童偶见高钾血症
药典	Chin. P.
国家处方集	CNFC
医保目录	【保（乙）】
基本药物目录	
其他推荐依据	

第三节　其他 β-内酰胺类

■ 药品名称	头孢西丁　Cefoxitin
抗菌谱与适应证	用于敏感细菌引起的下列感染上、下呼吸道感染，泌尿道感染（包括无并发症的淋病），腹膜炎及其他腹腔内和盆腔内感染，血流感染（包括伤寒），骨，关节软组织感染，心内膜炎等，特别适用于需氧及厌氧菌混合感染，以及产 β-内酰胺酶而对本品敏感的细菌引起的感染
制剂与规格	注射用头孢西丁钠：①1g；②2g

续　表

用法与用量	1. 肌内注射、静脉注射或静脉滴注。①本品用于肌内注射，每克溶于0.5%盐酸利多卡因注射液2ml；②静脉注射时，每克溶于10ml无菌注射用水；③静脉滴注时，每1~2g溶于50ml或100ml氯化钠注射液或5%或10%葡萄糖注射液中 2. 用量：①早产儿（体重>1500g）：一次20~40mg/kg，每12小时1次；②新生儿：一次20~40mg/kg，每8~12小时1次；③婴儿和儿童：一次20~40mg/kg，每6~8小时1次。严重感染病例，一日总剂量可增加至200mg/kg，最大剂量不超过12g。肾功能不全的儿童，剂量和用药次数应适当减少。3个月以内婴儿，不建议肌内注射
注意事项	1. 青霉素过敏者慎用 2. 肾功能损害者及有胃肠疾病史（特别是结肠炎）者慎用 3. 本品与氨基糖苷类抗菌药物配伍时，会增加肾毒性
禁忌	对本品及头孢菌素类抗菌药物过敏者禁用
不良反应	1. 最常见的为局部反应，静脉注射后可出现血栓性静脉炎，肌内注射后可有局部硬结压痛 2. 偶见的为过敏反应（皮疹、瘙痒、嗜酸性粒细胞增多、发热、呼吸困难等）、低血压、腹泻、恶心、呕吐、白细胞减少、血小板减少、贫血以及ALT、AST、ALP、LDH、BUN或血清Cr值一过性升高
药典	Chin. P. 、USP、BP、Eur. P.
国家处方集	CNFC
医保目录	【保（乙）】
基本药物目录	
其他推荐依据	
■ 药品名称	头孢美唑　Cefmetazole
抗菌谱与适应证	用于治疗对本品敏感菌引起的下述感染： 1. 血流感染 2. 急性支气管炎、肺炎、肺脓肿、脓胸等 3. 泌尿生殖系统感染 4. 腹腔感染（腹膜炎、胆囊炎、胆管炎等） 5. 颌面部感染。腹腔盆腔感染需联合使用甲硝唑
制剂与规格	注射用头孢美唑钠：①1g；②2g
用法与用量	1. 静脉注射或滴注。①静脉注射，一次用量溶于灭菌注射用水中（按本品1g溶于10ml计），缓慢静脉注射（不少于4~6分钟）；②静脉滴注，一次用量溶于氯化钠注射液、5%~10%葡萄糖液60~100ml中（按本品1g溶于20ml计），于半小时内静脉滴注 2. 用量：一日25~100mg/kg，分2~4次。严重感染（如细菌性脑膜炎、血流感染），一日150mg/kg，分2~4次。肾功能损害患者酌情减少剂量和用药间隔
注意事项	1. 下述患者应慎用：对青霉素类抗菌药物有过敏史者、过敏体质者、严重肾损害者、经口摄食不足患者或非经口维持营养者、全身状态不良者（通过摄食，可能出现维生素K缺乏）、对本品所含成分或头孢类抗菌药物有过敏史者原则上不予给药 2. 给药期间及给药后至少1周内避免饮酒，饮酒会出现双硫仑样作用 3. 早产儿、新生儿慎用

续　表

禁忌	对本品有过敏性休克史者禁用
不良反应	1. 少见，主要为氨基转移酶升高、皮疹及恶心、呕吐 2. 其他少见反应包括中性粒细胞减少、嗜酸性粒细胞增多、红细胞减少、血小板减少 3. 偶见抗菌药物相关性肠炎，肾损害及维生素缺乏症，如维生素 K 缺乏（低凝血酶原血症、出血倾向等）、B 族维生素缺乏（舌炎、口腔炎、食欲缺乏、神经炎等） 4. 过敏性休克罕见
药典	Chin. P. 、USP、Jpn. P.
国家处方集	CNFC
医保目录	【保（乙）】
基本药物目录	
其他推荐依据	
■ 药品名称	头孢米诺　Cefminox
抗菌谱与适应证	用于治疗敏感细菌引起的感染： 1. 呼吸系统感染：扁桃体炎、扁桃体周围脓肿、支气管炎、细支气管炎、支气管扩张症（感染时）、慢性支气管炎继发感染、肺炎 2. 泌尿系统感染：肾盂肾炎、膀胱炎 3. 腹腔感染：胆囊炎、胆管炎、腹膜炎 4. 盆腔感染：盆腔炎、子宫附件炎、子宫内感染 5. 血流感染
制剂与规格	注射用头孢米诺钠：①0. 5g；②1. 0g；③1. 5g；④2. 0g
用法与用量	1. 静脉注射或静脉滴注。①静脉注射：每 1g 可用 20ml 灭菌注射用水、5% ~10% 葡萄糖注射液或 0. 9% 氯化钠注射液溶解；②静脉滴注：每 1g 可用 100 ~500ml 的 5% ~10% 葡萄糖注射液或 0. 9% 氯化钠注射液溶解，滴注 1 ~2 小时。本品应临用时配制，溶解后尽快使用 2. 用量：一次 20mg/kg，一日 3 ~4 次
注意事项	1. 本品可能引起过敏性休克，使用前应仔细询问药物过敏史，对 β-内酰胺类抗菌药物有过敏史者慎用，有支气管哮喘、荨麻疹等过敏体质者慎用 2. 肾功能不全者可调整剂量使用，严重肾功能损害患者慎用 3. 饮酒可能引起颜面潮红、心悸、眩晕、头痛、恶心等，故用药期间及用药后至少 1 周避免饮酒 4. 新生儿、早产儿用药安全性尚未确立
禁忌	对头孢米诺或头孢烯类抗菌药物过敏的患者禁用
不良反应	1. 常见胃肠道反应及皮疹较为常见，转氨酶及碱性磷酸酶升高亦较常见 2. 偶有肾损害，中性粒细胞减少，嗜酸性粒细胞增多，红细胞减少，血小板减少 3. 偶见维生素 K 缺乏病和维生素 B 缺乏病 4. 罕见过敏性休克。余同“头孢美唑”
药典	Chin. P. 、Jpn. P.
国家处方集	CNFC

续 表

医保目录	【保（乙）】
基本药物目录	
其他推荐依据	
■ 药品名称	拉氧头孢 Latamoxef
抗菌谱与适应证	1. 用于敏感致病菌所引起的中、重度感染，如血流感染、心内膜炎、外伤与手术伤口等继发感染、肺炎、扁桃体周围脓肿、脓胸、支气管炎、支气管扩张症继发感染、慢性呼吸道疾病急性发作感染、肾盂肾炎、膀胱炎、前列腺炎、淋菌性尿道炎 2. 胆囊炎、胆管炎、腹膜炎、盆腔炎等
制剂与规格	注射用拉氧头孢钠：①1g；②2g
用法与用量	1. 静脉注射或静脉滴注，静脉滴注时间至少要 30 分钟以上 2. 用量：①早产儿、新生儿，一次 20mg/kg，出生后 3 日内一日给药 2～3 次，出生 4 日后一日给药 3～4 次；②儿童，一日 60～80mg/kg，分 3～4 次给药。严重感染时早产儿、新生儿、儿童可增量到一日 150mg/kg，分 3～4 次给药
注意事项	对青霉素有过敏史者、肾功能损害者慎用
禁忌	对本品过敏者禁用，对头孢菌素类过敏者慎用
不良反应	1. 常见皮疹、荨麻疹、瘙痒、恶心、呕吐、腹泻、腹痛等 2. 少见过敏性休克 3. 偶见 AST 及 ALT 升高，停药后均可自行消失 4. 饮酒可发生双仑硫样反应
药典	Chin. P. 、Jpn. P.
国家处方集	CNFC
医保目录	【保（乙）】
基本药物目录	
其他推荐依据	
■ 药品名称	氟氧头孢 Flomoxef
抗菌谱与适应证	用于敏感菌所致的下列感染： 1. 呼吸系统感染，如中耳炎、咽炎、扁桃体炎、支气管炎、肺炎等 2. 腹腔内感染，如胆道感染、腹膜炎等 3. 泌尿、生殖系统感染，如肾盂肾炎、膀胱炎、前列腺炎、盆腔炎、子宫及附件炎等 4. 皮肤、软组织感染，如蜂窝织炎、创口感染等 5. 其他严重感染，如心内膜炎、败血症等
制剂与规格	注射用氟氧头孢钠：①0. 5g；②1. 0g；③1. 5g
用法与用量	1. 静脉注射。轻症：一日 40～80mg/kg，分 2～4 次用药；重症：一日 150mg/kg，分 3～4 次用药 2. 如病情需要，早产儿和新生儿，一次剂量 20mg/kg；3 日龄以内者一日给药 2～3 次；4 日龄及以上者一日 3～4 次 3. 肾功能不全患者应减少给药剂量或延长给药间隔

续　表

注意事项	1. 交叉过敏：氟氧头孢钠与头孢菌素类药有交叉过敏，与青霉素类药有部分交叉过敏 2. 严重肾功能障碍者慎用 3. 对新生儿的用药安全性尚未确定，应慎用 4. 药物对临床结果的影响：应用本品时可出现直接抗球蛋白（Coombs）试验阳性反应，可出现尿糖试验假阳性（硫酸铜法） 5. 长期使用本品时应常规监测肝、肾功能和血象 6. 少数患者应用本品后可出现碱性磷酸酶、血清丙氨酸氨基转移酶和门冬氨酸氨基转移酶升高
禁忌	对本品过敏者禁用，对头孢菌素类过敏者慎用
不良反应	1. 常见皮疹、荨麻疹、瘙痒、恶心、呕吐、腹泻、腹痛等 2. 少见转氨酶升高、造血系统异常（红细胞减少、粒细胞减少、血红蛋白降低、嗜酸性粒细胞增多、血细胞比容下降、血小板减少或增多） 3. 静脉注射可有局部红肿、硬结，严重者可致血栓性静脉炎 4. 罕见过敏性休克
药典	Jpn. P.
国家处方集	CNFC
医保目录	【保（乙）】
基本药物目录	
其他推荐依据	
■ 药品名称	氨曲南　Aztreonam
抗菌谱与适应证	1. 适用于治疗敏感需氧革兰阴性菌所致的各种感染，如尿路感染、下呼吸道感染、血流感染、腹腔内感染、术后伤口及烧伤、溃疡等皮肤软组织感染等 2. 亦用于治疗院内感染中上述类型感染，包括免疫缺陷患者的医院感染 3. 盆腔与腹腔感染应联合使用甲硝唑。可替代氨基糖苷类治疗肾功能损害患者革兰阴性菌感染
制剂与规格	注射用氨曲南：①0.5g；②1.0g；③2.0g
用法与用量	1. 用法：静脉滴注、静脉注射、肌内注射。①静脉滴注：每1g至少用注射用水3ml溶解，再用适当输液（0.9%氯化钠注射液、5%或10%葡萄糖注射液或林格注射液）稀释，浓度不得超过2%，滴注时间20～60分钟；②静脉注射：每瓶用注射用水6～10ml溶解，于3～5分钟缓慢注入；③肌内注射：每1g至少用注射用水或氯化钠注射液3ml溶解，深部肌内注射 2. 用量：①体重<1200g新生儿，一次30mg/kg，每12小时1次；②7日龄以下新生儿，体重1200～2000g者，一次30mg/kg，每12小时1次；体重>2 000g者，一次30mg/kg，每8小时1次；③7日龄以上新生儿，体重1200～2000g者，一次3 0mg/kg，每8小时1次；体重>2000g者，一次30mg/kg，每6小时1次；④儿童：轻中度感染，一日90mg/kg，分3次，一日最大剂量不超过3g；重度感染，一日90～120mg/kg，分3～4次，一日最大剂量不超过8g
注意事项	1. 氨曲南与青霉素之间无交叉过敏反应，但对青霉素、头孢菌素过敏及过敏体质者仍需慎用 2. 氨曲南肝毒性低，但对肝功能已受损的患者应观察其动态变化 3. 可引起不同程度的抗菌药物相关性肠炎

续　表

禁忌	对氨曲南有过敏史者禁用
不良反应	1. 个别有皮肤过敏反应，如瘙痒，胃肠道反应如恶心、呕吐、腹泻 2. 偶见转氨酶升高 3. 无肝肾毒性 4. 罕见白细胞计数降低、血小板减少、抗菌药相关性腹泻、胃肠出血、剥脱性皮炎、低血压、一过性心电图变化、肝胆系统损害、中枢神经系统反应及肌肉疼痛等
药典	Chin. P. 、USP、Jpn. P.
国家处方集	CNFC
医保目录	【保（乙）】
基本药物目录	
其他推荐依据	
■ 药品名称	亚胺培南-西司他丁　Imipenem-Cilastatin
抗菌谱与适应证	1. 用于需氧/厌氧菌引起的严重感染，以及在病原菌未确定前严重感染的经验治疗 2. 用于由敏感细菌所引起的下列严重感染，尤其是院内感染：①下呼吸道感染；②腹腔、盆腔感染；③血流感染；④泌尿生殖道感染；⑤骨关节感染；⑥皮肤软组织感染；⑦心内膜炎
制剂与规格	注射用亚胺培南-西司他丁（每 0.5g 中含亚胺培南 0.25g，西司他丁 0.25g）：①0.5g；②1.0g；③2.0g
用法与用量	1. 静脉滴注：用氯化钠注射液或5%葡萄糖溶解稀释，配成5mg/ml浓度，500mg以下滴注时间20～30分钟，500mg以上滴注时间40～60分钟 2. 用量（以亚胺培南计）：①新生儿：<7天新生儿，一次20mg/kg，每12小时1次；7～21天新生儿，一次20mg/kg，每8小时1次；21～28天新生儿，一次20mg/kg，每6小时1次；②儿童：1～3个月婴儿，一次20mg/kg，每6小时1次；3个月至18岁或者体重<40kg儿童，一次15mg/kg（最大剂量500mg），每6小时1次；体重≥40kg儿童，一次250～500mg，每6小时1次 3. 对肾功能损害的儿童患者（血清肌酐>177μmol/L），尚无足够的临床资料作为推荐依据
注意事项	1. 使用前应详细询问患者过去有无对β-内酰胺抗菌药物的过敏史 2. 患过胃肠道疾病尤其是结肠炎的患者，需慎用。对在使用过程中出现腹泻的患者，应考虑抗菌药物相关性肠炎的可能 3. 中枢神经系统：静脉滴注可产生中枢神经系统的不良反应，如肌肉阵挛、惊厥、精神错乱或癫痫发作。易发生于已有中枢神经系统疾患的患者（如脑损害或有癫痫病史）和（或）肾功能损害者。本品不宜用于治疗脑膜炎 4. 中性粒细胞减少者慎用 5. 肌酐清除率每分钟≤5ml/1.73m^{2}的患者不应使用，除非在48小时内进行血液透析。血液透析患者亦仅在使用亚胺培南-西司他丁的益处大于诱发癫痫发作的危险性时才可考虑 6. 尚无足够的临床资料可推荐用于肾功能损害（血肌酐>177μmol/L）的儿童患者 7. 当丙戊酸钠和碳青霉烯类抗菌药物同时给药时，丙戊酸钠血清水平下降，在一些病例中发生癫痫发作，如果同时给药，注意监测丙戊酸血浆浓度水平
禁忌	禁用于对本品任何成分过敏的患者

续　表

不良反应	1. 可有皮肤过敏反应、血栓性静脉炎，可引起胃肠道反应如恶心、呕吐、腹泻 2. 粒细胞减少、血小板减少，肝肾损害 3. 已报道可引起抗菌药物相关性肠炎 4. 超剂量使用本品可能引起中枢神经系统的不良反应，如肌阵挛、精神障碍，包括幻觉、错乱状态或癫痫发作
药典	
国家处方集	CNFC
医保目录	【保（乙）】
基本药物目录	
其他推荐依据	
■ 药品名称	美罗培南　Meropenem
抗菌谱与适应证	1. 用于多种病原体所致的感染和需氧/厌氧菌引起的混合感染 2. 用于由敏感细菌所引起的下列严重感染，尤其是院内感染：①肺炎及院内获得性肺炎；②尿路感染；③腹腔内感染；④皮肤及软组织感染；⑤脑膜炎；⑥血流感染等
制剂与规格	注射用美罗培南：①0. 25g；②0. 5g
用法与用量	1. 静脉注射 5 分钟以上或者静脉滴注 2. 剂量：①新生儿<7 天新生儿，一次 20mg/kg，每 12 小时 1 次；7～28 天新生儿，一次 20mg/kg，每 8 小时 1 次；②儿童：1 个月至 12 岁或者体重<50kg 儿童，一次 10mg/kg，每 8 小时 1 次；12～18 岁或者体重≥50kg 儿童，一次 500mg，每 8 小时 1 次。治疗院内感染的肺炎、腹膜炎、血流感染以及中性粒细胞缺乏的感染时，剂量可加倍 3. 治疗脑膜炎：①新生儿：<7 天新生儿，一次 40mg/kg，每 12 小时 1 次；7～28 天新生儿，一次 40mg/kg，每 8 小时 1 次；②儿童：1 个月至 12 岁或者体重<50kg 儿童，一次 40mg/kg，每 8 小时 1 次；12～18 岁或者体重≥50kg 儿童，一次 2g，每 8 小时 1 次 4. 对肾功能损害患者，如果肌酐清除滤过率每分钟 25～50ml/1. 73m^2，正常剂量每 12 小时 1 次；如果肌酐清除率每分钟 10～25ml/1. 73m^2，正常半量每 12 小时 1 次；如果肌酐清除率每分钟< 10ml/1. 73m^2，正常半量每 24 小时 1 次
注意事项	1. 美罗培南与其他碳青霉烯类和 β-内酰胺类抗菌药物、青霉素和头孢菌素局部交叉过敏反应 2. 严重肾功能障碍的患者，需根据其肌酐清除率调节用量；严重肝功能障碍的患者，有可能加重肝功能损害 3. 进食不良或全身状况不良的患者，有可能引起维生素 K 缺乏症状 4. 较少引起中枢神经系统不良反应（癫痫等），可用于中枢神经系统感染。有癫痫史或中枢神经系统功能障碍的患者，发生痉挛、意识障碍等中枢神经系统症状的可能性增加 5. 有时会出现 AST 及 ALT 升高，连续给药 1 周以上或有肝脏疾病的患者，应进行肝功能检查
禁忌	1. 对本品及其他碳青霉烯类抗菌药物有过敏史禁用 2. 使用丙戊酸钠患者禁用
不良反应	不良反应少见： 1. 主要为皮疹、腹泻、恶心、呕吐，可出现实验室值异常，包括转氨酶升高、碱性磷酸酶升高、嗜酸性粒细胞增多

续 表

	2. 罕见肾损害、严重过敏反应、精神神经系统症状如头痛、嗜睡、意识障碍等 3. 癫痫等中枢神经系统不良反应发生率低于亚胺培南
药典	Chin. P. 、USP、BP、Jpn. P.
国家处方集	CNFC
医保目录	【保（乙）】
基本药物目录	
其他推荐依据	
■ 药品名称	帕尼培南-倍他米隆 Panipenem Betamipron
抗菌谱与适应证	对本品敏感细菌所致的严重感染 1. 血流感染、感染性心内膜炎 2. 蜂窝织炎、淋巴管（结）炎 3. 肛门周围脓肿、外伤和烧伤以及手术创伤等的表面性二次感染，骨髓炎、关节炎 4. 呼吸道感染，如咽喉脓肿、扁桃体周脓肿、肺炎、肺脓肿、脓胸 5. 泌尿生殖道感染 6. 腹膜炎、盆腔腹膜炎、胆囊炎、胆管炎、肝脓肿 7. 脑膜炎 8. 眼窝感染、全眼球炎（包括眼内炎） 9. 中耳炎、鼻窦炎、腭骨周围蜂窝织炎
制剂与规格	注射用帕尼培南-倍他米隆：①0.5g（帕尼培南 0.25g，倍他米隆 0.25g）；②1.0g（帕尼培南 0.5g，倍他米隆 0.5g）
用法与用量	静脉滴注：30 分钟以上。一日 30～60mg/kg（按帕尼培南计，下同），分 3 次给药。重症或难治感染，可增至一日 100mg/kg，分 3～4 次给药，一日不得超过 2g
注意事项	1. 既往对碳青霉烯类、青霉素类及头孢菌素类等抗菌药物有过敏体质者，严重肾功能损害患者，经口摄食不足患者或非经口维持营养患者，全身状态不良者需慎用。此外，推荐使用前进行皮试 2. 早产儿、新生儿不宜应用 3. 本品禁止与丙戊酸钠合并使用
禁忌	既往对本品的成分发生过休克反应或正在使用丙戊酸钠的患者禁用
不良反应	发生率低： 1. 主要为胃肠道反应，如嗳气、腹泻、恶心、呕吐，皮疹、药物热等过敏反应，头痛、失眠等轻微中枢神经系统症状 2. 可致临床检验值异常，如转氨酶升高，嗜酸性粒细胞增多等 3. 严重中枢神经系统不良反应发生率低于亚胺培南
药典	
国家处方集	CNFC
医保目录	【保（乙）】
基本药物目录	
其他推荐依据	

第四节　氨基糖苷类

■ 药品名称	庆大霉素　Gentamycin
抗菌谱与适应证	1. 严重革兰阴性杆菌感染常与哌拉西林等广谱半合成青霉素类或头孢菌素类联合用于治疗严重革兰阴性杆菌感染，如血流感染、肺炎、脑膜炎、骨髓炎等 2. 尿路感染：庆大霉素可与其他药物联合治疗尿路有梗阻或畸形等复杂性尿路感染，但不宜作为尿路感染的首选药物 3. 感染性心内膜炎：庆大霉素可与青霉素或氨苄西林联合治疗肠球菌心内膜炎，庆大霉素亦可与其他 β 内酰胺类联合（依据药敏实验结果）治疗革兰阴性杆菌或铜绿假单胞菌心内膜炎
制剂与规格	硫酸庆大霉素注射液（以庆大霉素计）：①1ml∶2 万 U；②1ml∶4 万 U；③2ml∶8 万 U 庆大霉素片：①20mg（2 万 U）；②40mg（4 万 U） 庆大霉素颗粒：10mg（1 万 U）
用法与用量	1. 口服：一日 5～10mg/kg，分 4 次服用，用于肠道感染或手术前准备 2. 肌内注射或静脉滴注：①一日 1 次用药（静脉滴注），不适用于心内膜炎或脑膜炎，1 个月～18 岁儿童，初始剂量为 7mg/kg，以后的治疗剂量依据血药浓度来调整；②一日多次用药（肌内注射或静脉滴注），1 个月～12 岁儿童，一次按体重 2.5mg/kg，每 8 小时 1 次；12～18 岁儿童，一次 2mg/kg，每 8 小时 1 次 3. 鞘内及脑室内给药：小儿（3 个月以上），一次 1～2mg，每 2～3 日 1 次。注射时将药液稀释至不超过 0.2% 的浓度，抽入 5ml 或 10ml 的无菌针筒内，进行腰椎穿刺后先使相当量的脑脊液流入针筒内，边抽边推，将全部药液于 3～5 分钟内缓缓注入 4. 肾功能减退患者的用量：按肾功能正常者每 8 小时 1 次，一次的正常剂量为 1～1.7mg/kg，肌酐清除率为每分钟 10～50ml/1.73m^2时，每 12 小时 1 次，给予正常剂量的 30%～70%；肌酐清除率<每分钟 10ml/1.73m^2时，每 24～48 小时给予正常剂量的 20%～30%
注意事项	1. 婴幼儿用药必须进行血药浓度监测，否则不宜用 2. 本品具有肾毒性、耳毒性和神经毒性，采用本品时不可与其他肾毒性或耳毒性药物同时或先后应用（包括全身用药和局部用药） 3. 本品注射后在肾组织中的浓度高，应用注射的患者应摄入充足的水分。在用药前和疗程中应定期监测尿常规和肾功能，如尿常规检查出现蛋白、红、白细胞或管型，或肾功能减退时应减量或停用 4. 重症肌无力及帕金森病的患者应慎用氨基糖苷类，因该类药物可加重症状 5. 疗程中应监测血药浓度，并据以调整剂量
禁忌	对本品或其他氨基糖苷类过敏者禁用
不良反应	庆大霉素对耳前庭功能影响较大，对耳蜗的损害较小，使用后可发生头晕、耳鸣、麻木、共济失调等，少数可出现听力损害。此外，亦可出现蛋白尿、管型尿或血尿素氮升高等。偶见皮疹、呼吸抑制、恶心、呕吐、白细胞和中性粒细胞减少等
药典	Chin. P.
国家处方集	CNFC
医保目录	【保（甲）】

续 表

基本药物目录	【基】
其他推荐依据	
■ 药品名称	阿米卡星 Amikacin
抗菌谱与适应证	本品适应证与庆大霉素相同，宜用于对庆大霉素或妥布霉素等耐药的革兰阴性杆菌感染。本品偶可作为治疗脑部星形奴卡菌或某些不典型分枝杆菌感染的联合用药之一
制剂与规格	硫酸阿米卡星注射液：①1ml：0.1g（10 万 U）；②2ml：0.2g（20 万 U） 注射用阿米卡星：0.2g
用法与用量	根据 BNFC（2010-2011）推荐：①严重革兰阴性菌感染，缓慢静脉注射（>3 分钟）。1 个月～18 岁儿童，一次 7.5mg/kg，每 12 小时用药 1 次；严重感染剂量可增加至 7.5mg/kg，每 8 小时用药 1 次；最大剂量为 500mg，每 8 小时 1 次，疗程最长为 10 日（最大累计剂量为 15g）；②一日 1 次用药（静脉滴注或静脉注射），不适用于心内膜炎或脑膜炎。1 个月～18 岁儿童，初始剂量为 15mg/kg，然后依据血药浓度调整剂量
注意事项	婴幼儿用药必须进行血药浓度监测，否则不宜使用。其他见“庆大霉素”
禁忌	参见“庆大霉素”
不良反应	参见“庆大霉素”
药典	Chin. P.、USP、BP、Jpn. P.
国家处方集	CNFC
医保目录	【保（甲）】
基本药物目录	【基】
其他推荐依据	

第五节 四环素类

■ 药品名称	四环素 Tetracycline
抗菌谱与适应证	1. 四环素作为首选或选用药物可用于下列疾病的治疗：立克次体病，包括流行性斑疹伤寒、地方性斑疹伤寒、落基山热、恙虫病和 Q 热；支原体属感染；回归热；布鲁氏菌病；霍乱；兔热病；鼠疫。治疗布鲁氏菌病和鼠疫时需与氨基糖苷类联合应用 2. 可应用于对青霉素类抗菌药物过敏的破伤风、气性坏疽、雅司、梅毒、淋病和钩端螺旋体病的患者。由于常见病原菌对四环素类耐药现象严重，四环素类不宜作为多数常见病原菌感染的首选药物
制剂与规格	盐酸四环素片：①0.125g；②0.25g 盐酸四环素胶囊：0.25g 注射用盐酸四环素：①0.125g；②0.25g；③0.5g

续　表

用法与用量	1. 静脉滴注：8 岁以上儿童，一日 10～20mg/kg，分 2 次给药，一日剂量不超过 1g，药物浓度应不超过 1mg/ml 2. 口服：8 岁以上儿童，一日 25～50mg/kg，分 4 次服用。疗程 7～14 日，支原体肺炎、布氏杆菌病则需 3 周
注意事项	1. 长期用药期间应定期随访检查血常规及肾功能；（2）由于较长时间静脉给药有发生血栓性静脉炎的可能，故应在病情许可时尽早改为口服给药 3. 8 岁以下儿童不用 4. 重症肌无力患者的肌无力症状会加重 5. 使系统性红斑狼疮病情恶化
禁忌	1. 有四环素类药物过敏史者禁用 2. 肾功能不全者禁用四环素
不良反应	1. 四环素类的不良反应较多。消化道反应最多，口服给药最显著，其严重程度与剂量相关。主要有食管烧灼感、腹痛、恶心、呕吐等，大剂量口服或注射可产生肝毒性。肾功能正常者用药较安全，但肾功能损害者用药后会加重氮质血症、尿毒症 2. 儿童用药可导致牙齿黄染，疗程长者比剂量大者更易出现，8 岁以下儿童易受药物影响 3. 长期用药可能引起粒细胞减少，出现异常淋巴细胞、粒细胞毒性颗粒、血小板减少等。偶可引起各种变态反应，以血管神经性水肿和过敏性休克最严重。用药后会发生二重感染，严重者可引起假膜性肠炎
药典	Chin. P.
国家处方集	CNFC
医保目录	【保（甲）】
基本药物目录	
其他推荐依据	
■ 药品名称	多西环素　Doxycycline
抗菌谱与适应证	参见“四环素”
制剂与规格	盐酸多西环素片：①0. 05g；②0. 1g 盐酸多西环素胶囊：①0. 25g；②0. 1g 盐酸多西环素分散片：0. 1g 盐酸多西环素干混悬剂：①1g：50mg；②2g：100mg
用法与用量	根据 BNFC（2010-2011）推荐：口服。①8 岁以上儿童，第 1 日 2mg/kg，每 12 小时 1 次；继以 2mg/kg，一日 1 次（最大剂量 100mg），严重感染一日 2 次，一日最大剂量为 200mg；②12～18 岁儿童，第 1 日 200mg，然后一日 100mg，严重感染（复杂性尿路感染）可加量至一日 200mg
注意事项	与抗酸药同时使用时，应间隔至少 2 小时，与铁剂间隔至少 3 小时，与钙盐间隔 2～3 小时；服药时饮用大量的水，服药后 1 小时不要躺卧，防止药物刺激食管。单次用药时，早上服药最适。其他参见“四环素”
禁忌	参见“四环素”
不良反应	肾毒性较四环素轻。其他参见“四环素”

续 表

药典	Chin. P. 、USP、BP、Jpn. P.
国家处方集	CNFC
医保目录	【保（甲）】
基本药物目录	
其他推荐依据	

第六节 大环内酯类

■ 药品名称	红霉素 Erythromycin
抗菌谱与适应证	1. 肺炎支原体、肺炎衣原体、溶脲脲原体等所致的呼吸道、泌尿生殖道感染，其他非典型病原体引起的鹦鹉热、回归热、Q 热，局部应用也可用于沙眼衣原体引起的结膜炎 2. 厌氧菌或厌氧菌与需氧菌混合感染所致的口腔感染 3. 甲氧西林敏感葡萄球菌属引起的皮肤软组织感染，如疖、痈，棒状杆菌引起的红癣 4. 空肠弯曲菌性肠炎、军团菌、百日咳等
制剂与规格	注射用乳糖酸红霉素：①0.25g（25 万 U）；②0.3g（30 万 U） 硬脂酸红霉素片.①0.05g（5 万 U）；②0.125g（12.5 万 U）；③0.25g（25 万 U） 硬脂酸红霉素胶囊：①0.1g（10 万 U）；②0.125g（12.5 万 U） 硬脂酸红霉素颗粒：50mg（5 万 U） 红霉素片：①0.125g（12.5 万 U）；②0.25g（25 万 U）
用法与用量	1. 口服：一日 20～40mg/kg，分 3～4 次 2. 静脉滴注：一日 20～30mg/kg，分 2 次，滴注速度宜缓，静脉滴注药液浓度以 1%～5%为宜
注意事项	1. 此类药物通常仅适用于敏感细菌所致的轻、中度感染 2. 孕妇、肝病或肝功能不全者慎用该类药物，不宜选用红霉素酯化物
禁忌	对红霉素类药物过敏者禁用，禁止与抗组胺药特非那定合用，以避免引起心脏毒性
不良反应	主要引起胃肠道不良反应，与药物直接刺激胃肠道有关。偶有药疹与药物热、肝功能异常、外周血白细胞减少；假膜性肠炎、溶血性贫血、间质性肾炎、急性肾衰竭等严重不良反应罕见。红霉素酯化物可致肝毒性，常在用药后 10～12 日出现，可能属过敏反应。停药后大多自行消退，预后良好
药典	Chin. P.
国家处方集	CNFC
医保目录	【保（甲）】
基本药物目录	【基】
其他推荐依据	

续　表

■ 药品名称	阿奇霉素　Azithromycin
抗菌谱与适应证	1. 院外获得性呼吸道感染，包括嗜血流感杆菌属、卡他莫拉菌所致的轻、中度肺炎，社区获得性支原体、衣原体或军团菌肺炎 2. 沙眼衣原体宫颈炎及尿道炎 3. 单纯性皮肤软组织感染 4. HIV 患者全身播散性鸟分枝杆菌复合体病的治疗
制剂与规格	阿奇霉素片：①0.25g（25 万 U）；②0.5g（50 万 U） 阿奇霉素分散片：①0.125g（12.5 万 U）；②0.25g（50 万 U）；0.5g（50 万 U） 阿奇霉素颗粒：①0.1g（10 万 U）；②0.125g（12.5 万 U）；③0.25g（25 万 U）；④0.5g（50 万 U） 阿奇霉素胶囊：①0.125g（12.5 万 U）；②0.25g（25 万 U） 阿奇霉素糖浆：25ml：0.5g（50 万 U） 阿奇霉素混悬剂：①0.125g（12.5 万 U）；②0.25g（25 万 U） 阿奇霉素干混悬剂：①0.1g（10 万 U）；②0.125g（12.5 万 U）；③0.25g（25 万 U）；④0.4g；⑤0.8g
用法与用量	根据 BNFC（2010-2011）推荐：口服，适用于 6 个月以上儿童，餐前 1 小时或餐后 2 小时服用 1. 中耳炎、呼吸道感染，皮肤和软组织感染：一日 10mg/kg（一日最大量为 500mg），一日 1 次，连用 3 日 2. 非复杂性生殖器衣原体感染和非淋病尿道炎，12～18 岁的儿童，一剂 1g 治疗
注意事项	仅少部分药物从肾脏排出，肾功能不全时，不需要作剂量调整。肝病患者的消除半衰期略有延长，但对轻、中度肝硬化患者如仅需短疗程（3～5 天）用药，不需作剂量调整。其他参见红霉素
禁忌	对阿奇霉素、红霉素或其他任何一种大环内酯类药物过敏者禁用
不良反应	与红霉素相比，阿奇霉素的一日给药次数及给药剂量均明显减少，故不良反应发生率明显下降。不良反应发生率为 12%，其中胃肠道反应为 9.6%，偶可出现肝功能异常、外周血白细胞减少
药典	Chin. P.、USP、BP、Jpn. P.
国家处方集	CNFC
医保目录	【保（甲/乙）】
基本药物目录	【基】
其他推荐依据	
■ 药品名称	罗红霉素　Roxithromycin
抗菌谱与适应证	临床用于下列敏感细菌所致的轻，中度感染： 1. 上、下呼吸道感染、耳鼻喉感染、生殖器感染（淋病奈瑟球菌感染除外）、皮肤软组织感染 2. 用于支原体肺炎、沙眼衣原体感染及军团病
制剂与规格	罗红霉素片：150mg 罗红霉素分散片：①50mg（5 万 U）；⑦75mg（7.5 万 U）；③0.15g（15 万 U）

续 表

	罗红霉素干混悬剂：①25mg（2.5万U）；②50mg（5万U）；③75mg（7.5万U）；④100mg（10万U） 罗红霉素颗粒剂：①50mg；②150mg
用法与用量	口服：一日5～10mg/kg，分2次服用
注意事项	参见"红霉素"
禁忌	对本品过敏者禁用
不良反应	胃肠道反应明显低于红霉素，发生率为3.1%。偶见皮疹、皮肤瘙痒、头晕，头痛等
药典	Chin. P.、BP、Jpn. P.、Eur. P.
国家处方集	CNFC
医保目录	【保（乙）】
基本药物目录	
其他推荐依据	
■ 药品名称	**克拉霉素 Clarithromycin**
抗菌谱与适应证	用于敏感菌所引起的感染： 1. 上、下呼吸道感染 2. 单纯性皮肤软组织感染 3. 与其他抗菌药联合治疗播散性鸟分枝杆菌或细胞内分枝杆菌感染 4. 与阿莫西林、奥美拉唑联合用于幽门螺杆菌感染
制剂与规格	克拉霉素片：①0.125g（12.5万U）；②0.25g（25万U） 克拉霉素胶囊：①0.125g（12.5万U）；②0.25g（25万U） 克拉霉素分散片：①50mg（5万U）；②100mg（10万U）；③125mg（12.5万U）；④250mg（25万U）；⑤500mg（50万U） 克拉霉素颗粒：①50mg（5万U）；②0.125g（12.5万U）；③0.25g（25万U） 克拉霉素干混悬剂：①1g：0.125g（12.5万U）；②2g：0.125g（12.5万U）；③2g：0.25g（25万U）；④5ml：125mg
用法与用量	口服：6个月以上者一次7.5mg/kg，每12小时1次。根据感染的严重程度应连续服用5～10日
注意事项	与红霉素相仿，禁止与特非那定合用，以避免因后者血浓度过高导致的心脏毒性。肝功能损害、中度至严重肾功能损害者慎用。肾功能严重损害者（肌酐清除率<每分钟30ml/1.73m^2），须作剂量调整。6个月以下儿童的疗效和安全性尚未确定。其他参见"红霉素"
禁忌	1. 对克拉霉素或大环内酯类药物过敏者禁用 2. 严重肝功能损害者、水电解质紊乱患者、服用特非那丁者禁用 3. 某些心脏病（包括心律失常、心动过缓、QT间期延长、缺血性心脏病、充血性心力衰竭等）患者禁用
不良反应	不良反应发生率低于红霉素，主要为胃肠道反应，可能发生过敏反应，轻者为药疹、荨麻疹，重者为过敏性休克及史-约综合征，偶见肝毒性、艰难梭菌引起的抗菌药物相关性肠炎，可能发生短暂性中枢神经系统不良反应，包括焦虑、头晕、失眠、幻觉、噩梦或意识模糊

续 表

药典	Chin. P. 、USP、BP、Jpn. P.
国家处方集	CNFC
医保目录	【保（乙）】
基本药物目录	
其他推荐依据	
■ 药品名称	丙酸交沙霉素颗粒 Josamycin Propionate Granules
□ 其他名称	贝贝莎
抗菌谱与适应证	适用于化脓性链球菌引起的咽炎及扁桃体炎，敏感菌所致的鼻窦炎、中耳炎、急性支气管炎及口腔脓肿，肺炎支原体所致的肺炎，敏感细菌引起的皮肤软组织感染；也可用于对青霉素、红霉素耐药的葡萄球菌感染
制剂与规格	颗粒剂：0.1g（10 万 U）
用法与用量	本品的调制方法：每袋加入热水 3ml 搅拌成悬浊状液体服用 2. 口服，小儿按体重一日 30mg/kg，分 3～4 次服用，可根据年龄适当增减或遵医嘱
注意事项	1. 患者对大环内酯类中一种药物（如红霉素）过敏或不能耐受时，对其他大环内酯类药物（如本品）也可过敏或不能耐受 2. 溶血性链球菌感染患者用本品治疗时至少需持续 10 日，以防止急性风湿热的发生 3. 肾功能减退患者一般无需减少用量 4. 服用本品期间宜定期随访肝功能。肝病患者和严重肾功能损害者的剂量应适当减少 5. 对实验室检查指标的干扰：本品可干扰 Higerty 法的荧光测定，使尿儿茶酚胺的测定值出现假性增高。血清碱性磷酸酶、胆红素、丙氨酸氨基转移酶和门冬氨酸氨基转移酶的测定值均可能增高 6. 因不同细菌对本品的敏感度存在一定差异，故宜作药敏测定
禁忌	对本品、红霉素或其他大环内酯类抗菌药过敏者禁用
不良反应	胃肠道反应有腹泻、恶心、呕吐、中上腹痛、口舌疼痛、食欲缺乏等，发生率与剂量有关。本品的胃肠道反应发生率明显低于红霉素 乏力、恶心、呕吐、腹痛、发热及肝功能异常等肝毒性症状少见，偶见黄疸等 大剂量服用本品，可能引起听力减退，停药后大多可恢复 偶见过敏反应，表现为药物热、皮疹、嗜酸性粒细胞增多等 偶有心律失常、口腔或阴道念珠菌感染
药典	Chin. P. 、Eur. P. 、Jpn. P.
国家处方集	
医保目录	部分省份【甲/乙】
基本药物目录	
其他推荐依据	王胜兴．硝苯吡啶联合交沙霉素治疗毛细支气管炎的疗效观察［J］．中国全科医学，2006，9（16）：1358-1358.

第七节 酰胺醇类

■ 药品名称	氯霉素 Chloramphenicol
抗菌谱与适应证	由于常见病原菌对氯霉素的耐药性增加，且本品具有严重不良反应，目前在国内外的应用普遍减少。其主要适应证为： 1. 伤寒及其他沙门菌属感染。尽管耐氯霉素株引起的伤寒在国内呈上升趋势，但散在病例大多属氯霉素敏感株所致，故氯霉素仍可用于对本品敏感株所致的伤寒 2. 细菌性脑膜炎和脑脓肿，特别是耐氨苄西林的流感嗜血杆菌、肺炎链球菌、脑膜炎奈瑟菌所致者，以及青霉素过敏患者。也可适用于对本品敏感的革兰阴性杆菌脑膜炎和需氧菌与厌氧菌混合感染所致的耳源性脑脓肿，临床上常采取联合用药 3. 细菌性眼部感染，如敏感株所致的全球炎，氯霉素全身用药与局部用药均能达到较高的眼内组织浓度，有良好疗效 4. 其他如厌氧菌感染、立克次体病、衣原体感染等
制剂与规格	氯霉素片或胶囊：0.25g 棕榈氯霉素片：50mg 棕榈氯霉素颗粒：0.1g 棕榈氯霉素混悬液：1ml：25mg 氯霉素注射液：①1ml：0.125g；②2ml：0.25g 注射用琥珀氯霉素：①0.125g；②0.25g；③0.5g
用法与用量	1. 口服：一日按体重25～50mg/kg，分3～4次服用；新生儿一日不超过25mg/kg，分4次服用 2. 静脉滴注：一日25～50mg/kg，分3～4次给予；新生儿一日不超过25mg/kg，分4次给予。亦可肌内注射
注意事项	1. 严格掌握适应证，剂量不可太大，严禁长疗程使用 2. 用药期间注意监测血常规，如有骨髓抑制表现，应及时停药，并给予适当处理 3. 新生儿尤其是早产儿不宜应用。确有指征必须用药时，应在监测血药浓度下使用 4. 肾功能不全时，氯霉素用量不必调整，但应注意骨髓抑制反应。肝功能不全时，应避免应用，或适当减量 5. 禁止与其他骨髓抑制药物合用
禁忌	对本品过敏者禁用
不良反应	可引起严重骨髓抑制、再生障碍性贫血及灰婴综合征等严重不良反应，此外也可引起皮疹、消化道反应、凝血功能障碍等
药典	Chin. P.、USP、BP、Jpn. P.
国家处方集	CNFC
医保目录	【保（甲）】
基本药物目录	【基】
其他推荐依据	

第八节　林可霉素类

■ 药品名称	林可霉素　Lincomycin
抗菌谱与适应证	用于敏感厌氧菌及需氧革兰阳性菌所致的感染，亦可用于青霉素过敏患者感染的治疗： 1. 厌氧菌、肺炎链球菌、其他链球菌（粪肠球菌除外）及敏感金黄色葡萄球菌所致的下呼吸道感染，包括肺炎、脓胸及肺脓肿 2. 化脓性链球菌、金黄色葡萄球菌及厌氧菌引起的皮肤软组织感染 3. 子宫内膜炎、非淋病奈瑟球菌性卵巢—输卵管脓肿、盆腔炎 4. 敏感菌所致的腹膜炎、腹腔脓肿 5. 静脉制剂尚可用于金黄色葡萄球菌、链球菌属及敏感厌氧菌引起的血流感染；金黄色葡萄球菌所致的血行性骨髓炎等
制剂与规格	盐酸林可霉素片：①0. 25g；②0. 5g 盐酸林可霉素胶囊：①0. 25g；②0. 5g 盐酸林可霉素注射液：①1ml：0. 2g；②2ml：0. 6g 盐酸林可霉素口服溶液：①1ml：50mg（5 万 U）；②10ml：0. 5g；③100ml：5g
用法与用量	1. 口服：宜空腹服用，一日 30～60mg/kg，分 3～4 次口服，小于 4 周者不用 2. 肌内注射：一日 10～20mg/kg，分 2～3 次注射，小于 4 周者不用 3. 静脉滴注：一日 10～20mg/kg，分 2～3 次给药。需注意静脉滴注时每 0. 6g 溶于不少于 100ml 的溶液中，滴注时间不少于 1 小时。小于 4 周者不用
注意事项	1. 与克林霉素有交叉过敏反应 2. 使用该类药物时，假膜性肠炎的发生率相对较高，应注意观察大便次数及性状 3. 本品不推荐应用于新生儿 4. 肾功能损害者，林可霉素需减量；肝功能损害者宜慎用或适当减量，应做血药浓度监测，必要时作剂量调整 5. 静脉制剂应缓慢滴注，不可用于静脉注射
禁忌	对本品或克林霉素有过敏史者禁用
不良反应	胃肠道反应为主，口服较注射给药多见，表现为恶心，呕吐、腹痛、腹泻等症状。其中腹泻与药物刺激或肠道菌群失调有关，少数属艰难梭菌引起的假膜性肠炎，口服给药发生率较静脉给药者高 3～4 倍。偶可发生白细胞减少、中性粒细胞减少或缺乏和血小板减少，再生障碍性贫血罕见。偶可出现皮疹、药物热、嗜酸性粒细胞增多等变态反应。静脉给药可引起血栓性静脉炎。快速滴注本品时可能发生低血压、心电图变化，甚至心搏、呼吸停止。偶可出现肝转氨酶增高、高胆红素血症
药典	Chin. P. 、USP、BP、Jpn. P.
国家处方集	CNFC
医保目录	【保（甲）】
基本药物目录	
其他推荐依据	

续　表

■ 药品名称	克林霉素　Clindamycin
抗菌谱与适应证	参见"林可霉素"
制剂与规格	盐酸克林霉素胶囊：①0.075g；②0.15g 盐酸克林霉素棕榈酸酯颗粒剂（以克林霉素计）：①1g：37.5mg；②2g：75mg；③24g：0.9g 盐酸克林霉素棕榈酸酯干混悬剂（以克林霉素计）：0.5g：37.5mg 盐酸克林霉素棕榈酸酯分散片：75mg 盐酸克林霉素注射液：①2ml：0.3g；②4ml：0.3g；③8ml：0.6g 注射用盐酸克林霉素：0.5g 克林霉素磷酸酯注射液：①2ml：0.3g；②4ml：0.6g 注射用克林霉素磷酸酯：①0.3g；②0.6g；③1.2g
用法与用量	1. 口服：4周或4周以上小儿，一日8～16mg/kg，分3—4次 2. 肌内注射或静脉滴注：4周及4周以上小儿，一日15～25mg/kg，分3～4次应用；严重感染，一日25～40mg/kg，分3～4次应用。小于4周者禁用
注意事项	轻度至中度肾功能损害时，克林霉素的半衰期无明显延长，无尿等严重肾功能损害时，静脉给药时血药浓度可上升1倍，需减至正常剂量的1/2。其他参见"林可霉素"
禁忌	对本品或林可霉素有过敏史者禁用
不良反应	参见"林可霉素"
药典	Chin. P.、USP、BP、Jpn. P.
国家处方集	CNFC
医保目录	【保（甲/乙）】
基本药物目录	【基】
其他推荐依据	

第九节　利福霉素类

■ 药品名称	利福平　Rifampicin
抗菌谱与适应证	1. 与其他抗结核药联合用于各种结核病的初治与复治（包括结核性脑膜炎） 2. 预防用药：利福平可用于脑膜炎奈瑟球菌咽喉部慢性带菌状态并有引起临床发病的高危人群的预防。也可用于脑膜炎奈瑟球菌感染密切接触者的预防用药，但不宜用于治疗脑膜炎奈瑟菌感染，因细菌可能迅速产生耐药性 3. 麻风：利福平对麻风杆菌具杀灭作用，现已成为麻风联合化疗中的主要药物之一 4. 其他：单独应用利福平，细菌易产生耐药性，故通常不推荐本类药物常规用于细菌性感染的治疗。在个别情况下，对耐甲氧西林葡萄球菌（MRSA、MRSE）所致的严重感染，可以考虑采用万古霉素联合利福平治疗

续　表

制剂与规格	利福平片：0.15g 利福平胶囊：①0.15g；②0.3g 利福平注射液：5ml∶0.3g 注射用利福平：①0.15g；②0.45g；③0.6g
用法与用量	根据BNFC（2010-2011）推荐： 1. 抗结核治疗：1个月以上者，一日10～20mg/kg，空腹顿服，一日量不超过0.6g 2. 预防性治疗：脑膜炎奈瑟球菌感染密切接触者的预防用药，口服。新生儿，一次5mg/kg，每12小时1次，连服2日；1个月～1岁，一次5mg/kg，每12小时1次，连服2日；1～12岁，一次10mg/kg，每12小时1次，连服2日；12～18岁，一次600mg，每12小时1次，连服2日 3. 布氏杆菌病、军团菌病、严重的葡萄球菌感染，需联合其他抗菌药物：口服或静脉滴注。1岁以内，一次5～10mg/kg，一日2次；1～18岁，一次10mg/kg（最大量600mg），一日2次
注意事项	1. 肝功能不全、胆管梗阻者应避免应用利福平 2. 用药期间应定期复查肝功能及血常规 3. 应避免大剂量间歇用药 4. 应于餐前1小时或餐后2小时服用，最好清晨空腹一次服用，因进食影响吸收 5. 服药后其便、尿、唾液、汗液、痰液、泪液等排泄物均可显橘红色 6. 有发生间质性肾炎的可能 7.5岁以下小儿慎用
禁忌	1. 对利福平或利福霉素类抗菌药过敏者禁用 2. 肝功能严重不全、胆道阻塞者禁用
不良反应	如按推荐剂量每日或隔日给药，利福平耐受性好，严重不良反应少见 2. 多见消化道反应：厌食、恶心、呕吐、上腹部不适、腹泻等胃肠道反应，但均能耐受 3. 肝毒性为主要不良反应：在疗程最初数周内，少数患者可出现ALT及AST升高，肝大和黄疸 4. 变态反应：大剂量间歇疗法后偶可出现流感样综合征，表现为畏寒、寒战、发热、不适、呼吸困难、头晕、嗜睡及肌肉疼痛等，发生频率与剂量大小及间歇时间有明显关系 5. 偶可发生急性溶血或肾衰竭，目前认为其产生机制属过敏反应。可出现血小板减少性紫癜，溶血性贫血，常出现于利福平间歇给药者，常于用药后2～3小时出现，停药后血小板和红细胞可自行恢复。应避免使用大剂量利福平间歇治疗，使用利福平者每月监测周围血象
药典	Chin. P.、BP、Eur. P.
国家处方集	CNFC
医保目录	【保（甲/乙）】
基本药物目录	【基】
其他推荐依据	
■ **药品名称**	**利福霉素　Rifamycin**
抗菌谱与适应证	参见“利福平”

续 表

制剂与规格	利福霉素钠注射液：5ml：0.25g（25 万 U）
用法与用量	静脉滴注或肌内注射：一日 10～30mg/kg，分 2 次给药
注意事项	参见“利福平”
禁忌	1. 有肝病或肝损害者禁用 2. 对本品过敏者禁用
不良反应	1. 滴注过快时可出现暂时性巩膜或皮肤黄染 2. 少数患者可出现一过性肝脏损害、黄疸及肾损害 3. 其他不良反应有恶心、食欲缺乏及眩晕，偶见耳鸣及听力下降、过敏性皮炎等
药典	BP、Eur. P.
国家处方集	CNFC
医保目录	【保（乙）】
基本药物目录	
其他推荐依据	
■ 药品名称	利福昔明 Rifaximin
抗菌谱与适应证	对本品敏感的病原菌引起的肠道感染，包括急性和慢性肠道感染、腹泻综合征、夏季腹泻、旅行者腹泻和小肠结肠炎等
制剂与规格	利福昔明片：0.2g 利福昔明干混悬剂：①0.1g；②0.2g 利福昔明胶囊：0.1g
用法与用量	口服。儿童，6～12 岁，一次 0.1～0.2g，一日 4 次；12 岁以上儿童，剂量同成人，一次 0.2g，一日 4 次，1 个疗程不应超过 7 日
注意事项	1. 连续服用本药不能超过 7 日 2. 长期大剂量用药或肠黏膜受损时，会有极少量（少于 1%）被吸收，导致尿液呈粉红色 3. 6 岁以下儿童不要使用本药片剂
禁忌	对本药或利福霉素类药过敏者、肠梗阻者、严重的肠道溃疡性病变患者禁用
不良反应	常见恶心、呕吐、腹胀、腹痛；少见荨麻疹、足部水肿。肝性脑病患者服用本品后，可有体重下降、血清钾和血清钠浓度轻度升高
药典	Chin. P.、BP、Eur. P.
国家处方集	CNFC
医保目录	【保（乙）】
基本药物目录	
其他推荐依据	

第十节 糖肽类

■ 药品名称	万古霉素 Vancomycin
抗菌谱与适应证	1. 仅适用于耐药革兰阳性球菌所致的严重感染，特别是对甲氧西林耐药的葡萄球菌属（MRSA 或 MRCNS）、肠球菌属及青霉素耐药肺炎链球菌所致的严重感染。对于葡萄球菌耐药株所致的严重感染，可加用利福平。长期以来是 MRSA 治疗的有效药物，近年出现对本品不敏感株和万古霉素治疗 MRSA 感染疗效较前下降的报道 2. 用于对青霉素类过敏患者的严重革兰阳性菌感染，包括血流感染、心内膜炎等 3. 万古霉素或去甲万古霉素口服也可用于经甲硝唑治疗无效的艰难梭菌所致的假膜性肠炎
制剂与规格	注射用盐酸万古霉素：①0.5g（50 万 U）；②1.0g（100 万 U） 盐酸万古霉素胶囊：①0.125g（12.5 万 U）；②0.25g（25 万 U）
用法与用量	根据 BNFC（2010-2011）推荐： 1. 口服：用于治疗由难辨梭状杆菌引起的抗菌药物相关肠炎。1 个月至 5 岁，一日 20mg/kg，分 4 次服用，连服 10～14 日；5～12 岁，一次 62.5mg，一日 4 次，口服 10～14 日；12～18 岁，一次 125mg，一日 4 次，口服 10～14 日 2. 静脉滴注。新生儿：月龄<29 周，一次 15mg/kg，每 24 小时 1 次；月龄 29～35 周，一次 15mg/kg，每 12 小时 1 次；月龄大于 35 周，一次 15mg/kg，每 8 小时 1 次；均依据血浆浓度调整剂量。1 个月至 18 岁，一次 15mg/kg，每 8 小时 1 次，一次给药时间至少为 60 分钟以上。依据血浆浓度调整剂量，应密切监测万古霉素的血药浓度，一日最大剂量为 2g
注意事项	1. 静脉用药时需延长给药时间，避免红人综合征出现 2. 本药具有一定耳、肾毒性，应掌握适应证，轻症感染不宜选用。给药期间应定期复查尿常规与肾功能，必要时监测听力 3. 肾功能不全、新生儿与早产儿或原有耳、肾疾患者需慎用本品，必须根据肾功能调整剂量，同时监测血药浓度，疗程一般不超过 10～14 天 4. 肝功能不全者使用万古霉素不需作剂量调整，但需注意监测血药浓度
禁忌	对万古霉素过敏者，严重肝、肾功能不全者禁用
不良反应	可出现耳鸣、听力减退，多为可逆性，少数患者可发展至耳聋，是本品最严重的毒性反应。耳毒性的发生和血药浓度过高有关。目前产品纯度高，肾毒性轻微。偶有药物热、皮疹、瘙痒等。部分患者静脉滴注速度太快或药物浓度过高，可出现后颈部、上肢、上身皮肤潮红、瘙痒，偶有血压下降，称为红人综合征。症状常在停药后 1 小时消失，抗组胺药和肾上腺皮质激素有效
药典	Chin. P.、USP、BP、Jpn. P.
国家处方集	CNFC
医保目录	【保（乙）】
基本药物目录	
其他推荐依据	

续 表

■ 药品名称	去甲万古霉素 Norvancomycin
抗菌谱与适应证	参见“万古霉素”
制剂与规格	注射用盐酸去甲万古霉素：①0.4g（40万U）；②0.8g（80万U）
用法与用量	静脉缓慢滴注：一日按体重16～24mg/kg（1.6万～2.4万U/kg），分2～4次静脉滴注
注意事项	参见“万古霉素”
禁忌	对万古霉素类抗菌药物过敏者禁用
不良反应	参见“万古霉素”
药典	Chin. P.
国家处方集	CNFC
医保目录	【保（乙）】
基本药物目录	
其他推荐依据	
■ 药品名称	替考拉宁 Teicoplanin
抗菌谱与适应证	与万古霉素相仿，适用于耐药革兰阳性菌，如耐甲氧西林金黄色葡萄球菌、耐甲氧西林凝固酶阴性葡萄球菌。肠球菌属及链球菌属等革兰阳性球菌所致的各类感染，包括心内膜炎、皮肤和软组织感染、骨髓炎、下呼吸道感染等
制剂与规格	注射用替考拉宁：0.2g
用法与用量	肌内、静脉注射或静脉滴注，静脉滴注时间超过30分钟 1. 新生儿，静脉滴注首剂16mg/kg，24小时后8mg/kg，一日1次用药 2. 1个月～18岁儿童：中度感染，前3剂一次10mg/kg（最大剂量400mg），每12小时1次，然后一次6mg/kg（最大剂量200mg），一日1次用药；严重感染和中性粒细胞减少者，前3剂负荷剂量～次10mg/kg（最大剂量400mg），每12小时1次，随后剂量为一次10mg/kg（最大剂量400mg），一日1次。负荷量的3剂后，随后的用药可肌内注射
注意事项	1. 肾功能不全者根据肾功能调整剂量 2. 中度感染可肌内注射给药，重度感染需静脉给药 3. 用药期间需定期复查尿常规、肾功能，并检测听力 4. 重症患者剂量加大时仍需监测血药浓度
禁忌	有替考拉宁过敏史者禁用。对万古霉素和去甲万古霉素过敏者禁用
不良反应	替考拉宁与万古霉素有交叉过敏反应，但替考拉宁很少引起红人综合征。可有皮疹等过敏反应、注射部位疼痛、药物热、耳毒性、肝肾功能异常。偶见恶心、呕吐、眩晕、颤抖，以及嗜酸性粒细胞增多、中性粒细胞增多、血小板减少等
药典	Chin. P.、BP、Jpn. P.、Eur. P.
国家处方集	CNFC
医保目录	【保（乙）】

续　表

基本药物目录	
其他推荐依据	

第十一节　硝基呋喃类

■ 药品名称	呋喃妥因　Nitrofurantoin
抗菌谱与适应证	1. 敏感的大肠埃希菌、肠球菌属、葡萄球菌属以及克雷伯菌属、肠杆菌属等细菌所致的急性单纯性下尿路感染 2. 反复发作性尿路感染的预防，但不宜用于肾盂肾炎及肾脓肿的治疗
制剂与规格	呋喃妥因片：50mg
用法与用量	口服： 1. 急性非复杂性尿路感染：3 个月 12 岁，一次 750μg/kg，一日 4 次，疗程 3 ~ 7 日；12 ~ 18 岁，一次 50mg，一日 4 次，疗程 3 ~ 7 日；严重的慢性反复感染，剂量可增加至一次 100mg，一日 4 次 2. 预防尿路感染反复发作：3 个月 12 岁，一日 1mg/kg，每晚睡前服用 1 次；12 ~ 18 岁，50 ~ 100mg，每晚睡前服用 1 次
注意事项	1. 宜与食物同服，以减少对胃肠道的刺激 2. 长期服用 6 个月以上的患者，偶可引起间质性肺炎或肺纤维化，应及早停药并采取相应治疗措施 3. 肝脏反应极少见 4. 本药可诱发伯喹啉敏感性溶血性贫血，如发生溶血应即停用 5. 可发生假膜性肠炎
禁忌	禁用于对呋喃类药物过敏及无尿、少尿或肾功能明显受损者（内生肌酐清除率<60ml/min）。亦禁用于妊娠后期（38 ~ 42 周）及新生儿，哺乳期妇女用药时需停止哺乳
不良反应	恶心、呕吐、食欲缺乏和腹泻等胃肠道反应最为常见。少见皮疹、药物热、中性粒细胞减少、肝炎等变态反应。偶发生头痛、头昏。嗜睡、肌痛、眼球震颤等神经系统不良反应。长期服用 6 个月以上的患者，偶可引起间质性肺炎或肺纤维化
药典	Chin. P. 、BP、Eur. P.
国家处方集	CNFC
医保目录	【保（甲）】
基本药物目录	【基】
其他推荐依据	

第十二节　硝基咪唑类

■ 药品名称	甲硝唑　Metronidazole
抗菌谱与适应证	1. 肠道和肠外阿米巴病（如阿米巴肝脓肿、胸膜阿米巴病等） 2. 阴道滴虫病、贾第鞭毛虫病、结肠小袋虫病和皮肤利什曼病、麦地那龙线虫感染等 3. 广泛应用于各种厌氧菌感染，包括脆弱拟杆菌等敏感株所致的腹腔感染、皮肤软组织感染、妇科感染、血流感染、中枢神经系统感染、下呼吸道感染、心内膜炎、牙周感染、鼻窦炎、骨髓炎等；亦可用于某些可能涉及厌氧菌手术的预防用药 4. 口服可用于艰难梭菌所致的假膜性肠炎、幽门螺杆菌所致的胃窦炎及消化性溃疡。腹腔和盆腔感染常与其他抗需氧菌药联合
制剂与规格	甲硝唑片：0.2g 甲硝唑口含片：①2.5mg；②3mg 甲硝唑注射液：①20ml：100mg；②100ml：0.2g；③100ml：0.5g；④250ml：0.5g；⑤250ml：1.25g 甲硝唑葡萄糖注射液：250ml（内含甲硝唑0.5g，葡萄糖12.5g） 注射用甲硝唑磷酸二钠：0.915g
用法与用量	根据2010版WHO儿童示范处方集推荐： 1. 厌氧菌感染。①口服用药：首剂15mg/kg，24小时后维持量一次7.5mg/kg，新生儿每12小时1次；婴儿或儿童，每8小时1次；②静脉滴注。首剂15mg/kg，24小时后给予维持量，一次7.5mg/kg（最大剂量500mg），新生儿每12小时静脉滴注1次；婴儿或儿童，每8小时1次 2. 抗生素相关性肠炎：口服用药：<5岁，一次5mg/kg，一日4次，疗程7～10日；5～12岁，一次62.5mg，一日4次，疗程7～10日
注意事项	1. 有活动性中枢神经系统疾患者避免应用，用药后出现神经系统反应时应及时停药 2. 肝功能异常或肾功能不全者，应注意调整用药剂量，减量或延长给药间期 3. 本品代谢产物可使尿液呈深红色 4. 重复一个疗程前，应复查血象
禁忌	对本品和硝基咪唑类药物有过敏史者禁用
不良反应	消化系统最常见：恶心、呕吐、食欲缺乏、腹部绞痛，一般不影响治疗。神经系统症状主要在大剂量用药时发生（一日>300mg/kg），出现头痛、眩晕，偶有感觉异常、肢体麻木、共济失调、多发性神经炎等，大剂量可致抽搐。少数病例发生荨麻疹、潮红、瘙痒、膀胱炎、排尿困难、口中金属味及白细胞减少等，均属可逆性，停药后自行恢复
药典	Chin. P.、USP、BP、Jpn. P.
国家处方集	CNFC
医保目录	【保（甲/乙）】
基本药物目录	【基】
其他推荐依据	

续　表

■ 药品名称	替硝唑　Tinidazole
抗菌谱与适应证	参见“甲硝唑”
制剂与规格	替硝唑片：0.5g 替硝唑注射液：①100ml：0.4g；②200ml：0.8g 替硝唑葡萄糖注射液：①100ml（内含替硝唑0.2g，葡萄糖5g）；②100ml（内含替硝唑0.4g，葡萄糖5g）；③200ml（内含替硝唑0.4g，葡萄糖10g）
用法与用量	1. 口服用药。①肠阿米巴病：12岁以下儿童，一日50mg/kg，顿服；12岁以上儿童，一日2g顿服，疗程3日；②阿米巴肝脓肿：必须同时引流脓肿，12岁以上儿童，一日1.5～2g顿服，疗程5日；③泌尿生殖道滴虫病和贾第鞭毛虫病：12岁以下儿童，一日50mg/kg，单剂顿服，必要间隔3～5日重复上述剂量1次 2. 静脉滴注，仅适合12岁以上儿童。①厌氧菌感染：一次0.8g，一日1次，疗程5～6日；②外科预防用药：总量为1.6g，分1～2次给药，第一次与术前2～4小时，第二次于术中或术后12～24小时内给药
注意事项	参见“甲硝唑”
禁忌	静脉制剂12岁以下患者禁用。其他见“甲硝唑”
不良反应	替硝唑的不良反应亦以消化道症状最为多见。其他见“甲硝唑”
药典	Chin. P.、USP、BP、Jpn. P.
国家处方集	CNFC
医保目录	【保（乙）】
基本药物目录	
其他推荐依据	
■ 药品名称	奥硝唑　Ornidazole
抗菌谱与适应证	1. 用于治疗由脆弱拟杆菌、梭状芽胞杆菌、消化链球菌、幽门螺杆菌、牙龈脆弱拟杆菌等敏感厌氧菌所引起的感染，包括：①腹膜炎、腹内脓肿、肝脓肿等；②盆腔脏器及软组织感染等；③牙周炎、根尖周炎、冠周炎、急性溃疡性龈炎等；④伤口感染、表皮脓肿、压疮溃疡感染、蜂窝织炎、气性坏疽等；⑤脑膜炎、脑脓肿；⑥血流感染、菌血症等 2. 用于手术前预防感染和手术后厌氧菌感染的治疗 3. 治疗消化系统严重阿米巴虫病，如阿米巴痢疾、阿米巴肝脓肿等。治疗需氧菌与厌氧菌混合感染时常与抗需氧菌药物合用
制剂与规格	奥硝唑分散片0.25g 奥硝唑注射液：5ml：0.5g 奥硝唑氯化钠注射液：100ml（内含奥硝唑0.25g，氯化钠0.825g） 奥硝唑葡萄糖注射液：100ml（内含奥硝唑0.5g，葡萄糖5g）
用法与用量	静脉滴注。用量：一日20～30mg/kg，每12小时1次，滴注时间30分钟
注意事项	1. 肝损害患者仍用正常用量，但用药间隔时间加倍，以免药物蓄积 2. 使用过程中，如出现神经系统症状即停药 3. 儿童慎用，建议3岁以下儿童不用

续 表

禁忌	1. 禁用于对本品及其他硝基咪唑类药物过敏的患者 2. 禁用于脑和脊髓发生病变的患者 3. 禁用于器官硬化症、造血功能低下、慢性酒精中毒患者
不良反应	本品通常具有良好的耐受性，用药期间会出现下列反应： 1. 消化系统，包括轻度胃部不适、胃痛、口腔异味等 2. 神经系统，包括头痛及困倦、眩晕、颤抖、运动失调、周围神经病变、癫痫发作、意识短暂消失、四肢麻木、痉挛和精神错乱等 3. 过敏反应，如皮疹、瘙痒等 4. 局部反应，包括刺痛感、疼痛等 5. 其他，如白细胞减少等
药典	Chin. P.
国家处方集	CNFC
医保目录	【保（乙）】
基本药物目录	
其他推荐依据	

第十三节　磺胺类药及甲氧苄啶

■ 药品名称	磺胺甲噁唑　Sulfamethoxazole
抗菌谱与适应证	由于目前许多临床常见病原菌对该类药物呈现耐药，故治疗细菌感染需参照药敏结果。目前临床常用者为复方磺胺甲噁唑（磺胺甲噁唑和甲氧苄啶 SMZ-TMP 的成分比例为 5：1） 1. 可用于敏感细菌所致的急性非复杂性尿路感染，还可用于慢性尿路感染的预防用药 2. 治疗对其敏感的流感嗜血杆菌、肺炎链球菌和其他链球菌所致的慢性支气管炎急性加重 3. 肠道感染：本品可用于志贺菌属所致的肠道感染 4. 卡氏肺孢菌肺炎的防治及诺卡菌感染的治疗
制剂与规格	磺胺甲噁唑片：0.5g 复方磺胺甲噁唑片：磺胺甲噁唑 0.4g，甲氧苄啶 80mg 复方磺胺甲噁唑分散片：①磺胺甲噁唑 0.1g，甲氧苄啶 20mg；②磺胺甲噁唑 0.4g，甲氧苄啶 80mg 复方磺胺甲噁唑胶囊：①磺胺甲噁唑 0.2g，甲氧苄啶 40mg；②磺胺甲噁唑 0.4g，甲氧苄啶 80mg 复方磺胺甲噁唑口服混悬液：①磺胺甲噁唑 4%，甲氧苄啶 0.8%；②磺胺甲噁唑 8%，甲氧苄嘧啶 1.6% 复方磺胺甲噁唑注射液：2ml（内含磺胺甲噁唑 0.4g，甲氧苄啶 0.08g）
用法与用量	1. 治疗细菌感染（剂量按复方磺胺甲噁唑计算）。①口服（首选口服用药）：2 个月至 12 岁，一次 24mg/kg，一日 2 次；②静脉滴注：2 个月至 12 岁，一次 18mg/kg，每 12 小时 1 次；严重感染剂量增加至一次 27mg/kg（最大剂量 1.44g），每 12 小时 1 次

续　表

	2. 治疗肺孢子菌感染，口服或静脉滴注：2 个月至 18 岁，一次 60mg/kg，每 12 小时 1 次，疗程 14 日，一日的剂量也可分成 3～4 次使用；首选口服用药 3. 预防肺孢子菌感染，口服 2 个月至 18 岁，一次 450mg/m^2（最大剂量 960mg），一日 2 次，一周用药 3 日（可以连续用药或隔日用药）
注意事项	1. 本品慎用于肝、肾功能不全者、可能叶酸缺乏者、严重过敏及支气管哮喘的患者。葡萄糖-6-磷酸酶缺乏者应用本品可发生溶血，该反应通常为剂量依赖型 2. 慎用于血卟啉病及甲状腺功能异常者 3. 用药期间应多饮水，防止结晶尿和结石发生，必要时可服碱化尿液的药物 4. 注意检查血常规，如任何一种血细胞显著降低时，应停用。下列情况不宜应用本品：①中耳炎的预防或长程治疗；②化脓性链球菌扁桃腺炎和咽炎
禁忌	对本品及其他磺胺类药过敏者。禁用于巨幼红细胞性贫血患者。国内建议新生儿及小于 2 个月的婴儿和重度肝、肾功能损害者禁用
不良反应	最常见的不良反应为恶心、呕吐、食欲缺乏等胃肠道反应及皮疹、荨麻疹等皮肤过敏反应。严重不良反应如史-约综合征、中毒性表皮坏死、暴发性肝炎、中性粒细胞缺乏症。再生障碍性贫血和其他血液恶性病变虽可发生，但极少见
药典	Chin. P. 、USP、BP、Jpn. P.
国家处方集	CNFC
医保目录	【保（甲/乙）】
基本药物目录	【基】
其他推荐依据	
■ 药品名称	磺胺嘧啶　Sulfadiazine
抗菌谱与适应证	参见“磺胺甲噁唑”
制剂与规格	磺胺嘧啶片：0. 5g 磺胺嘧啶混悬液：10% 注射用磺胺嘧啶钠：①0. 4g；②1g
用法与用量	1. 口服：用于一般感染。12～18 岁，一次 1g，一日 2 次，首次剂量加倍。2 个月以上婴儿及小儿常用量口服，一次 25～30mg/kg，一日 2 次，首次剂量加倍（总量不超过 2g）；用于预防流行性脑脊髓膜炎，12～18 岁，一次 1g，一日 2 次，疗程 2 日。2 个月以上婴儿及小儿，一日 0. 5g，疗程 2～3 日 2. 缓慢静脉注射或静脉滴注：以注射用水或 0. 9% 氯化钠注射液稀释成 5% 的溶液，缓慢静脉注射；静脉滴注浓度约为 1%。一般感染：2 个月以上小儿一日 50～75mg/kg，分 2 次应用
注意事项	参见“磺胺甲噁唑”
禁忌	对磺胺类药过敏、小于 2 个月以下婴儿和肝、肾功能不良者禁用
不良反应	参见“磺胺甲噁唑”
药典	Chin. P. 、USP、BP、Jpn. P.
国家处方集	CNFC

续 表

医保目录	【保（甲）】
基本药物目录	
其他推荐依据	

第十四节　其他抗菌药物

■ 药品名称	磷霉素　Fosfomycin
抗菌谱与适应证	1. 口服主要用于敏感菌所致的轻中度尿路感染、肠道感染、皮肤和软组织感染等 2. 严重感染则需要大剂量静脉给药，并与β-内酰胺类、氨基糖苷类等抗菌药物合用，治疗由多重耐药菌所致的血流感染、骨髓炎、肺部感染、脑膜炎等严重感染 3. 与万古霉素等联用，用于甲氧西林耐药金黄色葡萄球菌等革兰阳性菌所致的严重感染
制剂与规格	磷霉素钙片（以磷霉素计）：①0.1g；②0.2g；③0.5g 磷霉素钙胶囊：0.1g 磷霉素钙颗粒剂：0.5g 磷霉素氨丁三醇散：6g（相当于磷霉素3g） 磷霉素氨丁三醇干混悬剂：3g 注射用磷霉素钠：①1g（100万U），②2g（200万U）；③4g（400万U）
用法与用量	1. 口服：一日50～100mg/kg，分3～4次服 2. 静脉滴注轻中度感染，一日100～200mg/kg；重度感染，一日300mg/kg，分2～3次滴注
注意事项	1. 静脉滴注速度宜缓慢，静脉滴注时间1～2小时 2. 肾功能减退者应适当减量 3. 每克钠盐含钠0.32g，心功能不全、高血压及需要限制钠盐摄入者需注意
禁忌	对磷霉素过敏者禁用。5岁以下儿童禁忌静脉给药
不良反应	发生率为10%～17%，主要为轻度胃肠道反应，恶心、食欲减退、腹部不适、稀便或轻度腹泻。偶可发生皮疹，嗜酸性粒细胞增多和血清转氨酶升高。肝肾及血液系统等毒性反应较少见
药典	Chin. P.、USP、BP、Jpn. P.
国家处方集	CNFC
医保目录	【保（甲/乙）】
基本药物目录	【基】
其他推荐依据	
■ 药品名称	夫西地酸　Fusidic Acid
抗菌谱与适应证	用于敏感革兰阳性细菌，尤其是葡萄球菌属，包括甲氧西林耐药株所致的各种感染，如骨髓炎、血流感染、心内膜炎、肺炎、皮肤及软组织感染，外科及创伤性感染等。静脉制剂用于严重的葡萄球菌感染或耐药菌感染，但一般不作为严重感染的首选药物。本品口服亦可用于治疗艰难梭菌所致假膜性肠炎

续　表

制剂与规格	夫西地酸片：250mg 夫西地酸口服混悬液：50ml：2.5g 夫西地酸干混悬剂：0.25g 注射用夫西地酸钠：①0.125g；②0.5g
用法与用量	1. 口服：儿童可用混悬剂。新生儿及1岁以下儿童，一次15mg/kg，一日3次；1～5岁，一次250mg，一日3次；5～12岁，一次500mg，一日3次；12～18岁，一次750mg，一日3次 2. 静脉滴注：新生儿，一次10mg/kg，每12小时1次；1个月至18岁，一次按体重6～7mg/kg（最大剂量50mg），每8小时1次
注意事项	1. 肝功能不全和胆道异常的患者长期大剂量用药或联合其他排泄途径相似的药物（如林可霉素或利福平）时，应定期检查肝功能 2. 早产儿、黄疸、酸中毒及严重病弱的新生儿使用时需注意有无胆红素脑病症状 3. 静脉注射时不能与卡那霉素、庆大霉素、万古霉素、头孢噻啶或阿莫西林混合；亦不可与全血、氨基酸溶液或含钙溶液混合 4. 慢性感染者较长时间使用时细菌易出现耐药
禁忌	对夫西地酸过敏者禁用
不良反应	毒性轻微，口服时可出现轻度消化道不适或腹泻，偶有轻微皮疹，静脉滴注可能导致血栓性静脉炎和静脉痉挛；某些病人会出现肝功能异常及黄疸；无肾功能损害的报道
药典	BP、Eur. P.
国家处方集	CNFC
医保目录	【保（乙）】
基本药物目录	
其他推荐依据	
■ 药品名称	利奈唑胺　Linezolid
抗菌谱与适应证	1. 万古霉素耐药的肠球菌感染，包括并发的血流感染 2. 致病菌为金黄色葡萄球菌（甲氧西林敏感或耐甲氧西林的菌株）或肺炎链球菌（包括多重耐药菌株）引起的院内获得性肺炎，如果已证实或怀疑合并革兰阴性致病菌感染，需要联合用药 3. 复杂性皮肤或软组织感染，包括糖尿病足部感染，金黄色葡萄球菌（甲氧西林敏感或甲氧西林耐药的菌株）、化脓链球菌或无乳链球菌引起的复杂性皮肤或软组织感染
制剂与规格	利奈唑胺注射液：①100ml：0.2g；②300ml：0.6g 利奈唑胺片：①200mg；②600mg
用法与用量	口服或静脉滴注，从静脉给药转换成口服给药时无需调整剂量，滴注时间30～120分钟 1. 革兰阳性细菌引起的复杂性皮肤或皮肤软组织感染、院内获得性肺炎，疗程10～14日：①出生后7天内新生儿，一次10mg/kg，每12小时1次，治疗反应欠佳，可改为每8小时用药1次；②出生后日龄大于7天新生儿，一次10mg/kg，每8小时1次；③1～12岁：一次10mg/kg（最大剂量600mg），每8小时1次；④12岁以上儿童，一次600mg，每12小时1次 2. 万古霉素耐药的屎肠球菌感染及伴发的菌血症，疗程14～28日：剂量同上

续 表

注意事项	1. 可引起血液系统异常（血小板减少、贫血、白细胞减少及全血细胞减少），应每周进行全血细胞计数的检查 2. 本品具有单胺氧化酶抑制药作用，在应用过程中，应避免使用含有大量酪氨酸的食品，包括腌渍、泡制、烟熏及发酵的食品 3. 若超过28天的最长推荐疗程，可能出现周围神经病和视神经病，应及时进行眼科检查。对于所有长期（≥3个月）使用的患者，应当进行视觉功能监测。多数视神经病变可于停药后缓解，但周围神经病变并非如此 4. 肾功能不全者，无须调整剂量；轻度至中度功能肝损害者，利奈唑胺剂量无须调整，重度肝功能损害者中缺乏临床资料，应权衡利弊后应用 5. 疗程>4周的有效性和安全性未建立
禁忌	对利奈唑胺或本品其他成分过敏者
不良反应	较常见的不良反应（≥1%）腹泻、头痛、恶心、呕吐、味觉异常等。便秘、皮疹、发热、口干、腹痛、口腔念珠菌病、阴道念珠菌病、血小板减少、贫血、白细胞减少、嗜酸性粒细胞增多等少见。肾衰竭、全血细胞减少、史-约综合征罕见。外周神经病变及视神经病变多见于治疗时间较长者（>28天）
药典	USP
国家处方集	CNFC
医保目录	【保（乙）】
基本药物目录	
其他推荐依据	

第十五节 抗病毒药

■ 药品名称	更昔洛韦 Ganciclovir
抗菌谱与适应证	预防和治疗巨细胞病毒感染，也适用于单纯疱疹病毒感染： 1. 免疫缺陷患者（包括艾滋病患者）并发巨细胞病毒感染的诱导期和维持期治疗 2. 接受器官移植或巨细胞病毒血清试验阳性的艾滋病患者预防发生巨细胞病毒疾病者
制剂与规格	注射用更昔洛韦：①50mg；②0.15g；③0.25g；④0.5g 更昔洛韦注射液：①10ml：0.5g；②5ml：0.25g 更昔洛韦分散片：0.25g
用法与用量	儿童静脉用药治疗方案尚不统一，由于儿童GCV的药物动力学与成人相似，一般可参照成人方案给予二期疗法 1. 诱导治疗：静脉滴注（静脉滴注1小时以上），一次5mg/kg，每12小时1次，共14~21日 2. 维持治疗：静脉滴注（静脉滴注1小时以上），5mg/kg，一日1次，连续7日，总疗程3~4周 3. 肾功能减退者，按肌酐清除率调整剂量。①诱导期：肌酐清除率每分钟50~69ml者，每12小时静脉滴注2.5mg/kg；每分钟25~49ml者，每24小时静脉滴注2.5mg/kg；每分钟10~24ml者，每24小时静脉滴注1.25mg/kg；每分钟<10ml者，一周给药3次，一次

续　表

	1.25mg/kg，于血液透析后给予；②维持期：肌酐清除率每分钟 50～69ml 者，每 24 小时静脉滴注 2.5mg/kg；每分钟 25～49ml 者，每 24 小时静脉滴注 1.25mg/kg；每分钟 10～24ml 者，每 24 小时静脉滴注 0.625mg/kg；每分钟＜10ml 者，一周给药 3 次，一次 0.625mg/kg，于血液透析后给予
注意事项	1. 对阿昔洛韦过敏者也可能对本品过敏 2. 本品可引起中性粒细胞减少、血小板减少，并易引起出血和感染，用药期间应注意口腔卫生，还应经常检查血细胞数，初始治疗期间应视情一日或每 2 日测定血细胞计数，以后为一周测定 1 次 3. 不可肌内注射，不能快速给药或静脉推注。用静脉滴注给药，一次至少滴注 1 小时以上，患者需给予充足水分，以免增加肾毒性 4. 本品配制需充分溶解，浓度不能超过 10mg/ml 5. 用药期间应每 2 周进行血清肌酐或肌酐清除率的测定。肾功能减退者剂量应酌减 6. 孕妇患者及 12 岁以下小儿患者用药应充分权衡利弊
禁忌	对本品或阿昔洛韦过敏者禁用。严重中性粒细胞或血小板减少者禁用
不良反应	1. 常见的为骨髓抑制，表现为中性粒细胞数减低，血小板计数减低，此外可有贫血 2. 可出现中枢神经系统症状，如精神异常、紧张、震颤等。偶有昏迷、抽搐等 3. 可出现皮疹，瘙痒、药物热、出汗、视觉改变、头痛、头晕、恶心、呕吐、腹痛、腹泻、食欲缺乏、肝功能异常等
药典	Chin. P.、USP、BP
国家处方集	CNFC
医保目录	【保（乙）】
基本药物目录	
其他推荐依据	
■ 药品名称	**阿昔洛韦　Aciclovir**
抗菌谱与适应证	本品是抗单纯疱疹病毒的有效药物；亦用于水痘－带状疱疹病毒感染的治疗。可对全身的和局部的单纯疱疹病毒感染进行有效治疗；并用于免疫缺陷者初发和复发性黏膜皮肤感染的治疗，以及反复发作性感染的预防和治疗；也用于单纯疱疹性脑炎治疗。及用于单纯疱疹病毒性角膜炎
制剂与规格	阿昔洛韦胶囊：200mg 阿昔洛韦分散片：①0.1g；②0.2g 注射用阿昔洛韦：500mg 阿昔洛韦滴眼液：0.1% 阿昔洛韦眼膏：0.3% 阿昔洛韦霜膏剂：5%
用法与用量	根据 BNFC（2010－2011）推荐如下，但国内缺乏实际经验： 1. 口服。1 个月至 2 岁儿童 100mg，每天 5 次，一般疗程为 5 天（如果在治疗过程中出现新的病变，或者没有完全康复可延长疗程）；免疫缺陷者剂量可适量增加。2～18 岁儿童 200mg，每天 5 次，一般疗程为 5 天（如果在治疗过程出现新的病变，或者没有完全康复可延长疗程）；免疫缺陷者剂量可增倍

续 表

	2. 静脉滴注。①新生儿 20mg/kg，每 8 小时给药，疗程 14 天（如果累及中枢神经系统，疗程 21 天）；②1～3 个月婴儿 20mg/kg，每 8 小时给药，疗程 14 天（如果累及中枢神经系统，疗程 21 天）；③3 个月到 12 岁儿童 250mg/m^2，每 8 小时给药，疗程一般为 5 天，如果累及中枢神经系统（最多不超过 21 天）或者免疫受损，剂量加倍；④12～18 岁儿童一次 5mg/kg，每 8 小时给药，疗程一般为 5 天，如果累及中枢神经系统（最多不超过 21 天）或者免疫受损，剂量加倍 3. 眼科用药：①滴眼液：一次 1 滴，每 2 小时 1 次；②眼膏：对婴幼儿和儿童，涂入结膜囊内，一次适量，一日 5 次
注意事项	1. 肝功能不全者、脱水者、精神异常者慎用 2. 注射给药须缓慢滴注（持续 1～2 小时），不可快速推注。不能用于肌内注射和皮下注射 3. 应用此药时，应摄入充足水分，避免药物沉积于肾小管内 4. 一旦皮疹症状及体征出现应尽早用药 5. 对更昔洛韦过敏者，也可能对本品过敏
禁忌	对阿昔洛韦过敏者禁用
不良反应	常见：恶心、呕吐、腹泻、头痛、注射部位反应、静脉炎、荨麻疹。偶见发热，激动、眩晕、精神错乱、头昏、水肿、肾功能损害、关节痛、咽喉痛、便秘、皮疹、虚弱、血尿、低血压。罕见：昏迷、癫痫发作、幻觉、中性粒细胞减少、贫血、血小板减少、尿结晶、厌食、疲乏、肝炎、史-约综合征（重症多形性红斑）、中毒性表皮坏死性松解症、过敏
药典	Chin. P. 、BP、Jpn. P. 、Eur. P.
国家处方集	CNFC
医保目录	【保（甲/乙）】
基本药物目录	【基】
其他推荐依据	
■ 药品名称	金刚烷胺 Amantadine
抗菌谱与适应证	预防和治疗甲型流感病毒感染
制剂与规格	盐酸金刚烷胺片：0. 1g 盐酸金刚烷胺胶囊：0. 1g
用法与用量	口服：新生儿和 1 岁内婴儿不用，起病 48 小时内开始给药。1～9 岁小儿剂量，一日 5mg/kg，分 2 次，总量不超过一日 150mg；9～12 岁小儿，每 12 小时口服 100mg；12 岁及 12 岁以上，用量同成人，一次 200mg，一日 1 次；或 200mg，分 2 次，每 12 小时 1 次
注意事项	1. 宜在发病最初 1～2 日给药 2. 仅对甲型流感病毒有效 3. 高血浆浓度时可能引起头晕、幻觉、焦虑或抑郁、失眠、易激动、共济失调和惊厥等，故下列情况下应在严密监护下使用：有癫痫史、精神错乱、幻觉、充血性心力衰竭、肾功能不全、外周血管性水肿或直立性低血压的患儿 4. 耐药可在治疗期迅速发生，也可以是天然固有的 5. 中枢神经系统不良反应和耐药问题限制了这类药物在儿科临床上的使用。用药后也不能减少并发症，故在儿童流感的防治选择上，不作为首选

续 表

禁忌	对金刚烷胺过敏者、新生儿和1岁以下婴儿禁用
不良反应	可见眩晕、失眠和神经质，恶心、呕吐、厌食、口干、便秘。少见白细胞减少、中性粒细胞减少。偶见抑郁、焦虑、幻觉、精神错乱、共济失调、头痛。罕见惊厥
药典	Chin. P. 、USP、BP、Jpn. P.
国家处方集	CNFC
医保目录	【保（甲）】
基本药物目录	【基】
其他推荐依据	中华医学会呼吸病学分会.《流行性感冒临床诊断和治疗指南》2004年修订稿［J］. 中华结核和呼吸杂志，2005，281：5-9
■ 药品名称	金刚乙胺 Rimantadine
抗菌谱与适应证	用于预防和治疗A型流感病毒引起的感染；可补充接种的预防作用
制剂与规格	盐酸金刚乙胺片：0.1g 盐酸金刚乙胺颗粒：2g∶50mg（以盐酸金刚乙胺计） 盐酸金刚乙胺口服溶液：①60ml∶600mg；②100ml∶1g
用法与用量	口服。1～9岁，一日6.6mg/kg（总量不超过150mg），分2次服用。10岁以上儿童：用量同成人，一日200mg，分2次。密切接触的预防应在48小时内开始服药，并持续8～10日。无密切接触而进行季节性预防：应在流行病原体鉴定为甲型流感病毒后即开始给药，并持续8～10日
注意事项	1. 1岁以下婴儿使用本品尚无经验，故不推荐使用 2. 金刚烷类药物可改变患者的注意力和反应性
禁忌	对金刚烷类药物过敏者及严重肝功能不全者禁用
不良反应	1. 胃肠道反应：恶心、呕吐、腹痛、食欲缺乏、腹泻 2. 神经系统障碍：神经过敏、失眠、集中力差、头晕、头痛 3. 其他：无力、口干
药典	Chin. P. 、USP
国家处方集	CNFC
医保目录	【保（乙）】
基本药物目录	
其他推荐依据	中华医学会呼吸病学分会.《流行性感冒临床诊断和治疗指南》2004年修订稿［J］中华结核和呼吸杂志，2005，281：5-9.
■ 药品名称	奥司他韦 Oseltamivir
抗菌谱与适应证	1. 用于成人和1岁及1岁以上儿童的甲型和乙型流感治疗（奥司他韦能够有效治疗甲型和乙型流感，但是乙型流感的临床应用数据尚不多） 2. 用于成人和13岁及13岁以上青少年的甲型和乙型流感的预防 3. 用于2009甲型H1N1流感病毒治疗有效药物

续 表

制剂与规格	磷酸奥司他韦胶囊：75mg 磷酸奥司他韦颗粒：①15mg；②25mg；③75mg
用法与用量	1. 流感的治疗（口服）：在流感症状开始的第1日或第2日（36～48小时）内开始服用。①13岁以上青少年推荐口服剂量：一次75mg，一日2次，共5日；②儿童（1岁以上）推荐按照下列体重—剂量表服用，共服5日。体重≤15kg，一次30mg，一日2次；体重16～23kg，一次45mg，一日2次；体重24～40kg，一次60mg，一日2次；体重>40kg，一次75mg，一日2次；③肾功能不全患者剂量的调整：对肌酐清除率为每分钟10～30ml者，一次75mg，一日1次，共5日 2. 预防：在与流感患者密切接触后2日内开始用药；或流感季节时预防流感。一次75mg，一日1次，至少7日。有数据表明连用药物6周安全有效。服药期间一直具有预防作用。肾功能不全患者剂量的调整：对肌酐清除率为每分钟10～30ml者，一次75mg，隔日1次，或一日30mg
注意事项	1. 对1岁以下儿童治疗流感，对13岁以下儿童预防流感，对健康状况差、免疫抑制、心肺基础疾病的患儿治疗流感的安全性和有效性尚不确定 2. 奥司他韦不能取代流感疫苗；其使用不应影响每年接种流感疫苗；只有在可靠的流行病学资料显示社区出现了流感病毒流行后才考虑用于治疗和预防 3. 对肌酐清除率每分钟10～30ml的患者，用于治疗和预防的推荐剂量应做调整。不推荐用于肌酐清除率每分钟小于10ml的患者和严重肾衰竭需定期进行血液透析和持续腹膜透析的患者；肾衰竭儿童的用药剂量资料缺乏 4. 肝功能不全患者：用于肝功能不全患者治疗和预防流感时剂量不需要调整 5. 自奥司他韦上市后，陆续收到流感患者使用奥司他韦治疗发生自我伤害和谵妄事件的报道，大部分报道来自日本，主要是儿科患者，但奥司他韦与这些事件的相关性还不清楚。在使用该药物治疗期间，应该对患者的自我伤害和谵妄事件等异常行为进行密切监测 6. 尚无奥司他韦和减毒活流感疫苗相互作用的评估。但由于两者之间可能存在相互作用，除非临床需要，在使用减毒活流感疫苗两周内不应服用奥司他韦，在服用奥司他韦后48小时内不应接种减毒活流感疫苗。因为奥司他韦作为抗病毒药物可能会抑制活疫苗病毒的复制。三价灭活流感疫苗可以在服用奥司他韦前后的任何时间使用
禁忌	对奥司他韦及制剂中任何成分过敏者禁用
不良反应	恶心、呕吐、失眠、头痛、头晕。少见腹痛、鼻出血、皮疹、乏力、支气管痉挛、耳痛、结膜炎等
药典	Chin. P.、USP、BP
国家处方集	CNFC
医保目录	【保（乙）】
基本药物目录	
其他推荐依据	中华人民共和国卫生部甲型H1N1流感治疗方案（2009年试行第一版）
■ 药品名称	**拉米夫定 Lamivudine**
抗菌谱与适应证	乙型肝炎病毒复制的慢性乙型肝炎。HBsAg阳性持续6个月以上；有免疫活动证据（表现为ALT水平高于正常值上限两倍以上）持续3～6个月以上；有活动性HBV复制（血清HBeAg阳性或者HBV DNA>10^4copies/ml）；与其他抗逆转录病毒药物联合用于治疗HIV感染

续　表

制剂与规格	拉米夫定片：0.1g 齐多夫定-拉米夫定片：齐多夫定 300mg，拉米夫定 150mg 拉米夫定口服溶液：①240ml：1.2g；②240ml：2.4g
用法与用量	1. 慢性乙型肝炎治疗：口服：儿童 3mg/kg，一日 1 次，最大剂量为 100mg，一日 1 次 2. 获得性免疫缺陷综合征治疗：口服。新生儿：一次 2mg/kg，一日 2 次。儿童：一次 4mg/kg，一日 2 次。最大量一次 150mg，一日 2 次。12 岁以上一次 300mg，一日 1 次；或一次 150mg，一日 2 次
注意事项	1. 治疗期间应对患者的临床情况及病毒学指标进行定期检查 2. 少数患者停止使用后，肝炎病情可能加重。因此如果停用，要对患者进行严密观察，若肝炎恶化，应考虑重新使用拉米夫定治疗 3. 肌酐清除率每分钟<30ml 者，不建议使用。肝脏损害者不影响拉米夫定的药物代谢过程 4. 拉米夫定治疗期间 HBVDNA 未转阴者仍有感染他人的危险，故仍应采取适当防护措施 5. 孕妇服用后仍应对新生儿进行常规的乙型肝炎免疫接种 6. 目前尚无 2 岁以下患者的疗效和安全性资料 7. 与干扰素 α 或利巴韦林合用有增加肝脏毒性的危险
禁忌	对拉米夫定或制剂中任何成分过敏者及妊娠 3 个月内的患者禁用
不良反应	常见上呼吸道感染样症状、头痛、恶心、身体不适、腹痛和腹泻，症状一般较轻并可自行缓解
药典	Chin. P. 、USP、BP
国家处方集	CNFC
医保目录	【保（乙）】
基本药物目录	
其他推荐依据	张鸿飞. 儿童慢性乙型肝炎抗病毒治疗的时机与方案选择［J］. 中国实用儿科杂志，2010，25（12）：903-905.
■ 药品名称	恩替卡韦　Entecavir
抗菌谱与适应证	用于病毒复制活跃、血清 ALT 持续升高或肝脏组织学显示有活动性病变的 16 岁以上慢性乙型肝炎
制剂与规格	恩替卡韦片：0.5mg 恩替卡韦分散片（以 $C_{12}H_{15}N_5O_3$ 计）：0.5mg
用法与用量	口服：应空腹服用（餐前或餐后至少 2 小时） 1. 16 岁以上一次 0.5mg，一日 1 次。拉米夫定治疗时病毒血症或出现拉米夫定耐药突变的患者为一日 1 次，一次 1mg 2. 肾功能不全：肌酐清除率每分钟<50ml（包括接受血液透析或 CAPD 治疗的患者）应根据肌酐清除率的值调整用药剂量。①每分钟 30～50ml 者：一日 1 次，一次 0.25mg；拉米夫定治疗失效（1.0mg）者，一日 1 次，一次 0.5mg；②每分钟 10～30ml 者：一日 1 次，一次 0.15mg；拉米夫定治疗失效（1.0mg）者，一日 1 次，一次 0.3mg。血液透析或 CAPD 者一日 1 次，一次 0.15mg；拉米夫定治疗失效（1.0mg）者，一日 1 次，一次 0.3mg。血液透析后用药

续 表

注意事项	1. 有慢性乙型肝炎患者停止治疗后，出现重度急性肝炎发作的报道。应在医生的指导下改变治疗方法 2. 核苷类药物在单独或与其他抗反转录病毒药物联合使用时，已经有乳酸性酸中毒和重度的脂肪性肝大，包括死亡病例的报道 3. 使用恩替卡韦治疗并不能降低经性接触或污染血源传播 HBV 的危险性。因此，需要采取适当的防护措施 4. 应采取适当的干预措施以防止新生儿感染 HBV 5. 16 岁以下儿童患者使用的安全性和有效性数据尚未建立 6. 恩替卡韦主要由肾脏排泄，在肾功能损伤的患者中，可能发生毒性反应的危险性更高
禁忌	对恩替卡韦或制剂中任何成分过敏者禁用
不良反应	1. 常见 ALT 升高、疲乏、眩晕、恶心、腹痛、腹部不适、肝区不适、肌痛、失眠和皮疹 2. 使用恩替卡韦的患者在治疗过程中发生 ALT 增高至 10 倍的正常值上限和基线值的 2 倍时，通常继续用药一段时间，ALT 可恢复正常；在此之前或同时伴随有病毒载量 2 个对数值的下降。故在用药期间，需定期检测肝功能
药典	USP、BP、Eur. P.
国家处方集	CNFC
医保目录	【保（乙）】
基本药物目录	
其他推荐依据	
■ 药品名称	利巴韦林 Ribavirin
抗菌谱与适应证	用于呼吸道合胞病毒引起的病毒性肺炎与支气管炎，肝功能代偿期的慢性丙型肝炎患者
制剂与规格	利巴韦林片：①20mg；②50mg；③100mg 利巴韦林含片：①20mg；②100mg 利巴韦林胶囊：①100mg；⑦150mg 利巴韦林分散片：①50mg；②100mg；③200mg 利巴韦林口服溶液：5ml：0. 15g 利巴韦林颗粒：①50mg；②100mg；③150mg 利巴韦林注射液：1ml：0. 1g 利巴韦林滴眼液：①0. 8ml：0. 8mg；②8ml：8mg 利巴韦林眼膏：①2g：0. 8mg；②2. 5g：12. 5mg
用法与用量	根据 BNFC（2010-2011）推荐： 1. 慢性丙型肝炎（与干扰素 α 或聚乙二醇干扰素合用）：用于无肝脏损害的初治患者，口服。>3 岁儿童，体重<47kg 者，一天 15mg/kg，分 2 次；47～50kg 者，早 200mg，晚 400mg；50～65kg 者，一次 400mg，一日 2 次；65～86kg 者，早 400mg，晚 600mg；86～105kg 者，一次 600mg，一日 2 次 2. 免疫抑制患儿的致命性呼吸道合胞病毒、副流感病毒或腺病毒感染（遵循专家建议）：静脉给药，>15 分钟。1 个月　18 岁儿童：33mg/kg 一剂，然后 16mg/kg，每 6 小时 1 次，连用 4 天；然后 8mg/kg，每 8 小时 1 次，连用 3 天
注意事项	1. 长期或大剂量服用对肝功能、血象有不良反应。有严重贫血、肝肾功能异常者慎用 2. 对诊断的干扰口服后引起血胆红素增高者可高达 25%。大剂量可引起血红蛋白含量下降 3. 活动性结核病患者、严重或不稳定型心脏病不宜使用

续　表

禁忌	1. 对利巴韦林过敏者禁用 2. 治疗前6个月内不稳定和未控制的心脏病、血红蛋白异常、重度虚弱患者、重度肝功能异常或失代偿期肝硬化、自身免疫病（包括自身免疫性肝炎），不能控制的严重精神失常及儿童期严重精神病史者禁用 3. 活动性结核不宜使用
不良反应	常见贫血、乏力等，停药后即消失。少见疲倦、头痛、失眠、食欲缺乏、恶心、呕吐、轻度腹泻、便秘等，并可致红细胞、白细胞及血红蛋白下降
药典	Chin. P. 、USP、BP、Jpn. P.
国家处方集	CNFC
医保目录	【保（甲/乙）】
基本药物目录	【基】
其他推荐依据	
■ 药品名称	齐多夫定　Zidovudine
抗菌谱与适应证	与其他抗逆转录酶病毒药物联合使用，用于治疗儿童的 HIV 感
制剂与规格	齐多夫定胶囊：100mg 齐多夫定片：100mg 齐多夫定口服溶液：100ml：1g
用法与用量	口服。新生儿/婴幼儿：一次 2mg/kg，一日 4 次；儿童一次 4mg/kg，一日 3 次。（艾滋病诊疗指南，2006）最大剂量不超过每 6 小时 200mg
注意事项	1. 血红蛋白水平低于 75～90g/L 或中性粒细胞计数低至（0.75～1.0）$\times 10^9$/L，则应减少一日用药剂量直至有骨髓恢复的迹象；否则，应停药（2～4 周）以促进骨髓恢复 2. 患者用药期间，若出现乳酸性酸中毒或肝毒性症状，应停药
禁忌	本品禁用于已知对齐多夫定或制剂中任何成分过敏者。中性粒细胞计数异常低下（$<0.75\times 10^9$/L）者或血红蛋白水平异常低下（<75g/L）者禁忌使用
不良反应	有骨髓抑制作用，肌病，乳酸性酸中毒，严重肝脂肪变性肿大。可改变味觉，引起神经系统症状如头痛、失眠、嗜睡及惊厥等。偶有咽喉痛、发热、寒战、胸痛、虚弱等。肝功能不全者易引起毒性反应
药典	Chin. P. 、USP、BP、Jpn. P.
国家处方集	CNFC
医保目录	
基本药物目录	
其他推荐依据	
■ 药品名称	异烟肼　Isoniazid
抗菌谱与适应证	本品为小儿抗结核治疗首选药，与其他抗结核药联合，用于各种类型结核病及部分非结核分枝杆菌病。异烟肼单用适用于结核感染预防性化疗

续 表

制剂与规格	异烟肼片：①50mg；②100mg；③300mg 异烟肼注射液：①2ml：50mg；②2ml：100
用法与用量	1. 口服。①预防：一日 10mg/kg，最高 0.3g，顿服；②治疗，一日 10～15mg/kg，最高 0.3g，顿服 2. 肌内注射或静脉滴注：极少肌内注射；一般在强化期或对于重症或不能口服用药的患者可用静脉滴注的方法，用氯化钠注射液或 5% 葡萄糖注射液稀释后使用，一日 10～15mg/kg，最高 0.3g 3. 局部用药。①雾化吸入，一次 0.1～0.2g，一日 2 次；②局部注射（胸膜腔、腹腔或椎管内），一次 25～200mg
注意事项	1. 有精神病史、癫痫病史者，严重肾功能损害者应慎用本品或酌情减量 2. 与乙硫异烟胺、吡嗪酰胺、烟酸或其他化学结构有关药物存在交叉过敏 3. 大剂量应用时，可使维生素 B_6 大量随尿排出，抑制脑内谷氨酸脱羧变成 Y 氨酪酸而导致惊厥，也可引起周围神经系统的多发性病变。因此，成人同时口服维生素 B_6 一日 50～100mg 有助于防止或减轻周围神经炎和（或）维生素 B_6 缺乏症状。小儿不必常规合用维生素 B_6，因维生素 B_6 可降低本品浓度，即降低其疗效 4. 肾功能减退但血肌酐值<6mg/100ml 者，异烟肼的用量无须减少。如肾功能减退严重或患者系慢乙酰化者则需减量，以异烟肼服用后 24 小时的血药浓度不超过 1mg/L 为宜。在无尿患者，异烟肼的剂量可减为常用量的 1/2 5. 肝功能减退者剂量应酌减 6. 用药前、疗程中应定期检查肝功能，包括血清胆红素、AST、ALT，疗程中密切注意有无肝炎的前驱症状，一旦出现肝毒性的症状及体征时应立即停药，必须待肝炎的症状、体征完全消失后方可重新用药，此时必须从小剂量开始，逐步增加剂量，如有任何肝毒性表现应即停药 7. 如疗程中出现视神经炎症状，需立即进行眼部检查，并定期复查 8. 慢乙酰化患者较易产生不良反应，故宜用较低剂量 9. 新生儿肝脏乙酰化能力较差，以致消除半衰期延长，故用药时应密切观察不良反应 10. 与对乙酰氨基酚合用，因本药可诱导细胞色素 P450，使对乙酰氨基酚形成毒性代谢产物的量增加，可增加肝毒性及肾毒性 11. 精神病患者慎用。如病情需要，应在神经科医师指导下使用
禁忌	1. 对本药及乙硫异烟胺、吡嗪酰胺、烟酸及其他化学结构相关的药物过敏者禁用 2. 肝功能不良者禁用 3. 癫痫患者禁用 4. 有异烟肼引起肝炎病史者禁用
不良反应	用剂量的不良反应发生率较低。剂量加大至 6mg/kg 时，不良反应发生率显著增加，主要为周围神经炎及肝脏毒性，加用维生素 B_6 虽可减少毒性反应，但也可影响疗效 1. 肝脏：可引起轻度一过性肝损害如 AST 及 ALT 升高及黄疸等，发生率为 10%～20%。肝脏毒性与本品的代谢产物乙酰肼有关，快乙酰化者乙酰肼在肝脏积聚增多，故易引起肝损害。服药期间饮酒可使肝损害增加。毒性反应表现为食欲不佳、异常乏力或软弱、恶心或呕吐（肝毒性的前驱症状）及深色尿、眼或皮肤黄染（肝毒性） 2. 神经系统：周围神经炎多见于慢乙酰化者，并与剂量有明显关系。较多患者表现为步态不稳、麻木针刺感、烧灼感或手脚疼痛。此种反应在铅中毒、动脉硬化、甲状腺功能亢进、糖尿病、酒精中毒、营养不良及孕妇等较易发生。其他毒性反应如兴奋、欣快感、失眠、丧失自主力、中毒性脑病或中毒性精神病则均属少见，视神经炎及萎缩等严重毒性反应偶有报道

续 表

	3. 变态反应：包括发热、多形性皮疹、淋巴结病、脉管炎等。一旦发生，应立即停药，如需再用，应从小剂量开始，逐渐增加剂量 4. 血液系统：可有粒细胞减少、嗜酸性粒细胞增多、血小板减少、高铁血红蛋白血症等 5. 其他：口干、维生素 B_6 缺乏症、高血糖症、代谢性酸中毒、内分泌功能障碍等偶有报道
药典	Chin. P.、USP、BP、Jpn. P.
国家处方集	CNFC
医保目录	【保（甲）】
基本药物目录	【基】
其他推荐依据	
■ 药品名称	**利福平 Rifampicin**
抗菌谱与适应证	1. 与其他抗结核药联合用于各种结核病的初治与复治（包括结核性脑膜炎） 2. 预防用药：利福平可用于脑膜炎奈瑟球菌咽喉部慢性带菌状态并有引起临床发病的高危人群的预防。也可用于脑膜炎奈瑟球菌感染密切接触者的预防用药，但不宜用于治疗脑膜炎奈瑟菌感染，因细菌可能迅速产生耐药性 3. 麻风：利福平对麻风杆菌具杀灭作用，现已成为麻风联合化疗中的主要药物之一 4. 其他：单独应用利福平，细菌易产生耐药性，故通常不推荐本类药物常规用于细菌性感染的治疗。在个别情况下，对耐甲氧西林葡萄球菌（MRSA、MRSE）所致的严重感染，可以考虑采用万古霉素联合利福平治疗
制剂与规格	利福平片：0.15g 利福平胶囊：①0.15g；②0.3g 利福平注射液：5ml∶0.3g 注射用利福平：①0.15g；②0.45g；③0.6g
用法与用量	根据 BNFC（2010-2011）推荐： 1. 抗结核治疗：1 个月以上者，一日 10～20mg/kg，空腹顿服，一日量不超过 0.6g 2. 预防性治疗：脑膜炎奈瑟球菌感染密切接触者的预防用药，口服。新生儿，一次 5mg/kg，每 12 小时 1 次，连服 2 日；1 个月至 1 岁，一次 5mg/kg，每 12 小时 1 次，连服 2 日；1～12 岁，一次 10mg/kg，每 12 小时 1 次，连服 2 日；12～18 岁，一次 600mg，每 12 小时 1 次，连服 2 日 3. 布氏杆菌病、军团菌病、严重的葡萄球菌感染，需联合其他抗菌药物：口服或静脉滴注。1 岁以内，一次 5～10mg/kg，一日 2 次；1～18 岁，一次 10mg/kg（最大量 600mg），一日 2 次
注意事项	1. 肝功能不全、胆管梗阻者应避免应用利福平 2. 用药期间应定期复查肝功能及血常规 3. 应避免大剂量间歇用药 4. 应于餐前 1 小时或餐后 2 小时服用，最好清晨空腹一次服用，因进食影响吸收 5. 服药后其便、尿、唾液、汗液、痰液、泪液等排泄物均可显橘红色 6. 有发生间质性肾炎的可能 7. 5 岁以下小儿慎用
禁忌	1. 对利福平或利福霉素类抗菌药过敏者禁用 2. 肝功能严重不全、胆道阻塞者禁用

续 表

不良反应	如按推荐剂量每日或隔日给药，利福平耐受性好，严重不良反应少见。多见消化道反应：厌食、恶心、呕吐、上腹部不适、腹泻等胃肠道反应，但均能耐受。肝毒性为主要不良反应：在疗程最初数周内，少数患者可出现 ALT 及 AST 升高，肝大和黄疸。变态反应：大剂量间歇疗法后偶可出现流感样综合征，表现为畏寒、寒战、发热、不适、呼吸困难、头晕、嗜睡及肌肉疼痛等，发生频率与剂量大小及间歇时间有明显关系。偶可发生急性溶血或肾衰竭，目前认为其产生机制属过敏反应。可出现血小板减少性紫癜，溶血性贫血，常出现于利福平间歇给药者，常于用药后 2～3 小时出现，停药后血小板和红细胞可自行恢复。应避免使用大剂量利福平间歇治疗，使用利福平者每月监测周围血象
药典	Chin. P.、BP、Jpn. P.、Eur. P.
国家处方集	CNFC
医保目录	【保（甲/乙）】
基本药物目录	【基】
其他推荐依据	
■ 药品名称	吡嗪酰胺 Pyrazinamide
抗菌谱与适应证	本品仅对分枝杆菌有效，与其他抗结核药（如链霉素、异烟肼、利福平及乙胺丁醇）联合用于治疗结核病
制剂与规格	吡嗪酰胺片：①0.25g；②0.5g 吡嗪酰胺胶囊：0.25g
用法与用量	如临床需要，根据《实用小儿结核病学（2006）》推荐：一日 20～30mg/kg，顿服或分 2～3 次口服，儿童一日最大量不超过 1.5g
注意事项	1. 交叉过敏，对乙硫异烟胺、异烟肼、烟酸或其他化学结构相似的药物过敏患者可能对吡嗪酰胺也过敏 2. 糖尿病、痛风或严重肝功能减退者慎用 3. 使血尿酸增高，可引起急性痛风发作，须定时测定 4. 对诊断的干扰：可与硝基氰化钠作用产生红棕色，影响尿酮测定结果；可使 AST 及 ALT、血尿酸浓度测定值增高 5. 本药具有较大的毒性，儿童应慎用，若必须应用时应充分权衡利弊后决定
禁忌	对本品过敏者禁用
不良反应	发生率较高者：关节痛（由于高尿酸血症引起，常轻度，有自限性）；发生率较少者：食欲缺乏、发热、乏力或软弱、眼或皮肤黄染（肝毒性），畏寒；偶见过敏反应
药典	Chin. P.、USP、BP、Jpn. P.
国家处方集	CNFC
医保目录	【保（甲）】
基本药物目录	【基】
其他推荐依据	

续　表

■ 药品名称	乙胺丁醇　Ethambutol
抗菌谱与适应证	1. 联合治疗结核杆菌所致的肺结核 2. 结核性脑膜炎及非结核分枝杆菌感染的治疗
制剂与规格	盐酸乙胺丁醇片：0.25g 盐酸乙胺丁醇胶囊：0.25g
用法与用量	口服：13 岁以上儿童，与其他抗结核药合用治疗儿童结核病或非结核分枝杆菌感染，一日 15～25mg/kg，一次顿服
注意事项	1. 痛风、视神经炎、肾功能减退者慎用 2. 治疗期间应检查：①眼部，视野、视力、红绿鉴别力等，在用药前、疗程中应注意监测，尤其是疗程长，一日剂量超过 15mg/kg 的患者；②本品可使血清尿酸浓度增高，引起痛风发作，应定期测定 3. 可与食物同服，一日剂量宜一次顿服 4. 单用时可迅速产生耐药性，必须与其他抗结核药联合应用 5. 肝或肾功能减退的患者，本品血药浓度可能增高，半衰期延长。有肾功能减退的患者应用时需减量 6. 婴幼儿因不能主诉和配合检查视力最好不用本药
禁忌	对本品过敏者、已知视神经炎患者、乙醇中毒者以及 13 岁以下儿童应用时应充分权衡利弊后决定
不良反应	1. 常见视物模糊、眼痛、红绿色盲或视力减退、视野缩小（视神经炎一日剂量 25mg/kg 以上时易发生）。视力变化可为单侧或双侧 2. 少见畏寒、关节肿痛（趾、踝、膝关节）、病变关节表面皮肤发热发紧感（急性痛风、高尿酸血症） 3. 罕见皮疹、发热、关节痛等过敏反应；或麻木、针刺感、烧灼痛或手足软弱无力（周围神经炎）
药典	Chin. P. 、USP、BP、Jpn. P.
国家处方集	CNFC
医保目录	【保（甲）】
基本药物目录	【基】
其他推荐依据	
■ 药品名称	链霉素　Streptomycin
抗菌谱与适应证	1. 与其他抗结核药联合用于结核分枝杆菌所致各种结核病，或其他敏感分枝杆菌感染 2. 单用于治疗土拉菌病或与其他抗菌药物联合用于鼠疫、腹股沟肉芽肿、布氏杆菌病、鼠咬热等的治疗 3. 与青霉素或氨苄西林联合治疗草绿色链球菌或肠球菌所致的心内膜炎
制剂与规格	注射用硫酸链霉素：①0.75g（75 万 U）；②1g（100 万 U）
用法与用量	肌内注射： 1. 其他感染。一日 15～25mg/kg，分 2 次给药 2. 结核病，与其他抗结核药联用，按 20mg/kg，一日 1 次；一日最大量不超 0.75g

续 表

注意事项	1. 交叉过敏，对一种氨基糖苷类过敏的患者可能对其他氨基糖苷类也过敏 2. 慎用：①失水，可使血药浓度增高，易产生毒性反应；②第Ⅷ对脑神经损害，因本品可导致前庭神经和听神经损害；③重症肌无力，因本品可引起神经肌肉阻滞作用，导致骨骼肌软弱；④肾功能损害，因本品具有肾毒性 3. 疗程中应定期进行下列检查：①尿常规和肾功能；②听力 4. 儿童，尤其早产儿及新生儿，因其肾脏组织尚未发育完全，使本类药物的半衰期延长，药物易在体内积蓄而产生毒性反应，故在新生儿、幼儿中应慎用。必要用时最好监测血药浓度，并据此调整剂量
禁忌	对链霉素或其他氨基糖苷类过敏的患者禁用
不良反应	1. 影响前庭功能时可有步态不稳、眩晕等症状；影响听神经出现听力减退、耳鸣、耳部饱满感。少数患者停药后仍可发生听力减退、耳鸣、耳部饱满感等耳毒性症状，应引起注意 2. 血尿，排尿次数减少或尿量减少、食欲缺乏、口渴等肾毒性症状，少数可产生血液中尿素氮及肌酐值增高 3. 部分患者可出现面部或四肢麻木、针刺感等周围神经炎症状 4. 偶可发生视力减退（视神经炎），嗜睡、软弱无力、呼吸困难等神经肌肉阻滞症状 5. 偶可出现皮疹、瘙痒、红肿
药典	Chin. P. 、USP、BP、Jpn. P.
国家处方集	CNFC
医保目录	【保（甲）】
基本药物目录	【基】
其他推荐依据	
■ 药品名称	对氨基水杨酸钠 Sodium Aminosalicylate
抗菌谱与适应证	联合治疗结核分枝杆菌所致的肺及肺外结核病
制剂与规格	对氨基水杨酸钠肠溶片：0.5g 对氨基水杨酸钠片：0.5g 注射用对氨基水杨酸钠：①2g；②4g
用法与用量	1. 口服：一日 0.15～0.2g/kg，分 3～4 次服 2. 静脉滴注：剂量同口服量，临用前加注射用水适量使溶解后再用 5% 葡萄糖注射液 500ml 稀释（遮光），2～3 小时滴完
注意事项	1. 交叉过敏反应：对其他水杨酸类包括水杨酸甲酯（冬青油）或其他含对氨基苯基团（如某些磺胺药和染料）过敏的患者本品亦可呈过敏 2. 对诊断的干扰：使硫酸铜法测定尿糖出现假阳性；使尿液中尿胆原测定呈假阳性反应；使 ALT 和 AST 的正常值增高 3. 慎用：充血性心力衰竭、胃溃疡、葡萄糖-6-磷酸脱氢酶（G-6-PD）缺乏症、严重肝或肾功能损害患者 4. 儿童严格按用法、用量服用
禁忌	对本品过敏者禁用

续　表

不良反应	常见食欲缺乏、恶心、呕吐、腹痛、腹泻、关节酸痛；过敏反应有瘙痒、皮疹、药物热、哮喘、嗜酸性粒细胞增多；少见胃溃疡及出血、血尿、蛋白尿、肝功损害及粒细胞减少
药典	Chin. P. 、BP、Eur. P.
国家处方集	CNFC
医保目录	【保（甲）】
基本药物目录	【基】
其他推荐依据	
■ 药品名称	氨苯砜　Dapsone
抗菌谱与适应证	1. 用于联合治疗由麻风分枝杆菌引起的各种类型麻风和疱疹样皮炎 2. 脓疱性皮肤病、类天疱疮、坏死性脓皮病、复发性多软骨炎、环形肉芽肿、系统性红斑狼疮的某些皮肤病变、放线菌性足分枝菌病、聚会性痤疮、银屑病、带状疱疹 3. 与甲氧苄啶联合治疗肺孢子菌感染 4. 与乙胺嘧啶联合预防氯喹耐药性疟疾；与乙胺嘧啶和氯喹三者联合预防间日疟
制剂与规格	氨苯砜片：①50mg；②100mg 氨苯砜凝胶：5%
用法与用量	口服： 1. 抑制麻风：多与其他抗麻风药合用，一次0.9～1.4mg/kg，一日1次 2. 治疗疱疹样皮炎：开始一次2mg/kg，一日1次，如症状未完全控制，可逐渐增加剂量，待病情控制后减至最小有效量。由于本品有蓄积作用，故每服药6日停药1日，每服药10周停药2周
注意事项	1. 下列情况应慎用：严重贫血、葡萄糖-6-磷酸脱氢酶（G-6-PD）缺乏、变性血红蛋白还原酶缺乏症、肝及肾功能减退、胃与十二指肠溃疡及有精神病史者 2. 交叉过敏：砜类药物之间存在交叉过敏现象。此外，对磺胺类、呋塞米类、噻嗪类、磺酰脲类以及碳酸酐酶抑制药过敏的患者亦可能对本品发生过敏 3. 随访检查：①血常规计数，用药前和治疗第1个月中1周1次，以后每月1次，连续6个月，以后每半年1次；②G-6-PD测定，如为G-6-PD缺乏者则本品应慎用，应用时需减量；③治疗中患者发生食欲缺乏、恶心或呕吐时应做肝功能测定，如有肝脏损害，应停用本品；④肾功能减退者在治疗中应定期测定肾功能，并适当调整剂量，如肌酐清除率低于每分钟10ml时需测定血药浓度，无尿患者应停用 4. 应与利福平、氯法齐明、乙硫异烟胺、丙硫异烟胺、氧氟沙星、米诺环素、克拉霉素等联合应用 5. 皮损查菌阴性者疗程6个月；阳性者至少2年或用药至细菌转阴。治疗未定型和结核样麻风需持续3年，非结核型麻风需2～10年，瘤型麻风需终身服药 6. 快乙酰化型患者本品的血药浓度可能很低，慢乙酰化型患者本品的血药浓度可能较高，均需调整剂量 7. 用药过程中如出现新的或中毒性皮肤反应，应迅速停用。但出现麻风反应状态时不需停药 8. 治疗中如出现严重可逆性反应（Ⅰ型）或神经炎时，应合用大剂量肾上腺皮质激素 9. 治疗疱疹样皮炎时，应服用无麸质饮食，连续6个月，本品剂量可减少50%或停用 10. 氨苯砜可在乳汁中达有效浓度，对新生儿有预防作用。但砜类药物在G-6-PD缺乏的新生儿中可能引起溶血性贫血

续 表

禁忌	对本品及磺胺类药过敏者、严重肝功能损害和精神障碍者禁用
不良反应	1. 多见背痛、腿痛、胃痛、食欲缺乏；皮肤苍白、发热、溶血性贫血；皮疹、异常乏力或软弱；变性血红蛋白血症。少见皮肤瘙痒、剥脱性皮炎、精神紊乱、周围神经炎；咽痛、粒细胞减低或缺乏；砜类综合征或肝脏损害等 2. 下列症状如持续存在需引起注意：眩晕、头痛、恶心、呕吐
药典	Chin. P. 、USP、BP
国家处方集	CNFC
医保目录	【保（甲）】
基本药物目录	【基】
其他推荐依据	

第十六节　抗真菌药

■ 药品名称	两性霉素 B　Amphotericin B
抗菌谱与适应证	用于敏感真菌所致的深部真菌感染，如血流感染、心内膜炎、脑膜炎（隐球菌及其他真菌）、腹腔感染（包括与透析相关者）、肺部感染、尿路感染和眼内炎等
制剂与规格	注射用两性霉素 B：①5mg（5000U）；②25mg（2.5 万 U）；③50mg（5 万 U） 注射用两性霉素 B 脂质体（AMBL）：①2mg（2000U）；②10mg（1 万 U）；③50mg（5 万 U）；④100mg（10 万 U）
用法与用量	1. 注射用两性霉素 B（AMB）。①静脉滴注，滴注液的药物浓度不超过 10mg/100ml，避光缓慢静脉滴注，一次滴注时间需 6 小时以上，稀释用葡萄糖注射液的 pH 应在 4.2 以上。根据 BNFC（2010-2011）推荐：新生儿，1mg/kg，一日 1 次（初始剂量为一日 0.1mg/kg），7 天后可减至 1mg/kg，隔日 1 次。1 月龄至 18 岁，开始时按一日 0.1mg/kg 给药，以后逐渐增至一日 0.25mg/kg（周期应超过 2～4 天），如果可耐受则继续加量至一日 1mg/kg。严重感染，可增加剂量至 1.5mg/（kg·d）或 1.5mg/kg，隔日 1 次，需要长期治疗时，剂量应不低于一日 0.25mg/kg 并逐渐增加；②鞘内给药。根据 BNFC（2010-2011）推荐：首次 0.05～0.1mg，以后渐增至一次 0.5mg，最大量一次不超过 1mg，一周给药 2～3 次，总量 15mg 左右。鞘内给药时宜与小剂量地塞米松或琥珀酸氢化可的松同时给予，并需用脑脊液反复稀释药液，边稀释边缓慢注入以减少不良反应。鞘内注射液的药物浓度不可高于 25mg/100ml，pH 应在 4.2 以上；③局部用药：超声雾化吸入时本品浓度为 0.01%～0.02%，一日吸入 2～3 次，一次吸入 5～10ml；持续膀胱冲洗时一日以两性霉素 B 5mg 加入 1000ml 灭菌注射用水中，按每小时注入 40ml 速度进行冲洗，共用 5～10日 2. 两性霉素 B 脂质体（AMBL）：静脉滴注，起始剂量一日 0.1mg/kg，以后一日 1mg/kg，逐日递增至一日 3mg/kg，严重感染，可增加剂量至一日 5mg/kg。肝功能损害者无需减量

续 表

注意事项	1. 本品毒性较大，不良反应多，其含脂复合制剂因其药动学特性而肾毒性有所降低。因此，本品含脂复合制剂适用于不能耐受两性霉素 B 引起的肾毒性，或用后出现严重毒性反应的患者。其中两性霉素 B 胆固醇复合体（ABCD）尚可适用于中性粒细胞缺乏患者发热疑为真菌感染的经验治疗 2. 下列情况应慎用或避免用本品：①肾功能重度减退时，其半衰期仅轻度延长。肾功能轻、中度损害的患者如病情需要仍可选用；重度肾功能损害者则需延长给药间期或减量应用，应用最小有效量；②可致肝毒性，肝病患者应避免应用本品 3. 治疗期间定期随访血、尿常规、肝及肾功能、血钾、心电图等，如血尿素氮或血肌酐明显升高时，需减量或暂停治疗，直至肾功能恢复 4. 中断治疗 7 日以上需恢复使用本品者，应自小剂量（0.25mg/kg）开始逐渐增加至所需剂量 5. 本品宜缓慢避光滴注，每剂滴注时间至少 6 小时 6. 药液静脉滴注时应避免外漏，因其可致局部刺激 7. 儿童静脉及鞘内给药剂量以体重计算均同成人，应限用最小有效剂量
禁忌	对两性霉素 B 过敏及严重肝病患者禁用
不良反应	1. 静脉滴注过程中或静脉滴注后发生寒战、高热、严重头痛、食欲缺乏、恶心、呕吐，有时可出现血压下降、眩晕等 2. 可出现不同程度的肾功能损害，尿中可出现红细胞、白细胞、蛋白和管型、血尿素氮和肌酐增高，肌酐清除率降低，也可引起肾小管性酸中毒 3. 低钾血症 4. 血液系统毒性反应有正常红细胞性贫血，偶可有白细胞或血小板减少 5. 肝毒性，较少见，可致肝细胞坏死，急性肝衰竭亦有发生 6. 静脉滴注过快时可引起心室颤动或心搏骤停。电解质紊乱亦可导致心律失常。滴注时易发生血栓性静脉炎 7. 鞘内注射可引起严重头痛、发热、呕吐、颈项强直、下肢疼痛及尿潴留等，严重者可发生下肢截瘫等 8. 过敏性休克、皮疹等变态反应偶有发生
药典	Chin. P.、USP、Jpn. P.、Eur. P.
国家处方集	CNFC
医保目录	【保（乙）】
基本药物目录	
其他推荐依据	
■ 药品名称	**氟康唑 Fluconazole**
抗菌谱与适应证	1. 系统性念珠菌病包括念珠菌血症、播散性念珠菌病和其他类型的侵袭性念珠菌感染，侵袭性感染包括腹膜、心内膜、眼、肺和尿路感染。可用于恶性肿瘤、重症监护患者、接受细胞毒或免疫抑制药治疗，或有其他易感因素的念珠菌感染患者 2. 隐球菌病包括隐球菌脑膜炎和其他部位的隐球菌感染（如肺部、皮肤）。可用于免疫功能正常的患者、艾滋病患者及器官移植或其他原因引起免疫功能抑制的患者。氟康唑可用于艾滋病患者隐球菌病的维持治疗，以防止其复发

续 表

	3. 黏膜念珠菌病包括口咽部、食管、非侵袭性支气管肺部感染，念珠菌菌尿症，皮肤黏膜和口腔慢性萎缩性念珠菌病（牙托性口疮）。可用于机体防御功能正常者和免疫功能缺陷患者的治疗。可用于防止艾滋病患者口咽部念珠菌病的复发 4. 经细胞毒药物化疗或放疗后恶性肿瘤易感者预防真菌感染 5. 免疫功能正常者的地方性深部真菌病，如球孢子菌病，类球孢子菌病，孢子丝菌病和组织胞浆病
制剂与规格	氟康唑片：①50mg；②100mg；③150mg；④200mg 氟康唑胶囊：①50mg；②100mg；③150mg 氟康唑注射液：①50ml：100mg；②100ml：200mg 氟康唑分散片：①50mg；②0.1g；③0.15g 氟康唑颗粒剂：①1g：50mg；②2g：100mg
用法与用量	16岁以下儿童使用本品的资料有限，因此，除非必须使用本品者，不推荐将本品用于儿童。儿童一日最高剂量不应超过成人一日最高剂量。黏膜念珠菌病：4周以上的婴儿或儿童，氟康唑一日推荐剂量为3mg/kg。为能更迅速地达到稳态浓度，第1天可给予6mg/kg饱和剂量，疗程7～14天。其他黏膜感染如食管炎，念珠菌尿以及非侵袭性念珠菌感染14～30天疗程。新生儿氟康唑自体内排出缓慢，小于2周的患儿剂量同上，但应每72小时给药一次。出生后3～4周的患儿，给予相同剂量，每48小时给药一次。系统性念珠菌病和隐球菌感染：根据疾病的严重程度，一日推荐剂量为6～12mg/kg，最大量一日600mg。小于2周的新生儿剂量一次6mg/kg，但应每72小时给药一次。出生后3～4周的患儿，给予相同剂量，每48小时给药一次。对接受多剂量氟康唑治疗的肾功能受损患者（包括儿童），首剂可给予饱和剂量50～400mg。此后，应按照下表给予一日剂量（根据适应证）。氟康唑可口服给药，也可以静脉滴注，给药途径应根据患者的临床状态确定。从静脉给药改为口服给药时，不需要改变每日用药剂量。氟康唑注射液由氯化钠注射液配制而成，每200mg（每瓶200mg/100ml）中分别含15mmol钠离子和氯离子。由于氟康唑注射液为盐水稀释液，对需要限制钠盐或液体摄入量的患者，应考虑液体输注的速率 肾功能受损患者氟康唑用药剂量表
注意事项	1. 与其他吡咯类药物可发生交叉过敏反应，因此对任何一种吡咯类药物过敏者都应禁用氟康唑 2. 需定期监测肝肾功能，用于肝肾功能减退者需减量应用 3. 在免疫缺陷者中的长期预防用药，已导致念珠菌属等对氟康唑等吡咯类抗真菌药耐药性的增加，应避免无指征预防用药 4. 治疗过程中可发生轻度一过性AST及ALT升高，偶可出现严重肝毒性，包括致死性肝毒性，主要发生在有严重基础疾病。停用氟康唑后，肝毒性通常是可逆的。氟康唑使用过程中肝功能异常的患者，应密切监测患者肝功能。如出现了肝损害加重时，应停用氟康唑。与肝毒性药物合用、需服用氟康唑2周以上或接受高于常用剂量的本品时，可使肝毒性的发生率增高，需严密观察 5. 偶有患者出现剥脱性皮炎，如史-约综合征及中毒性表皮坏死溶解症等，应立即停用氟康唑 6. 某些唑类抗真菌药包括氟康唑，与心电图中QT间期延长有关。有发生QT间期延长和尖端扭转型室速的报道。已有潜在引起心律失常病情的患者，应慎用氟康唑
禁忌	对本品或其他吡咯类药物有过敏史者禁用。接受氟康唑治疗的患者禁止同时服用西沙必利；接受氟康唑一日400mg或更高剂量治疗的患者禁止同时服用特非那丁
不良反应	氟康唑通常耐受性良好。常见的不良反应如下： 1. 神经系统异常：头痛。皮肤及皮下组织异常：皮疹

续　表

	2. 胃肠道异常：腹痛、腹泻、胃肠胀气、恶心 3. 肝胆系统异常：肝毒性，包括罕见的致死性肝毒性病例，碱性磷酸酶升高，胆红素升高和 SGOT 及 SGPT 升高
药典	Chin. P. 、USP、BP、Jpn. P.
国家处方集	CNFC
医保目录	【保（乙）】
基本药物目录	【基】
其他推荐依据	
■ 药品名称	**伊曲康唑　Itraconazole**
抗菌谱与适应证	系统性真菌感染：系统性曲霉病及念珠菌病、隐球菌病（包括隐球菌性脑膜炎）、组织胞浆菌病、孢子丝菌病、巴西副球孢子菌病、芽生菌病和其他各种少见的系统性或热带真菌病
制剂与规格	伊曲康唑胶囊：0. 1g 伊曲康唑分散片：0. 1g 伊曲康唑口服溶液：150ml∶1. 5g 伊曲康唑注射液：25ml∶0. 25g
用法与用量	口服液用于轻度深部真菌病的治疗或其他抗真菌药物的序贯治疗，或免疫缺陷患儿的长期预防治疗。根据 BNFC（2010-2011）和国内临床报道，在必须应用时，推荐剂量为一日 5mg/kg，6 个月以上，2 岁以下的患儿，可增加 2 倍剂量。静脉制剂第 1、2 天，2. 5mg/kg，一日 2 次，以后改为一日 1 次，静脉用药不超过 14 天。最大剂量均不超过一日 200mg
注意事项	1. 对持续用药超过 1 个月者及治疗过程中如出现厌食、恶心、呕吐、疲劳等，建议检查肝功能。如果出现异常，应停止用药 2. 肝功能异常患者慎用（除非治疗的必要性超过肝损伤的危险性）。肝硬化患者，使用时应考虑调整剂量，并监测肝酶 3. 当发生神经系统症状时应终止治疗 4. 对肾功能不全患者，患者肌酐清除率每分钟<30ml 时，不得使用静脉给药 5. 对有充血性心力衰竭危险因素的患者，应谨慎用药，并严密监测。对患有充血性心力衰竭或有充血性心力衰竭病史的患者，应权衡利弊使用。严重的肺部疾病，如慢性阻塞性肺病；肾衰竭和其他水肿性疾病者慎用 6. 钙通道阻滞药具有负性肌力作用，合并使用时需加注意 7. 如果发生可能与伊曲康唑注射液有关的神经病变时，应当停药 8. 对其他唑类药物过敏的患者使用伊曲康唑注射液时应慎重 9. 伊曲康唑注射液只能用随包装提供的 50ml 0. 9% 氯化钠注射液稀释 10. 儿童的临床资料有限，一般不用于儿童患者，除非权衡利弊确认利大于弊
禁忌	1. 禁用于已知对伊曲康唑及辅料过敏的患者 2. 注射液禁用于不能注射 0. 9% 氯化钠注射液的患者 3. 注射液禁用于肾功能损伤患者肌酐清除率每分钟<30ml 者 4. 禁止与特非那定、阿司咪唑、咪唑斯汀、西沙必利、多非利特、奎尼丁、匹莫齐特、口服咪达唑仑、经 CYP3A4 代谢的羟甲戊二酰辅酶 A 还原酶抑制药等合用

续 表

不良反应	1. 常见厌食、恶心、腹痛和便秘。较少见的不良反应包括头痛、可逆性 ALT 及 AST 升高、月经紊乱、头晕和过敏反应（如瘙痒、红斑、风团和血管性水肿）。有个例报道出现史-约综合征（重症多形红斑） 2. 已有潜在病理改变并同时接受多种药物治疗的大多数患者，长疗程治疗时可见低钾血症、水肿、肝炎和脱发等症状
药典	Chin. P. 、USP、BP、Jpn. P.
国家处方集	CNFC
医保目录	【保（乙）】
基本药物目录	
其他推荐依据	
■ 药品名称	伏立康唑　Voriconazole
抗菌谱与适应证	1. 侵袭性曲霉病 2. 对氟康唑耐药的念珠菌病作为备选用药 3. 由足放线病菌属和镰孢霉属引起的严重感染 4. 应主要用于治疗进展性、可能威胁生命的感染患者
制剂与规格	伏立康唑片：①50mg；②200mg 伏立康唑干混悬剂：45g∶3g 注射用伏立康唑：200mg
用法与用量	因为安全性和有效性数据尚不充分，不推荐 2 岁以下儿童使用本品。根据国家处方集和国内儿科临床实践 2-12 岁的儿童中推荐的维持用药方案见下表。尚未对肝功能或肾功能不全的 2 岁到<12 岁的儿童患者应用本品进行研究。如果儿童患者不能耐受 7mg/kg 一日 2 次的静脉用药，根据群体药代动力学分析和以往的临床经验，可以考虑从 7mg/kg 减量到 4mg/kg 一日 2 次。这个剂量相当于成年人中 3mg/kg 一日 2 次的暴露量。本品在青少年（12～16 岁）中的用药剂量应同成人 伏立康唑的儿童维持用药方案
注意事项	1. 已知对其他唑类药物过敏者慎用 2. 极少数使用者发生了尖端扭转性室性心动过速，伴有心律失常危险因素的患者需慎用 3. 治疗前或治疗期间应监测血电解质，如有电解质紊乱应及时纠正 4. 连续治疗超过 28 日者，需监测视觉功能，包括视敏度、视力范围以及色觉 5. 伴有严重基础疾病（主要为恶性血液病）的患者可发生肝毒性反应，包括肝炎和黄疸，也可发生在无确定危险因素的患者中。停药后即能好转。治疗过程中需检测肝功能，一旦发生肝功能损害，应考虑停药。轻度到中度肝硬化者（Child-Pugh A 和 B）的负荷剂量不变，但维持剂量减半。严重肝功能不全的患者应慎用本品 6. 片剂应在餐后或餐前至少 1 小时服用，其中含有乳糖成分，先天性的不能耐受半乳糖者、Lapp 乳糖酶缺乏或葡萄糖一半乳糖吸收障碍者不宜应用片剂 7. 在治疗中患者出现皮疹需严密观察，如皮损进一步加重则需停药。用药期间应避免强烈的、直接的阳光照射 8. 用药期间必须监测肾功能（主要为血肌酐）。中度到严重肾功能减退（肌酐清除率每分钟<50ml）的患者，不宜应用注射剂，但仍可选用口服制剂 9. 伏立康唑可经血液透析清除，清除率为每分钟 121ml。4 小时的血液透析仅能清除少许药物，无需调整剂量

续　表

	10. 禁止与 CYP3A4 底物如特非那定、阿司咪唑、西沙必利、匹莫齐特或奎尼丁合用，因为伏立康唑可使上述药物的血浓度增高，从而导致 QT 间期延长，并且偶见尖端扭转性室性心动过速
禁忌	已知对伏立康唑或任何一种赋形剂有过敏史者
不良反应	1. 常见视觉障碍、发热、皮疹、恶心、呕吐、腹泻、头痛、败血症、周围性水肿、腹痛以及呼吸功能紊乱、肝功能试验值增高 2. 少见过敏反应、虚弱、背痛、注射部位疼痛、房性心律失常、心房颤动、完全性房室传导阻滞、二联率、心动过缓、束支传导阻滞、期外收缩、QT 间期延长、室上性心动过速、厌食、便秘、消化不良、腹胀、胃肠炎、齿龈炎、舌炎、肾上腺皮质功能不全、胃炎、甲状腺功能降低、粒细胞缺乏症、贫血、出血时间延长、发绀、血栓性血小板减少性紫癜、蛋白尿、尿素氮增高、肌酐磷酸激酶增高、高血钾、高镁血症、高钠血症、高尿酸血症、关节痛、肌痛、肌无力、激动、张力过高、感觉减退、失眠、眩晕、咳嗽增加、鼻出血、咽炎、声音改变、血管性水肿、接触性皮炎、光敏性皮肤反应、皮肤出汗、荨麻疹、耳聋、耳痛、眼痛、眼干、味觉异常、排尿困难、少尿、尿潴留
药典	Chin. P. 、USP、BP、Jpn. P.
国家处方集	CNFC
医保目录	【保（乙）】
基本药物目录	
其他推荐依据	
■ 药品名称	**卡泊芬净　Caspofungin**
抗菌谱与适应证	根据对 3 月龄至 17 岁的儿童患者药代学数据研究，支持本品在儿童中应用，其适应证为： 1. 对于发热，中性粒细胞减少症并怀疑为真菌感染的患者进行经验治疗 2. 治疗中性粒细胞减少症或非中性粒细胞减少症患者的侵袭性念珠菌病，包括念珠菌血症 3. 治疗念珠菌病所致的食管炎、菌血症、腹腔内脓肿、腹腔感染、肠腔感染 4. 治疗难治性或对其他药物无效或不能耐受的侵袭性曲霉菌病患者
制剂与规格	注射用醋酸卡泊芬净：①50mg；②70mg
用法与用量	在儿童患者（3 月龄至 17 岁）中，本品需要大约 1 小时经静脉缓慢地输注给药，给药剂量应当根据患者的体表面积（参见本品儿童用药说明，Mosteller 公式）。对于所有适应证，第 1 天都应当给予 $70mg/m^2$ 的单次负荷剂量（日实际剂量不超过 70mg），之后给予 $50mg/m^2$ 的日剂量（日实际剂量不超过 70mg）。疗程可以根据适应证进行调整。如果 $50mg/m^2$ 的日剂量无法获得满意临床反应，但是患者又能很好地耐受，可以将日剂量增加到 $70mg/m^2$（日实际剂量不超过 70mg）。尽管 $70mg/m^2$ 的日剂量能否提高药效尚缺乏证据，但是有限的安全性数据显示，日剂量提升至 $70mg/m^2$ 仍能被很好地耐受。在儿童患者中，当本品和代谢诱导剂（如利福平、依法韦仑、奈韦拉平、苯妥英、地塞米松或卡马西平）联合使用时，本品的日剂量可调整到 $70mg/m^2$（日实际剂量不超过 70mg）。根据 BNFC（2010-2011）推荐：1～3 月龄，$25mg/m^2$，一日 1 次。3 月龄至 1 岁，$50mg/m^2$，一日 1 次。其余同以上介绍
注意事项	有关本品有效性和安全性的前瞻性临床试验，在新生儿和 3 月龄以下婴儿中尚缺乏充分研究。本品尚未在儿童中对由念珠菌引起的心内膜炎、骨髓炎和脑膜炎进行研究。本品作为儿童患者侵袭性曲霉菌病的初始治疗，也未进行研究。在儿童患者中，药代学数据的回归分析结果显示，联合使用地塞米松和本品可引起卡泊芬净谷浓度有临床意义的下降

续 表

禁忌	对本品中任何成分过敏的禁用禁用
不良反应	1. 常见发热、头痛、腹痛、疼痛、恶心、腹泻、呕吐、AST、ALT 升高、贫血、静脉炎/血栓性静脉炎。静脉输注并发症、皮肤皮疹、瘙痒等 2. 实验室检查异常：低白蛋白、低钾、低镁血症、白细胞减少、嗜酸性粒细胞增多、血小板减少、中性粒细胞减少、尿中红细胞增多、部分凝血激酶时间延长、血清总蛋白降低、尿蛋白增多、凝血酶原时间延长、低钠、尿中白细胞增多及低钙
药典	
国家处方集	CNFC
医保目录	【保（乙）】
基本药物目录	
其他推荐依据	
■ 药品名称	氟胞嘧啶 Flucytosine
抗菌谱与适应证	深部隐球菌以及念珠菌感染
制剂与规格	氟胞嘧啶片.①0.25g；②0.5g 氟胞嘧啶注射液：250ml∶2.5g
用法与用量	根据 BNFC（2010-2011）推荐如下： 1. 新生儿：50mg/kg，每 12 小时 1 次 2. 婴儿或儿童：50mg/kg，每 6 小时 1 次。对于极其敏感真菌，25～37.5mg/kg，每 6 小时 1 次，治疗一般不超过 7 天，对于隐球菌脑膜炎，疗程至少 4 个月 3. 肾功能不全：①轻度，常规剂量，每 12 小时 1 次；②中度：常规剂量，每 24 小时 1 次；③重度：常规剂量，每 24～28 小时 1 次 4. 肝功能不全：不需减少剂量
注意事项	1. 本品慎用于：①骨髓抑制、血液系统疾病或同时应用骨髓抑制药治疗的患者；②肝功能损害者；③肾功能损害者，尤其是同时应用两性霉素 B 或其他肾毒性药物治疗时 2. 用药期间应进行如下检查：①需定期检查周围血象；②定期检查血清氨基转移酶、碱性磷酸酶和血胆红素等；③肾功能，定期测定尿常规、血尿素氮和血肌酐；根据病情需要（如肾功能减退者）监测血药浓度，血药浓度以 40～60μg/ml 为宜，最高不宜超过 80μg/ml，否则易出现血液及肝脏的不良反应
禁忌	严重肾功能不全及对本品过敏患者禁用
不良反应	1. 可致恶心、呕吐、厌食、腹痛、腹泻等胃肠道反应 2. 皮疹、嗜酸性粒细胞增多等变态反应 3. 可发生肝毒性反应，一般表现为 ALT 及 AST 一过性升高，偶见血清胆红素升高 4. 可致白细胞或血小板减少，偶可发生全血细胞减少，骨髓抑制和再生障碍性贫血。合用两性霉素 B 者较单用本品为多见，此不良反应的发生与血药浓度过高有关 5. 偶可发生暂时性神经精神异常，表现为精神错乱、幻觉、定向力障碍和头痛、头晕等
药典	Chin. P.、USP、BP、Jpn. P.
国家处方集	CNFC
医保目录	【保（乙）】

续　表

基本药物目录	
其他推荐依据	
■ 药品名称	制霉菌素（制霉素）　Nystatin（Nysfung）
抗菌谱与适应证	1. 口服用于治疗消化道念珠菌病 2. 局部用于治疗阴道念珠菌病、皮肤念珠菌感染等 3. 局部用于口腔念珠菌病。也可用于难愈的口腔黏膜损害如天疱疮、糜烂型口腔扁平苔藓等，配合糖皮质激素局部制剂
制剂与规格	制霉菌素片：①10 万 U；②25 万 U；③50 万 U 制霉菌素阴道泡腾片：10 万 U 制霉菌素口含片：10 万 U 制霉菌素阴道栓：10 万 U 制霉菌素软膏：①1g：10 万 U；②1g：20 万 U 制霉菌素糊：1g：10 万 U
用法与用量	1. 口服，治疗口腔念珠菌、肠道和食管念珠菌病，根据国家处方集推荐：小儿按一日 5 万～10 万 U/kg，分 3～4 次服用，疗程一般 7 天或病变消退后 2 天，建议餐后服用 2. 外用：用于阴道念珠菌感染或真菌性外阴道炎，应用阴道片或栓剂一次 1 枚，一日 1～2 次。用于皮肤念珠菌感染，应用软膏剂，一次 1～2g 或适量涂敷，一日 1～2 次 3. 用于口腔科念珠菌感染，取适量糊剂涂布，2～3 小时 1 次，涂布后可咽下。口含片一次 1～2 片，一日 3 次
注意事项	1. 本品对系统性真菌感染无治疗作用 2. 5 岁以下儿童不推荐使用 3. 本品混悬剂在室温中不稳定，临用前宜新鲜配制并于短期用完
禁忌	对本品过敏者禁用
不良反应	口服较大剂量时可发生腹泻、恶心、呕吐和上腹疼痛等消化道反应，减量或停药后迅速消失。局部应用可引起过敏性接触性皮炎。个别患者阴道应用后可引起阴道白带增多
药典	Chin. P. 、USP、BP、Jpn. P.
国家处方集	CNFC
医保目录	【保（甲）】
基本药物目录	【基】
其他推荐依据	
■ 药品名称	氯喹　Chloroquine
抗菌谱与适应证	1. 用于治疗对氯喹敏感的恶性疟、间日疟及三日疟 2. 可用于疟疾症状的抑制性预防 3. 也可用于治疗肠外阿米巴病、结缔组织病、光敏感性疾病（如日晒红斑）等
制剂与规格	磷酸氯喹片：①75mg（相当于氯喹 50mg）；②250mg（相当于氯喹 155mg） 磷酸氯喹注射液：①2ml：129mg（相当于氯喹 80mg）；②2ml：250mg（相当于氯喹 155mg）；③5ml：250mg（相当于氯喹 155mg）；④5ml：322mg（相当于氯喹 200mg）

续 表

用法与用量	1. 口服：①间日疟，口服首次剂量10mg/kg（以氯喹计算，以下同），最大量不超过600mg，6小时后5mg/kg再服1次，第2、3日一日5mg/kg；②肠外阿米巴病，第1、2日口服10mg/kg（最大量不超过600mg），分2～3次服，以后一日5mg/kg，连服2周，休息1周后，可重复1个疗程 2. 静脉滴注：脑型疟患者第1日静脉滴注18～24mg/kg（体重超过60kg者按60kg计算），第2日12mg/kg，第3日10mg/kg。浓度为每0.5g磷酸氯喹加入10%葡萄糖溶液或5%葡萄糖、0.9%氯化钠注射液500ml中，静脉滴注，速度为每分钟12～20滴。儿童须慎用静脉内给药
注意事项	1. 肝肾功能不全、心脏病、重症多形红斑、血卟啉病、银屑病及精神病患者慎用 2. 耐氯喹者效果不佳 3. 不宜作肌内注射，尤其是儿童易致心肌抑制。禁止静脉推注 4. 白细胞减至4×10^9/L以下应停药 5. 长期维持剂量以一日250mg或以下为宜，疗程不宜超过1年 6. 药物过量：急性氯喹中毒常是致死性的，其致死量可低至50mg（基质）/kg，迅速出现恶心、呕吐、困倦，继之言语不清、激动、视力障碍，由于肺水肿而呼吸困难，甚至停止，还有心律不齐、抽搐及昏迷。应立即停药，并作对症处理，特别是维持心肺功能
禁忌	对本品过敏者禁用
不良反应	1. 氯喹用于治疗疟疾时，不良反应较少，口服一般可能出现的反应有：头晕、头痛、视物模糊、食欲缺乏、恶心、呕吐、腹痛、腹泻、皮肤瘙痒、皮疹，甚至剥脱性皮炎，耳鸣、烦躁等。反应大多较轻，停药后可自行消失 2. 在治疗肺吸虫病、华支睾吸虫病时，用药量大，疗程长，可能会有较重的反应，常见者为对眼的毒性，因氯喹可由泪腺分泌，并由角膜吸收，在角膜上出现弥漫性白色颗粒，停药后可消失 3. 氯喹相当部分在组织内蓄积，久服可致视网膜轻度水肿和色素聚集，出现暗点，影响视力，常为不可逆 4. 氯喹还可损害听力 5. 氯喹偶可引起窦房结的抑制，导致心律失常、休克，严重时可发生阿-斯综合征，而导致死亡 6. 氯喹尚可导致药物性精神病、白细胞减少、紫癜、银屑病、毛发变白、脱毛、神经肌肉痛、轻度短暂头痛等 7. 溶血、再障、可逆性粒细胞缺乏症、血小板减少等较为罕见
药典	Chin. P.、USP、BP
国家处方集	CNFC
医保目录	【保（甲）】
基本药物目录	【基】
其他推荐依据	
■ 药品名称	奎宁 Quinine
抗菌谱与适应证	1. 用于治疗脑型疟疾和其他严重的恶性疟 2. 也可用于治疗间日疟

续　表

制剂与规格	硫酸奎宁片：0.3g 二盐酸奎宁注射液：①1ml：0.25g；②1ml：0.5g；③10ml：0.25g
用法与用量	1. 口服。①小儿用于治疗耐氯喹虫株所致的恶性疟时，小于1岁者一日0.1～0.2g，分2～3次服；②1～3岁为0.2～0.3g；③4～6岁为0.3～0.5g；④7～11岁为0.5～1g。疗程10日 2. 静脉滴注：二盐酸奎宁注射液严禁静脉注射。每次5～10mg/kg（最高量500mg），加入氯化钠注射液500ml中静脉滴注，4小时滴完，12小时后重复1次，病情好转后改口服
注意事项	1. 对于哮喘、心房纤颤及其他严重心脏疾患、葡萄糖-6-磷酸脱氢酶缺乏、重症肌无力、视神经炎患者和月经期均应慎用 2. 对诊断的干扰：奎宁可干扰17-羟类固醇的测定 3. 盐酸奎宁注射液严禁静脉注射
禁忌	对本品过敏者禁用
不良反应	1. 一日用量超过1g或连用较久，常致金鸡纳反应，有耳鸣、头痛、恶心、呕吐，视力、听力减退等症状，严重者产生暂时性聋，停药后常可恢复 2. 24小时内剂量大于4g时，可直接损害神经组织并收缩视网膜血管，出现视野缩小、复视、弱视等 3. 大剂量中毒时，除上述反应加重外，还可抑制心肌、扩张外周血管而致血压骤降、呼吸变慢变浅、发热、烦躁、谵妄等，多死于呼吸麻痹 4. 奎宁致死量约8g 5. 少数患者对奎宁高度敏感，小量即可引起严重金鸡纳反应 6. 奎宁还可以引起皮疹、瘙痒、哮喘等 7. 静脉滴注应密切观察血压变化
药典	Chin. P.、USP、BP、Jpn. P.
国家处方集	CNFC
医保目录	【保（甲/乙）】
基本药物目录	
其他推荐依据	
■ 药品名称	**葡萄糖酸锑钠　Sodium Stibogluconate**
抗菌谱与适应证	用于治疗利什曼原虫病
制剂与规格	葡萄糖酸锑钠注射液：6ml（内含五价锑0.6g，约相当于葡萄糖酸锑钠1.9g）
用法与用量	肌内或静脉注射。儿童总剂量按120～150mg/kg（最大量以6 500mg为限），分为6次，一日1次。全身情况较差者，一般每周注射2次，3周为1个疗程。对敏感性较差的虫株感染，可重复1～2个疗程，间隔10～14日。新近曾接受锑剂治疗者，可减少用量
注意事项	1. 肝功能不全者慎用 2. 治疗过程中有出血倾向，体温突然上升或粒细胞减少、呼吸加速、剧烈咳嗽、水肿、腹水时，应暂停注射 3. 过期药物有变成三价锑的可能，不宜使用
禁忌	对本品过敏者禁用；肺结核活动期，严重心、肝、肾疾病患者禁用

续 表

不良反应	与三价锑相仿，但较少而轻，一般患者多能耐受： 1. 一般反应恶心、呕吐、腹痛、腹泻等消化道症状，偶见白细胞减少 2. 特殊反应：包括肌内注射局部痛、肌痛和关节僵直。后期出现心电图改变（如 T 波低平或倒置、QT 间期延长等），为可逆性，但也可能为严重心律失常的前奏。肝、肾功能异常者应加强监测 3. 罕见休克和突然死亡
药典	Chin. P. 、BP
国家处方集	CNFC
医保目录	【保（甲）】
基本药物目录	【基】
其他推荐依据	
■ 药品名称	双碘喹啉 Diiodohydroxyquinoline
抗菌谱与适应证	1. 治疗轻型或无明显症状的阿米巴痢疾 2. 与依米丁、甲硝唑合用，治疗急性阿米巴痢疾及较顽固病例
制剂与规格	双碘喹啉片：200mg
用法与用量	口服：儿童一次 5～10mg/kg，一日 3 次，连服 14～21 日。重复治疗需间隔 15～20 日
注意事项	1. 肝、肾功能不全者慎用 2. 治疗期间可使蛋白结合碘的水平增高，故能干扰某些甲状腺功能试验 3. 对肠外阿米巴病（如阿米巴肝脓肿）无效
禁忌	对碘过敏者、甲状腺肿大者、严重肝肾疾病患者、神经紊乱者禁用
不良反应	1. 主要的不良反应为腹泻，但不常见，一般在治疗第 2、3 日开始，不需停药，数日后即可自行消失 2. 还可出现恶心、呕吐 3. 大剂量可致肝功能减退 4. 可见瘙痒、皮疹 5. 偶见发热、寒战、头痛和眩晕
药典	Chin. P.
国家处方集	CNFC
医保目录	【保（乙）】
基本药物目录	
其他推荐依据	
■ 药品名称	吡喹酮 Praziquantel
抗菌谱与适应证	广谱抗吸虫和绦虫药物。用于各种血吸虫病、华支睾吸虫病、并殖吸虫病、姜片虫病、绦虫病及囊虫病
制剂与规格	吡喹酮片：0.2g

续 表

用法与用量	口服。 1. 治疗吸虫病。①血吸虫病：急性血吸虫病疗程总剂量为140mg/kg，分一日3次，连服4日；慢性血吸虫病采用总剂量60mg/kg的2日疗法，一日量分3次餐间服；②华支睾吸虫病：总剂量为120～150mg/kg，分一日3次，3日服完；③肺吸虫病：总剂量150～225mg/kg，分一日3次，连服3～5日；④姜片虫病：5mg/kg，顿服 2. 治疗绦虫病。①牛肉和猪肉绦虫病：10mg/kg，清晨顿服，1小时后服硫酸镁；②短小膜壳绦虫和阔节裂头绦虫病：15mg/kg，顿服 3. WHO推荐：①血吸虫病：4岁以上儿童，推荐剂量为一次20mg/kg，一天3次，治疗1日，2次给药间隔应为4～6小时；②肝吸虫病：4岁以上儿童，推荐剂量为一次25mg/kg，给药3次，治疗1日，2次给药间隔为4～6小时；③并殖吸虫病：4岁以上儿童，一次25mg/kg，一日3次，治疗2日，2次给药间隔4～6小时
注意事项	1. 治疗寄生于组织内的寄生虫如血吸虫、肺吸虫、囊虫等，由于虫体被杀死后释放出大量的抗原物质，可引起发热、嗜酸性粒细胞增多、皮疹等，偶可引起过敏性休克，必须注意观察 2. 脑囊虫病患者需住院治疗，并辅以防治脑水肿和降低高颅压（应用地塞米松和脱水药）或防治癫痫持续状态的治疗措施，以防发生意外 3. 合并眼囊虫病时，须先手术摘除虫体，而后进行药物治疗 4. 严重心、肝、肾患者及有精神病史者慎用 5. 有明显头晕、嗜睡等神经系统反应者 6. 在囊虫病驱除带绦虫时，需应将隐性脑囊虫病除外，以免发生意外 7. 本药应吞服，不宜嚼碎
禁忌	眼囊虫病者禁用
不良反应	1. 常见头晕、头痛、恶心、腹痛、腹泻、乏力、四肢酸痛等，一般程度较轻，持续时间较短，不影响治疗，不需处理 2. 少数见心悸、胸闷等症状，心电图显示T波改变和期前收缩，偶见室上性心动过速、心房颤动 3. 少数病例可出现一过性ALT及AST升高 4. 偶可诱发精神失常或出现消化道出血
药典	Chin. P.、USP、BP
国家处方集	CNFC
医保目录	【保（甲）】
基本药物目录	【基】
其他推荐依据	
■ 药品名称	**阿苯达唑 Albendazole**
抗菌谱与适应证	广谱驱虫药，可治疗蓝氏贾第鞭毛虫病，还用于治疗钩虫、蛔虫、鞭虫、蛲虫、旋毛虫、粪类圆线虫、广州管圆线虫等线虫病，也可用于治疗华支睾吸虫病、囊虫和包虫病
制剂与规格	阿苯达唑片：①0.1g；②0.2g；③0.4g 阿苯达唑咀嚼片：0.1g 阿苯达唑胶囊：①0.1g；②0.2g 阿苯达唑颗粒剂：①1g：0.1g；②1g：0.2g

续 表

用法与用量	口服。2～12岁儿童用量如下： 1. 蛔虫病：400mg，顿服，如需要，10天后重复1次 2. 蛲虫：400mg，顿服，2～4周后重复1次 3. 钩虫、鞭虫、蓝氏贾第鞭毛虫、粪类圆线虫病：一次200mg，一日2次，连服3日 4. 旋毛虫病：一次200mg，一日3次，疗程7日 5. 广州管圆线虫病：一日20mg/kg，分3次口服，疗程7日 6. 猪囊尾蚴病：一日20mg/kg，分3次口服，10日为1个疗程，一般需1～3个疗程，疗程间隔视病情而定 7. 华支睾吸虫病：一日20mg/kg，分3次口服，连服3～4日；或一日10mg/kg，顿服，连服7日 8. 棘球蚴病：一日20mg/kg，一般至少需要6～12个疗程，疗程间隔为5～7日
注意事项	1. 蛲虫病易自身重复感染，故在治疗2～4周后应重复治疗1次 2. 脑囊虫患者必须住院治疗，以免发生意外 3. 合并眼囊虫病时，须先行手术摘除虫体，而后进行药物治疗 4. 本药无特效解毒药，用药过量时，应立即催吐或洗胃及对症支持治疗 5. 2岁以下儿童不宜服用
禁忌	1. 有蛋白尿、化脓性皮炎、癫痫以及各种急性疾病患者禁用 2. 严重肝、肾、心脏功能不全及活动性溃疡病患者禁用 3. 对本品过敏者禁用
不良反应	1. 少数病例有恶心、呕吐、腹泻、口干、乏力、发热、皮疹及头痛，但均较轻微，停药后可自行消失 2. 治疗囊虫病特别是脑囊虫病时，主要因囊虫死亡释出异性蛋白，可出现头痛、发热、皮疹、肌肉酸痛、视力障碍、癫痫发作等，多于服药后2～7日发生，须采取相应措施（应用肾上腺皮质激素，降颅压、抗癫痫等治疗） 3. 治疗囊虫病和包虫病，因用药剂量较大，疗程较长，可出现ALT升高，多于停药后逐渐恢复正常 4. 治疗蛔虫病时，偶见口吐蛔虫的反应 5. 偶见脑炎综合征，发生于服药后10～40日，出现精神、神经方面的症状及体征：①精神症状主要有缄默少动、情感淡漠、思维抑制、记忆力障碍和计算力锐减等；②继之出现头晕、头痛、行走无力、抽搐、四肢瘫痪、大小便失禁等神经系统弥漫性受损症状；还可能伴有不同程度的意识障碍；③体检可见肌张力改变、腱反射亢进和病理反射阳性；④脑电图出现中、重度异常，以慢波表现为主；⑤脑脊液检查可有IgG增高，半数病例呈轻度炎症改变；⑥CT检查脑部呈多病灶片状低密度阴影；磁共振图像显示脑白质多病灶密度增高
药典	Chin. P. 、USP、BP
国家处方集	CNFC
医保目录	【保（甲）】
基本药物目录	【基】
其他推荐依据	

药品名称索引（汉英对照）

A

B

C

D

E

F

G

H

J

K

Q

R

S

T

W

X

Y

Z

名词缩略语

ACP	酸性磷酸酶
ACTH	促肾上腺皮质激素
ALL	儿童急性淋巴细胞白血病
APL	急性早幼粒细胞白血病
APTT	凝血活酶时间
BNF	英国国家处方集
BNFC	英国国家儿童处方集
BNPB	型脑钠肽
BP	英国药典（未特殊标明系指 2010 版）
BPC	英国药方集
CAT	冷凝集素试验
Chin. P.	中国药典（2005 版）
CK-MB	心肌酶
CNF	中国国家处方集（2010 版）
CNFC	中国国家处方集（儿童版）2013 年版
CNSL	中枢神经系统白血病
CPAP	持续气道正压通气
CRPC	反应蛋白
CsA	环孢素 A
cTnI	肌钙蛋白
CTPA	肺动脉 CT 血管造影
CTX	环磷酰胺
DAT	直接抗人球蛋白试验
DXM	地塞米松
ENA	抗可溶性抗原
ESR	红细胞沉降率
Eur. P.	欧洲药典（2008 版及补充本 6. 1 ~ 6. 8）
FHb	血浆游离血红蛋白
FK506	他克莫司
Fr. P.	法国药典（1982 版及 2003 版）
FT3	血清游离三碘甲腺原氨酸
FT4	血清游离甲状腺素
G6PD	葡萄糖-6-磷酸脱氢酶
GAD	谷氨酸脱羧酶抗体
Ger. P.	德国药典（2007 版）
GERD	胃食管反流病
Hb	血红蛋白
HP	结合珠蛋白
IA-2	胰岛抗原抗体
IAA	胰岛素自身抗体
IAT	间接抗人球蛋白试验
ICA	胰岛细胞抗体
IGF-1	胰岛素样生长因子 1
IGFBP3	胰岛素样生长因子结合蛋白 3
ILAE	国际抗癫痫联盟
Int. P.	国际药典（第 4 版及 2008 补充本 1）
It. P.	意大利药典（2002 版）
ITP	原发性免疫性血小板减少症
IVIG	静脉用丙种球蛋白
Jpn. P.	日本药典（2006 版及补充本 1）
LES	食管下括约肌
MDS	骨髓增生异常综合征
MMF	吗替麦考酚酯
MRD	微小残留病
MTX	氨甲蝶呤
NEC	骨髓非红系有核细胞
NSAID	非甾体抗炎药
PAS	糖原染色
PCT	降钙素原
PCV	血细胞比容
PDA	动脉导管开放
Plt	血小板
PNH	阵发性睡眠性血红蛋白尿症
Pol. P.	波兰药典（2002 版及补充本 2005）
POX	过氧化酶染色
PPI	质子泵抑制剂
PSVT	阵发性室上性心动过速
PT	凝血酶原时间
SB	苏丹黑染色
Span. P.	西班牙药典（2002 版及补充本 2. 1）
Swiss P.	瑞士药典（2006 版）

T3	三碘甲状腺原氨酸	USP	美国药典（2006 版及补充本 1）
T4	甲状腺素	VCR	长春新碱
TSH	促甲状腺激素	VDS	长春地辛
USNF	美国国家处方集（2010 及补充本 1）	Viet. P.	越南药典（2002 版）

参考文献

[1] Guarino A, Ashkenazi S, Gendrel D, et al. European Society for Pediatric Gastroenterology, Hepatology, and Nutrition/European Society for Pediatric Infectious Diseases Evidence - Based Guidelines for the Management of Acute Gastroenteritis in Children in Europe: Update 2014 [J]. J Pediatr Gastroenterol Nutr, 2014, 59 (1): 132-152.

[2] Avramis VI, Sencer S, Periclou AP, et al. A Randomized comparison of native Ecoli asp and PEGasp for treatment of children with newly diagnosed standard-risk acute lymphoblastic leukemia: a Children's Cancer Group study [J]. Blood, 2002, 99 (6): 1986-1994.

[3] Bass GF, Tuscano ET, Tuscano JM. Diagnosis and classification of autoimmune hemolytic anemia [J]. Autoimmun Rev, 2014, 13 (4/5): 560-564.

[4] Jaime-Pérez JC, Rodríguez-Martínez M, Gómez-de-León A, et al. Current approaches for the treatment of autoimmune hemolytic anemia [J]. Arch Immunol Ther Exp (Warsz), 2013, 61 (5): 385-395.

[5] Lightdale JR, Gremse DA; Section on Gastroenterology, Hepatology, and Nutrition. Gastroesophageal reflux: management guidance for the pediatrician [J]. Pediatrics, 2013, 131 (5): e1684-1695.

[6] Neunert C, Lim W, Crowther M, et al. The American Society of Hematology 2011 evidence-based practice guideline for immune thrombocytopenia [J]. Blood, 2011, 117 (16): 4190-4207.

[7] Katz PO, Gerson LB, Vela MF. Guidelines for the diagnosis and management of gastroesophageal reflux disease [J]. Am J Gastroenterol, 2013, 108 (3): 308-328.

[8] 国家药典委员会. 中国药典 [M]. 北京: 中国医药科技出版社, 2010.

[9] 津岛雄二. 韩国抗生物质医药品基准 (韩抗基) [M]. 东京: 日本厚生省, 1990.

[10] 胡亚美, 江载芳. 诸福棠实用儿科学 [M]. 7版. 北京: 人民卫生出版社, 2002.

[11] 美国药典委员会. 美国药典 (36版) /国家处方集 (第31版) [M]. 罗克维尔: 美国药典委员会, 2013.

[12] 欧洲药典委员会. 欧洲药典 (中文版) [M]. 北京: 中国医药科技出版社, 2010.

[13] 日本抗生物质学术协议会. 日本抗生物质医药品基准 (日抗基) [M]. 东京: 药业时报社, 1998.

[14] 日本要局方编辑委员会. 日本药典 [M]. 16版. 东京: 日本厚生省, 2011.

[15] 世界卫生组织专家委员会. 国际药典 [S]. 日内瓦: 世界卫生组织, 2011.

[16] 汪翼. 小儿暴发型心肌炎的诊断与病原治疗. 小儿急救医学, 2003, 10 (3): 129-130.

[17] 王卫平, 沈晓明. 儿科学 [M]. 7版. 北京: 人民卫生出版社, 2008.

[18] 希恩. C. 斯威曼编. 李大魁, 金有豫, 汤光, 等译. 马丁代尔大药典 (第35版) [M]. 北京: 化学工业出版社, 2008.

[19] 新生儿呼吸窘迫综合征的管理——欧洲共识指南2013版 [J]. 中国新生儿科杂志, 2013, 28 (5): 356-358.

[20] 许桓忠, 张健. 抗菌药合理临床应用指南 [M]. 北京: 化学工业出版社, 2008.

[21] 张之南, 郝玉书, 赵永强, 等. 血液病学 [M]. 2版. 北京: 人民卫生出版社, 2011.

[22] 张之南, 沈悌主编. 血液病诊断和疗效标准 [M]. 3版. 北京: 科学出版社, 2008.

[23] 中国国家处方集编委会．中国国家处方集（儿童版）[M]．北京：人民军医出版社，2013.
[24] 中国国家处方集编委会．中国国家处方集 [M]．北京：人民军医出版社，2010.
[25] 中华消化杂志编委会．消化性溃疡病诊断与治疗规范 [J]．中华消化杂志，2014，34：73-76.
[26] 中华医学会．临床诊疗指南·血液病学分册 [M]．北京：人民卫生出版社，2006.
[27] 中华医学会儿科分会消化学组专家共识 [J]．中华儿科杂志，2009，47（8）：643-636.
[28] 中华医学会儿科分会血液学组，儿童原发性免疫性血小板减少症诊疗建议（2013 年版）[J]．中华儿科杂志，2013，51（5）：1-3.
[29] 中华医学会儿科学分会呼吸学组，《中华儿科杂志》编辑委员会．儿童社区获得性肺炎管理指南（2013 修订）（上）[J]．中华儿科杂志，2013，51（10）：745-752.
[30] 中华医学会儿科学分会呼吸学组，《中华儿科杂志》编辑委员会．儿童社区获得性肺炎管理指南（2013 修订）（下）[J]．中华儿科杂志，2013，51（11）：856-862.
[31] 中华医学会儿科学分会内分泌遗传代谢学组．矮身材儿童诊治指南 [J]．中华儿科杂志，2008，46：428-430.
[32] 中华医学会儿科学分会内分泌遗传代谢学组．儿童青少年糖尿病的胰岛素治疗指南 [J]．中华儿科杂志，2010，48（6）：431-435.
[33] 中华医学会儿科学分会内分泌遗传代谢学组．基因重组人生长激素儿科临床规范应用的建议 [J]．中华儿科杂志，2013，51（6）：426-432.
[34] 中华医学会儿科学分会肾脏病学组．激素敏感、复发/依赖肾病综合征诊治循证指南（试行）[J]．中华儿科杂志，2009，47（3）：167.
[35] 中华医学会儿科学分会心血管学组，中华儿科杂志编辑委员会．病毒性心肌炎诊断标准（修订草案）[J]．中华儿科杂志，2000，38（2）：（75）.
[36] 中华医学会血液学分会．急性早幼粒细胞白血病（APL）治疗的专家共识 [J]．中华血液学杂志，2010，31：69.

致读者

本系列图书中介绍的药物剂量和用法是编委专家根据当前医疗观点和临床经验并参考本书附录中的相关文献资料慎重制定的，并与通用标准保持一致，编校人员也尽了最大努力来保证书中所推荐药物剂量的准确性。必须强调的是，临床医师开出的每一个医嘱都必须以自己的理论知识、临床实践为基础，以高度的责任心对患者负责。本书列举的药物用法和用量主要供临床医师参考，并且主要针对疾病诊断明确、临床表现典型的患者。读者在选用药物时，还应该认真研读药品说明书中所列出的适应证、禁忌证、用法、用量、不良反应等，并参考《中华人民共和国药典》《中国国家处方集》等权威著作为据。此书仅为参考，我社不对使用此书所造成的医疗后果负责。

中国协和医科大学出版社

《临床路径治疗药物释义》编辑室